术中荧光成像实践指导

从实验室到手术室

主　审　日本荧光引导手术研究会

主　编　石沢武彰

主　译　唐　伟

副主译　张　彤　宋天强　廖洪恩

人民卫生出版社

·北　京·

图书在版编目（CIP）数据

术中荧光成像实践指导 /（日）石沢武彰主编；唐伟主译．—北京：人民卫生出版社，2024.5
ISBN 978-7-117-36042-5

Ⅰ. ①术… Ⅱ. ①石… ②唐… Ⅲ. ①外科手术－荧光标识－成像 Ⅳ. ①R616

中国国家版本馆 CIP 数据核字（2024）第 050840 号

图字：01－2021－5772 号

术中荧光成像实践指导
Shuzhong Yingguang Chengxiang Shijian Zhidao

主　　译：唐　伟
出版发行：人民卫生出版社（中继线 010-59780011）
地　　址：北京市朝阳区潘家园南里 19 号
邮　　编：100021
E - mail：pmph @ pmph.com
购书热线：010-59787592　010-59787584　010-65264830
印　　刷：人卫印务（北京）有限公司
经　　销：新华书店
开　　本：787 × 1092　1/16　　印张：20
字　　数：450 千字
版　　次：2024 年 5 月第 1 版
印　　次：2024 年 6 月第 1 次印刷
标准书号：ISBN 978-7-117-36042-5
定　　价：198.00 元
打击盗版举报电话：010-59787491　E-mail：WQ @ pmph.com
质量问题联系电话：010-59787234　E-mail：zhiliang @ pmph.com
数字融合服务电话：4001118166　E-mail：zengzhi @ pmph.com

译者名单（以姓氏汉语拼音为序）

蔡雨龙　四川大学华西医院胆道外科
常仁安　南通大学附属医院肝胆胰脾外科
陈毅力　浙江大学医学院附属第四医院神经外科
陈致奋　福建医科大学附属协和医院结直肠外科
杜珊珊　北京大学第三医院成形科
戈佳云　云南中医药大学第三附属医院外科
侯剑刚　复旦大学附属华山医院泌尿外科
胡信群　中南大学湘雅二医院心内科
黄纪伟　四川大学华西医院肝脏外科
江晓航　福建省立医院神经外科
廖洪恩　清华大学医学院生物医学工程系
罗柳平　福建医科大学孟超肝胆医院肝胆外科
吕　昂　北京大学肿瘤医院肝胆胰外科
穆　瀚　天津医科大学肿瘤医院肝癌防治研究中心 / 肝胆肿瘤科
宁　宁　北京大学国际医院胃肠外科
任均楷　中山大学孙逸仙纪念医院胆胰外科
施伟斌　上海交通大学医学院附属新华医院普通外科
施智甜　昆明医科大学第二附属医院肝胆胰外科
宋培培　日本国立国际医疗研究中心 / 临床研究中心
宋天强　天津医科大学肿瘤医院肝癌防治研究中心 / 肝胆肿瘤科
孙　健　暨南大学附属第一医院肝胆外科
孙　雪　北京医院特需医疗部及全科医学科
孙志鹏　清华大学北京清华长庚医院肝胆胰外科
唐　伟　日本国立国际医疗研究中心国际诊疗部 / 东京大学医学部附属病院肝胆胰外科
王　晶　复旦大学附属妇产科医院妇科
王　恺　南昌大学第二附属医院肝胆胰外科
王　凌　复旦大学附属妇产科医院妇科
王　平　广州医科大学第一附属医院肝胆外科
王　帅　特励达普林斯顿仪器公司
王墨飞　内蒙古民族大学附属医院甲状腺、乳腺、疝外科
项灿宏　清华大学附属北京清华长庚医院肝胆胰外科
徐庆祥　安徽医科大学第一附属医院肝胆胰外科
杨　欣　北京大学第三医院成形科

袁联文 中南大学湘雅二医院普通外科 / 老年外科
袁荣发 南昌大学第二附属医院肝胆胰外科
泽上辰夫 东京大学医学部附属病院肝胆胰外科
曾繁信 中山大学附属第三医院肝脏外科、肝移植中心
张 平 吉林大学第一医院肝胆胰脾外科
张 彤 厦门大学医学中心（附属翔安医院）普通外科、器官移植中心
张 伟 天津医科大学肿瘤医院肝癌防治研究中心 / 肝胆肿瘤科
张 勇 西安交通大学第一附属医院肿瘤外科
张春东 中国医科大学附属第四医院微创外科
张洪义 首都医科大学附属北京天坛医院普通外科
张克明 北京大学国际医院肝胆外科
张欣然 清华大学医学院生物医学工程系
赵 新 南方科技大学第二附属医院 / 深圳市第三医院肝胆外科
赵振民 北京大学第三医院成形科
郑 晋 上海交通大学医学院附属同仁医院普通外科
周 迪 同济大学附属第十人民医院 / 上海市第十人民医院肝胆外科
周昕芮 西安交通大学第一附属医院肿瘤外科
宗 亮 山西医科大学附属长治市人民医院胃肠外科

编者名单

■ 主审

日本荧光成像引导手术研究会

■ 主编

石沢　武彰　东京大学医学部附属病院　肝胆胰外科・人工脏器移植外科　讲师
（现　大阪公立大学　大学院医学研究科肝胆胰外科　教授）

■ 编者（按编写先后排序）

户井　雅和　京都大学　乳腺外科　教授
国土　典宏　国立国际医疗研究中心　理事长
石沢　武彰　东京大学医学部附属病院　肝胆胰外科・人工脏器移植外科　讲师
松井　康辅　关西医科大学　外科学讲座　讲师
海堀　昌树　关西医科大学　外科学讲座　诊疗教授
竹村　信行　国立国际医疗研究中心　肝胆胰外科　医长 / 诊疗科长
渡边　秀一　东京医科齿科大学　肝胆胰外科学部
小仓　俊郎　崎玉县立癌症中心　消化外科　医长
马场　裕信　东京医科齿科大学　消化外科学部
绢笠　祐介　东京医科齿科大学　消化外科学部　教授
田边　　稔　东京医科齿科大学　肝胆胰外科学部　教授
并川　　努　高知大学医学部　外科学讲座外科 1　讲师 / 光子与辐射医学中心
花崎　和弘　高知大学医学部　外科学讲座外科 1　教授 / 光子与辐射医学中心
上村　　直　高知大学医学部　外科学讲座外科 1
熊谷　厚志　公益财团法人　癌症研究会有明医院　胃外科　医长
吉田　　昌　国际医疗福祉大学医院　消化外科　教授
浅井　　彻　顺天堂大学　心血管外科　教授
村井　保夫　日本医科大学　脑神经外科　副教授
亦野　文宏　日本医科大学　脑神经外科
森田　明夫　日本医科大学　脑神经外科　大学院教授
冈部　圭介　庆应义塾大学医学部　整形外科　专任讲师
贵志　和生　庆应义塾大学医学部　整形外科　教授
小柳　和夫　东海大学医学部　消化外科　副教授
小泽　壮治　东海大学医学部　消化外科　教授
二宫　大和　东海大学医学部　消化外科　讲师
谷田部健太郎　东海大学医学部　消化外科
樋口　　格　东海大学医学部　消化外科

山本　美穗　东海大学医学部　消化外科
长谷川　宽　国立研究开发法人　国立癌症研究中心东医院　大肠外科
冢田祐一郎　国立研究开发法人　国立癌症研究中心东医院　大肠外科
伊藤　雅昭　国立研究开发法人　国立癌症研究中心东医院　大肠外科　主任
濑尾　智　京都大学肝胆胰·移植外科　讲师
河野　义春　东京大学医学部附属病院　肝胆胰外科·人工脏器移植外科
长谷川　洁　东京大学医学部附属病院　肝胆胰外科·人工脏器移植外科　教授
芳川　丰史　名古屋大学大学院　医学系研究科　呼吸器外科学　教授
高桥　刚　大阪大学医学部教育中心　讲师
黑川　幸典　大阪大学大学院　医学系研究科外科学讲座　消化外科学　讲师
山崎　诚　大阪大学大学院　医学系研究科外科学讲座　消化外科学　副教授
江口　英利　大阪大学大学院　医学系研究科外科学讲座　消化外科学　教授
土岐祐一郎　大阪大学大学院　医学系研究科外科学讲座　消化外科学　教授
黑岩　敏彦　畷生会神外科医院　名誉院长
井上　启史　高知大学医学部　泌尿器科学讲座　教授 / 光子与辐射医学中心　主任
福原　秀雄　高知大学医学部　泌尿器科学讲座 / 光子与辐射医学中心
山本新九郎　高知大学医学部　泌尿器科学讲座
多田真奈美　关西医科大学附属医院　乳腺外科
杉江　知治　关西医科大学附属医院　乳腺外科　教授
木南　伸一　金泽医科大学　一般·消化外科学　临床教授
大平　宽典　国际医疗福祉大学医院　教授 / 消化外科　部长
铃木　裕　国际医疗福利大学医院　副院长 / 消化外科·乳腺外科　高级部长　手术部长
坂井　健良　庆应义塾大学医学部　妇产科教研室
山上　亘　庆应义塾大学医学部　妇产科教研室　专职讲师
青木　大辅　庆应义塾大学医学部　妇产科教研室　教授
进　伸幸　国际医疗福利大学医学部　妇产科教研室　教授
山本　匠　国立国际医疗研究中心　整形外科诊疗科长 / 国际淋巴水肿中心主任 / 淋巴超微外科 ACT 项目主任
古泉　友丈　昭和大学医学部　外科学讲座　消化·一般外科学部　讲师
青木　武士　昭和大学医学部　外科学讲座　消化·一般外科学部　副教授
草野　智一　昭和大学医学部　外科学讲座　消化·一般外科学部　讲师
松田　和广　昭和大学医学部　外科学讲座　消化·一般外科学部　讲师
村上　雅彦　昭和大学医学部　外科学讲座　消化·一般外科学部　教授
关根　康雄　东京女子医科大学八千代医疗中心　副院长 / 呼吸外科　教授
西馆　敏彦　札幌医科大学　消化·综合,乳腺·内分泌外科

竹政伊知朗　札幌医科大学　消化・综合,乳腺・内分泌外科　教授
冲田　宪司　札幌医科大学　消化・综合,乳腺・内分泌外科
奥谷　浩一　札幌医科大学　消化・综合,乳腺・内分泌外科
中条　哲浩　鹿儿岛大学大学院　医齿学综合研究科　消化・乳腺甲状腺外科学　诊疗副教授
新田　吉阳　鹿儿岛大学大学院　医齿学综合研究科　消化・乳腺甲状腺外科学
浦野　泰照　东京大学大学院　药学系研究科・医学系研究科　教授
波多野悦朗　兵库医科大学　肝胆胰外科　主任教授
都筑　俊介　东京女子医科大学　脑神经外科 / 尖端生命医学科学研究所　尖端工学外科学
冈本　淳　东京女子医科大学　脑神经外科 / 尖端生命医学科学研究所　尖端工学外科学 特聘副教授
田村　学　东京女子医科大学　脑神经外科 / 尖端生命医学科学研究所　尖端工学外科学 副教授 / 脑神经外科
正宗　贤　东京女子医科大学　尖端生命医学科学研究所　尖端工学外科学　教授
村垣　善浩　东京女子医科大学　尖端生命医学科学研究所　尖端工学外科学　教授 / 脑神经外科
濵田　刚臣　宫崎大学医学部　外科学讲座　肝胆胰外科学
七岛　笃志　宫崎大学医学部　外科学讲座　肝胆胰外科学　教授
田村　裕　千叶大学大学院　医学研究院生命信息科学　副教授
菅波　晃子　千叶大学大学院　医学研究院生命信息科学
冈本　芳晴　鸟取大学农学部　联合兽医学科兽医外科学　教授
草野　满夫　北海道社会事业协会　余市医院　统筹临床部长 / 钏路劳动灾害医院　名誉院长

译 者 序

实验医学是现代医学发展的基础。20世纪以来,跨领域专业知识、跨学科专业技术的深度融合不断推进和改变了生命科学和医学研究的范式、疾病诊断及治疗的模式。其中,可视化荧光成像、吲哚菁绿(indocyanine green,ICG)的基础研究、应用探索、临床多学科循证医学的验证与开展,被认为是日本现代医学领域独具特色的成果之一,是从实验医学走向应用医学、并在临床实践的不断探索中循证的一个令人惊叹的成功案例和典范。

肝细胞癌是发病率较高的恶性肿瘤之一,治疗原则是以手术切除为主的综合治疗,但同时术后高复发率及转移率仍为治疗的瓶颈。为了克服这一难题,有必要开发新的技术以实现肿瘤的精准诊断和治疗,在此背景下,ICG荧光应用性探索应运而生,以期通过荧光成像与传统成像方式的结合为外科医生提供卓越的癌症部位引导、更安全的切除和更高的灵敏度。

在过去的近20年中,东京大学国土典宏教授团队在积极推进解剖性、系统性精准肝切除的理念的同时,积极研究和探讨高灵敏度检测肝癌组织的技术,其中,使用ICG和新型荧光探针等各种材料对荧光发射的癌组织进行高度特异性探测性研究是主要方向之一。作为课题成员之一,与同为成员、本书的主编石沢武彰教授探讨的场景记忆犹新,"实现ICG与肿瘤学标志物、生物学标志物的有效融合以构建肝细胞癌新型影像诊断系统及其在治疗中的应用"这项研究聚集了临床外科学、药学、工学及放射性同位素等多学科领域的科研人员,也成为东京大学医学部附属病院肝胆胰外科的科研亮点之一。

目前,ICG荧光成像可视化研究与应用,不仅仅限于肝胆胰外科领域的肿瘤成像和切除,同时在胃肠、乳腺、膀胱、脑肿瘤、妇科、淋巴成像等诸领域得到了广泛的研究和推进。本书作为一本由"知"到"行"的实践汇编,从实验设计到实际应用,从多维视角介绍了利用荧光技术在各个外科领域进行引导手术的方式方法、实践及未来前景,重点以图文并茂的方式介绍了许多临床实例,是一本难得的工具书和指导手册。

为了进一步传播本书的理念,推进中日临床医生及学者间的学术交流,我们将此书翻译成中文出版。此次参与该书翻译的人员,主要来自同一个学术团体——"赤门论坛"。该团体是由曾在东京大学医学部附属病院肝胆胰外科/人工脏器移植外科交流学习的中国访问学者及留学人员建立的,旨在传承学术精神和理念,推广该专业的新技术、新知识、新理念,为进一步推进国际学术交流与发展贡献自己的一份力量。

最后,衷心感谢在本书翻译过程中各位译者的辛劳与努力!

唐 伟

2024年5月

原著序一

荧光成像，特别是使用吲哚菁绿（ICG）的方法，是一项源于日本的技术。在日本已经开展了多项使用ICG的荧光引导手术的创新和临床应用。这些技术和方法已被引入到广泛的领域和学科中，并且其方法的标准化和国际化也在逐年推进。

该技术已被用于各种临床实践，如血管成像、通过组织内注射识别淋巴管、淋巴结成像，以及识别解剖结构的成像。它被广泛地应用于疾病领域。

在本书中，作者们在特定疾病、特定应用和历史背景下介绍了这些先进的信息。作者们对荧光成像和荧光引导手术的热忱体现在其出色的临床成果、想法和观点上。

本书介绍了关于给药时间、部位和剂量的实用和基本信息，以及设备、探针、投影、荧光探针的进展和与其他成像技术整合的细节。另一方面，由于增加了与治疗的结合，疾病治疗系统也出现了重大的变化。基于荧光的技术和手术在很多情况下推动了临床实践的变化，除此之外，在很多情况下也推动了其他技术和治疗的变化。该书的作者们讨论了该技术的优点、局限性及挑战。这些信息是非常有用的。荧光成像技术目前正被纳入内镜手术和机器人手术系统中，预计未来将在智能手术室的发展和人工智能的引入中发挥重要作用。在克服困难的同时，最大限度地发挥优势，这种努力的积累将有助于外科手术的全面进步。

技术方法的培训、学习曲线等是非常重要的，此外还能读取教育和管理相关的信息，如手术记录、存档、病案、信息系统等。沉浸其中，细细体会各器官之间的微妙差异，以及根据器官的不同在应用概念和方法上的差异，是一件非常有趣的事情。

这对未来的前景、新的荧光试剂、下一代仪器和手术室、机器人辅助手术等都将有诸多益处。这本书有很多彩色插图，而且是从读者的角度来描述的，使其更易被理解和领会。

最后，让我们共同期待荧光成像技术的进一步发展和普及，积极推动新技术和新概念的发展，最终目标是令广大患者受益。

京都大学乳腺外科系　教授

日本荧光引导手术研究会　会长

户井雅和

2020 年 9 月

原著序二

2007年春天，本书主编石沢武彰医生在东京大学医学部附属病院肝胆胰外科首次应用吲哚菁绿（ICG）荧光成像技术，我至今仍记得看到图像时的激动心情。我立即感知到，这一技术肯定会非常有用。“一图胜千言”，所有看到这些美丽而清晰的荧光图像的医生们都被其深深吸引了。下村脩博士因绿色荧光蛋白获得了诺贝尔奖，为生命科学带来了划时代的进步。使用ICG进行荧光成像，对人体几乎无毒，在胆汁中排泄，且成本低廉，是一项临床意义深远、诺贝尔奖级别的技术。

石沢医生的团队对ICG荧光法的研究已经扩展到了肝胆胰外科的许多领域，包括胆道血管造影（特别是应用于内镜手术）、肝癌成像、肝区染色及肝脏瘀血的可视化。ICG荧光技术已经从早期的乳腺癌前哨淋巴结成像扩展到许多其他领域，如胃肠道、移植肝脏等的血流评估和淋巴管成像。与荧光物质合成领域的基础医学科学家浦野泰照博士的合作意义深远。浦野博士是荧光物质合成领域的专家，他利用新的荧光物质为癌成像和胰液成像等提出了一个又一个新的思路。

ICG荧光引导研究会是由ICG荧光成像的先驱者之一草野满夫医生于2008年发起的，汇集了对这项新技术着迷的外科医生们，每年一次的会议已经成为一个汇集新发现与新想法的宝库。曾作为研究会特别演讲之一的小林久隆先生的光免疫疗法是一种超越影像（诊断）的治疗方法，该研究领域具有巨大的临床意义。据报道，2020年5月日本卫生、劳动和福利部（MHLW）在有条件的早期批准制度下，批准使用小林博士开发的ASP-1929的头颈部癌光免疫疗法。我们期待着这项研究的推进。

ICG荧光成像技术在肝胆胰外科领域的国际传播，在很大程度上要归功于石沢武彰医生付出精力打造的传播网络。正如本书专栏2所述，2010年石沢医生与阿根廷外科医生Fernando Dip在布宜诺斯艾利斯举行的国际肝胆胰外科学会（IHPBA）上的相遇，促成了国际荧光引导手术学会（ISFGS）的成立，该协会是与克利夫兰诊所外科的Rosenthal教授和加州大学圣地亚哥分校外科的Michael Bouvet教授联合成立的。就日本国内而言，ICG荧光引导研究会自2018年起由日本荧光引导手术研究会（JSFGS）接手继续推进该项技术。

在此，我向本书主编石沢武彰医生、主审代表户井雅和医生及所有编者表示衷心的感谢和敬意，感谢他们促成了汇集当前时刻术中荧光成像最新知识和技术的该书的出版。

日本国立国际医疗研究中心　理事长
日本荧光引导手术研究会　常务委员
国土典宏
2020年9月

原著前言

2018 年 4 月，日本荧光引导手术研究会（JSFGS）第一次学术集会在东京召开。200 余名医生、研究人员和行业代表齐聚一堂，就各专业领域的最新进展交流意见。本书是根据当时的计划，为“术中荧光成像”的发展和临床应用而编写的指导手册。该书的编写花了两年多的时间，汇集了各领域先驱者和实践者的真知灼见，将对大多数人具有实践指导意义，为此我们深感自豪。作为此次负责人编辑该书，对此我深感荣幸。

“荧光引导下的手术”可以被描述为“旨在通过使用术中荧光成像来识别目标并评估器官功能和血流从而改善治疗效果的手术”。现在，几乎每个科室都在使用术中荧光成像，从头到脚都有一些应用。这项技术的第一使用者是手术室里执行实际操作的外科医生。然而，为了安全和有效地使用荧光成像，护士、医学工程师和制造商的理解是至关重要的。从更广泛的角度来看，大学和公司的实验室里每天都在开发新的荧光探针和下一代成像设备。在这种情况下，本书的主要目的是作为一本指导手册，分享术中荧光成像的基本知识，促进下一步的信息交流。为了实现这一目标，我们按照以下原则与标准编写了该书：

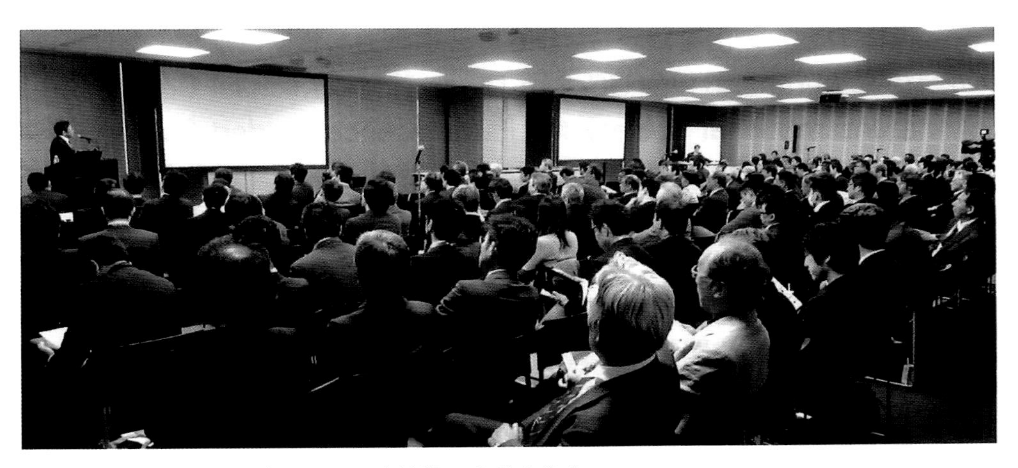

日本荧光引导手术研究会（JSFGS）的第一次学术集会

（1）**成为手术室的导入指导：**提供了一份目前可用于临床的荧光试剂和成像系统的综合清单，并列出了每个产品的特点（基础篇）。

（2）**成为跨越诊疗部门界限的实用指导：**实践篇的构成是按照应用（血流；癌症；淋巴结和淋巴管；解剖结构）编写的，而不是按照器官。该书包含了大量的术中照片和视频，在介绍技术效果的同时明确指出了应用时的注意事项。

（3）**成为研究开发的指导，为手术室和实验室间搭建桥梁：**在实践篇的每一章的开头，我们介绍了传统手术方法的问题。在开发篇中，我们介绍了包括动物临床试验在内的目前应用于医疗的最新技术。我们希望将研究人员的知识与临床医生的需求相匹配。

（4）**成为学术会议论文发表的指导：**在对每项技术的发展历史和现状的描述中，我们提供了应当被引用的第一篇论文和具有高水平证据的主要论文的例子。期待来自日本的更多的报告。

我们希望这本指导能够进一步推进术中荧光成像技术的发展，使之成为对患者治疗真正有用的技术。最后，我们要向所有为本书的编写和日本荧光引导手术研究会的活动提供指导和支持的各位同仁表示衷心的感谢。

石沢武彰
东京大学医学部附属病院肝胆胰外科、人工脏器移植外科　讲师
日本荧光引导手术研究会　副会长
2020 年 9 月

目　录

第一篇　术中荧光成像的基础知识（基础篇）

第二篇　术中荧光成像的现状（实践篇）

第三篇　术中荧光成像的现状(开发篇)

专栏

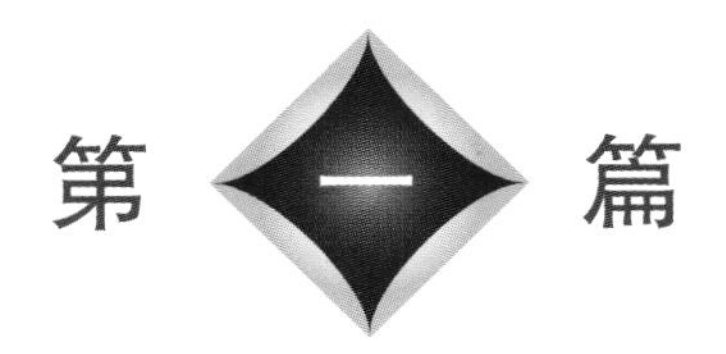

术中荧光成像的基础知识（基础篇）

引言

石沢武彰

进行术中荧光成像，需要"荧光试剂"和一个与试剂发光波长相适应的"成像设备（光源和相机）"。目前，吲哚菁绿和5-氨基酮戊酸是可用于临床的主要荧光试剂，可用于不同领域。

成像设备大致可分为用于开放性手术（如开腹手术）、内镜手术（如腹腔镜手术和胸腔镜手术）和显微手术的设备，显示荧光图像的方法和图像分辨率因产品差异而各不相同。

为在手术室利用荧光成像，有必要充分了解荧光试剂和成像设备的特点。此外，为了验证和报告术后荧光成像的效果，合理创建和存储手术报告等视频资料将变得越来越重要。

第1章　可用于临床的荧光试剂（类型和特点）

松井康辅，海堀昌树

概要

- 吲哚菁绿和5-氨基酮戊酸是典型的荧光试剂，已获得监管部门批准。
- 荧光成像用于：①血管造影和评估血流；②淋巴管造影和淋巴结诊断；③了解解剖结构；④识别癌症和确定切除范围。
- 近年来，荧光成像已被应用于术中引导。

引言

近年来，利用荧光探针实时调查病变的发展程度和解剖结构的术中成像已经在临床上得到应用。目前，吲哚菁绿（indocyanine green，ICG）、5-氨基酮戊酸（5-aminolevulinic，5-ALA）（卟啉的前体）和荧光素（fluorescein）在日本被批准为临床使用的荧光试剂，尽管其适用范围仍然很有限（**表1**）。本文中我们将重点讨论用于临床的ICG和5-ALA的特点。

表1　日本已获批准的荧光试剂

通用名称	产品名称	适应证	用法和用量
吲哚菁绿（ICG）	DIAGNOGREEN 静脉注射25mg（Daiichi-Sankyo）	血管和组织血流评价	25mg的ICG溶解在5~10ml的注射用水中，通常静脉注射0.04~0.3mg/kg。在神经外科手术期间进行脑血管造影时，将25mg的ICG溶解在5ml的注射用水中，通常静脉注射0.1~0.3mg/kg
		乳腺癌和恶性黑色素瘤的前哨淋巴结诊断	在诊断乳腺癌前哨淋巴结时，将25mg的ICG溶于5ml的注射用水中，通常在恶性肿瘤附近或在乳晕皮下分次注射5ml或更少的剂量。为了识别恶性黑色素瘤的前哨淋巴结，将25mg的ICG溶解在5ml的注射用水中，通常在恶性肿瘤附近数处皮下组织分次注射1ml

续表

通用名称	产品名称	适应证	用法和用量
5-氨基酮戊丙酸(5-ALA)	Ophtha Green R 静脉注射 25mg (Santen)	视网膜脉络膜血管造影	成人的推荐剂量是将 25ml 溶于 2ml 注射用蒸馏水中,并迅速通过肘部静脉注射
	ALABEL 口服 1.5g (Nobelpharma)	恶性胶质瘤肿瘤组织的可视化	通常情况下,在手术麻醉前 3h(2~4h),将 20mg/kg(成人剂量)溶于水,通过口服给药
	ALAGLIO 颗粒剂 1.5g(SBI Pharma)	经尿道切除膀胱肿瘤时肌层非浸润性膀胱癌的可视化	通常情况下,在插入膀胱镜前 3h(2~4h),将 20mg/kg(成人剂量)溶于水,通过口服给药
荧光素	FLUORESCITE 静脉注射 500mg (Novartis Pharma)	葡萄膜、视网膜、视神经等疾病的诊断	作为荧光素,一般通过肘部静脉注射 200~500mg

1. 吲哚菁绿(ICG)

A. 适应证(保险)范围

在日本,ICG 的适应证范围包括:①肝功能检查(血浆清除率、血液滞留率和肝脏血流量测量),肝脏疾病的诊断,以及预后和治愈的判断;②循环功能检查(测量心输出量、平均循环时间或异常血流量),心血管疾病的诊断;③神经外科手术中的脑血管造影成像对比(通过红外线照射时的荧光测量);④乳腺癌和恶性黑色素瘤的前哨淋巴结诊断。

B. 用法和用量

(1)肝功能检查

- 进行血浆清除率和血液滞留率测量

用注射用水将相当于 0.5mg/kg 的 ICG 的剂量稀释到大约 5mg/ml,并在 30 秒内通过肘部静脉缓慢注射,同时注意观察。

- 肝脏血流量测量

将 25mg ICG 溶解在尽可能少的注射用水中,用生理盐水稀释到 2.5~5mg/ml 的浓度,并将相当于 3mg ICG 的上述溶液通过静脉注射。此后,以 0.27~0.49mg/min 的恒定速度静脉注射药物,直到采血结束,大约 50 分钟。

(2)心血管功能检查

根据不同的目的,可将 ICG 溶液注射到从心内腔到外周静脉的各个血管部位,通常通过前臂静脉注射。每个成年人的剂量是 5~10mg 的 ICG,也即约 1~2ml,儿童用量根据体重相应减少。

(3)评估血管和组织的血流情况

将 25mg 的 ICG 溶于 5~10ml 的注射用水中,通过静脉注射,剂量为 0.04~0.3mg/kg,取决于不同用途。在神经外科手术期间进行脑血管造影时,将 25mg 的 ICG 溶解在 5ml 的水中进行注射,通常静脉注射,剂量为 0.1~0.3mg/kg。

(4)前哨淋巴结诊断

在诊断乳腺癌前哨淋巴结时,将 25mg 的 ICG 溶于 5ml 的注射用水中,通常在恶性肿瘤附近或在乳晕皮下分次注射 5ml 或更少的剂量。为了识别恶性黑色素瘤的前哨淋巴结,将 25mg 的 ICG 溶解在 5ml 的注射用水中,通常在恶性肿瘤附近数处皮下组织分次注射 1ml。

要点

- **肝切除术中 ICG 荧光成像**

  我们在全部病例中均测定了 ICG 滞留率(ICG R15)以对最大可切除的肝脏体积进行评价[1,2]。并在术前 14 日内按照 0.5mg/kg 的剂量(DIAGNOGREEN, Daiichi-Sankyo)通过静脉注射,作为荧光发光源。

2. 5-氨基酮戊酸(5-ALA)

A. 适应证范围

5-ALA 是卟啉的前体,是体内天然存在的一种氨基酸,也是血红素的前体。在癌细胞中,胆色素原脱氨酶活性的增加和铁螯合酶活性的降低导致细胞内原卟啉Ⅸ(PpⅨ)的积累,其特点是在 405nm 的激发下发出红色荧光,峰值在 635nm(**表 2**)。5-ALA 已经作为光敏剂在临床上用于光动力学诊断,并在神经外科用于“恶性胶质瘤肿瘤切除术中肿瘤组织的可视化”和泌尿外科的“经尿道膀胱肿瘤切除术中非肌层浸润性膀胱癌的可视化”(**见表 1**)。

B. 用法和用量

成人通常以 20mg/kg 的浓度服用氨基酮戊酸盐酸盐,在手术中诱导麻醉前 3 小时(范围:2~4 小时)口服。

表 2 荧光剂的特点

	吲哚菁绿（ICG）	氨基酮戊酸盐酸盐（5-ALA）	荧光素
剂型	冻干	冻干制剂或颗粒剂	水溶液
最强吸收波长，激发波长	805nm	375~445nm（蓝色可见光）	494nm
最强荧光波长	835nm（近红外荧光）	600~740nm（红色荧光）	521nm（绿色可见光）
荧光特性	被红外光激发（最强吸收波长约为 805nm）并发出荧光（最强荧光波长约为 835nm）	当 5-ALA 被外源性给药时，它在体内由甘氨酸和琥珀酰 CoA 合成，原卟啉Ⅸ（PpⅨ）在 5-ALA 转换为血红素过程中代谢产生，并选择性地在肿瘤细胞中积累。产生的 PpⅨ具有光敏性，可由蓝光（400~410nm）激励发出红光	它在碱性条件下可产生强烈的绿色荧光

要点

- **肝脏切除术中的 5-ALA 荧光成像**

有报告[3]指出，5-ALA 导致肝功能损伤。我们在手术前经口使用了 5-ALA 盐酸盐（750mg/个体，SBI 制药），并确认了不良反应。5-ALA 盐酸盐（1g）在手术前 3 小时口服。

3. 未来应用领域

目前荧光成像的应用包括：①血管造影和评估血流；②淋巴造影和淋巴结诊断；③了解解剖结构；④识别癌症和确定切除范围。通过设计使用的荧光试剂和给药方法，它有望在各个领域发挥作用。

Mitsuhashi 等报道，肝胆外科手术中的 ICG 荧光成像能帮助有效把握肝动脉、门静脉、胆管等解剖结构[5]。

还有报告称，鉴于人胆汁含有能和 ICG 结合的蛋白质[6]，因此，我们可将 ICG 荧光造影用于诊断胆管断面，而这是以往的胆汁漏检查无法做到的[7]。此外，Uchiyama 等将

ICG 荧光成像应用于肝癌患者的术中引导[8]。

此外，我们发现联合使用 ICG 和 5-ALA 荧光成像对肝癌患者术中识别小病灶很有帮助，准确识别早期肿瘤和微小转移对计划适当的手术治疗至关重要（图 1），而且 ICG 和 5-ALA 能够观察到小的腹膜播散性病变（图 2）[9]。因此，我们认为，荧光成像可以应用于开腹手术时确定肿瘤病变的范围和识别小的播散性病灶。

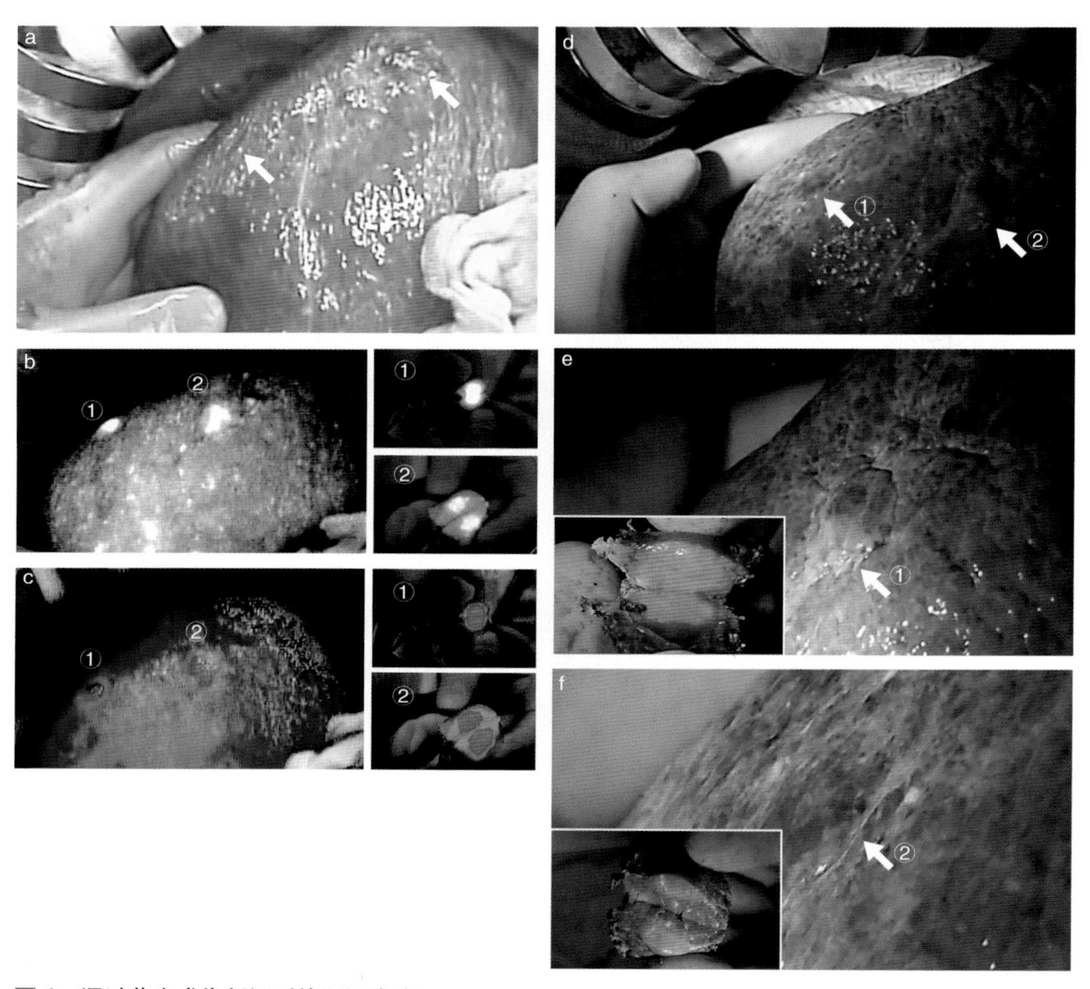

图 1　通过荧光成像新识别的肝细胞癌

a：在常规白光下观察两个带有浆膜的浅表性恶性肝肿瘤。

b：通过 ICG 荧光成像看到的同一肿瘤。各个切面均显示 ICG 荧光，诊断为肝细胞癌。

c：在 ICG 荧光成像的彩色模式下看到的肿瘤。

d：在蓝光下通过滤光片观察同一肿瘤，显示 5-ALA 的荧光。

e：5-ALA 荧光成像和肿瘤 1 的肿瘤切片。

f：5-ALA 荧光成像和肿瘤 2 的肿瘤切片。

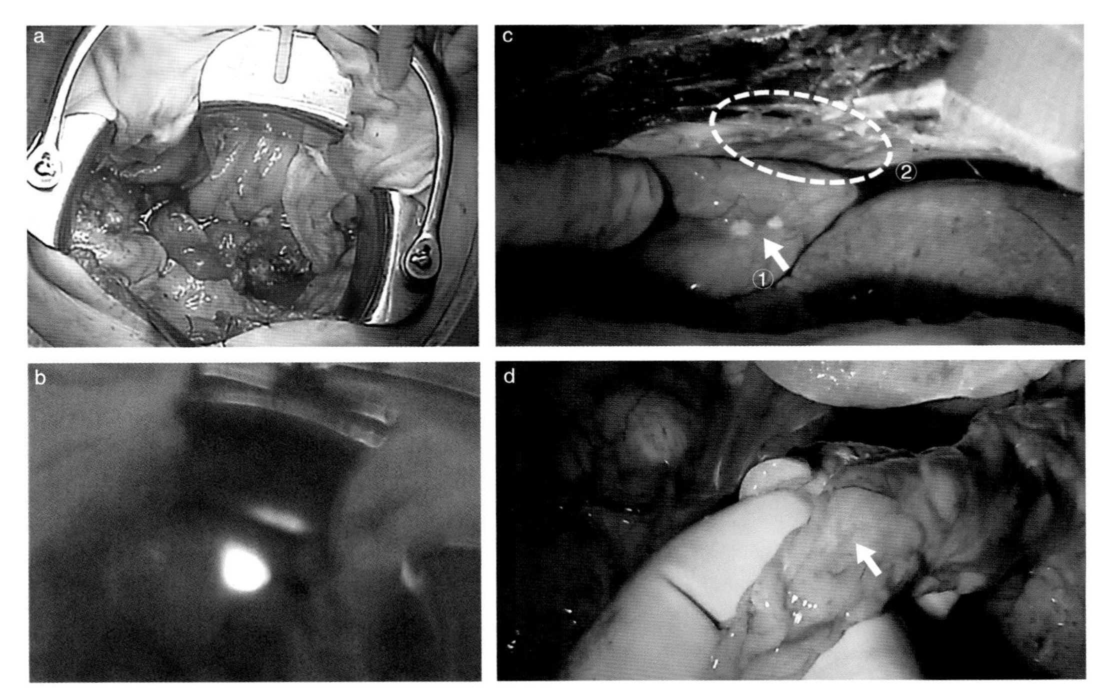

图2 荧光成像识别的播散性病变

a：在常规白光下观察肝细胞癌的卵巢转移和腹膜播散病变。

b：通过ICG荧光成像看到的肝细胞癌腹膜播散性病变。

c：5-ALA荧光成像看到的肝内胆管癌①结肠转移和②腹膜播散病变。

d：5-ALA荧光成像所看到的肝细胞癌的大网膜转移病变。

要点

- 目前有几种经批准的荧光药物，其中ICG和5-ALA已在临床上应用。
- 了解荧光试剂的特点并使用它们是很重要的。
- 荧光成像技术可以应用于术中引导。

结语

在这篇文章中，我们介绍了ICG和5-ALA的适应证范围，以及用法和用量。荧光成像具有广泛的应用，预计其用途在未来将进一步扩大。

参考文献

1) Makuuchi M, Kosuge T, Takayama T, et al: Surgery for small liver cancers. Semin Surg Oncol 1993; 9: 298-304.

2) Ishizawa T, Hasegawa K, Aoki T, et al: Neither multiple tumors nor portal hypertension are surgical contraindications for hepatocellular carcinoma. Gastroenterology 2008; 134: 1908-1916.

3) Stummer W, Stocker S, Wagner S, et al: Intraoperative detection of malignant

gliomas by 5-aminolevulinic acid-induced porphyrin fluorescence. Neurosurgery 1998; 42: 518-526.
4) Ishizuka M, Hagiya Y, Mizokami Y, et al: Porphyrins in urine after administration of 5-aminolevulinic acid as a potential tumor marker. Photodiagnosis Photodyn Ther 2011; 8: 328-331.
5) Mitsuhashi N, Kimura F, Shimizu H, et al: Usefulness of intraoperative fluorescence imaging to evaluate local anatomy in hepatobiliary surgery. J Hepatobiliary Pancreat Surg 2008; 15: 508-514.
6) Mulllock BM, Shaw LJ, Fitzharris B, et al: Sources of proteins in human bile. Gut 1985; 26: 500-509.
7) Kaibori M, Ishizaki M, Matsui K, et al: Intraoperative indocyanine green fluorescent imaging for prevention of bile leakage after hepatic resection. Surgery 2011; 150: 91-98.
8) Uchiyama K, Ueno M, Ozawa S, et al: Combined intraoperative use of contrast-enhanced ultrasonography imaging using a sonazoid and fluorescence navigation system with indocyanine green during anatomical hepatectomy. Langenbecks Arch Surg 2011; 396: 1101-1107.
9) Kaibori M, Matsui K, Ishizaki M, et al: Intraoperative detection of superficial liver tumors by Fluorescence Imaging Using Indocyanine Green and 5-aminolevulinic Acid. Anticancer Res 2016; 36: 1841-1849.

第 2 章　ICG 荧光成像的摄影装置：开放手术

竹村信行，国土典宏

概要

目前在日本能够用于开腹、体表手术的 ICG 荧光成像摄影装置有以下几种，下面分别介绍一下各自特征。

- PDE-neo®
- SPY-PHI
- LIGHTVISION
- HyperEyeMedicalSystem Plus+
- VISIONSENSE
- FLUOBEAM®
- Medical Imaging Projection System（MIPS）

引言

ICG 荧光成像摄影装置的开发，始于大阪红十字会医院的段医生和浜松光子学株式会社世界首创的 ICG 荧光成像的摄影装置，用 PDE（Photo Dynamic Eye）的原型进行乳腺癌前哨淋巴结的识别也始于此[1]。开发的详细经过会在别的文章里介绍，本文就现在日本临床能够使用的开放手术（开腹手术、体表手术）所用的 ICG 荧光成像摄影装置，即各种装置的特征一一进行解说。我们制作了一张一览表，可供大家参考（表 1）。

表1　日本目前使用的 ICG 荧光成像摄影装置

商品名	特征				
	画质	荧光重叠	激发光・荧光信号强度调整	录像装置	荧光强度解析
PDE-neo® 上市时间：2010 年 8 月 制造国：日本	非高清	不可	可	外置	有保存图像分析软件
SPY-PHI 上市时间：2015 年 1 月 制造国：加拿大	全高清	可	不可	有	不可
LIGHTVISION 上市时间：2016 年 8 月 制造国：日本	全高清	可	可	有	不可
HyperEyeMedicalSystem Plus+ 上市时间：2019 年 8 月 制造国：日本	全高清	可	可	有	不可
VISIONSENSE 上市时间：2015 年 12 月 制造国：以色列，美国	全高清	可	可	内置	可（对于最高荧光强度的相对数值化）
FLUOBEAM® 上市时间：2019 年 4 月 制造国：法国	全高清	不可	不可	有	可（摄影区域荧光亮度的相对评价）
MIPS 上市时间：2020 年 2 月 制造国：日本	全高清	可（可于患部直接投影映射并在显示屏上显示）	可	有	可（可对应荧光强度多数值化表示）

1. 红外线观察照相系统 PDE-neo®

PDE-neo® 是用于开放手术的ICG荧光成像摄影装置（图1）。该装置是在外科领域第一个作为一般销售而产品化的装置。它是以高灵敏度测量荧光为概念而开发的，可以很好地测量弱荧光，且为了更清晰地观察荧光图像，具有可以与荧光强度相匹配的彩色显示的荧光成像功能。

2. SPY-PHI

SPY-PHI 是用于开放手术的ICG荧光成像摄影装置（图2a、b）。这个装置的主体部分和腹腔镜通用。它支持高清摄影，并具有以下特征：具有更明确确认荧光部位的“ICG黑白模式（SPY模式）”，具有将通常的高清画像用荧光成像摄影装置得到的荧光画像用绿色重叠来表示的“超传统模式（PINPOINT模式）”，具有用蓝色至红色视觉识别荧光强弱的“彩色视野模式（CSF模式）”。这3种模式间在术者手中可自由切换。

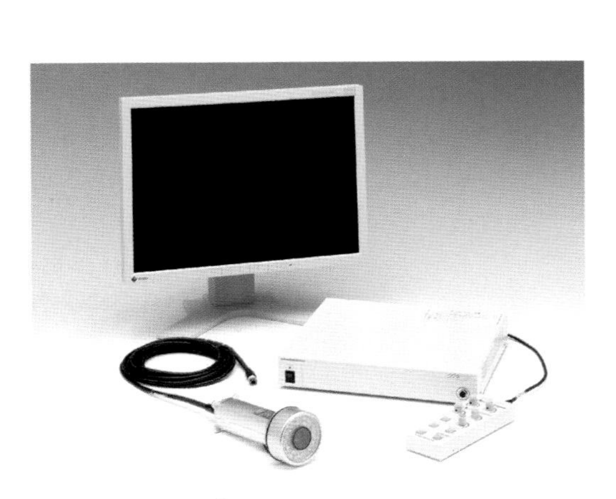

图1 PDE-neo®

a

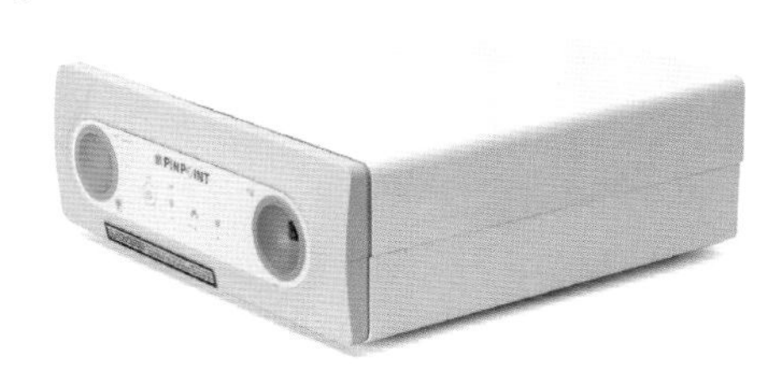

b

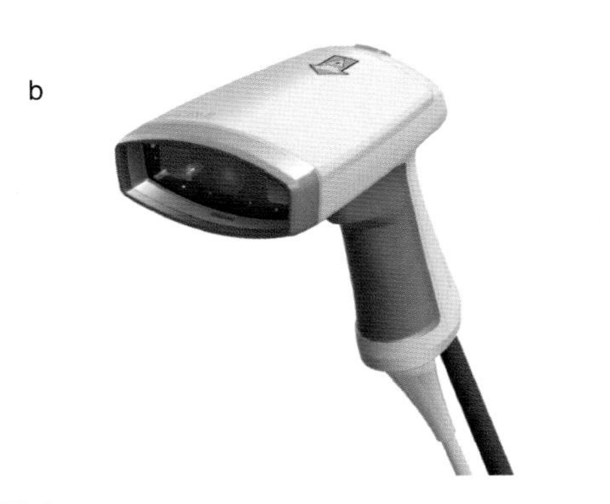

图2 SPY-PHI

3. LIGHTVISION

LIGHTVISION 是用于开放手术的 ICG 荧光成像摄影装置（图 3）。这个装置也支持高清摄影。由于是机械臂型的装置，所以在拍摄时不需要用手持照相机，在拍摄中也可以进行术野的操作。而且，其配备了 10 倍的变焦镜头，可以放大画像。

4. HyperEyeMedicalSystem Plus+

HyperEyeMedicalSystem Plus+ 是用于开放手术的 ICG 荧光成像摄影装置（图 4）。这个装置支持高清摄影，荧光颜色可以选择绿色和白色，属于操作很方便的手持类型。其在相机部分的照明单元里，配置了辅助照明用的发光二极管（light emitting diode，LED），即使在照明消失的环境下，也能够以明亮的视野捕捉近红外光。特别是作为新功能，配置了荧光素荧光用激发 LED 及 5- 白蛋白酸荧光用激发 LED，可支持多种荧光试剂。

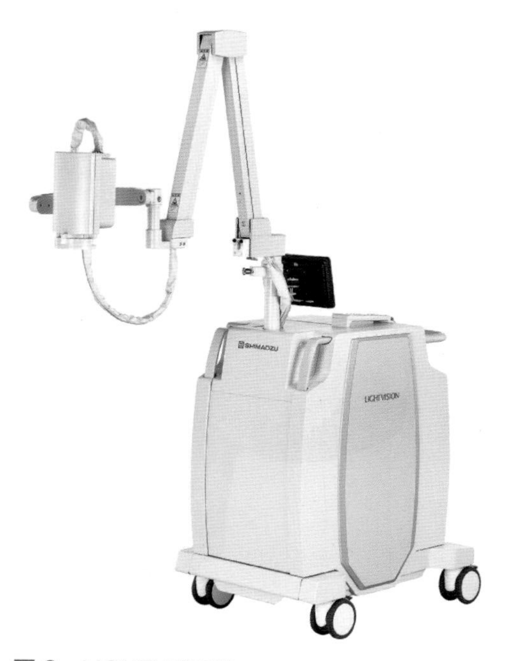

图 3　LIGHTVISION

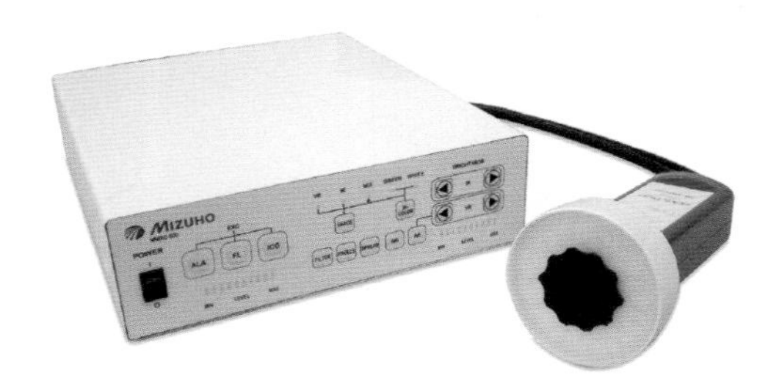

图 4　HyperEyeMedicalSystem Plus+

5. VISIONSENSE

VISIONSENSE 系统是用于开放手术的 ICG 荧光成像摄影装置（图 5）。这个装置也支持全高清摄影，除了镜头部分外，包括相机在内均可用于内镜外科。该装置的最大特征是，具有高灵敏度，双重感应器可对最大深度至 7mm 的荧光充分感知，以及能够将荧光强度用数值化显示出来。

6. FLUOBEAM®

FLUOBEAM® 是用于开放手术的 ICG 荧光成像摄影装置（图 6）。这个装置也能对摄影范围的荧光亮度进行相对评价，此外，这个装置除了 ICG 通常荧光观察以外，还具有能够高灵敏度感知组织对红外线照射的自发荧光的模式，这可以用于对甲状旁腺的识别。

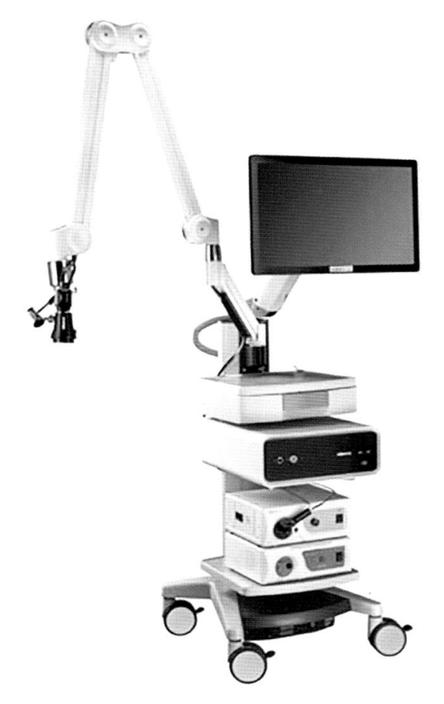

图 5　VISIONSENSE

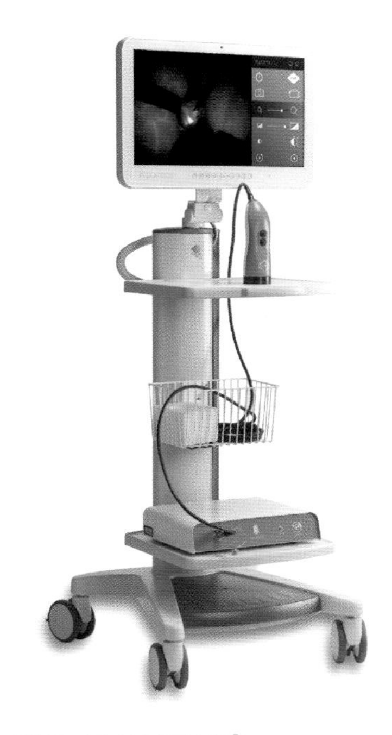

图 6　FLUOBEAM®

7. MIPS

MIPS是用于开放手术的ICG荧光成像摄影装置（图7）。这个装置应用了在娱乐中广泛使用的投影映射技术，将ICG荧光画像直接实时投影到患者的器官上，这样就不用再在术野和显示器间来回移动视线了。而且，由于使用了将非荧光部位变换成白色的算法，即使熄灭无影灯也能充分确保明亮的术野，这也是一大特征。

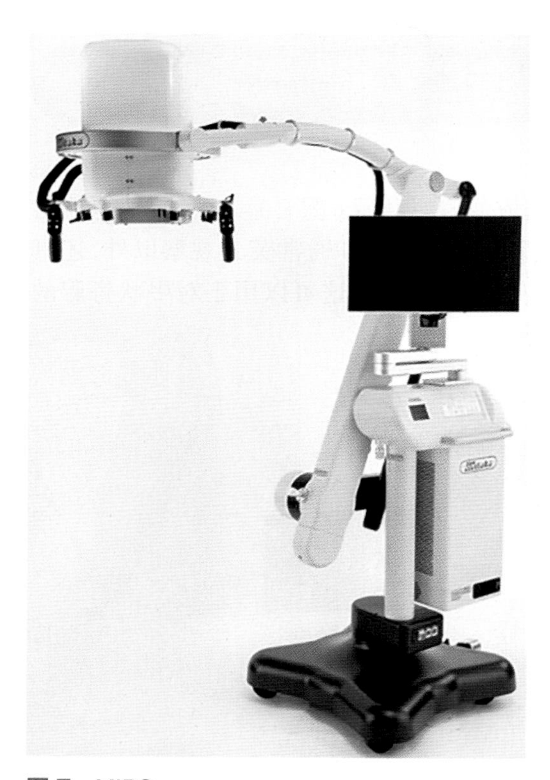

图7 MIPS

要点

- 现在，由于有多种可用于开腹手术中的荧光成像摄影装置，有必要根据机器的特性及使用的目的来选择机器。

结语

本文介绍了目前在开腹、体表手术中能够使用的荧光成像摄影装置。随着技术的进步，摄像装置的画质和功能今后也会不断进步。

参考文献

1) Kitai T, Inomoto T, Miwa M, et al: Fluorescence navigation with indocyanine green for detecting sentinel lymph nodes in breast cancer. Breast Cancer 2005; 12: 211-215.

第 3 章　ICG 荧光成像的摄影装置：腹腔镜手术、机器人辅助手术

渡边秀一，小仓俊郎，马场裕信，绢笠祐介，田边　稔

概要

- 红外线摄影装置作为腹腔镜成像系统的可选配置已应用于临床，其中具有荧光观察辅助功能的设备更具市场竞争力。
- 专用于荧光成像的红外线摄影装置也已投入临床使用，其中包含叠加显示功能的高性能装置具有独特优势。
- 红外线观察装置已成为机器人辅助手术系统的标准配置，临床使用更简便。

引言

在使用 ICG 荧光成像早期，手术中可以使用的红外线摄影装置种类非常有限，尤其是腹腔镜下的摄影装置。目前，市面上已有许多厂商可提供专业的手术用内镜摄影设备。

本文概述了荧光摄影装置的功能，同时也介绍了红外线摄影装置的特征和临床使用情况。

1. 红外线摄影装置

红外线摄影装置是指利用特定波长的光作为激发光照射在观察对象上以检测发射光（荧光）的装置。需要特定的激发光滤波器产生激发光，以及检测滤波器特定的荧光波长。而在各种荧光波长中，临床中应用较多的是生物透过性强的近红外光。同时通过利用药物的胆汁排出等性质，可以实现各种不同的临床应用。

例如，ICG 就具有这样的特点，它的吸收光谱和荧光光谱处于近红外区，在约 805nm 处存在峰值光谱。此外，由于 ICG 具有 1cm 左右的组织透过性，红外线摄影装置可以检测到 ICG 存在部位（含有胆汁的胆管或 ICG 聚集的肿瘤等）。

但是，为了达到检测微弱荧光的目的，也引起了画面变暗、分辨率下降、不能与白光

同时观察等问题[1]。

另外，在选择腹腔镜红外线摄影装置时，不但要熟悉上述荧光观察特征，还要考虑对普通观察进行切换使用的实际情况，从而选择最合适的设备。

2. 腹腔镜红外线摄影装置的特征

表 1 总结了目前临床使用的腹腔镜和机器人辅助手术的红外线摄影装置。每家公司的产品均可全高清观察，直径 10mm 及 5mm 的摄像头不仅可以在直视镜头上观察，还能用在斜视镜头上。

表 1　腹腔镜和机器人手术用荧光观察装置的比较

型号	IMAGE S™ NIR/ ICG（KARL STORZ）	PINPOINT（Stryker）	1688 AIM4K（Stryker）	VISERA ELITEⅡ（Olympus）	Visionsense Iridium（Visionsense）	Da Vinci Xi/X（Intuitive Surgical）	CMOS-SK-1057（新兴光器）
分辨率	全高清	全高清	4K 超高清（3 840 × 2 160）	全高清	全高清	3D 高清（SXGA）	全高清
镜头直径	5mm，10mm	5.5mm，10mm	10mm，5.5mm，5.4mm	10mm，5.4mm	5mm，10mm	8mm	10mm，5.4mm
硬 / 软镜	硬镜	硬镜	硬镜	硬镜	硬镜	硬镜	硬镜
视野方向	0° /30° /45°	0° /30° /45°	0° /30° /45°	0° /30°	0° /30°	0° /30°	0° /30°
叠加显示	无	◎	◎	○	◎	黑白显示（标准模式）	无
荧光信号强度调节	无	无	有	无	有	有	有
录像装置	内置	非内置	非内置	非内置	内置	非内置	非内置
荧光强度分析	无	无	无	无	有	无	无
发售日期	2013 年 12 月	2018 年 1 月	2020 年 1 月	2017 年 3 月	2018 年 10 月	2016 年 3 月	2013 年 4 月
制造国家	德国	加拿大	美国	日本	以色列，美国	美国	日本

在腹腔镜肝切除时，目前只有硬镜支持荧光观察，因为使用软镜进行腹腔镜肝切除非常困难，所以，需要在一些使用习惯和端口位置上多改进。

目前只有一家公司的产品具备术中荧光信号强度调节及荧光强度分析功能，该功能尚未成为常规配置。

3. 通过临床试用了解设备特征

本科室试用了日本国内临床可使用的 4 种腹腔镜红外摄影装置，同时了解了这些设备的特征（图 1 和图 2）。

a

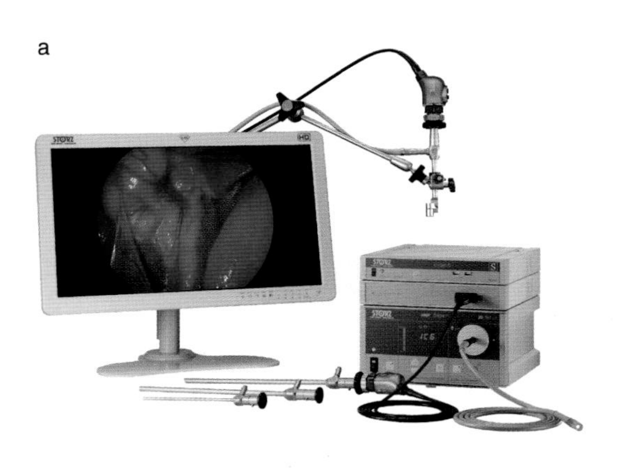

b

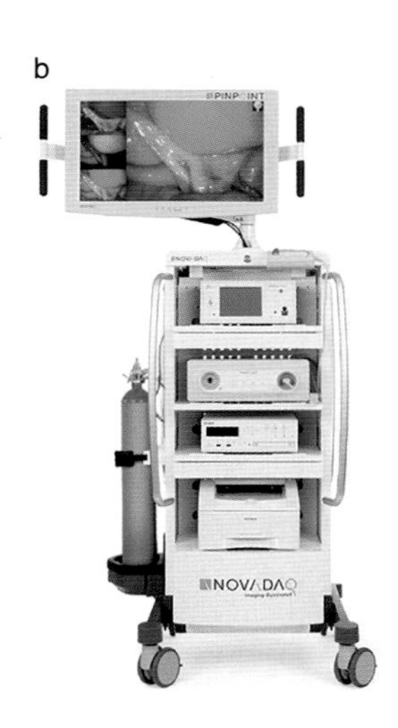

c

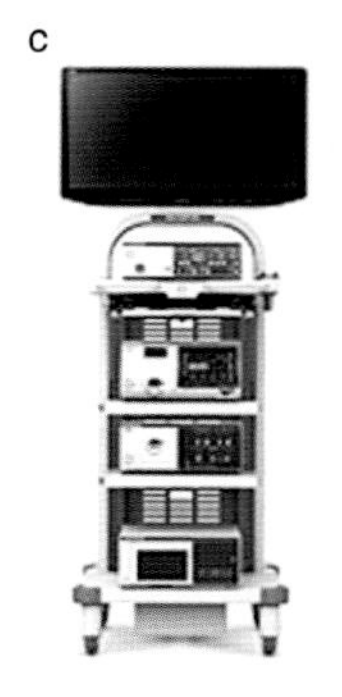

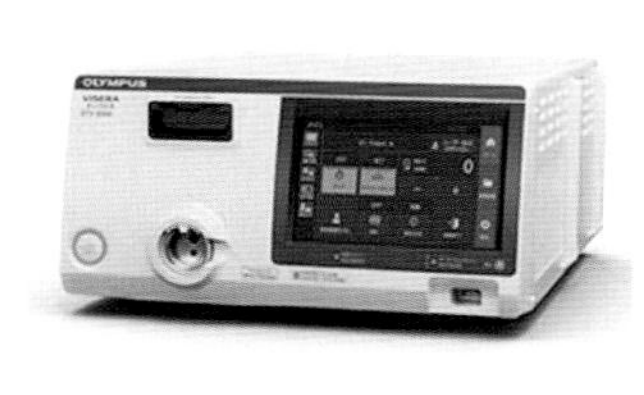

d

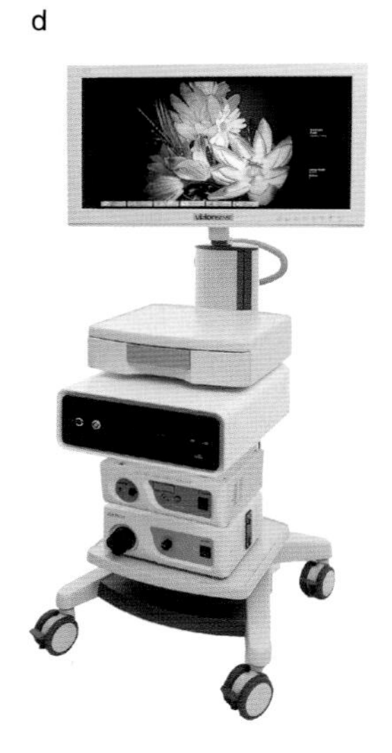

图 1　腹腔镜荧光观察装置的外观

a：IMAGE1 S™ NIR/ICG。

b：PINPOINT。

c：VISERA ELITE Ⅱ。

d：Visionsense Iridium。

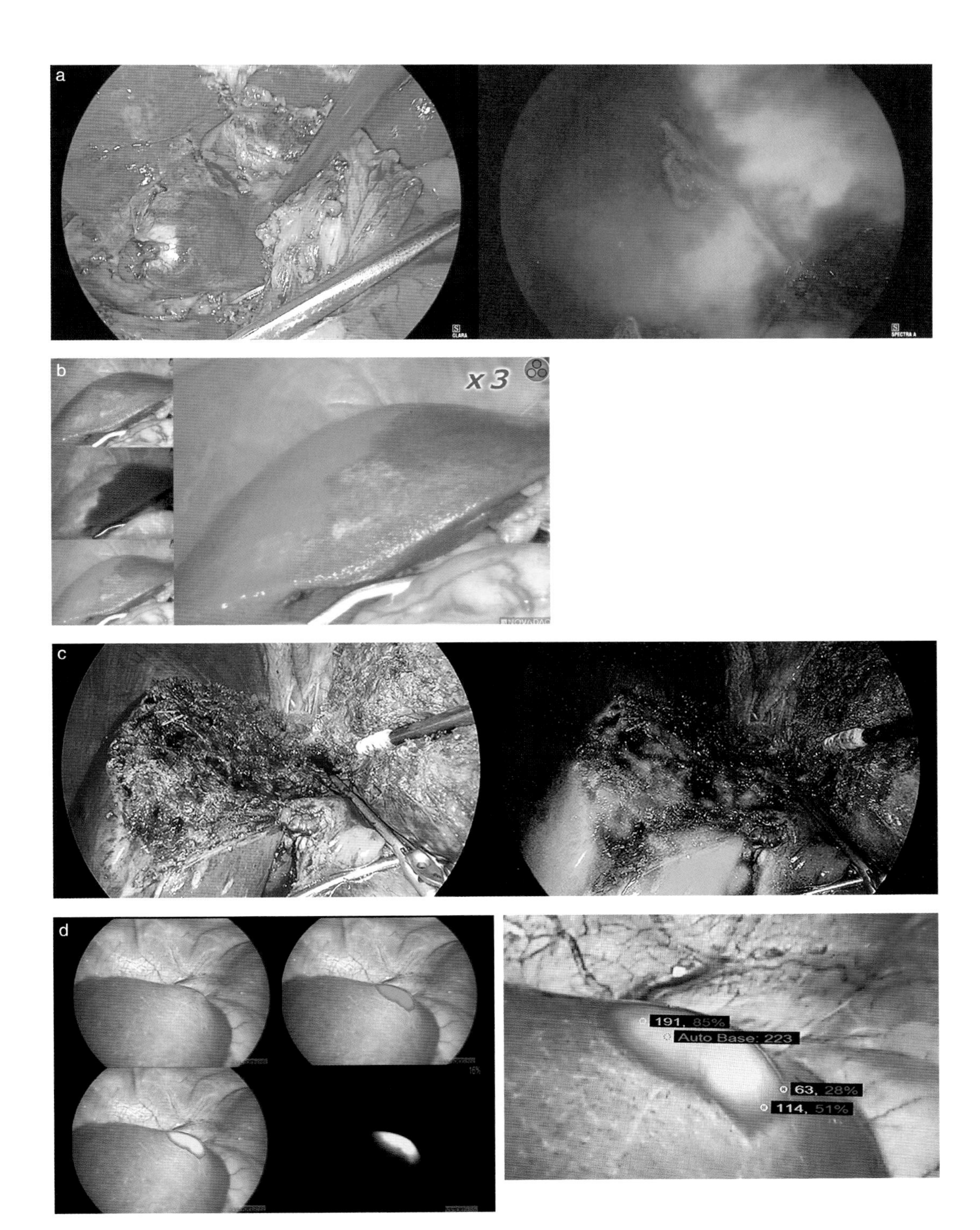

图2 腹腔镜荧光观察装置的观察图像

a：IMAGE1 S™ NIR/ICG。

b：PINPOINT。

c：VISERA ELITE Ⅱ。

d：Visionsense Iridium。

Olympus 和 KARL STORZ 是一种与白光内镜系统相同光源且可通过同一摄像机进行观察的装置,它可一键操作将普通白光观察下的视野切换为荧光图像,实用性很强。但是,由于荧光观察是在暗视野下,术者不能把握手术钳与周围脏器的位置关系,因此很难进行实时术中操作。

Stryker 和 Visionsense 特别注重荧光成像系统的研发,荧光系统的可视性非常高。在使用荧光成像系统时,使用开关切换白光观察和荧光图像是其基本功能,但这两家公司的系统特点是:在白光图像上叠加了荧光图像的功能,可以一边观察一边进行手术操作,非常实用。特别是 Stryker 的 PINPOINT 系统,白光观察时叠加荧光图像时的画面清晰度很高。然而,大多数医疗机构常规使用的是前面介绍的两家公司的腹腔镜系统,当需要使用荧光观察的新型腹腔镜系统时,要考虑费用增加等问题。

本科室进行上述试用的结论是:肝切手术时如果利用荧光观察缺血区域与手术操作不需要同时进行的情况下,通常认为使用具有荧光观察辅助功能的白光内镜系统的装置就能满足临床需要。但是,专用于荧光成像的红外线摄影装置具有叠加显示白光和荧光的独特优势,在频繁使用荧光观察的情况下,该装置是更好的选择。

4. 机器人辅助手术中红外线摄影装置的特征

da Vinci® Xi/X(Intuitive Surgical)作为已广泛使用的机器人辅助手术系统常规配备红外线摄影装置,在临床上已使用。

红外线观察模式可以通过显示屏简单操作切换,即使是荧光观察模式,可视性也很强,还可以同时移动摄像头和进行手术操作,因此在术中可以进行各种应用(图3)。今后,随着机器人辅助手术系统的普及和适应证的扩大,该系统荧光观察的临床应用也将越来越广泛。

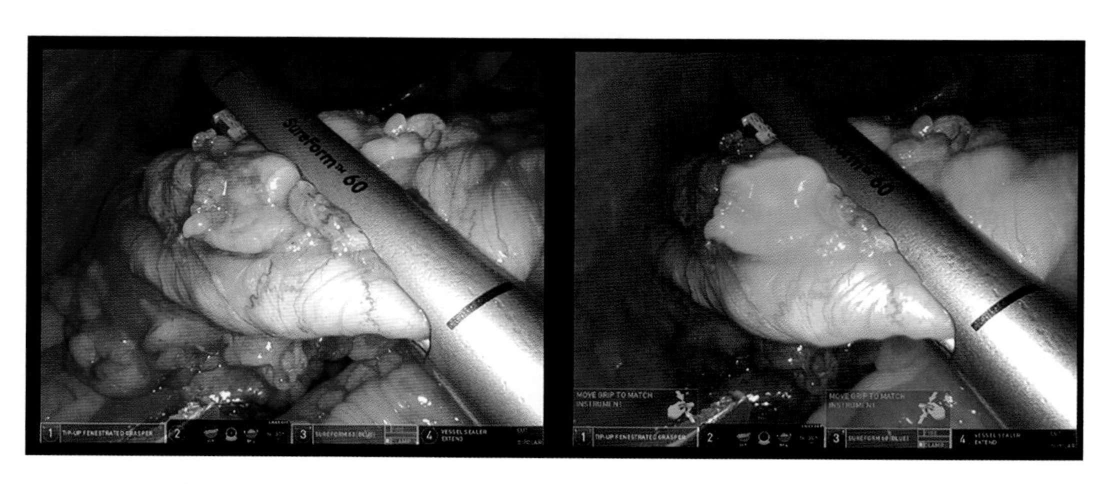

图3 da Vinci® Xi/X 荧光模式下的观察图像

要点

- 腹腔镜近红外线观察装置包括：①广泛普及白色光系统的备选装置；②专用于荧光观察的设备。根据使用用途和装置的特点来购买设备非常重要。
- da Vinci® Xi/X 作为已广泛使用的机器人辅助手术系统常规配备近红外线摄影装置。

结语

本篇概述了腹腔镜和机器人辅助手术红外线观察装置的特征。随着红外线摄影装置的发展，红外线观察的临床应用也有望普及。

参考文献

1）小澤剛志，竹腰聡：内視鏡画像の最前線（近赤外蛍光内視鏡）. 小児外科 2015; 47:531-535.

第 4 章　5-ALA 荧光成像装置

并川 努，花崎和弘

概要

- 镜下 5- 氨基酮戊酸（5-ALA）荧光系统可调节荧光信号强度，实现高清、高精度荧光下的观察效果。
- 双色 LED 光源系统配备了白光和蓝光 LED，可与现有的内镜摄像机系统同时使用，运用广泛。
- 5-ALA 荧光观察模块内置手术显微镜，可在术中肉眼从正常组织中识别恶性肿瘤组织并进行观察。
- ALA 荧光成像在治疗恶性神经胶质瘤和膀胱上皮内膜癌方面获得批准，关于腹腔镜检查胃癌腹膜转移诊断的多中心临床试验正在进行中。

引言

使用 5- 氨基酮戊酸（5-aminlevilinic acid 5-ALA）的光动力学诊断（photodynamic diagnosis，PDD），是利用光敏物质在癌症特异性上的聚集，是一种利用肿瘤细胞共有的生物学特性的技术，能显示出明确肿瘤的区域[1-3]。在本文中，关于常规手术、腹腔镜手术、显微外科手术中可临床使用的 5-ALA 荧光成像观察用摄影装置，将根据其特征和使用时的实际情况进行阐述。

1. 5-ALA的特性

5-ALA 是一种分子量为 131 的天然氨基酸，广泛存在于动植物中，在生物体内的线粒体内由琥珀酰辅酶 A（succinyl-Coenzyme A）和甘氨酸通过 5-ALA 合成酶合成的内源性物质。5-ALA 在细胞质内被代谢，在线粒体内被合成为光敏物质原卟啉Ⅸ（protoporphyrin Ⅸ，PpⅨ）之后[1,2]，在正常细胞中与细胞内铁离子结合，迅速被代谢为血红素和胆红素。

但在癌细胞中，由于细胞膜和线粒体膜的转运载体活性异常和酶的异常，PpⅨ在癌细胞内特异性地积聚。如果对细胞照射 375~445nm 的蓝色可视光线 PpⅨ就会被激发，呈现 600~740nm 的红色荧光，利用这种特性，可以观察病变。这种应用光化学反应的诊断技术叫作 PDD[1,3]。

2. 使用 5-ALA 荧光成像法的历史

1999 年德国的 18 家医院成立了 5-ALA GLIOMA 研究组，使用传统的手术显微镜内置的激发光源系统进行了Ⅲ期临床试验，基于其结果，欧洲于 2007 年批准销售药品 5-ALA 用于恶性神经胶质肿瘤手术时体内诊断。

日本在 2010 年（5-ALA 溶解经口服或经尿道给药用于荧光膀胱镜进行膀胱癌的光力学诊断）这种最新先进医疗方法被批准，2012 年由医生牵头发起使用冻干制剂在非肌层浸润性膀胱癌患者及可疑肌层浸润罕见病例及术后复发病例中进行了Ⅱ/Ⅲ期临床试验。根据这一结果，企业实施了荧光颗粒分装制剂的Ⅲ期临床试验。2013 年日本对此颁发了基于"恶性神经胶质瘤的肿瘤切除术中肿瘤组织的显像"的功效和效果的生产销售许可，同年 9 月作为光动力学诊断剂的冻干制剂（内含成像药物 15g）开始销售。2017 年，显影颗粒制剂在经尿道的膀胱肿瘤切除术时肌层非浸润性膀胱癌的可视化中获得了生产销售许可。2018 年增设术中血管造影费 500 点（K939-2），沿用至今。

3. 内镜手术下的成像装置

各种各样的 5-ALA 荧光成像装置被开发出来，各自具有与使用情况相对应的特征（**表 1**）。德国 KARL STORZ 于 2011 年开发出了可实现 PDD 的腹腔镜荧光观察系统 TRICAM SLⅡ，2017 年更新为 IMAGE1 S™，可进行高清观察（**图 1**）。摄像机镜头（H3-Z FI）可以很好地捕捉到 635nm 的荧光波长，同时使用内置滤波器和没有滤波器的摄像机，可以进行 PDD 荧光观察。另外，现有的白光和荧光的观察可以立即切换，使同一病灶的观察更加顺利。

表 1　5-ALA 荧光成像设备的特征

型号	IMAGE1 S™ PDD（KARL STORZ）	Aladuck®（SBI 制药）	KINEVO® 900（Carl Zeiss）
成像度	1 920 × 1 080	—	2 160 × 3 840
荧光重叠	否	否	否
激发光强度的调整	否	可	可

续表

型号	IMAGE1 S™ PDD（KARL STORZ）	Aladuck®（SBI 制药）	KINEVO® 900（Carl Zeiss）
荧光信号的强度调整	可	否	可
内置录像设备	内置	非内置	内置
荧光强度的分析	否	否	否
上市时期	2017 年 10 月	2014 年 4 月	2017 年 8 月
制造国	德国	中国	德国

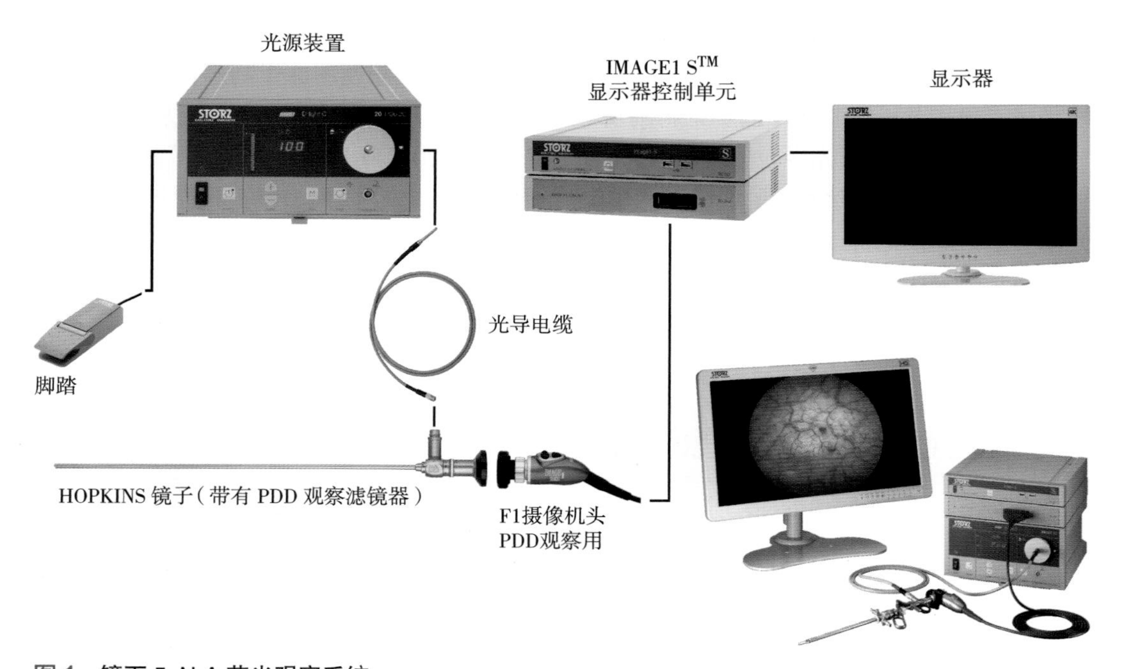

图 1　镜下 5-ALA 荧光观察系统
由发射 380~420nm 蓝光的专用光源器、捕捉 600~740nm 红色荧光的专用照相机、控制单元以及显示器构成。

双色 LED 光源 Aladuck LS-DLED 是 2014 年上市的内镜，开腹、开颅两种手术均可使用。5-ALA 荧光成像的光源系统（**图 2**）。可以和市售的内镜相机系统并用，配备有白光和峰值波长为 400~410nm 的蓝光 LED，两者的光量可以调整，通过脚上的操作开关可以立即切换。光学可视镜安装有阻挡蓝光的滤波器，以高灵敏度描绘出红色荧光。该系统适用于开颅手术，由于尖端安装了（集光镜头），距离较远的地方也不妨碍术野的照射，照射头较小，手持或放在脑外科固定架上即使固定架距离术野 15~20cm 也能保持充分的视野光源。

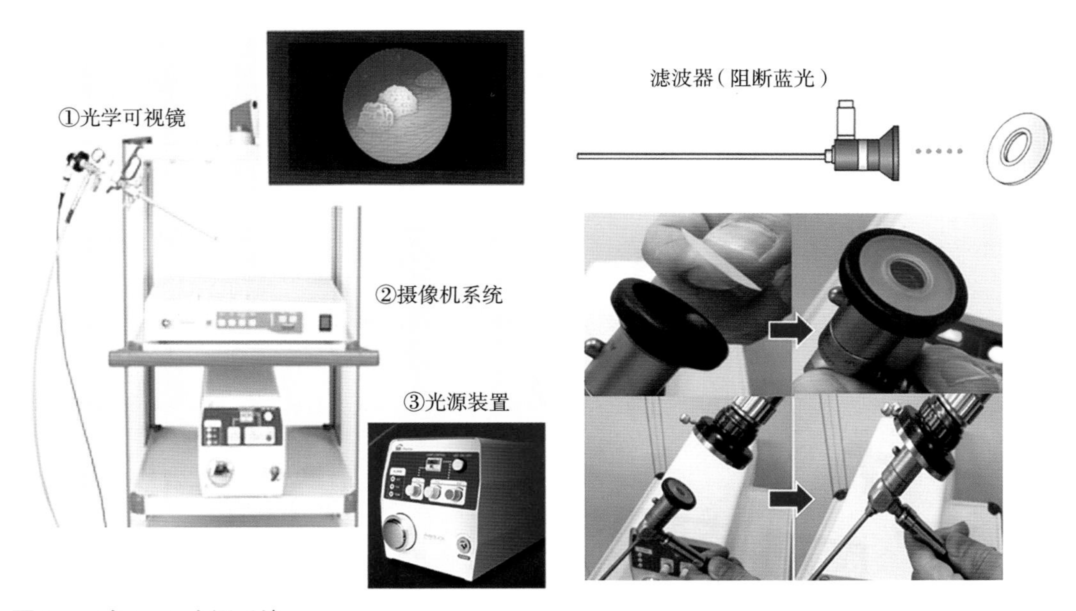

图2 双色 LED 光源系统
可与现有的内镜系统通用的光源装置，在光学视管上安装截断蓝光的滤波器使用。

4. 手术显微镜成像设备

通过术中使用 5-ALA，将脑恶性肿瘤组织与周围的正常组织可视化识别，此方法作为观察肿瘤进展范围被认可。德国 Carl Zeiss 于 2005 年制造了世界上第一个完全内置手术中肿瘤观察模块的手术用显微镜 Pentero。恶性肿瘤为红色，正常部为蓝色，术者通过目镜即可识别，可通过显微镜直接观察，也可在监视器上观察、录像。从 Pentero 进化到 Pentero 900，再到 KINEVO8 900，能够清晰地识别肿瘤边界，信号可以输出为 4K 影像和 3D 影像进行外部观察。这些系统都内置有光源装置和滤波器等，用按钮可以调节正常光和激发光，用目镜和监视器可以直接观察正常组织和恶性肿瘤组织（图3）。另外，术中肿瘤观察也可以通过监视器进行观察、摄影和记录。

5. 5-ALA 的荧光成像的实际应用

5-ALA 光动力学诊断（ALA-PDD）作为先进医疗实施后，药师被批准应用。在神经外科领域，恶性神经胶质肿瘤切除术中的肿瘤组织可视化已经常规应用，在泌尿科领域，在膀胱上皮内癌方面有望提高诊断率、减少肿瘤切除的复发和降低复发率[1,3-5]。另一方面，在消化道领域，提高腹膜和淋巴结转移诊断的临床研究正在进行[6-8]。我们采用光动力学诊断内镜系统（IMAGE1 S™, KARL STORZ），光源为300W 氙气灯，激发光为380~440nm 的蓝光，前端输出功率为50mW[7,8]。通过配合腹腔镜检查对进展期胃癌的诊断，有望提高腹膜种植转移发现的诊断精度，目前多中心医生发起的临床试验正在进行中（图4）。

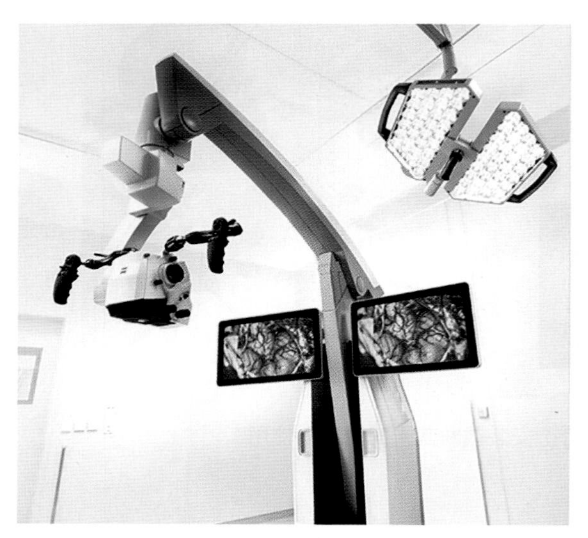

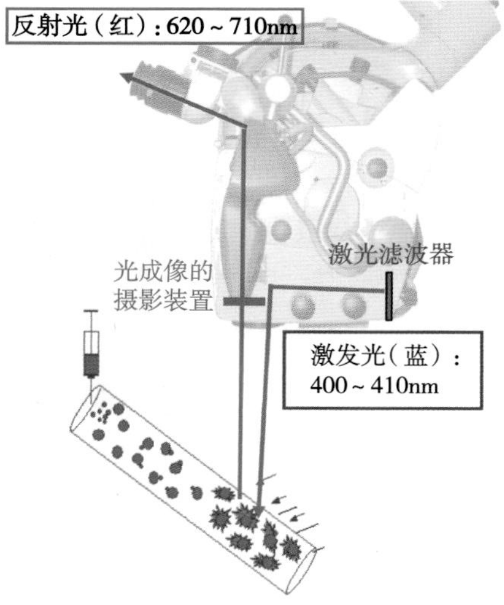

图3　5-ALA 荧光观察模块的手术显微镜

在蓝色的激发光照射下，肿瘤会产生红色的荧光，通过目镜和监视器可以从正常组织中识别恶性肿瘤组织并进行观察。

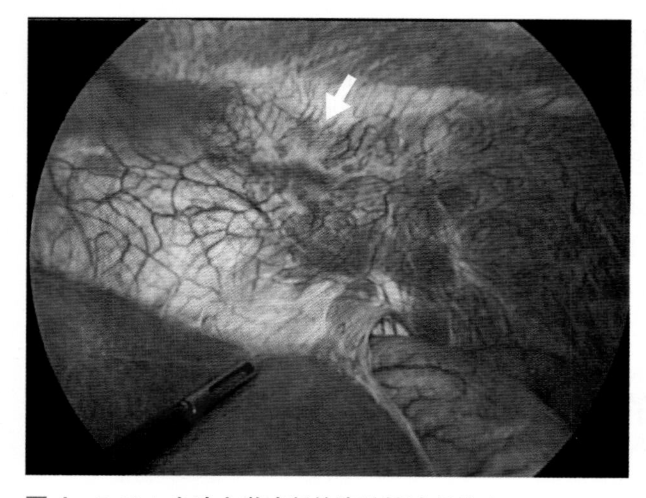

图4　5-ALA 光动力学诊断的腹腔镜诊断检查

左横膈膜发出红色荧光的区域显示胃癌转移到腹膜（箭头），有望提高腹腔镜诊断的准确率。

要点

- 通常，在内镜下和显微镜下手术中可分别选择多种5-ALA荧光成像装置。
- 可调节荧光信号强度，进行高精度荧光观察。
- 重要的是要考虑机器的特性来购买和使用。
- 通过理解5-ALA的特性并适当使用来提高诊断精度。

结语

在本文中，概述了5-ALA荧光图像观察摄影装置的原理及开发历史。近年来，随着图像信息技术的发展，荧光成像设备的画质和功能不断进化，并且根据手术现场的多样性不断开发。了解各种专用机器的特性，遵循使用目的来选择机器和适当的使用是很重要的。

参考文献

1) Inoue K, Fukuhara H, Shimamoto T, et al: Comparison between intravesical and oral administration of 5-aminolevulinic acid in the clinical benefit of photodynamic diagnosis for nonmuscle invasive bladder cancer. Cancer 2012; 118: 1062-1074.
2) Hagiya Y, Endo Y, Yonemura Y, et al: Pivotal roles of peptide transporter PEPT1 and ATP-binding cassette (ABC) transporter ABCG2 in 5-aminolevulinic acid (ALA)-based photocytotoxicity of gastric cancer cells in vitro. Photodiagnosis Photodyn Ther 2012; 9: 204-214.
3) Inoue K, Karashima T, Kamada M, et al: Regulation of 5-aminolevulinic acid-mediated protoporphyrin IX accumulation in human urothelial carcinomas. Pathobiology 2009; 76: 303-314.
4) Fukuhara H, Inoue K, Satake H, et al: Photodynamic diagnosis of positive margin during radical prostatectomy: preliminary experience with 5-aminolevulinic acid. Int J Urol 2011; 18: 585-591.
5) Inoue K, Fukuhara H, Kurabayashi A, et al: Photodynamic therapy involves an antiangiogenic mechanism and is enhanced by ferrochelatase inhibitor in urothelial carcinoma. Cancer Sci 2013; 104: 765-772.
6) Namikawa T, Yatabe T, Inoue K, et al: Clinical applications of 5-aminolevulinic acid-mediated fluorescence for gastric cancer. World J Gastroenterol 2015; 21: 8769-8775.
7) Namikawa T, Inoue K, Uemura S, et al: Photodynamic diagnosis using 5-aminolevulinic acid during gastrectomy for gastric cancer. J Surg Oncol 2014; 109: 213-217.
8) Namikawa T, Fujisawa K, Munekage E, et al: Clinical application of photodynamic medicine technology using light-emitting fluorescence imaging based on a specialized luminous source. Med Mol Morphol 2018; 51: 187-193.

第5章　如何在手术室使用荧光成像

上村 直，并川 努，花崎和弘

概要

- 荧光成像装置被广泛应用于各个领域，成为不可或缺的手术辅助设备。
- 通过与医护人员，尤其是临床工程师的合作，可以顺利地管理荧光成像装置。
- 为了成本核算，手术记录必须注明相应使用内容。

引言

近年来，荧光成像在各领域得到广泛使用。我院从2010年开始在乳腺外科、心脏血管外科引入ICG荧光彩色照相机，2020年3月在以消化道外科为首的众多科室使用（**图1**）。在一般的手术图谱的解剖图中，血管和脏器等用颜色区分能清楚地描绘出来。我们以彩色图为基础展开研究，但在实际的解剖中血管走行并不是彩色的。ICG荧光是一项划时代的发明，它能在明亮的视野下清晰地描绘出血管等，不仅在解剖方面，在脏器血流评价和肿瘤的描绘方面也适用于现代手术，成为必需的手术支持设备。虽然近年来已经得到了广泛的普及，但还有更多相关设施值得考虑是否引进。荧光显影设备

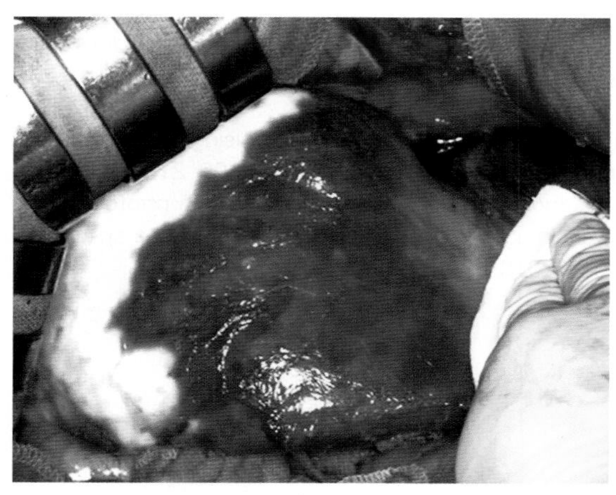

图1　ICG荧光法的使用示例
左半肝切除术时的缺血线通过ICG荧光法清晰地描绘出来。

的引进需要考虑摄影装置的设置、保管、手术室内相关试剂的管理等操作，以及采用何种录像方法便于临床工程师、护士、外科医生的信息共享、成本管理等问题。

1. 高知大学的荧光显像的变迁

在高知大学，循环生理学佐藤隆行教授成功地在彩色明视野中识别出高灵敏度的ICG。2010年，瑞穗医疗和科学产业公司开始生产HyperEye Medical System（HEMS），在乳腺外科和心脏血管外科首先应用[1]，之后引入了LIGHTVISION。截至2020年3月，以LIGHTVISION为中心的ICG荧光法已在多个领域得到应用。

2. 拍摄设备的设置和保管

HEMS和LIGHTVISION都在手术部门内和其他医疗器械一样，由临床工程师进行管理。但是，由于ICG荧光法并不是在各手术室内常备的，所以在手术部门共享ICG荧光法在哪些手术中使用的信息是非常重要的。例如，我院在使用电子病历进行手术输入时，在“特殊器材”项目中有“HEMS”的标签。通过选择这个，至少在手术前1周，临床工程师可以掌握在哪个手术中使用ICG荧光法，护士和麻醉科医生也可以得到信息。此外，通过在手术暂停期间明确说明“将使用ICG荧光”，在手术开始时也可再次识别确认。这样使得拍摄装置的设置步骤变得简便快捷。然后，实际使用时与临床工程师联系，几分钟左右就可以安装使用。也就是说，与临床工程师的紧密合作对于顺畅运营是必不可少的。

3. 试剂的管理

作为代表性荧光剂的ICG，一般在肝功能检查中使用，因此很多医院的药剂部都确保了一定数量。由于在我院广泛的手术中使用，所以在手术室也一直保持着备有5支的数量。另外，在急症手术时的肠道血流确认中，使用ICG荧光法也有相关的应用报道[2]。与5-氨基酮戊酸（5-ALA）不同，ICG不需要特殊的管理。所以为了在紧急手术时也能迅速应对，在手术室常备是最好的。由于ICG大多采用经静脉输注，所以实际使用的操作由麻醉科医生实施。25mg在5~10ml的注射用水中溶解，通常静脉注射0.04~0.3mg/kg。根据用途不同ICG的用量也会有所不同，因此与麻醉医生充分沟通是很重要的。另外，有过敏史和碘过敏症患者禁用ICG。实际使用时需要再次确认造影剂是否过敏。

4. 荧光成像的操作方法——录像法

HEMS 和 LIGHTVISION 的操作都由临床工程师来承担。我院在 2015 年全面新建了手术室。曾经内部的硬盘录像只在需要时再拷贝出来，但现在所有的手术室内设置录像显示器，直接连接到手术室术中显示屏。即使在手术室外电子病历，远程自动录像等都成为可能。图 2 是本院食管手术时的图像。临床工程师进行操作，麻醉医生给药，外科医生注视着监视器。

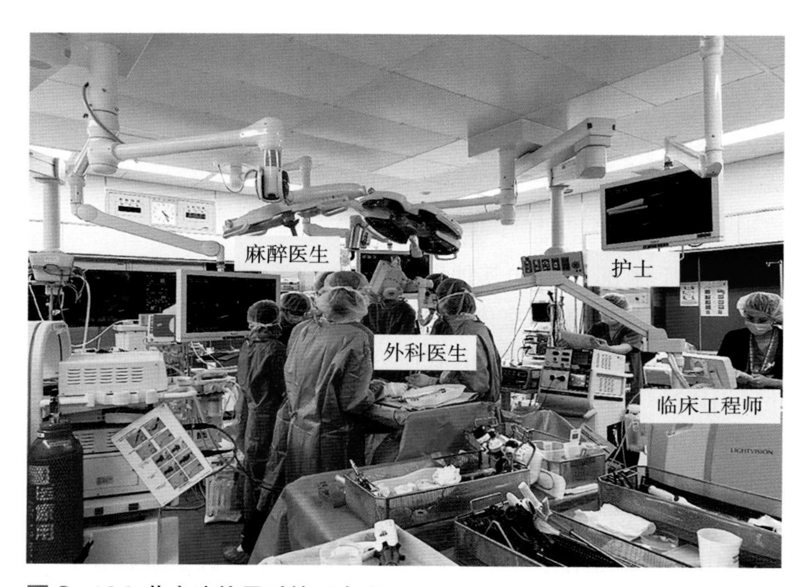

图 2　ICG 荧光法使用时的手术室

5. 成本管理

ICG 在 2008 年作为肝功能检查药物被批准之后，2009 年被批准用于乳腺癌及恶性黑素瘤的前哨淋巴结的鉴定，2012 年神经外科手术时的脑血管造影被批准。2018 年，血管及组织的血流评价被批准为新增适应证。在我院，为了在消化道外科领域中使用而进行了适应证外使用申请，在此批准的基础上，进一步在血管及组织的血流评价方面广泛使用。现在，ICG 已作为肝和循环功能检查用药、荧光血管造影剂和前哨淋巴结鉴定用药。所以在神经外科手术、冠状动脉血管重建手术及 k803 第 6 类手术（膀胱恶性肿瘤手术）中使用 ICG 或 5-ALA，通过荧光测定识别血管或肿瘤，或手术中确认消化道血流等术中血管造影可以额外计算。另外，通过 2020 年修改，以下类别纳入计算范围：类别

"K017" 游离皮瓣术(显微镜下血管带蒂)的"1","k476-3"使用动脉(皮)瓣及肌(皮)瓣的乳房重建术(乳房切除术),"k695"肝切除术的"2"到"7",类别"k695-2"腹腔镜下肝切除术的"2"到"6"(新计算项目)被重新计算。在手术中使用药物进行血管造影检查血管、肿瘤等时,必须在手术记录中明确说明血管造影的详细情况,才能计算费用。在我院,临床工程部对使用ICG荧光法的病例进行整体管理。像这样,通过与医护人员,特别是临床工程师的紧密医学合作,才能够顺利地管理荧光成像装置。

要点

- 荧光成像的引进、运营和管理需要以临床工程师为中心的多学科的协助。
- 使用荧光成像可以使复杂手术明确,可以使手术更顺利地完成。
- 为了预防紧急情况,最好在手术室常备ICG。
- 2020年修订版增加了计算术中血管造影的手术种类,这些手术的细节应在手术记录中清楚说明。

结语

本章中,以我院引进荧光成像的变迁和现状为中心进行了概述。荧光成像装置正在成为脏器血流评价和肿瘤定位描绘等方面不可或缺的手术辅助设备。关于荧光成像的引进、运营和管理,与以临床工学技士为中心的多学科医学的合作非常重要。

参考文献

1) Handa T, Katare RG, Nishimori H, et al: New device for intraoperative graft assessment: HyperEye charge-coupled device camera system. Gen Thorac Cardiovasc Surg 2010; 58: 68-77.
2) Namikawa T, Uemura S, Kondo N, et al: Successful preservation of the mesenteric and bowel circulation with treatment for a ruptured superior mesenteric artery aneurysm using the HyperEye Medical System. Am Surg 2014; 80: E359-361.

第 6 章　术中荧光成像的记录

熊谷厚志

概要

- 日本现行法律法规中，没有关于手术的摄影、录像、保管的直接规定。
- 在手术记录中通过语言文字记录荧光成像所见所闻虽然简单，但是如果能够附加保留图像则可以提供更加客观的记录。
- 在手术记录中运用相关视频资料等，在实际工作中已经有一些实例。

引言

在进行术中荧光成像时，怎样保存图像？以什么样的形式来保存在手术记录中？是影响今后荧光引导手术发展的重要问题。例如，在进行术中胆道造影时，诸如“运用荧光成像确认胆总管位置，离断胆囊管”这样的文字记录起来虽然简单，但是如果能附加荧光图片和视频资料，可以使手术记录更加富有客观性。本篇主要介绍电子病历中术中荧光成像的记录方法，以及其今后的发展方向。

1. 手术视频录像和保存的相关法律法规和现状

手术影像作为患者最主要的就诊资料之一，其重要性不言而喻。手术影像不仅可以帮助医务人员更准确地了解患者的病情，研究治疗方案，还可以帮助外科医生回顾手术方案，提高手术技术，起到帮助“教学与研究”共同发展的作用。另外，在发生医疗事故时，手术影像也是最客观的资料，通过回顾探讨手术影像资料，能够帮助医患双方完成责任认定。

在日本，无论是现行的法律法规，还是相关的学术指南中，都没有关于手术影像的拍摄、录像、保存的具体应用规范。

综上所述，由于日本没有相关的规定，手术影像具体应该运用怎样的方法拍摄？通过什么媒介录像？在什么条件下保存并保存在哪里？这些问题都依赖于各个医疗机构本身的判断[1]。

2. 筛选手术记录应该保留的影像

随着腹腔镜手术的普及,手术视频保存的问题也逐渐受到重视。从教学的观点出发,保存所有手术视频供青年医师观摩学习是必要的。但是,随着腹腔镜图像画质清晰度的提高,其保存的视频文件数据量也随之增加,使得文件的保存越发困难。但是,如果只保留术中荧光成像的图像加入手术记录,数据量会显著降低。因此,根据不同的手术情况,选择合适的影像文件作为记录,其重要性也就不言而喻了。

3. 电子病历与手术影像的链接

患者在术后诊疗时,外科医生经常需要了解手术过程。目前,多数情况下医生仍是通过既往手术记录和过程简图来了解手术过程。如果回顾手术内容时,希望参考荧光成像影像的话,对外科医生来说,怎样的形式会是最理想的?相信大多数的外科医生应该都是通过患者的病历号码,在办公室寻找标记相应手术日期的硬盘,从中检索观看患者的手术视频。而如果能够在诊疗室通过电子病历里的手术记录来浏览手术视频的话,可以说是理想状态。虽然说这种阅览方式技术上是完全可行的,但是如果将视频作为电子病历的一部分来保存,其规定保存年限只有五年。另一方面,在数据管理方面,虽然是短视频,也会占用非常大的系统内存。同时,要将视频加载在电子病历上,就需要下载视频软件并与电子病历结合,这就增加了技术难度。综上所述,将视频与电子病历结合并不是最适合的方法。而将视频资料保存到外部服务器,再通过网络来浏览不失为更加理想的方法。

4. 癌症研究会有明医院的现状

医院引进了SONY的CMS(Contents Management System),通过录像设备导入手术视野摄像机、内镜、手术显微镜等设备中的影像,使用服务器进行统一管理(图1)。

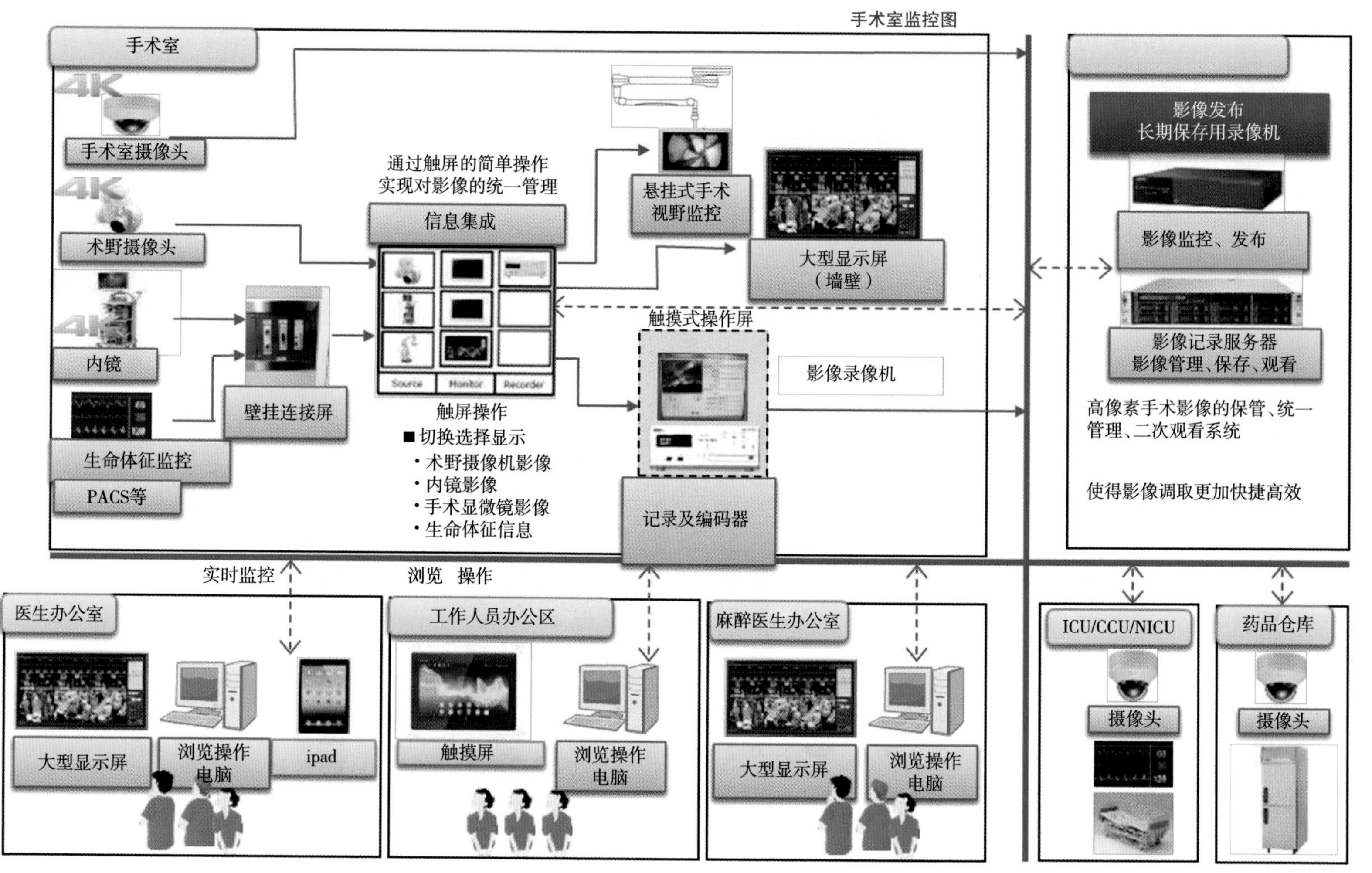

手术室监控图
手术室
4K
手术室摄像头
术野摄像头
内镜
生命体征监控
PACS等
壁挂连接屏
通过触屏的简单操作
实现对影像的统一管理
信息集成
Source
Monitor
Recorder
触屏操作
■切换选择显示
·术野摄像机影像
·内镜影像
·手术显微镜影像
·生命体征信息
悬挂式手术
视野监控
大型显示屏
（墙壁）
触摸式操作屏
影像录像机
记录及编码器
影像发布
长期保存用录像机
影像监控、发布
影像记录服务器
影像管理、保存、观看
高像素手术影像的保管、统一管理、二次观看系统
使得影像调取更加快捷高效
实时监控
浏览 操作
医生办公室
大型显示屏
浏览操作
电脑
ipad
工作人员办公区
触摸屏
浏览操作
电脑
麻醉医生办公室
大型显示屏
浏览操作
电脑
ICU/CCU/NICU
摄像头
药品仓库
摄像头

图1 CMS 结构图

CMS具有记录整理手术影像和相关文件资料的功能。在记录影像时,将影像资料和患者信息相结合后进行登记,保证了高效的管理和运用。服务器中记录在案的影像和相关文件,可以通过检索手术日期、患者信息等方式进行查询。从单一患者的手术视频文件中还可以任意选择想要观看的片段,时长较长的手术也可以轻松选择观看重要的片段。另外还可以轻松地在终端计算机上进行视频的编辑、剪裁、合并等。如果能够将视频链接加入电子病历,就可以实现通过电子病历直接观看记录在服务器中的视频和图片,本院还没有实现电子病历与外部服务器的关联,但已有医院可以运用CMS在电子病历终端观看手术视频。

5. 电子病历手术视频联动系统实例"ADMENIC"

CarinaSystem的手术影像记录传送系统"ADMENIC"可以通过网络实时传送手术室中影像设备的影像,并且可以将影像分类整理,以便后续的管理、观看和使用(图2)。记录在案的影像不仅可以作为向患者及其家属说明治疗方案的资料,还可以用于保存院内论坛、会议等的相关资料,另外可以将临床资料长期保管以备以后查阅,确保医疗安全。

图像数据的保存采取高画质和低画质共存的方式,高画质用于科研及医学教育,低画质用于医疗安全管理。具体来说,高画质资料如果是4K画质,服务器保存期限为1个月,如果是全高清画质,则服务器保存期限为3个月,保存期限过后,资料会保存到各个医院的数据库中。而后者将会在服务器中保存1年,之后会根据需要储存在数据库中。两者均可在外部数据库中储存(图3)。

通过电子病历进行视频资料浏览需要与电子病历供应商合作,之后就可以通过点击电子病历系统的链接直接观看患者的手术视频。在观看已保存视频的同时还可以观看手术现场视频(图4)。

除了SONY的"CMS"和CarinaSystem的"ADMENIC",Seventh Dimension Design的"OPELIO"等也同样可以实现服务器和电子病历的联动。

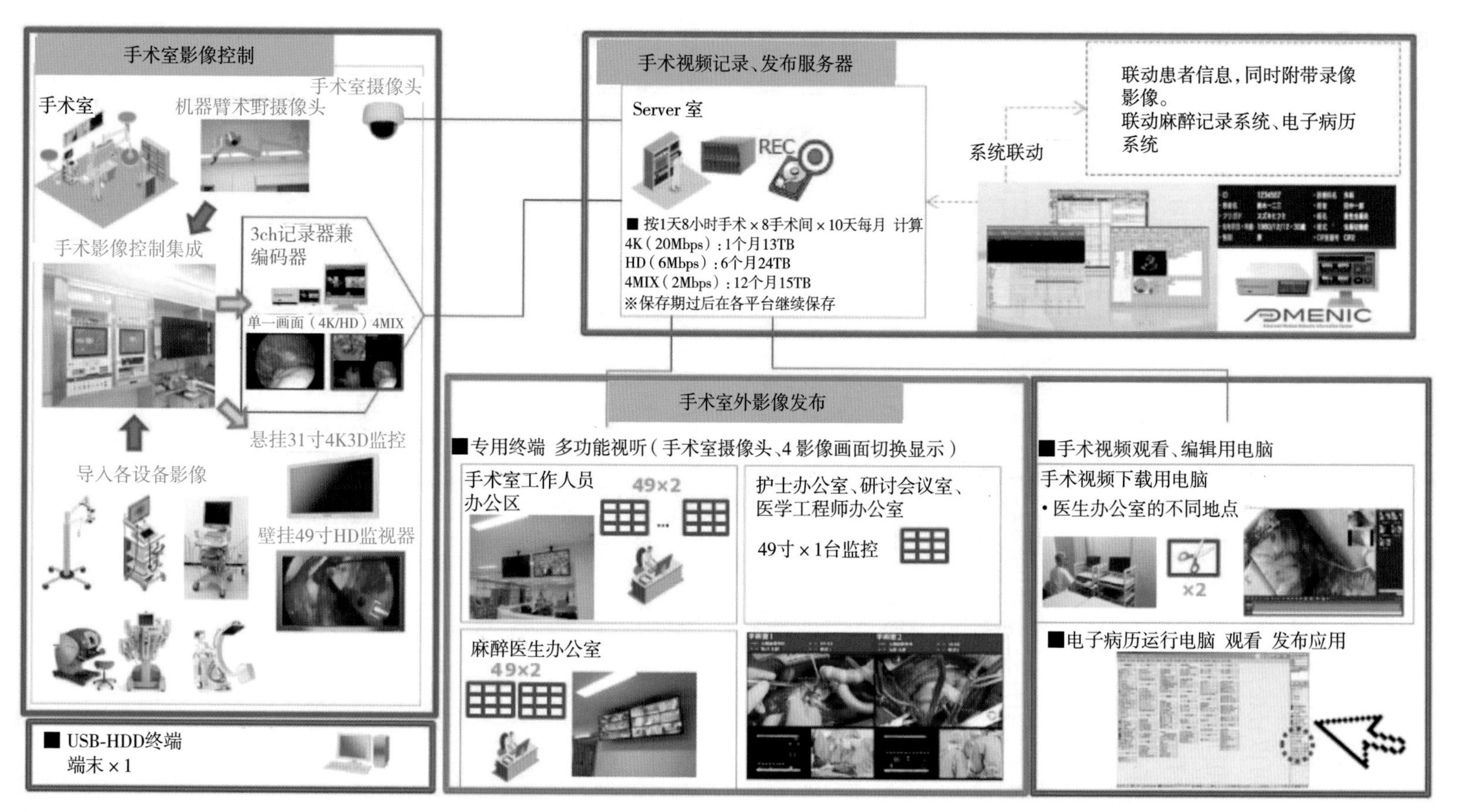

图2 ADMENIC 系统构成图

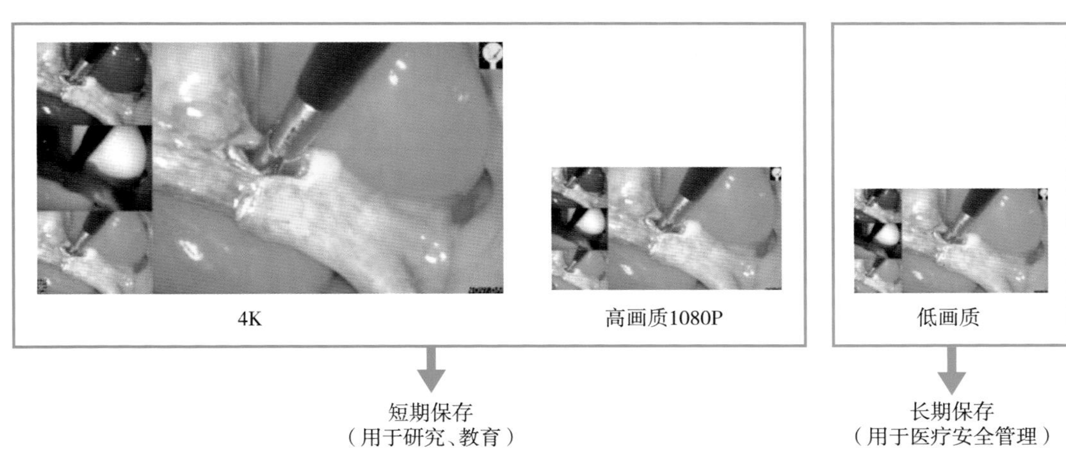

图3 ADMENI图像像素和保存期限示意图

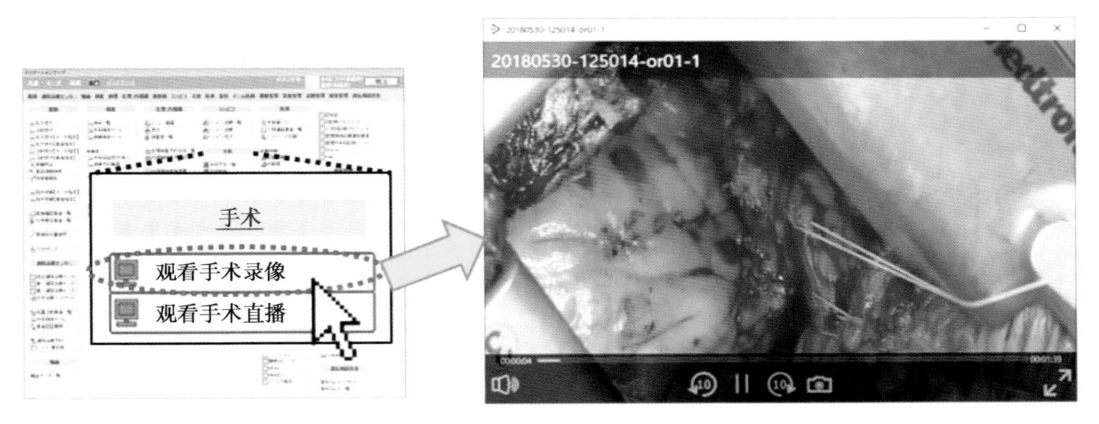

图4 通过ADMENIC电子病历系统进行观看的示意图

要点

- 日本现行法律法规没有关于对手术影像的拍摄、录像、保存的规定。
- 由于没有对拍摄对象、方法、形式、保管场所的同一标准，此类工作多由医院自行安排。
- 利用电子病历系统查看手术影像，存在存储容量和诊疗记录保管义务的问题，所以通过网络观看保存在外部服务器的视频比起把视频粘贴在电子病历中的方法更有优势。
- 多家医院已与不同供应商建立了通过电子病历联动观看手术视频的资料保存形式。

结语

术中荧光成像结果是重要的检查结果之一，重要性等同于手术记录。把视频保存于服务器中，通过电子病历联动观看是最理想的情况，但在这一目标达成前，通过文字和静止画面来客观记录手术过程也是可行的。

参考文献

1）手術動画の録画・保存に関する調査研究報告書 愛知県弁護士会人権擁護委員会医療部会編，平成 30（2018）年 1 月 愛知県弁護士会発行（https://www.aiben.jp/about/katsudou/jinken/6fe1d07bbac688037f8d2adbfaa505d2509f70a2.pdf）

专栏 1

日本荧光引导手术研究会的成立和活动

石沢武彰

以草野满夫老师为代表的“ICG 荧光引导手术研究会(即后来的荧光引导手术研究会)”是术中荧光成像相关研究会的先驱。2008 年,在“ICG 会发光”这件事还不为一般大众所熟知的年代,昭和大学上条讲堂召开的第一届研讨会上,当黑白色的荧光成像在讲堂屏幕上被展示出来的时候,会场里的听众们万分惊讶的神情仍然历历在目(资料 1)。

笔者在癌症研究会有明医院工作时,有幸得到了组织“荧光成像引导手术研讨会”的机会,该研讨会是由时任院长山口俊晴教授提议组建的,是“医疗器械开发中心(时任负责人是比企直树老师)”的重要一环。由于这是多领域融合的千载难逢的机会,会议邀请了在 ISFGS 活动(专栏 2)中相识的各位老师为主的各领域专家。同时还邀请相关医疗器械制造商参会,进行荧光显像的模拟演示及本公司相关产品的展示,各公司也都“愉快”地接受了邀请参会。会议终于在寒冬(2017 年 1 月)举行,虽然只有一个主办方,也迎来了超过 50 人的参会人员,真正实现了信息互通(资料 2)。

之后不久,曾在“癌症研究会研讨会”上演讲过的吉田昌老师(国际医疗福祉大学)提议充分运用此次所建立的基础,组织构建能够进一步发展术中荧光成像的研究组织,此建议同时得到了各单位领导,诸如北岛政树老师(国际医疗福祉大学,已逝世)、国土典宏老师(国立国际医疗研究中心)的指导。同时,前文提到的“荧光引导手术研究会”,

ICG蛍光Navigation Surgeryセミナー
会期:2008年10月4日(土)9時45分~
会場:昭和大学 上條講堂
東京都品川区旗の台1-5-8
(東急池上線・大井町線・旗の台駅徒歩5分)
ICG蛍光法を応用したセンチネルリンパ節同定、リンパ管造影、血管造影、肝区域同定法など、臨床外科領域での有用性が認められつつあります。
乳腺領域でのセンチネルリンパ節同定法はすでに全国で約80以上の施設で臨床応用されており、消化器外科・心臓血管外科・形成外科など乳腺外科以外の診療分野においても本法を応用、新たな使用方法が注目されております。
今回、ICG蛍光法の有用性・安全性を検証し、本法の適切かつ安全な施行を啓発し知識の交流を深めること」を目的に平成20年(2008年)10月4日(土曜日)昭和大学にてICG蛍光Navigation Surgeryセミナーを開催いたします。是非とも多くの皆様方の多大なるご協力・ご支援を心よりお願いするとともに、セミナーへの多数のご参加をお待ち申し上げております。
代表世話人 草野満夫(昭和大学 一般・消化器外科)
主催:ICG蛍光Navigation Surgery研究会
共催:浜松ホトニクス株式会社、アイ・エム・アイ株式会社

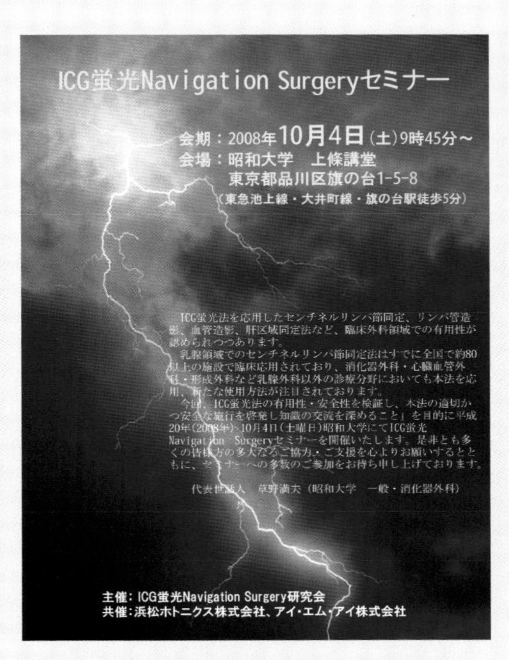

资料 1 ICG 荧光引导手术研究会宣传单

がん研 蛍光イメージガイド下手術ワークショップ
2017年 1月 28日 9:00~16:00 がん研有明病院 吉田講堂
T umor
P erfusion
B
L ymph flow
予定セッション
・がん研有明病院における蛍光イメージガイド下手術の実際
・術中蛍光イメージングに期待されるアプリケーション
・蛍光イメージガイド下手術の課題と展望
・機器展示、協賛メーカーによる製品説明 (Luncheon Seminar)
主催:がん研有明病院 医療機器開発研究センター
参加費: 1000円
協賛:
STORZ
SHINKO OPTICAL
HAMAMATSU
IMI
OLYMPUS
AMCO
stryker
ETHICON
SHIMADZU
Medtronic
NOVADAQ
VITAL
MIZUHO
SONY

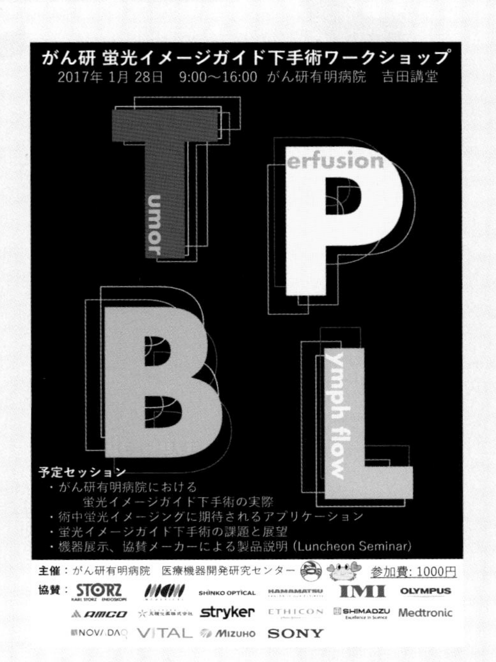

资料 2 癌症研究会荧光成像引导下手术研讨会海报

在第十届会议之后便结束了历史使命。会长户井雅和老师（京都大学）和草野满夫老师提议构建新的研究会，以发挥承前启后的作用，同时两位老师继续在新的学会里担任指导工作。并遵循会议“多领域共同合作”的宗旨，设计制作了学会标志（**资料 3**）。最终在 2018 年拉开了“日本荧光引导手术研究会（Japanese Society for Fluorescence Guided Surgery，JSFGS）”的帷幕，并在第一届学术会议（同年 4 月）后，保证每年都举办会议。

本学会的目的是："跨领域共享荧光成像相关信息，促进技术开发和临床导入"，"通过普及荧光引导手术提高患者诊断、治疗的安全性和有效性"。学会除了邀请到同领域 60 位专家作为执行委员参与运营策划外，作为大会特点之一，20 家赞同“利益共享才能促进研究发展”这一宗旨的企业也以赞助会员的身份积极参与进来。这种医疗一体化的形式，促进了实验药品、医疗器械、手术技术相关的适应证和药品认证领域的发展。在学会主页中，向患者和广大群众展示介绍了利用荧光成像进行手术的具体病例，同时展示了对本技术做出积极贡献的单位（赞助会员）。本学会将会促进“医生 - 研究人员 - 技术人员”间的信息互通，共同发展术中荧光成像技术，希望能够继续得到大家的支持。

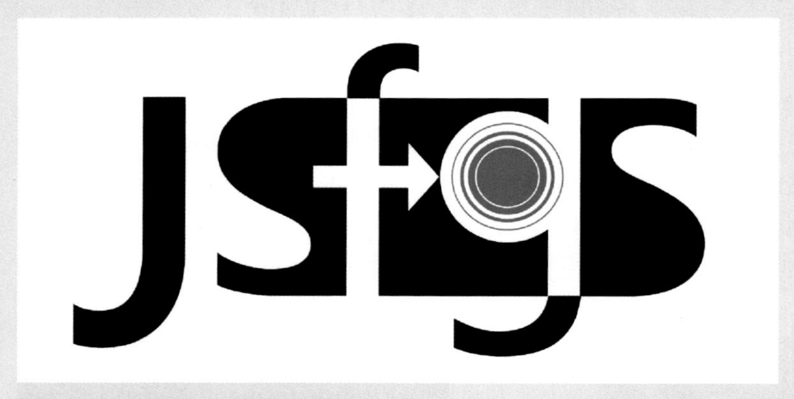

资料 3　日本荧光引导手术研究会（JSFGS）
该标志形象表现了荧光成像对于特定目标的精准定位。同时，因为预想了今后各个国家和地区也会有类似组织的成立，故强调了本学会是“日本”的学会。

第 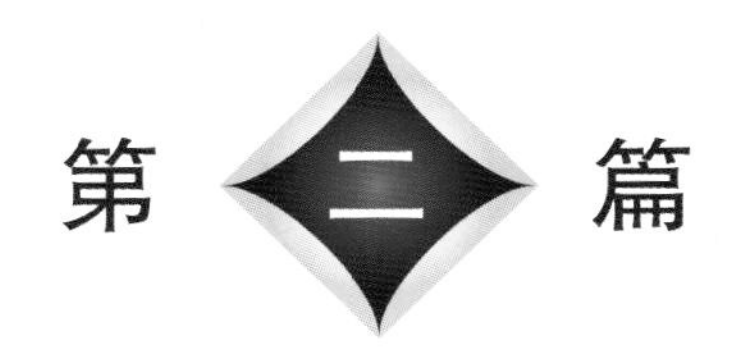 篇

术中荧光成像的现状（实践篇）

第一部分　血流成像

引言

吉田 昌

吲哚菁绿应用于血流成像的历史

吲哚菁绿（ICG）最初应用于血流成像的论文可追溯到日本人在Miami进行的研究。1970年Miami大学的Kynuya Kogure首次报告了应用ICG红外线吸光法评价眼底血流方法[1]。其后Flower引用了该论文并报告了基于ICG红外线吸光法进行肠系膜血管造影[2]。1973年有学者首次报告了应用该方法同时评价大网膜和肠系膜血管血流[3]。总体上如果用“ICG fluorescence”和“blood flow”作为主题词在PubMed上进行检索发表文献量上升趋势，20世纪70年代总共发表4篇相关文献，80年代也是4篇，90年代增长到19篇，21世纪第一个十年62篇，2010年至今已经发表251篇。可以说，2010年至今该方向的研究发展很大程度上是由于荧光相机的开发进展导致的。按照学科领域，上述主题词加上“flap”，可检索出美国人Still于1999年首次报告了该技术在临床皮瓣移植中的应用论文[4]。主题词加上“Coronary artery”，可检索出2002年德国人Detter首次报告该方向论文[5]。加上“Neurosurgery”，可检索出2003年德国人Raabe首次报告该方向论文[6]。肝脏领域，2004年Sekijima等[7]应用ICG荧光成像技术对肝肾联合移植血管吻合后的血流进行评估，2008年Aoki等[8]报告了ICG门静脉系统注入来给肝脏分叶分段确定边界。下消化道领域最初于2010年Kudszus等[9]报告，但该报道从上述关键词检索中检索不出（摘要中没有ICG字样）。2015年Jafari等[10]报告了由多家机构参与的ICG荧光技术应用于下消化道手术中血流评价的研究结果，就是PILLAR Ⅱ Study研究，该研究是ICG荧光技术应用于消化道血流评价的重要参考文献，但是研究结果则是ICG荧光技术应用于下消化道手术血流评价贡献不大，详细状况将在“下消化道的血流评价”章节中介绍。在上消化道领域，添加“stomach”或

"esophagus"于前述检索关键词中可以发现 2012 年 Saito 等[11]报告了该领域首例报告，是一个关于食管癌术后胃癌再发的特殊病例，手术中切除了胃的幽门侧，为了保留贲门侧（上端）胃，应用 ICG 荧光技术评估该部位血流，成功完成了手术。在笔者的医院，该技术 2013 年由 Kubota 教授首先应用于食管癌手术中消化道血流评价[12]。从上述资料可以发现，自从 1973 年荧光技术应用于血流评价以来已经历经 40 年时间，历史表明荧光成像技术指导临床手术发展离不开多学科间的交流合作，离不开先进检测仪器的开发，离不开基础医学、临床医学多科室交流合作。

ICG 荧光特征——了解及应用

正如笔者已经阐述过的那样，ICG 进入体内后会与白蛋白结合，该结合白蛋白体内分布可以通过其发出的荧光来实现可视化。荧光可视化特征有明显的优缺点，即浅表部位可显示而深部难以探测。一般来说单靠个人就能识别荧光现象，如果同时更多的人识别出荧光成像，就可以得到更客观的评价（一般而言，如果多人同时识别只有特定人员才能识别的事件，则判断为可以更客观地对其进行评估）。从这个意义上说 ICG 荧光成像判断方法比以往方法更客观。一方面，ICG 荧光成像技术现实中应用相机观测荧光强度过程中无法数字化。一般来说，ICG 荧光技术缺点是判断主观。但是已经出现了可以当场显示荧光强度比的相机，例如 VISIONSENSE 就很不错，该方面的问题我想今后一定会有所改善。ICG 荧光技术法虽有近红外荧光的组织穿透的优点。但同时伴随着两个明显缺点，其一是组织穿透厚度小，仅约 10mm，其二是深部组织荧光的扩散。因此常有这样一种说法"深度不超过 1cm 的地方才有荧光"。事实上，10mm 的组织穿透深度指激发荧光垂直于脏器表面的距离。由于腹腔镜的观察角度常常与脏器表面不垂直，腹腔镜下荧光应用存在视野展开时深部组织观察困难。应用腹腔镜荧光技术时必须意识到这一点，否则就不能充分发挥荧光组织可穿透 10mm 的特点。另外还需要注意近红外线易扩散的特点，即深度越深扩散越强，导致位置判别越不准确。

ICG 荧光技术的第三个优点在于可以反复多次进行评估。原因在于 ICG 有时间储留率很低的优点，正常时注射到机体的 ICG 15 分钟后有 90% 以上会从血液中排出。以肠切除术为例，切除前先对血液灌流状况进行评估，一般切除吻合时间需要 15 分钟以上，所以吻合过程中可以多次给患者使用 ICG，从而清晰显示吻合部位的肠道血流。这里需要注意由于低灌注和缺血再灌注因素的影响，血管组织通透性增强[13, 14]，白蛋白很容易渗透到组织并残留其中，结果导致微循环障碍（缺血）的组织荧光不会完全消失，微循环障碍的缺血组织就会显示不清晰。这种表现的影响在多次给药判断脏器缺血区域的时候需要重视。表现为首次给药的时候，ICG 灌注区域和缺血区域边界看起来界限明显，但是随着时间的推移，ICG 荧光范围逐渐扩大，界限变得模糊。手术者需要心里清楚这种表现，使用时才能做到灵活应用，消除不良影响。未来研究出不与白蛋白结合的 ICG 类物质，使不渗出到组织中，并应用实时成像单反相机，才能做到更正确评估。

正是由于 ICG 荧光的以上特点，才导致 ICG 荧光血流成像技术很好地应用到临床医学各个领域。

参考文献

1) Kogure K, David NJ, Yamanouchi U, et al: Infrared absorption angiography of the fundus circulation. Arch Ophthalmol 1970; 83: 209-214.
2) Flower RW: Infrared absorption angiography of the choroid and some observations on the effects of high intraocular pressures. Am J Ophthalmol 1972; 74: 600-614.
3) Flower RW, Hochheimer BF: A clinical technique and apparatus for simultaneous angiography of the separate retinal and choroidal circulations. Invest Ophthalmol 1973; 12: 248-261.
4) Still J, Law E, Dawson J, et al: Evaluation of the circulation of reconstructive flaps using laser-induced fluorescence of indocyanine green. Clinical Trial Ann Plast Surg 1999; 42: 266-274.
5) Detter C, Russ D, Iffland A, et al: Near-infrared fluorescence coronary angiography: a new noninvasive technology for intraoperative graft patency control. Heart Surg Forum 2002; 5: 364-369.
6) Raabe A, Beck J, Gerlach R, et al: Near-infrared indocyanine green video angiography: a new method for intraoperative assessment of vascular flow. Neurosurgery 2003; 52: 132-139.
7) Sekijima M, Tojimbara T, Sato S, et al: An intraoperative fluorescent imaging system in organ transplantation. Transplant Proc 2004; 36: 2188-2190.
8) Aoki T, Yasuda D, Shimizu Y, et al: Image-guided liver mapping using fluorescence navigation system with indocyanine green for anatomical hepatic resection. World J Surg 2008; 32: 1763-1767.
9) Kudszus S, Roesel C, Schachtrupp A, et al: Intraoperative laser fluorescence angiography in colorectal surgery: a noninvasive analysis to reduce the rate of anastomotic leakage. Langenbecks Arch Surg 2010; 395: 1025-1030.
10) Jafari MD, Wexner SD, Martz JE, et al: Perfusion assessment in laparoscopic left-sided/anterior resection (PILLAR II): a multi-institutional study. J Am Coll Surg 2015; 220: 82-92.
11) Saito T, Yano M, Motoori M, et al: Subtotal gastrectomy for gastric tube cancer after esophagectomy: a safe procedure preserving the proximal part of gastric tube based on intraoperative ICG blood flow evaluation. J Surg Oncol 2012; 106: 107-110.
12) Kubota K, Yoshida M, Kuroda J, et al: Application of the HyperEye Medical System for esophageal cancer surgery: a preliminary report. Surg Today 2013; 43: 215-220.
13) Yoshida M, Wakabayashi G, Ishikawa H,et al: A protease inhibitor attenuates gastric erosions and microcirculatory disturbance in the early period after thermal injury in rats. J Gastroenterol Hepatol 1998; 13: 104-108.
14) Yoshida M, Kurose I, Wakabayashi G, et al: Suppressed production of nitric oxide as a cause of irregular constriction of gastric venules induced by thermal injury in rats. J Clin Gastroenterol 1997; 25: S56-60.

第1章　冠状动脉造影

浅井 徹

概要

- 吲哚菁绿（ICG）荧光血管造影已被用作冠状动脉旁路术中移植评估的理想方法。
- 实际检查时，静脉注射少量 ICG，可较容易在短时间内获得清晰的血管造影。
- 与使用常规多普勒检查 TTFM 相比，可以以更高的灵敏度对移植缺陷进行检测。
- 不仅用于旁路通畅和闭塞的判断，还作为旁路功能明确的评估方法而备受关注。

引言

冠状动脉旁路移植术不仅可以缓解严重缺血性心脏病的心绞痛，还可以对将来可能发生的心肌梗死或缺血性心力衰竭进行预防，对生存预后的延长发挥作用。对于冠状动脉手术，有“体外循环手术”和“非体外循环不停跳手术”。“体外循环手术”是在心脏停搏，使用人工心肺的情况下，通过心肌保护液对旁路血管进行吻合。“非体外循环不停跳手术”是在没有循环辅助的心脏跳动的情况下，控制心脏的位置，用稳定器固定局部进行吻合。在日本，目前 50%~60% 的冠状动脉旁路移植术是在非体外循环下进行的。此外，用于搭桥的血管，使用胸廓内动脉、胃网膜右动脉、桡动脉等动脉移植血管，以及大隐静脉。针对每名患者，外科医生或手术团队会采取个性化方案。

目标冠状动脉吻合部位为 1.0~2.0mm，在该部位对提供新血流的旁路血管进行吻合，如果手术中的细微问题发生在吻合部位，导致狭窄造成血管闭塞的话，那么就存在丧失旁路移植手术本身价值的风险。事实上，在国外的报道中，术中发生旁路移植闭塞的有 4%（病例为 8%）[1]，出院前达到 5%~20%[2]。在术中发现可正常察觉的旁路移植血管的问题。有人建议，对于术中易于发现的旁路移植血管问题，通过适当的再吻合，可提高旁路血管通畅率。针对此问题，目前的冠状动脉搭桥手术，在闭胸前，术中就开展实时旁路移植血流评估。在日本，从去年开始，针对此项术中移植评估，已与旁路移植手术一起分别纳入适应证，从而对冠状动脉搭桥手术的质量控制发挥重要作用。

1. 迄今为止的方法和问题

现在所实施的术中移植评估法中最普及的为利用多普勒原理测定移植血流的TTFM法(transit time flow measurement),因其简单且可重复测定而广受欢迎。但是,这种方法无法实现实际移植血管的可视化,其缺点是需要对测定所获得的一些数值进行理解和解释。此外,这种方法的局限性在于无法对冠状动脉造影等形态进行评估。对于存在的这些问题,近年来已进行改进,可通过结合使用TTFM和心脏表面的高频超声图像来确认移植吻合部位的形态。然而,这种形态评估为二维评估,不利于对血管造影等图像或移植整体进行评估,并且还要求熟练操作探头。

对于冠状动脉搭桥手术,分辨率最高的检查为采用导管的碘类造影剂下的冠状动脉造影及移植血管造影。采用术中造影剂的冠状动脉移植血管造影,虽可在某些复合手术室中进行,但实际上,能够承受冠状动脉造影的导管设备在当今的心脏手术室中并不总是具备,且在近年增加的肾功能受损病例中显示具有较大的影响,实际的现状是大多数不采用。

与此相比,术中荧光成像(intraoperative fluorescence imaging,IFI)通过静脉注射少量的ICG,使以实际自然血流的流动来显示旁路移植部分成为可能,并可在直视下对旁路血流供给功能进行评估。其还具有对患者的肾功能或肝功能几乎不产生影响的优点。此外,与使用导管的冠状动脉造影不同,由于不采用在旁路血管或冠状动脉入口处插入导管来进行强制造影,从而体现自然显现旁路血流及冠状动脉本身或侧支血流平衡状态的优点。本文采用Novadaq的SPY系统在实际冠状动脉搭桥手术中的荧光引导来对IFI加以说明。

2. 荧光成像的应用与历史

注入血液的ICG是一种在近红外线区域发出荧光的色素物质,在血液中与白蛋白结合,无肾毒性,在肝实质处被吸收,从胆汁中排出。当使用806nm近红外激光照射ICG时,会发出峰值为830nm的荧光,据此通过电荷耦合器件(charged-coupled device,CCD)相机对其进行拍摄,从而开发出实现微小血管中血流可视化的技术。

关于冠状动脉旁路移植术的术中造影作为荧光造影成像技术的应用,由加拿大多伦多的Novadaq Technology在2000年开发出“SPY术中成像系统”。据报道,Detter等[3]提出在猪冠状动脉旁路移植模型实验中,ICG血管造影可清晰显现血管。同时,Rubens等[4]提出在2002年首次采用ICG血管造影应用于20例人的临床旁路移植手术,并对其中的1例实施了移植再吻合。在2005年,Balacumaraswami等[5]把TTFM与SPY系统进行了对比,提出单独的TTFM可不必实施移植再吻合。2005年,美国食品药品管理局

（FDA）批准把 SPY 系统作为冠状动脉移植造影设备。此外，在 2006 年，Desai 等[6]针对 TTFM 与 SPY 系统的有效性，开展了随机试验，提出 SPY 系统与 TTFM 相比，对术中移植缺陷的检测具有较高的准确性。

日本也在 2002 年引入了 SPY 系统，此后越来越多的医疗机构逐渐采用此系统。截至 2018 年，全国约有 50 套 SPY 系统广泛用于冠状动脉搭桥手术的术中评估。

要点

- ICG 荧光血管造影已作为冠状动脉旁路移植术术中评估的理想方法被引入。
- 已被确立为一种高度精确的检测方法，用于术中检测冠状动脉旁路移植术缺陷。
- 已于 2005 年在美国获得 FDA 的批准，2018 年在日本被纳入适应证范围。

3. 成像的应用

对于冠状动脉搭桥手术，现在全国据说有 50% 采用非体外循环，不使用人工心肺设备在心脏跳动的情况下开展手术，除联合手术之外，我们对所有的搭桥手术都采用在非体外循环情况下进行。SPY 系统的术中荧光造影对这种非体外循环手术特别具有实用价值。在心脏停止跳动的情况下开展的手术中，虽然在人工心肺设备撤离后进行造影评估，但如果心脏开始跳动后造影所示出现异常，则需再次停止心脏跳动，然后进行手术，那么由于手术时间及心脏跳动时间被延长，不得不容忍为此所遭受的较大影响。与此相比较，在非体外循环手术的情况下，即使按照正常手术流程中进行再吻合，时间的延长也只有大约 10~15 分钟的程度。

SPY 系统设置于手术室内，当冠状动脉搭桥术的移植血管吻合完成后，从外科医生的另一侧牵拉附带可移动摄像机的设备臂。在清洁手术区域内，盖上灭菌罩，然后由外科医生设置适宜的拍摄范围（区域框架）。关闭手术无影灯，由麻醉师从中心静脉进行 ICG 给药。之后，开始拍摄并评估移植的造影图像。这一系列的操作大约需要 2~3 分钟，对造影效果的判断一目了然。操作极其简单，而且效果的判定不需要花费太多的时间，这是此评估法的优点。由于冠状动脉旁路移植吻合部位位于心脏的侧面、背侧或下面，因此需要从通常的心脏位置进行展开，以使这些面能够可见，但通常我们在心脏跳动的情况下进行旁路血管吻合，由于手术区域已经展开，所以在完成最后的吻合后，可立即拍照而不必使心脏归位。即使有 5 处或 6 处的冠状动脉旁路吻合，通过 2 或 3 次拍摄即可完成所有的评估。可对所拍摄的图像（视频）立即进行播放，并具有可反复再确认的优点。在非强制造影的条件下获得令人惊讶的清晰图像，并具备可对血流自然流动进行评估的特性。进行多次拍摄时，为等待ICG从血流中消失，每次拍摄应至少要等待3分钟。该SPY系统进行血流评估所需的时间极短，仅需要外科医生、麻醉师和临床工程师3人。与通常的导管血管造影相比，其优点是不需要用手或脚进行导管操作，不需要进行X射线照射，不使用对肾脏产生影响的碘类造影剂。此外，由于通过灭菌罩对设备臂进行操作，因此在清洁操作方面不存在问题。

虽然SPY系统的血流评估可以在手术过程的任何时候立即开展，但在我们所实施的心脏跳动情况下的冠状动脉搭桥术中，是在所有血管吻合完成时并在抗凝肝素中和前开展实施。如此，对于不常见但即刻出现问题的搭桥血管吻合，可在心脏跳动的情况下进行调整，无须花费时间进行重新评估，使手术顺利按流程进行，同时不会扩大手术的影响。

在此提供术中荧光造影的具体事例。对于严重冠状动脉三支病变的患者，采用左右胸廓内动脉（LITA、RITA）和胃网膜右动脉（GEA）作为旁路移植血管，采用超声波设备仅对血管进行骨骼化并采集，在不使用人工心肺设备心脏跳动的情况下对5处冠状动脉进行了吻合。将RITA与左冠状动脉的前降支（LAD）进行吻合，将LITA与高位侧支（HL）及钝缘支（OM两个部位进行了同步吻合。GEA经右冠状动脉的后降支（4PD）至后侧支（PL）进行了同步吻合。完成最终吻合手术后，在SPY系统的摄像机臂上盖上灭菌罩，开始实施荧光造影。所开展的检查如图1~图3所示，通过3次拍摄，记录下清晰视频。此视频可在拍摄后进行反复播放，便于进行再确认。对于胸廓内动脉移植和胃网膜动脉移植两者的骨骼化移植，与静脉移植类似，可以通过血管壁清晰地跟踪血流动向。

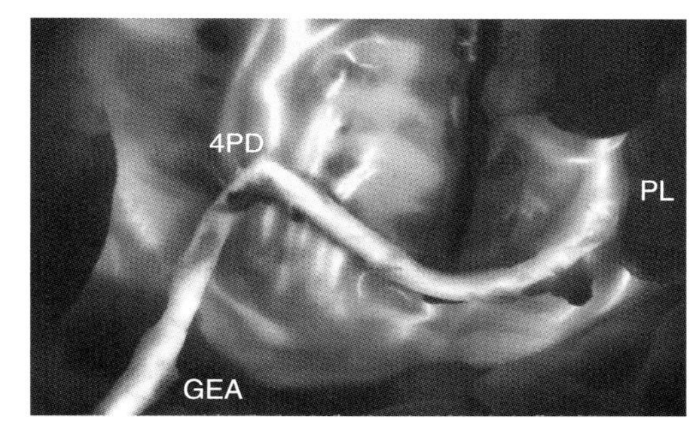

图1　胃网膜右动脉序贯吻合术（GEA-PDA-PL）
仅与原位动脉移植（in-situ arterial graft），5支病变动脉在心跳动状态下冠状动脉旁路移植术的IFI。该成像是在最终吻合后心脏舒展或在稳定器维持的状态下进行的。

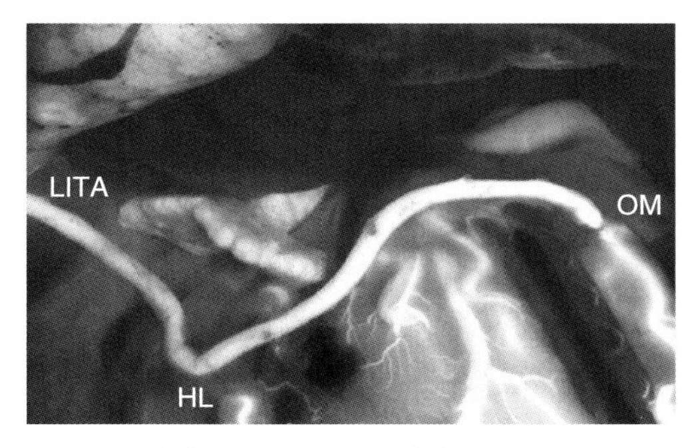

图2　左胸廓内动脉序贯吻合术（LITA-HL-OM）
仅与原位动脉移植，5支病变动脉在心跳动状态下冠状动脉旁路移植术的IFI。

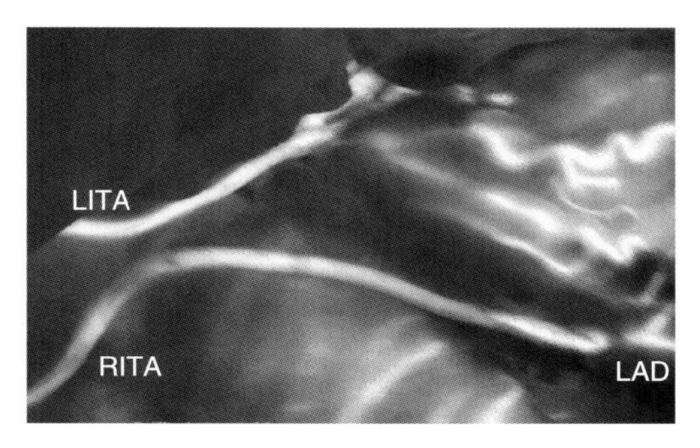

图3　右胸廓内动脉与左前降支单独吻合术（RITA-LAD）
仅与原位动脉移植，5支病变动脉在心跳动状态下冠状动脉旁路移植术的IFI。

在此提供一个存在问题的事例。在**图4a**中，由于左右胸廓内动脉移植中未发现RITA的造影，因此进行了再次吻合。如**图4b**所示，再吻合后的移植血流清晰可见。在冠状动脉搭桥手术中，术中旁路血流不流动的情况虽然很少，但也存在。其原因有吻合技术方面的过失、血管剥离、血肿导致管腔阻塞、周围组织进入吻合部位血管内、血栓形成等，但即使通过肉眼观察到吻合部位的形态不存在问题，也可能因心肌缺血引起非异常状态下的阻塞。通过SPY系统，使这种看似正常的旁路吻合内部的实际血流变为可视化，可在手术完成之前对相关问题进行解决，从而成为有用的方法。

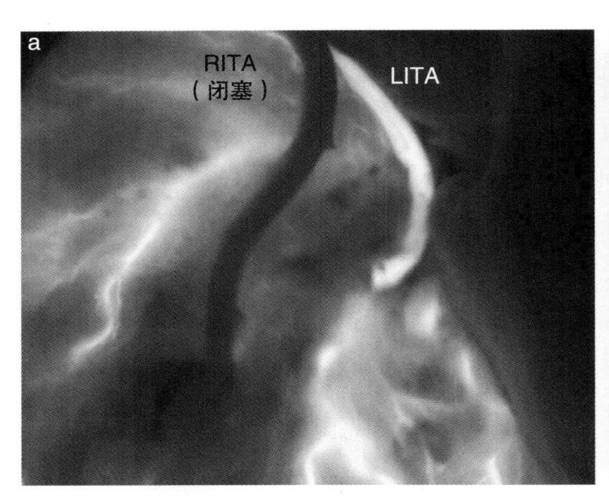

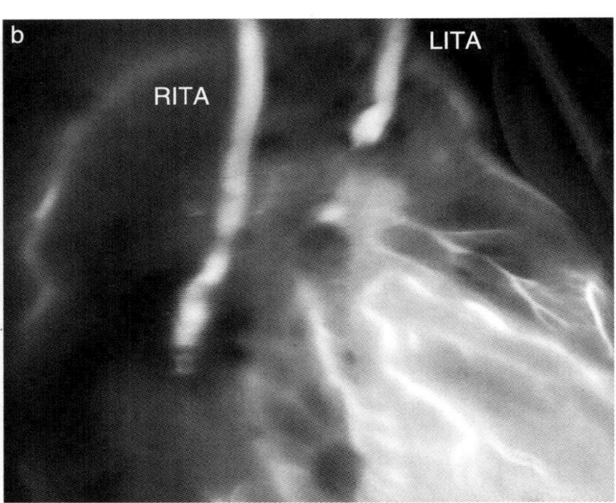

图4　IFI移植问题示例

a：左胸廓内动脉清晰可见，但右胸廓内动脉血流未成像。

b：随即去掉吻合，将右胸廓内动脉稍微缩短一点，再次吻合，然后再通过IFI进行评估，确认到了清晰的成像。

在此介绍一下我们的初期报告[7,8]。从2009年4月开始引入IFI到2011年11月期间，对159例患者实施了SPY系统的术中荧光造影。对于常规采用的TTFM，通常在吻合结束后实施移植评估，如发现存在明显的问题则进行修复，并在所有移植吻合完成后按照术中荧光造影实施方案进行手术。采用TTFM时，在RITA 12/142条、LITA 13/155条、GEA 20/88条和SVG 10/50条中检测到有问题的值，但采用IFI时都获得了相应的造影图像。术后经过约1周的造影（CT血管造影128例、导管移植造影31例），确认到所有动脉移植表现为通畅，仅有2条静脉移植出现阻塞。

迄今为止，已有多家医疗机构提供了SPY系统的术中移植失败的检测率。Taggart等[9]报道在213条中出现4条（1.9%），Reuthebuch等[10]报道在107条中出现4条（3.7%），Desai等[11]报道在348条中出现5条（1.4%），Balacumaraswami等[5]报道在533条中出现8条（1.5%），Takahashi等[12,13]报道在290条中出现4条（1.9%），通过SPY系统可检测到术中的移植问题，并可在术后进行立即修复。而且还发现有一些问题只能通过SPY系统才能确认，故其有望有助于进一步改善冠状动脉搭桥手术的效果。

要点

- 使用SPY系统的术中荧光血管造影，把少量ICG注射到中央静脉，采用CCD相机获得清晰的图像。
- 可在术中随时短时间内检测出旁路血流的异常，必要时可进行修复旁路。
- 具有高度准确检测旁路血流异常的能力，在术中可以解决问题，为此有助于提高冠状动脉旁路移植手术的效果。

4. 荧光成像的预期效果

(1) 旁路移植术的血流评估

从显示器上实时显示的清晰图像可以清楚地确认从旁路血管流入冠状动脉的血流，无需深奥的解释或说明。在完全没有造影效果的情况下，则表明在吻合部位或移植血种、分离、扭曲、弯曲等方面存在问题。如果出现问题，可以立即重新进行冠状动脉吻合，并可再次进行造影。SPY系统的优势在于可对闭塞或通畅进行明确的评估。该系统存在一定限制，当通过常规的移植采集法将旁路血管与血管周围的组织一起采集时，受限于激光所到达的组织深度，故无法看到血流。此外，因为心脏表面的脂肪组织阻挡了激光，从吻合部位到末梢冠状动脉本身的血流显示是不可见的。这些方面被认为是当前该系统的缺陷。

(2) 冠状动脉本身存在血流情况下血流竞争影响的评估

目前，用于冠状动脉旁路移植术的旁路血管大致分为动脉移植物和静脉移植物。动脉移植物是以胸内动脉为代表的不易发生动脉硬化的血管，但是在目标冠状动脉狭窄程度比较轻的情况下，冠状动脉自身的血流与旁路的血流发生冲突，根据病例的不同，存在旁路血管变细，血流供给消失的现象。这种现象在静脉移植物中很少发生，是动脉移植物内在的缺陷。根据IFI的评估，与迄今为止的导管造影来自血管入口部位的人为强制造影不同，在冠状动脉和移植血管中都能得到反映生物自然血流的造影效果，所获得的反映各个病例的移植血流供给与冠状动脉自身血流竞争状态的信息，是其他检查所不具有的特征。对于今后动脉移植物的恰当使用方法或血流竞争对术后长期影响的研究，有可能成为研究重点。

5. 注意事项和问题

使用SPY系统的术中荧光成像，最能体会到的是实时清晰移植物的显示。在此方面是不需要查看的人进行解读，作为易于理解的评估方法，具有较大的优点。然而，对于从锁骨下动脉分支出来的胸内动脉和作为腹腔动脉三级分支的胃网膜右动脉等，在使用ICG时，对从本来的冠状动脉入口部位到远处造影的开始当然也需要时间，另外，造影效果出现时间-密度曲线（time-density curve）。本身出现如同末梢血管样的平缓现象，所以只能从显色开始进行缓慢造影。对此，应注意不要误解为血流供给能力低下。此外，初次查看术中荧光造影时，会发现来自本来冠状动脉的血流与上行主动脉起点处的静脉移植物以及带蒂胸廓内动脉和胃网膜右动脉，其收缩期在起始时间上存在偏差，这使得易出现不同的血流竞争。这些现象有什么临床意义，会对其后的旁路功能产生什么样的影响，或者也可能是根本就不存在任何问题，目前这些都尚不清楚。通过IFI来评估血流状态，认为有可能会提供阐明这些现象的临床意义的线索。

考虑到大多数使用者关心的问题是，通过IFI，血流定量评估的开发是否可成为可能的问题。Ferguson等[14]已经开始着手包括使用IFI发展方面的研究。通过旁路前后移植物及控制心肌范围造影效果的变化，将半定量的评估映射化，期望能有新的评估标准被提出。

通过IFI开展的术中血流评估的局限性，在于近红外激光的组织穿透（tissue penetration）问题。具体来说，如果移植物周围被覆有脂肪组织或肌肉等软组织，造影效果就会受到影响。同样，如果心脏表面有大量脂肪组织，则无法显示所移植血管的血流。这些方面虽与830nm近红外荧光造影的限制有关，但进一步开发出对组织穿透具有显著特点的造影，如果结合TTFM或FFR等其他的血流评估模式来开发综合评估[15]，被认为能够更好地预测尚不明确的冠状动脉旁路移植血管的功能和长期的变化。这也是未来期待所发展部分的内容。

6. 未来展望

尽管存在这些问题，术中移植物评估已成为当前冠状动脉旁路移植术的重要组成部分，自2018年以来，在日本被批准为适应证。目前在日本全国范围内实际开展的术中移植物评估的主流是根据多普勒原理所测定的TTFM，可以说SPY系统等IFI尚未完全普及。随着2018年开发SPY系统的Novadaq被收购，以及其他公司下一代竞争产品的出现，IFI所处的环境正在发生变化。此外，通过更多的机构，更多的冠状动脉旁路移植术的使用，期待问题可以解决，使用方法会取得进一步的发展。

参考文献

1) D'Ancona G, Karamanoukian HL, Ricci M, et al: Graft revision after transit time flow measurement in off-pump coronary artery bypass grafting. Eur J Cardiothorac Surg 2000; 17: 287-293.
2) Balacumaraswami L, Taggart DP: Intraoperative imaging techniques to assess coronary artery bypass graft patency. Ann Thorac Surg 2007; 83: 2251-2257.
3) Detter C, Russ D, Iffland A, et al: Near-infrared fluorescence coronary angiography: a new noninvasive technology for intraoperative graft patency control. Heart Surg Forum 2002; 5: 364-369.
4) Rubens FD, Ruel M, Fremes SE: A new and simplified method for coronary and graft imaging during CABG. Heart Surg Forum 2002; 5: 141-144.
5) Balacumaraswami L, Abu-Omar Y, Choudhary B, et al: A comparison of transit-time flowmetry and intraoperative fluorescence imaging for assessing coronary artery bypass graft patency. J Thorac Cardiovasc Surg 2005; 130: 315-320.
6) Desai ND, Miwa S, Kodama D, et al: A randomized comparison of intraoperative indocyanine green angiography and transit-time flow measurement to detect technical errors in coronary bypass grafts. J Thorac Cardiovasc Surg 2006; 132: 585-594.
7) 畔柳智司，浅井徹，鈴木友彰，ほか：Intraoperative fluorescence imaging を用いた冠動脈バイパスにおけるグラフト評価の有用性．日冠疾会誌 2013; 19: 223-227.
8) Kuroyanagi S, Asai T, Suzuki T: Intraoperative fluorescence imaging after transit-time flow measurement during coronary artery bypass grafting. Innovations (Phila) 2012; 7: 435-440.
9) Taggart DP, Choudhary B, Anastasiadis K, et al: Preliminary experience with a novel intraoperative fluorescence imaging technique to evaluate the patency of bypass grafts in total arterial revascularization. Ann Thorac Surg 2003; 75: 870-873.
10) Reuthebuch O, Häussler A, Genoni M, et al: Novadaq SPY: intraoperative quality assessment in off-pump coronary artery bypass grafting. Chest 2004; 125: 418-424.
11) Desai ND, Miwa S, Kodama D, et al: Improving the quality of coronary bypass surgery with intraoperative angiography: validation of a new technique. J Am Coll Cardiol 2005; 46: 1521-1525.
12) Takahashi M, Ishikawa T, Higashidani K, et al: SPYTM: an innovative intra-operative imaging system to evaluate graft patency patency during off-pump coronary artery bypass grafting. Interact Cardiovasc Thorac Surg 2004; 3: 479-483.
13) Waseda K, Ako J, Hasegawa T, et al: Intraoperative fluorescence imaging system for on-site assessment of off-pump coronary artery bypass graft. JACC Cardiovasc Imaging 2009; 2: 604-612.
14) Ferguson TB Jr: Physiology of in-situ arterial revascularization in coronary artery bypass grafting: Preoperative, intraoperative and postoperative factors and influences. World J Cardiol 2016; 8: 623-637.
15) Hatada A, Okamura Y, Kaneko M, et al: Comparison of the waveforms of transit-time flowmetry and intraoperative fluorescence imaging for assessing coronary artery bypass graft patency. Gen Thorac Cardiovasc Surg 2011; 59: 14-18.

第2章 脑血管(脑动脉瘤)造影

村井保夫，亦野文宏，森田明夫

概要

- 吲哚菁绿视频血管造影成像(ICGVAG)在确认脑动脉瘤的术中闭塞和搭桥血管通畅性方面具有重要作用。
- ICGVAG 的局限性，各种搭载 ICGVAG 显微镜的特性以及对术中解剖理解的把握。
- 感兴趣区域的亮度和显像时间的量化评价方法及其用途。

引言

本文主要论述吲哚菁绿视频血管造影成像(indocyanine green videoangiography，ICGVAG)在神经外科领域的应用。2016 年，脑血管疾病术中 ICGVAG 的应用被纳入适应证范围，现已成为全日本神经外科医生在脑血管手术中必做的检查，我院也累计实施了 700 多例。我们在此基础上结合现有的文献以及病例报告，介绍了脑血管病术中的各种辅助检查方法，并阐述其对术中解剖的把握和血流学定量评价准确性的提升。

1. ICG 视频血管造影成像技术的发展历史

ICG 是一种荧光检查药物，在 1956 年通过美国 FDA 的审批。20 世纪 70 年代开始在眼科用于眼底和视网膜血管的检查，自 2002 年左右开始用于血管外科，2003 年开始用于脑血管检查。“ICGVAG”一词最早出现在神经外科领域的研究报告中[1]。神经外科手术大都是在显微镜下进行的，除了可通过显微镜观察荧光图像之外，还可对荧光成像结果进行录像并用于图像分析，对荧光亮度进行定量评估[2-4]。在日本，脑血管和前哨淋巴结成像作为术中辅助检查技术被同时纳入适应证范围。ICG 在外周静脉给药后的 1~2 分钟内可被红外光激发出荧光，这与眼科领域的眼底 / 视网膜血管的检查原理相似。此外，由于脑组织难以像肝脏那样吸收 ICG，故关于使用 ICG 对脑肿瘤进行定性诊断的报道很少。神经外科医师使用 ICG 的第一例报告是在摄像机的镜头上安装一个红外光滤波器来观察荧光，然而这种相对简单的血管成像方法和原理在神经外科领域被广泛认可。2012年日本首次在脑血管疾病的诊疗中增加了使用外周静脉注射ICG进行术中血管造影的适应证。笔者2005年在美国学习时，目睹了世界上第一个配备该系统的头颅显微镜的临床研究，并被其简单和微创的特点所震撼，同时也有幸成为日本第一个使用配备ICGVAG的卡尔蔡司PENTERO 900显微镜的外科医生。从那时起，神经外科领域使用的头戴显微镜、内镜和外镜都安装有ICGVAG系统[5]。

2. ICGVAG作为脑动脉瘤术中辅助检查手段

数字减影脑血管造影（digital subtraction angiography，DSA）通常采用Selzinger法经腹股沟或经桡动脉进行，术中操作难度较高。在造影手术过程中，需要采用昂贵的碳纤维复合材料制作的头部固定支架，以保证足够的X射线的透过率。当患者处于侧卧或俯卧位时，导管的操作将会更为困难。因此，尽管DSA被认为是确认脑动脉瘤的术中闭塞和搭桥血管通畅性的金标准，但由于其有创性和复杂性而很少使用，相比之下，ICGVAG采用外周静脉给药，与DSA的方法原理相同，且十分简便易行。此外，由于红外光线可穿透脑实质，ICGVAG可以直接显示位于蛛网膜下腔的脑血管，通过外周静脉注射，可在瞬间观察到血管的通畅程度以及动脉瘤内的显像，这种解剖学特性也是ICGVAG在神经外科广泛使用的原因。脑动脉瘤手术是神经外科的常见手术，手术例数多，并发症严重，基本都在显微镜下完成。因此，只需更换显微镜的滤光片为红外光滤光片，并将ICG注入外周血管，即可确认血管内的血流情况。神经外科手术的特点和脑血管疾病的特性也在另一方面影响了ICGVAG的适用性。另外，ICG作为造影剂的经济性和安全性，以及在各个领域的长期经验促成了这项技术的普及。

A. ICGVAG成像实例（图1）

首先仔细解剖分离脑动脉瘤、载瘤动脉及其周边血管，使之完整暴露于显微镜视野下，并切换显微镜模式为ICG模式（许多不同厂家的显微镜只需按下一个开关，不需要额外的设备）。麻醉师将配制好的ICG 25mg/10ml（蒸馏水），外周静脉单次静脉注射给药后用生理盐水冲洗，同时开启显微镜荧光模式，关闭手术室的灯光。从静脉注射到可视化显像所需的时间取决于心率、血压和其他因素，通常在数秒至30秒内到达颅内。常规给药的剂量是0.10~0.25mg/kg，即60kg的患者所需的剂量是6~15mg，一小瓶注射用ICG（DIAGNOGREEN）可用于2~4次成像。在实践中，25mg的剂量可以拍摄3~4个脑血管成像。由于ICG的半衰期很短，很快就经过脑血液循环回流，血管的可视化时间约为30秒，应注意观察时机，必要时重复造影。神经外科术中通常会进行视频录像（取决于所使用的显微镜厂商），ICGVAG图像是可以被自动记录的，并可设置为多次重复播放。荧光显像的色调可经数字处理自由改变（取决于所使用的显微镜厂商），在ICG模式下，荧光血管以白色、黄色或蓝色的色调进行对比。

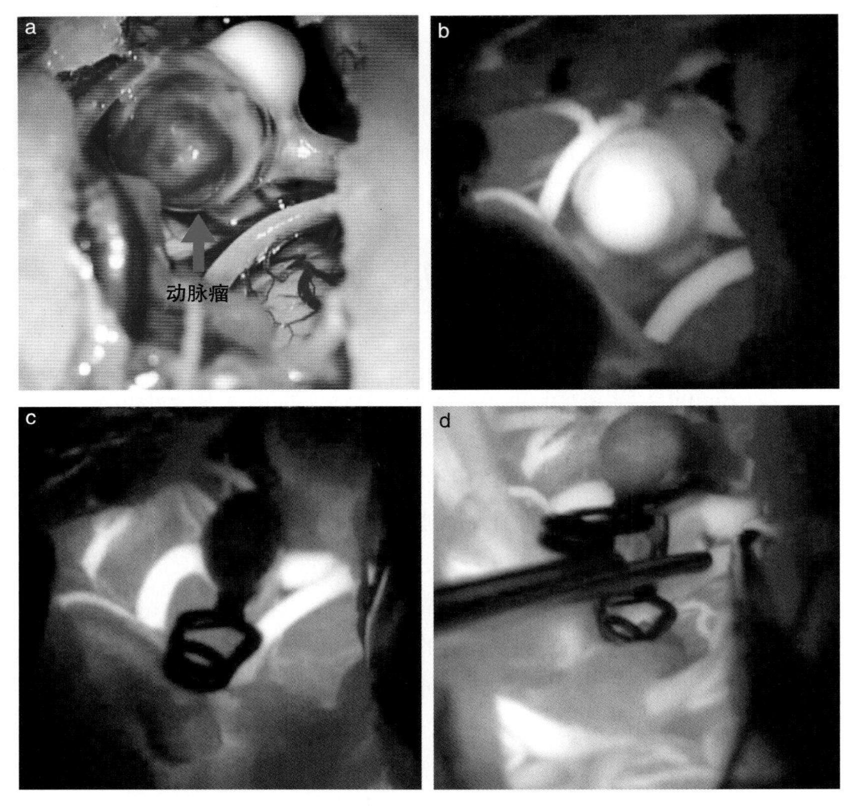

图1　大脑中动脉瘤夹闭前后的 ICGVAG 图像

a：打开外侧裂，暴露大脑中动脉，可以观察到动脉瘤壁上有一个增厚的区域。

b：夹闭大脑中动脉瘤前的 ICGVAG 显像，动脉瘤壁的增厚区域的造影剂较少。

c：夹闭大脑中动脉瘤后的 ICGVAG 显像，动脉瘤内无显影。

d：追加第二枚动脉瘤夹后 ICGVAG 显像，可见动脉瘤内存留夹闭前的造影剂，提示动脉瘤已完全闭塞。

B. 确认术中动脉瘤的完全闭塞

脑动脉瘤夹闭术是治疗脑动脉瘤的金标准，通过脑动脉瘤夹夹闭动脉瘤颈部，从而阻断进入动脉瘤的血流，防止动脉瘤破裂出血从而危及生命。在 ICGVAG 技术出现之前，通常使用术中血管造影和术中多普勒来确认术中动脉瘤颈部的完全闭塞，当无法使用这些医疗设备时，也可通过刺穿动脉瘤壁，观察其出血情况来评估动脉瘤颈部是否夹闭完全。ICGVAG 评估法是在动脉瘤夹闭后行 ICGVAG，观察大约一分钟内是否存在造影剂流入动脉瘤腔；或者确认夹闭前注入的造影剂在夹住后仍保持停滞状态（**图 1d**）。动脉瘤的不完全夹闭会导致动脉瘤颈部存在少量残余血流，在这种情况下是否有必要追加夹子来补充夹闭，或者如果不进行处理，残存的动脉瘤是否能血栓化，目前仍存在争议，但以我们的经验，通常会采用追加夹子再次夹闭，以确保动脉瘤的完全闭塞。

C. 确认术中搭桥血管的通畅性（视频 1~ 视频 4[①]）

虽然脑动脉瘤夹闭术是治疗的标准术式，但术中有可能出现将动脉瘤连同载瘤动脉一起夹闭的情况，此时需要行周边血管重建（血管搭桥术），ICGVAG 也被用于确认术中搭桥血管的通畅性。此外，在脑缺血性疾病中，ICGVAG 也可用于确认供体和受体血管的通畅性，其造影剂剂量、注射速度和成像时机与脑动脉瘤手术时相同。受体血管内径多在 1~2mm，通常血流应从供体血管流入受体血管。由于颅内存在许多末梢血管，ICGVAG 中有出现血流逆行的可能，此时应临时夹闭供体血管后再行 ICGVAG，因为即便供体血管的通畅性不佳，也应观察到 ICG 的流入。此外，通过术中 ICGVAG 仍有可能无法确定血流方向（视频 5）。ICGVAG 显像受到包括黑白图像错觉等多种因素的影响，例如在显微镜视野下，ICGVAG 的红外光在视场中心较强，在外围较弱，因此从视场外流入的血流最早显像，可见度却较低。术中出现血流不明时，术者不应忽视，因为它提示供体血管近端存在狭窄的可能，目前已经有报道在 ICGVAG 中尝试加入彩色代码来捕捉荧光显像的时机，并通过测量血管上若干 ROI（感兴趣区域）的亮度增加的时间来推算血流的方向。

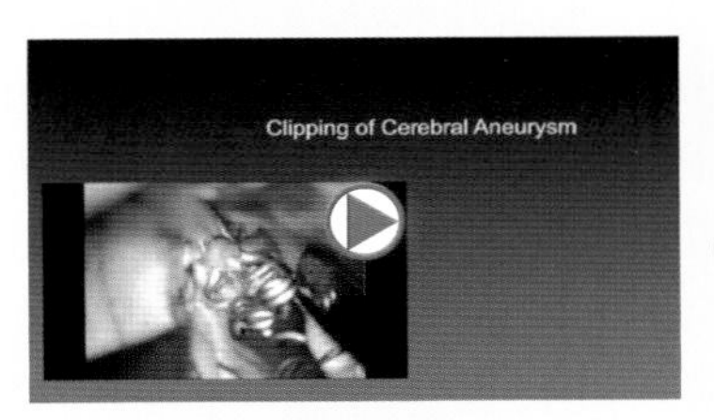

（视频时长00:50）

视频 1　脑动脉瘤的夹闭

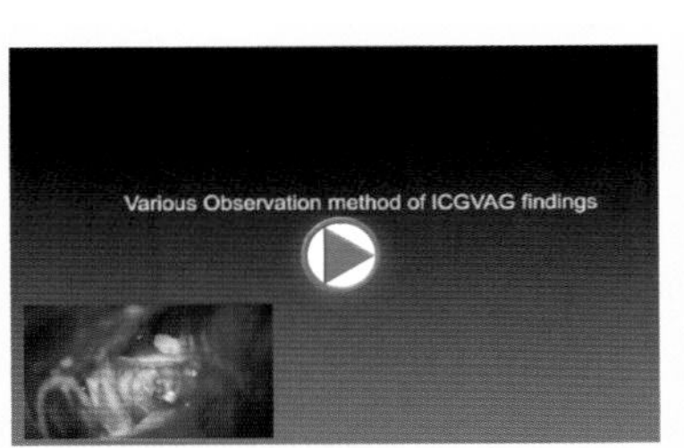

（视频时长01:32）

视频 2　ICG 实时血管造影的各种观察方法

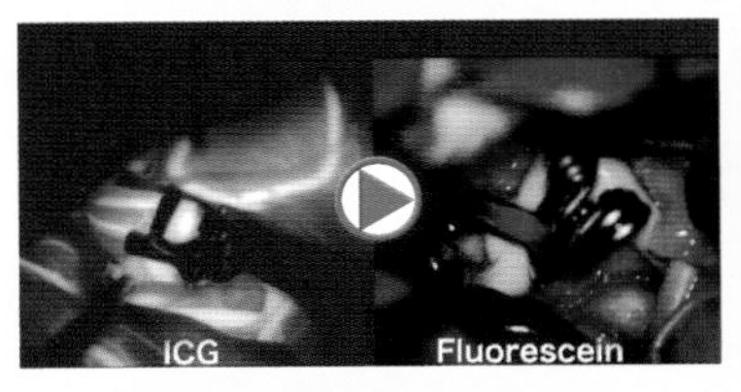

（视频时长00:21）

视频 3　ICG 和荧光素的比较

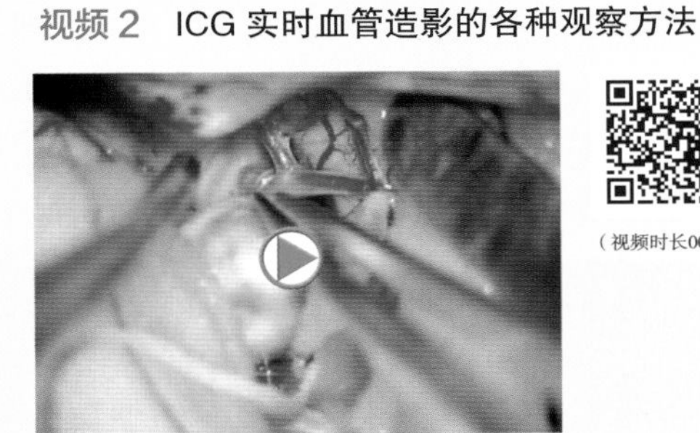

（视频时长00:52）

视频 4　联合血管吻合术的脑动脉瘤手术

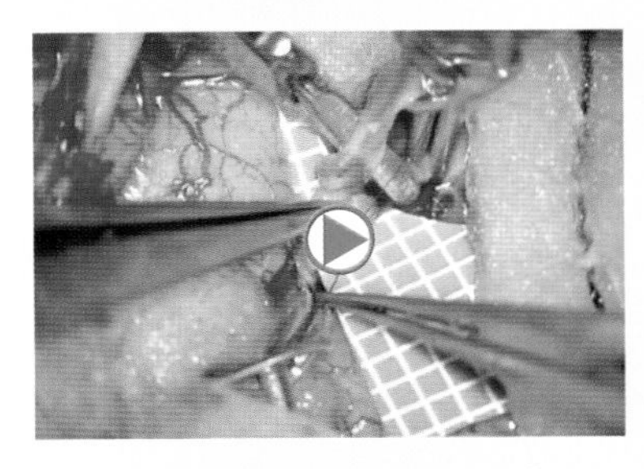

（视频时长00:54）

视频 5　脑血流方向的视觉错觉

① 可微信扫码观看。

要点

- 与术中脑血管造影相比,ICGVAG 具有简便性和安全性优势。
- ICGVAG 是通过外周静脉注射造影剂进行的,显像时间大约 1 分钟。
- ICGVAG 在确认脑动脉瘤的术中闭塞和搭桥血管通畅性方面的作用及其局限性。
- 理解 ICG 的药理和荧光设备的特性对获得清晰的图像很重要。

3. 从解剖学角度阐述 ICG 成像

自 ICG 成像开始应用于脑血管疾病以来,不少学者认为其在解剖成像上存在局限性,换句话说,ICGVAG 在描绘显微镜视野下深层狭小病变中的微小(0.0~0.3mm)血管方面能力有限。一些颅内血管虽然不到 0.2mm,如果闭塞可导致严重的并发症,最典型的是脉络膜前动脉和豆纹状动脉。它们同脑动脉瘤的好发部位接壤,其分支在动脉瘤夹闭后可能会被闭塞。前交通动脉瘤和后交通动脉瘤都有很高的破裂概率,需要确保术中完全夹闭,其分支血管往往位于动脉瘤的背侧面,较为深窄的位置以及动脉瘤夹的存在限制了红外光的照射方向,并且在脑实质、脑神经、颅骨、脑血管和动脉瘤夹的重叠下,术者很难在视野中捕捉到这些细小的血管。此外,大多数 ICG 图像并不在目镜中的视野下显像,而是在另一个单独的显示器上(**见视频 2**),视野的转移也影响了外科医生的手术操作,并且当多条血管并排存在时,术者很难确定哪些血管是由 ICGVAG 显像的(即无法确定血管的通畅性)。近年来,显微镜制造商试图使用各种图像处理技术来克服这些问题。一种方法是将透视处理过的 ICG 图像叠加在目镜视野的图像上(**图 2**),而另一种方法是将整

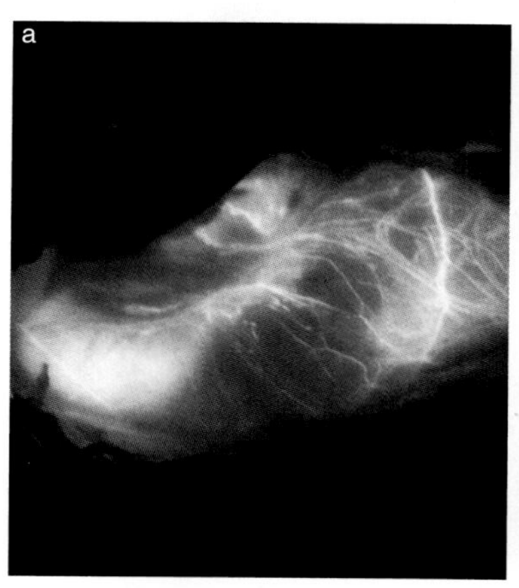

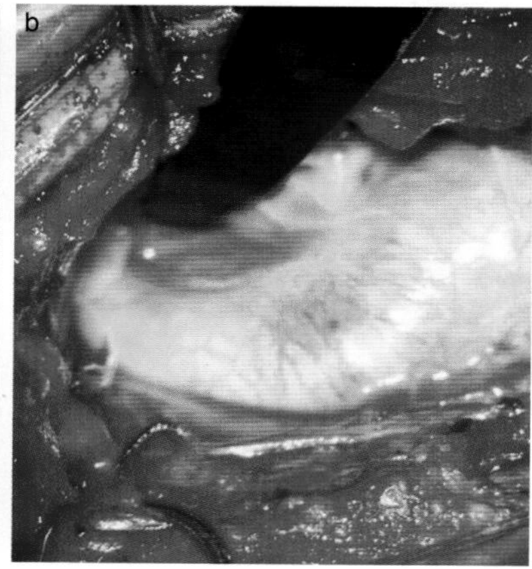

图 2 颈动脉内膜切除术中 ICGVAG 的叠加图像

a:ICGVAG 画面。

b:左颈动脉内膜切除术中使用 KINEVO® 900(卡尔蔡司)的 ICGVAG 叠加图像。ICGVAG 图像以黄色调呈现,并叠加在目镜的镜面视场中,避免外科医生术中不断转移视野。

个术野变亮，以利于解剖观察（**见视频 2**）。这些方法中的每一种都有其优点和缺点。叠加的图像在微血管的位置和时相上存在错位，并且处理后的 ICG 图像存在图像细节的丢失；对 ICG 图像进行增亮处理有助于辨别解剖，但无法同时观察到术野的原始图像。尽管存在这些缺点和不足，图像处理技术的进步提高了 ICGVAG 在判断微小血管通畅度的准确性。

4. ICG 和荧光素的区别

荧光素是一种荧光脑血流分析造影剂，在适应证范围外，临床部分情况下可与 ICG 一起作为荧光眼底造影剂使用[4]。ICG 在日本用于术中评估血管和组织的血流，属于适应证范围内，然而在日本之外，在术中使用荧光素的国家并不少见。在脑血管领域，考虑到术中需要重复造影，半衰期较短的 ICG 十分合适，但注意对有碘过敏史的患者是禁忌证。**表 1** 总结了 ICG 和荧光素的区别，如**图 3** 和**视频 3** 所示，通过比较研究，以单纯观察为目的，ICG 对厚壁血管壁的显像较好，而荧光素则优于薄壁血管的显像。

表 1　ICG 和荧光素（FC）的对比

	半衰期	微小血管的辨别	重复间隔	碘	最大荧光波长	最大吸收波长
ICG	短（3~4 分钟）	较差	15 分钟	含有	835nm	805nm
FC	长	良好	30 分钟以上	不含	525nm	480nm

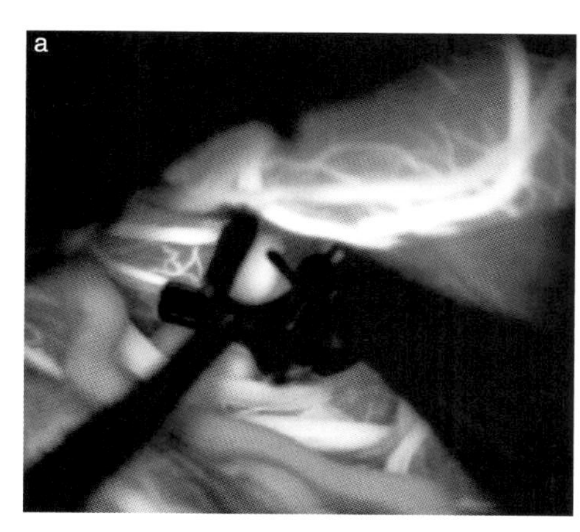

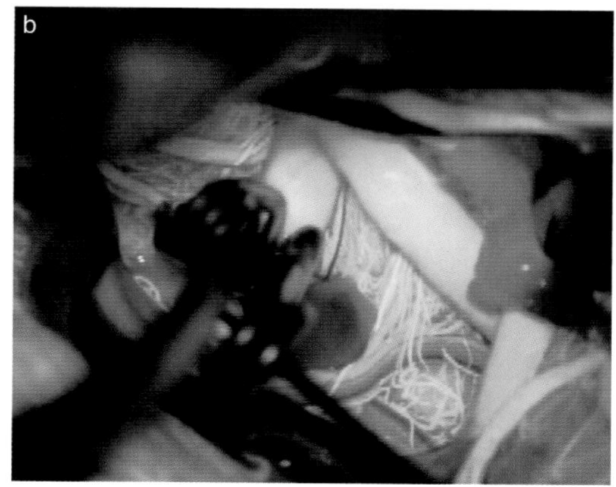

图 3　同一视野下 ICG 和荧光素的成像结果（外侧裂）

a：ICG。

b：荧光素。

5. 亮度分析的量化评价方法及其用途[2-4]

该方法通过在录制的 ICGVAG 图像中设置 ROI,并定量评估出其亮度的增加值,来实现对术中组织血流状况的量化评价。量化评价的方法有两种:一种是测量目标组织的显像时间,即灌注图像的传输时间;另一种是测量目标组织的最大亮度或单位时间内的亮度增加值(图 4~ 图 6,视频 6)。现阶段这些测量方法仍存在不少问题,需要不断改进[3-6],目前只适用于观察同一台手术中的相对变化。

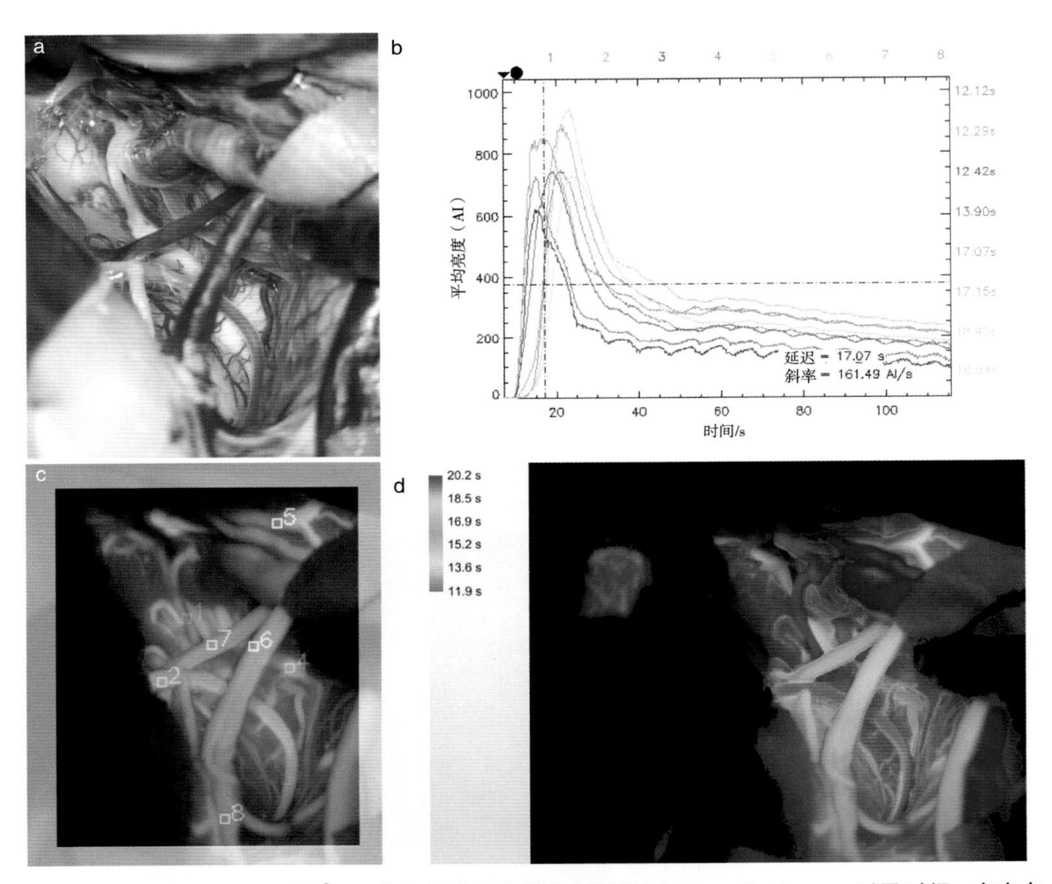

图 4 ICGVAG,PENTERO® 900(卡尔蔡司显微镜)搭载的 Corour Codo map 以及时间 - 亮度变化图

a:打开外侧裂后,可见大脑中动脉、侧裂静脉、额叶和颞叶。

b:每个感兴趣区域的时间 - 亮度变化图。可观察到动静脉在达到最大亮度的时间和最大亮度值上存在差异。

c:ICGVAG 图像和感兴趣区域的描绘。

d:Corour Codo map 图像。早期显像的区域用红色表示,后显像的区域用蓝色表示。

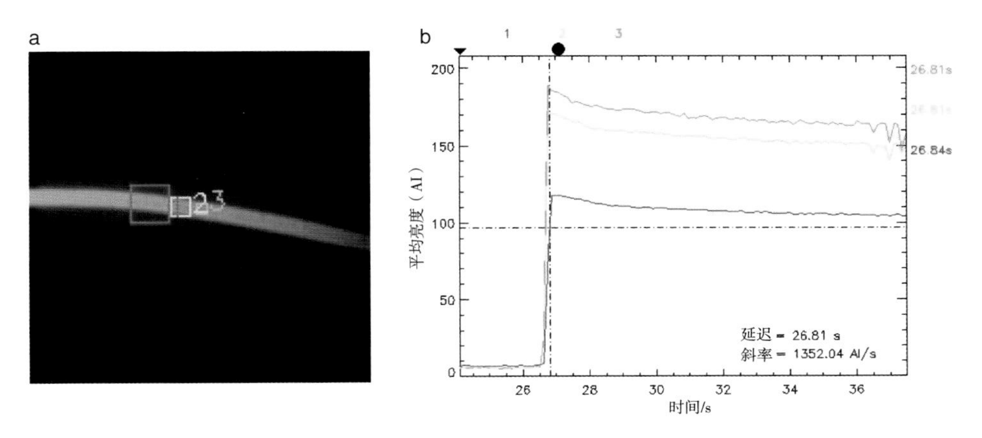

图5 ROI 的位置、大小和亮度分析的量化评价结果

a：将 ICGVAG 注射到人工模型血管后，设置了 3 种不同大小的方形感兴趣区域。

b：红色 1 号，感兴趣的区域延伸到血管外，其亮度最低。浅蓝色 3 号，感兴趣的区域仅限于血管内，其亮度最高。感兴趣区域的平均亮度值作为亮度分析的量化评价结果。

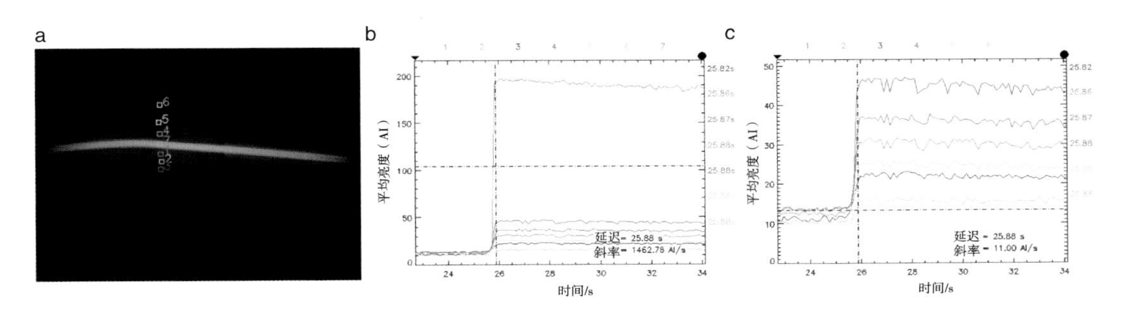

图6 感兴趣区域中的距离 - 亮度定量评估结果

a：将 ICGVAG 注射到人造模拟血管后，在模拟人造血管上以及与之间隔每 2mm 处，分别设置数个相同大小的方形感兴趣区域。

b：棕色 7 号中人造模拟血管上的感兴趣区域亮度最高，但其他完全没有注射 ICG 的位置也显示有亮度的增加。

c：从 b 图中去掉棕色 7 号后将其余信号放大。可见靠近人造模拟血管的感兴趣区域具有较高的亮度，且随着距离的增加，4、5、6 号的亮度逐步下降。荧光散射现象可导致无 ICG 的区域也可显亮，其亮度值与距离有关。

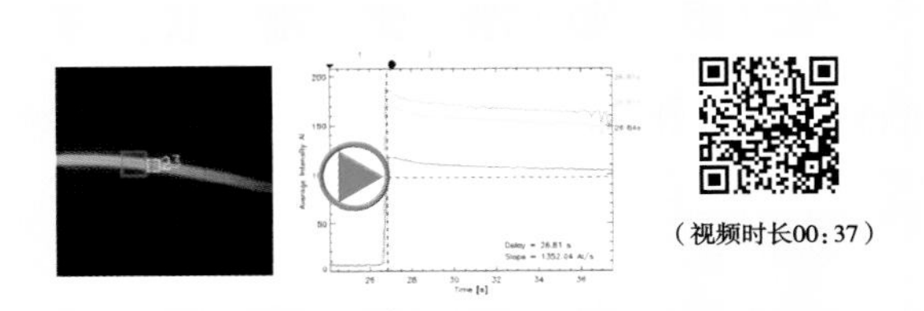

视频6 亮度分析的量化评价方法

ICGVAG 在定量评价包含脑实质在内的组织血流荧光亮度时，存在着不少问题。首先，ICG 多通过外周血管给药，属于人工操作，所以注射速度和所达到的药物浓度并不恒定，而且受血压、心率和心输出量的影响。其次，也有人提出光散射的影响，比如周围组织的间接照明现象，在高亮度的组织的影响下，即使是没有血流的区域（例如放在组织上的金属或橡胶边缘）也可表现出亮度的增加，就像被照明灯照亮一样[6]（图 6）。此外，由于亮度评价是基于感兴趣区域的平均亮度，感兴趣区域的位置变化也会影响最终结果（见图 5）。目前用于临床的定量分析软件包括不同厂商在显微镜系统中内置的软件和荧光图像处理软件，它们均基于捕捉感兴趣区域内不同时相下的平均亮度变化[2,3,4,6]。当 ICG 图像用于亮度的量化评价时，拍摄相机的位置、焦点、拍摄范围和视轴（方向）应保持不变，然后在所拍摄的图像上设置一个适当大小和形状的 ROI，并测量 ROI 内的平均亮度。需要注意的是，即使是在同一部位拍摄的图像，也会因 ROI 大小的变化而影响最终测量的亮度值。总之，各种因素如造影剂的注射量、注射速度、心率、心输出量、白蛋白水平和 ROI 大小等都会影响亮度的最终测量结果[7]，各种因素之间的关系是今后深入研究的课题方向。

6. 临时阻断目标血管对造影结果的实用意义

在神经外科显微手术中，常用 ICGVAG 作为检测血管通畅性的手段。根据 ICG 药品说明书上的描述，其主要适用于血管以及组织血流的辅助检查。有外科医师尝试在实施术中 ICGVAG 时，先临时阻断目标血管，然后再开放血流，这样可以获得更有实用意义的造影图像[2,3]。例如，术中遇到深埋于脑沟深部且走向不明的血管，可以先临时阻断该血管近端，再行 ICGVAG。由于目标血管远端没有 ICG 流入，即在 ICGVAG 中不显影，术者不仅可据此间接判断该血管的血流方向，还能明确该血管的侧支循环情况；亦可在 ICG 注射后间隔一定时间再开放目标血管，通过血流的再通来验证血管通畅性。

7. ICG 的药理特性对造影结果的影响

首先，根据 ICG 的半衰期，通常在一次静脉注射后约 15 分钟后即可重复造影操作。但是，如果在术中第一次行 ICGVAG 成像后就马上夹闭动脉瘤颈部，由于含有造影剂的血液在动脉瘤内停滞，即使经过 20 分钟左右，动脉瘤仍会显影。这可以作为判断确认动脉瘤颈部是否完全闭塞的一种方法（见图 1 和视频 1）。其次，ICG 是一种水溶性的三羰花菁染料，静脉注射后与血浆蛋白（主要是 β-脂蛋白）结合并发出荧光，可在近红外波长激发后被观察到。这意味着若患者术前低密度脂蛋白-胆固醇水平低下或由于术中血液稀释导致低密度脂蛋白-胆固醇水平低下降都会导致 ICGVAG 成像结果不佳，甚至造影失败。因此,术前的血液学检查结果很重要。此外,红外线对生物体的穿透距离为5~10mm。

8. 未来展望

未来,ICGVAG需要在血管三维成像技术以及微小血管成像的清晰度方面不断改进,目前已有不少厂商提升了设备的全视野明亮度,可以获得更清晰的造影图像。另外,最近也有关于ICG影响患者手术预后的研究报道,但目前仍需要大规模的病例研究来证实。

参考文献

1) Raabe A, Beck J, Gerlach R, et al: Near-infrared indocyanine green videoangiography: a new method for intraoperative assessment of vascular flow. Neurosurgery 2003; 52: 132-139.
2) Nakagawa S, Murai Y, Matano F, et al: Evaluation of Patency After Vascular Anastomosis Using Quantitative Evaluation of Visualization Time in Indocyanine Green Video Angiography. World Neurosurg 2018; 110: e699-e709.
3) Murai Y, Nakagawa S, Matano F, et al: The feasibility of detecting cerebral blood flow direction using the indocyanine green video angiography. Neurosurg Rev 2016 ; 39: 685-690.
4) Matano F, Mizunari T, Murai Y, et al: Quantitative Comparison of the Intraoperative Utility of Indocyanine Green and Fluorescein video angiographies in Cerebrovascular Surgery. Oper Neurosurg (Hagerstown) 2017; 13: 361-366.
5) Murai Y, Sato S, Yui K, et al: Preliminary Clinical Microneurosurgical Experience With the 4K3-Dimensional Micro video scope (ORBEYE) System for Microneurological Surgery: Observation Study. Oper Neurosurg (Hagerstown) 2019; 16: 707-716.
6) Tsukiyama A, Murai Y, Matano F, et al: Optical effects on the surrounding structure during quantitative analysis using indocyanine green video angiography: A phantom vessel study. J Biophotonics 2018; 11: e201700254.
7) 郭樟吾, 石井卓也, 長谷川譲, ほか: 術中 Indocyanine Green 蛍光血管造影の有用性とピットフォール, 工学的見地と臨床医学的見地からの考察. 脳神外ジャーナル 2008; 17: 865-869.

第 3 章　皮瓣的血流评价

冈部圭介，贵志和生

概要

- 为了安全、确实地进行皮瓣整形术，ICG 荧光成像必不可少。
- 有了荧光成像的介入，便可实现皮瓣内血供的影像、实时的血流评估。
- 通过检查精度的提高、推进定量标准化，期待今后的进一步发展。

引言

以外伤、恶性肿瘤切除后的组织缺损为主，各种情况下都会应用皮瓣成形技术进行重建手术。为了皮瓣成形术能够安全、确实地进行，在术中、术后确认保证皮瓣有充足的血供是非常必要的。本文中，概括说明使用 ICG 荧光成像对皮瓣血供进行评价，以及具体实例应用。

1. 既往的方法和问题

皮瓣成形术是组织从供区分离向受区移转的一种技术手段。为了使皮瓣的可移动性增高，皮瓣的根部即“蒂”越窄越有优势，另一方面，该皮瓣也会有缺血、淤血的危险，皮瓣的可移动性和血供是需要权衡的关系。皮瓣成形术是既要将保留完好血供的皮瓣向移植受区移转，又要避免过紧，建立在这种绝妙平衡关系之上技术。因为术后皮瓣坏死可能会与重要脏器暴露、功能损害、病原体感染等严重并发症相关，所以术中和术后使用各种手段方法来确保皮瓣血供是非常必要的。

术前使用增强 CT、超声检查、多普勒超声听诊等方法对血管走行及皮肤穿支的位置、数量等进行评价，而后对皮瓣进行选择、设计。此外，对取皮瓣的操作中，必要的情况下使用多普勒超声等方法对血管位置进行确认后再进行剥离操作。

作为皮瓣移转后的评价方法，有对皮瓣的颜色（苍白、淤血）、温度，压迫后毛细血管血液回充、组织的弹性等的观察，也有对血管蒂的听诊、皮瓣边缘有无出血及性状等，均可为参考。怀疑皮瓣血供异常的情况下，可使用针或手术刀穿刺皮瓣（针刺法），或用纱布擦拭皮瓣边缘，通过皮瓣有无出血及性状等情况来判断。这些传统的依据肉眼可见的情况来判断评估的方法非常简单和节省时间，但需要一定程度的经验性，而且缺乏客观性的缺点。

作为客观评价皮瓣血供的方法，迄今为止已有经皮血氧分压[1]测定、三维成像[2]、激光多普勒血流计[3,4]等多种设备，但并未得到术中对皮瓣血供评估的稳定结果，因此并未广泛应用。此外，通过这样的手段来判断像“皮瓣内部到底哪里有血液循环？哪里有缺血的情况？”这样的问题，抑或是只能得到像“皮瓣内具体哪根血管是主要的供血血管”“皮瓣血供的供血流速如何”等动态血供相关信息的，有一定局限性的评估。既往的技术手段无法完好地做出皮瓣血供相关的影像和实时的评价，而由于荧光成像技术的出现使其出现了可能性，作为手术的有力辅助手段被广泛推广应用。

要点

- 在皮瓣成形中，会出现这样的两难问题，即为了提高皮瓣的可移动性，其血供不稳定的风险也随之发生。
- 一直以来视诊、触诊都是对皮瓣进行诊察的基础操作，荧光成像的影像作为辅助检查是非常重要的。
- 通过荧光成像，皮瓣内的血供影像、实时评估都有了可能性。

2. 荧光成像评估皮瓣血供的历史

1962 年 Myers 使用了荧光素（fluorescein）作为造影剂应用在手术当中进行影像观察，推测出皮瓣的坏死范围并发表文章[5]。继而 1980 年 Silverman 等使用皮肤荧光计（dermofluorometer）对皮瓣的造影效果与术后成活的相关性做了文献报道[6]。之后，许多研究结果表明荧光素成像的造影效果与皮瓣成活率有明确相关[7,8]。荧光素的使用量约 50% 附着于血液中的白蛋白、红细胞膜表面，其余溶解于血浆之中，由毛细血管渗透至细胞外间质。随之，荧光素也应用在对血管外组织进行造影检查，药剂在组织中约残留 7~8 个小时，期间不能反复进行操作。进一步说，因为激发光的波长与 ICG 相较要短，对于深部的粗大血管造影效果不佳，不能得到广泛应用。因为 ICG 的分子量为 755，相对较大，大部分可与血浆中的蛋白质结合留在血管内，3~4 分钟的半衰期从血液中被排出，与荧光素相比较可以说是“宝刀利刃”的检查方法。1957 年 Fox[9]等的文献报道中提出过，ICG 已经得到在肝脏、心脏的功能评估等方面医疗领域的应用。1973 年 Flower 和 Hochheimer 等报道了在眼科领域对视网膜血管造影的研究[10]。随后，1994—1995 年 Eren 和 Rübben 等在大鼠皮瓣模型和人类下肢缺血性疾病患者下肢皮肤使用了 ICG 荧光成像对血供情况进行评估[11,12]。2000年前后使用荧光成像技术对皮瓣血供的评估在临床中展开了应用,Still等做出了ICG荧光成像与皮瓣成活相关的研究报告[13],Holm等在游离皮瓣及带蒂皮瓣方面,术中应用ICG荧光造影将血供欠佳的范围与术后皮瓣坏死的区域对比,范围近乎一致进行了报道[14,15]。其后,ICG荧光成像技术逐步应用到了各种皮瓣血供评估中。有了荧光成像技术的辅助,乳腺癌手术方面降低了乳房切除后皮瓣坏死等并发症的发生率[16-18],大大提升了乳房再造手术的成功率[19]。此外,还有关于股前外侧皮瓣的皮肤穿支选择[20],皮瓣血运动态信息的显示[21,22],外伤后皮肤坏死范围的预测[23]等实际应用案例的报道。

3. 荧光成像的实际情况

(1) ICG与注射

ICG是碘过敏患者禁忌使用的药物。首先要确认是否有碘过敏。

为了应用ICG荧光成像技术对皮瓣血供进行评估,将ICG以快速静脉推注的方式给药。关于用量,用于组织循环测定方面,成人、高龄者、小儿检测一次用量为0.1~0.3mg/kg,对于皮瓣血供评估方面,据文献报道0.1~0.2mg/kg。此外,一日内注射总量也有限制,英国、德国的规定,11岁以上不超过5mg/kg/d,2~10岁的小儿不超过2.5mg/kg/d,0~1岁的小儿不超过1.25mg/kg/d。

使用注射用ICG 25mg的情况下,如果使用注射用水10ml溶解(2.5mg/ml),体重50kg的成人患者2~4ml静脉推注应用相当于0.1~0.2mg/kg。设想反复给药操作的情况下,总量尽量减少,一次给药量2ml基本可以满足用药观察。

(2) 皮瓣血供评估

为了观察皮瓣血供,使用近红外荧光照相设备(PDE系统和SPY荧光影像系统)。通过将室内照明亮度降低使仪器对信号感受度提高。

皮瓣血供良好的情况下,ICG注射后1~2分钟左右从周围正常皮肤的造影显像逐步到皮瓣内动脉血管网的显像。之后ICG进入毛细血管呈现显像均一的造影模式。正常皮肤的造影效果大约8~10分钟开始消退,皮瓣静脉回流不畅的情况下随后ICG会滞留在皮瓣内。Krishnan[24]等将皮瓣造影显像需要4分钟以上的情况称为"吸收延迟(delay in uptake)",周围正常皮肤显像开始消退后,8分钟皮瓣荧光显像强度未消退的情况称为"排出延迟(delay in clearance)"。一般情况下ICG注射后4分钟皮瓣造影未显像的情况考虑为皮瓣缺血,我们也以4分钟左右为标准对血供情况进行评估。在此时间段,皮瓣内有未出现造影显像的区域的情况下,采取对皮瓣进行修剪等对策,是出于为保证术后皮瓣成活、减少并发症,防患于未然的一种考虑。但是,ICG荧光成像对信号的感受度及特异性识别并非100%,因此包括视诊、触诊等,综合这些来进行判断是非常必要的。

此外,荧光强度与患者皮肤状态、拍摄环境等的变化都有关系,所以没有测定的绝对数值。如果将周围健康皮肤的测定值定为100%,而将皮瓣荧光测定数值化,像这样的定量化研究工作非常必要,需要我们下功夫去努力研究。

4. 荧光成像技术令人期待的效果

通过ICG荧光成像技术,得到了各种既往检查项目无法获得的数据信息,并作为治疗方案的参考依据。以下是我们所期望的效果。

(1)皮瓣坏死范围的判断

通过观察我们发现,造影可显示出皮瓣内的某些区域,同时也有某些区域不能显像,我们认为不能显像的区域术后坏死的可能性会相对较高。将不能显像的部分标记出来,将其切除修剪,不使用这个部分,就能避免术后出现预料外的麻烦情况。

图1是食管-支气管瘘的患者,使用带蒂背阔肌瓣进行瘘孔修补术,既往的手术是在侧胸壁切开同时部分背阔肌离断。背阔肌瓣移转后使用ICG荧光造影,离断肌瓣远端的部分几乎没有显像。随将远端切除,使用背阔肌近端与肋间肌瓣一同修复瘘孔。使用远端背阔肌瓣进行修补手术的话术后发生坏死的可能性非常高,术中仅通过颜色变化、有无出血这些来判断预测坏死范围是非常困难的,这是ICG在临床上发挥作用的一个实

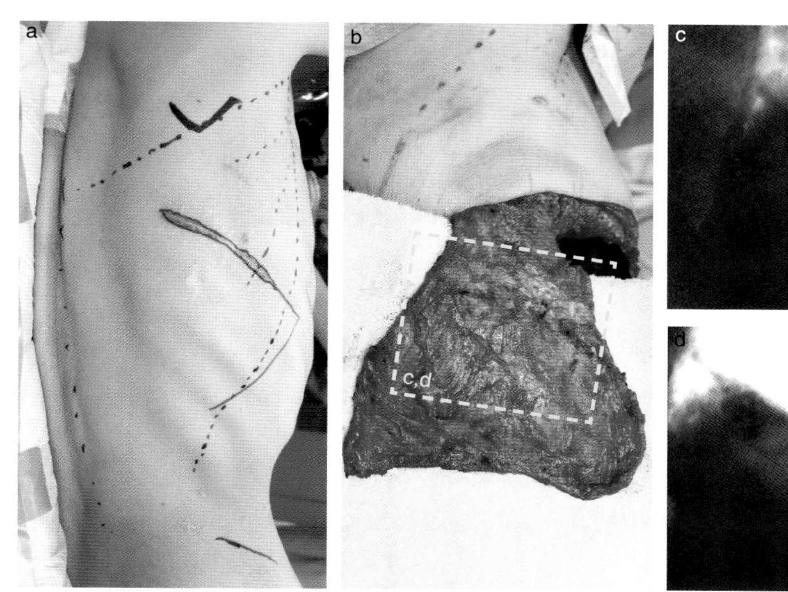

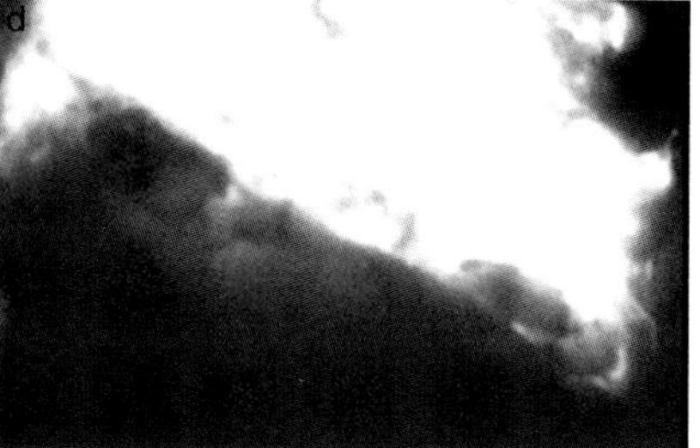

图1 食管癌术后,食管-支气管瘘的病例

a:既往侧胸壁切开背阔肌离断。

b:带蒂背阔肌移转后。

c:ICG注射后约1分钟,造影剂从近端开始向背阔肌扩散显像。

d:ICG注射后约1.5分钟,离断远端位置几乎没有造影剂显像。

例。同样的，像扩大皮瓣一样，不使用单一由知名血管支配的皮瓣，而选择多皮瓣联合应用的情况下，为了向患者说明皮瓣最远到哪里能保证成活率，我们认为通过 ICG 荧光造影来判定区域是更好的。

（2）对皮瓣内微循环、血流动态的认识

关于皮瓣内的血流动态，我们认为多数情况下是从皮瓣较窄的蒂部供血，沿动脉向皮瓣内延伸，具体的细节我们是无法通过肉眼得到确认的。此外通过增强 CT 等图像，血流方向等依旧无法判断。而实施 ICG 荧光造影，可将皮瓣内血液灌注及扩散的情况“实时的”进行观察，具有非常大的优势。

图 2 是脑膜炎术后颅骨感染，使用带肋骨的腹直肌游离皮瓣进行修复的案例。

众所周知，腹直肌由头侧的腹壁上动脉和尾侧腹壁下动脉供养，以腹壁下动脉为蒂，将连带肋骨的腹直肌皮瓣移转，血供从腹直肌内经由腹壁上动脉流入肋间动脉，但实际上供血的血流量到底能有多少，血流速如何等几乎不得而知。ICG 荧光造影能在给药后 2 分钟内明确看到肋间动脉的影像，使术者能安心地完成手术操作。如此，便可获取如皮瓣内到底哪里有血管走行，血流速程度如何等有用的信息。

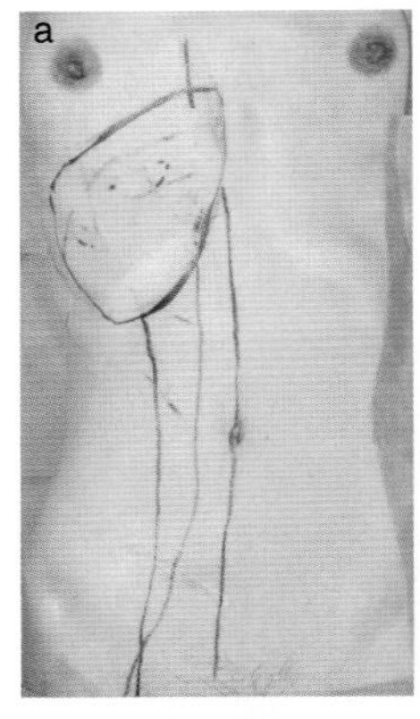

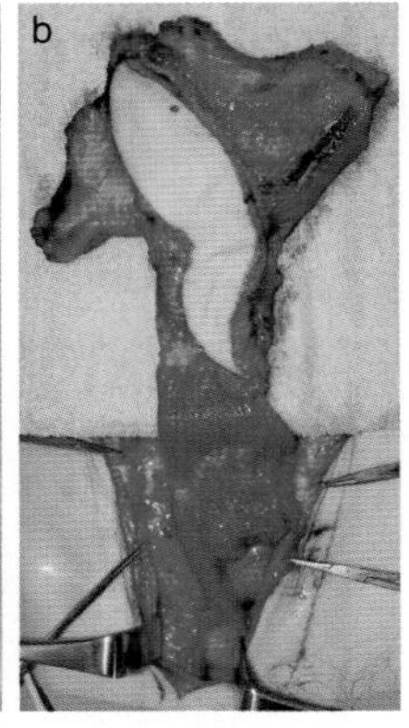

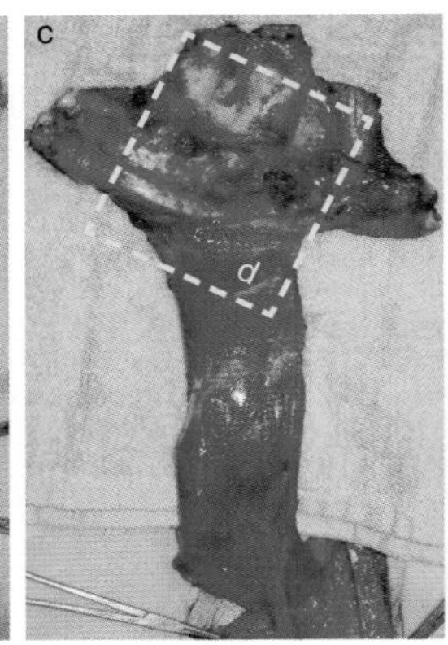

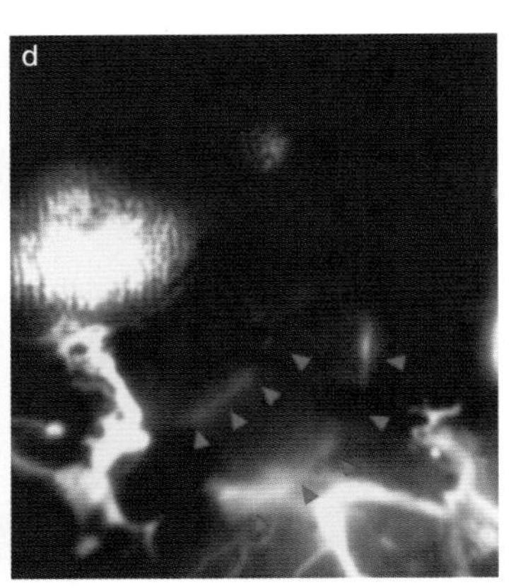

图 2　脑膜炎术后颅骨感染的病例

a：腹壁下动脉为蒂带肋骨的腹直肌皮瓣设计。

b：皮瓣移转后的表面外观。

c：内侧面。

d：ICG 给药后约 2 分钟，肋间动脉（红色箭头）造影显像呈现。

（3）对血管吻合部位的公论，血栓位置的特异性标定

游离皮瓣移植中，将皮瓣的动静脉暂时从供区部位分离，与受区部位的动静脉在显微镜下进行吻合。如果动静脉任何一条有闭塞发生，几乎都会导致皮瓣坏死，确认吻合后血管是否通畅是非常重要的。通常在术中，吻合结束后，要进行被称为“通畅性试验（patency test）”的操作，即使用显微镊在吻合部近端进行按压，以确认血液能通畅流过吻合部位。但是，偶尔也会发生“通畅性试验”无法检测出吻合部位有问题的情况，而 ICG 荧光造影的辅助应用可检测出吻合部位是否通畅的情况[25]。此外，还认为通过造影可以判定缺损部位血栓具体位置的情况。

（4）可多次反复进行检查

如前所述，ICG 与血浆中的蛋白质进行强有力的相结合，很难渗透至血管外，给药后 8~10 分钟左右几乎完全被代谢排出。这样，在修定皮瓣成形术的设计方案的阶段，ICG 造影具有可以多次反复进行检查的优势。

举例说明，带蒂皮瓣移转后，对受区移转前后进行 ICG 造影检查。如将皮瓣移转缝合固定，皮瓣蒂部发生扭转，皮瓣变得紧张起来，血运状态就会发生变化。如果移转前后血流发生变化，就要调整皮瓣位置以解除皮瓣的供血异常，从而预防术后皮瓣坏死的并发症。

另外，应用包含多支血管蒂的皮瓣时，为了解各条血管具体所支配的区域，将任意一条血管夹闭进行 ICG 荧光造影，待 ICG 完全排出后再将另外的血管进行夹闭，再次进行 ICG 造影，根据造影显像结果的对比，便能够选择更有优势的血管蒂。

进而，对于前额皮瓣、手指交叉皮瓣等需要二期断蒂的皮瓣，皮瓣移转后数日，将皮瓣的蒂部进行夹闭并进行 ICG 造影，来确认受区血供，周围部分的血流是否十分通畅[22]。

（5）清创范围的确定

在有下肢开放性骨折等伴有复杂的软组织损伤的情况下，伤后数日皮肤开始出现坏死。坏死不断发展的情况下，感染的治愈就会愈发困难。因此，要在受伤后即刻，对坏死可能性较高的软组织部分进行切除，但过量的切除会出现软组织缺损、软组织量不足，故对可能出现坏死的部分的准确判断是非常必要的。通过 ICG 造影检查可以对血供好与不好的部分进行判断，因此也应用在外伤手术治疗中[23]。

图 3 是抗癌药点滴外漏造成左肘部难治性皮肤溃疡的病例。因为要将坏死的范围扩大，所以要通过手术进行清创。术中通过 ICG 造影检查，看到每一个切开后有缺血及进行性坏死可能的皮肤边缘都将其切除。造影所见的创面基底部分残留的坏死组织也将其切除，而后，使用负压伤口治疗（NPWT）的方法来形成良好的肉芽组织，3 周后再进行植皮手术，可大大提高植皮成活率。我们认为 ICG 造影检查可判断出足够的必要的清创范围。

要点

我们所期待的 ICG 荧光成像所能带来的效果：

- 皮瓣坏死范围的推断
- 皮瓣内血运动态情况的认知
- 对吻合血管通畅性评估
- 反复检查以推断血运动态变化
- 确定清创的必要范围

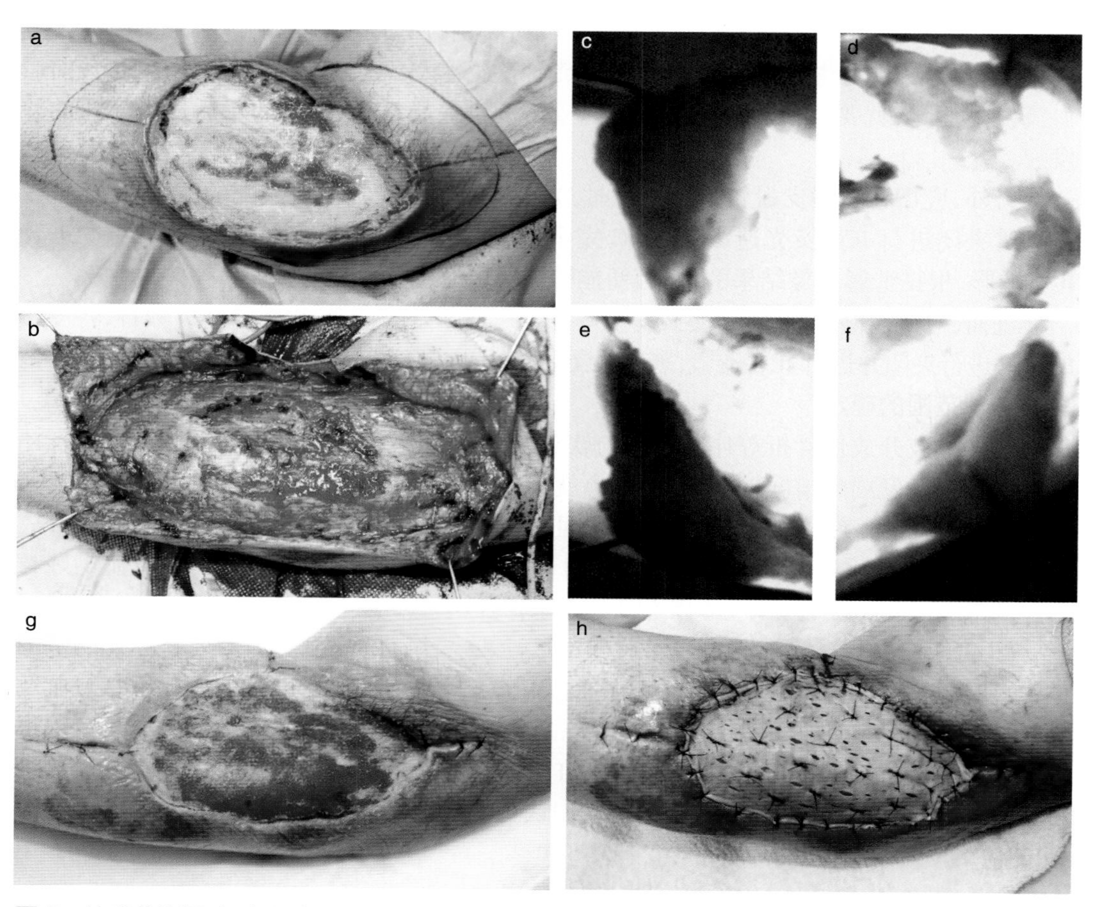

图3　抗癌药渗漏后,左上肢皮肤难治性溃疡

a:确认左侧肘部难治性溃疡。创面中央肉芽形成,同时周围边缘进行性坏死。
b:清创手术中。
c~f:通过ICG荧光造影,判定边缘处皮肤每根血管是否有缺血导致不显影。
g:清创术后进行负压(NPWT)治疗形成肉芽组织。
h:分层植皮生长良好。

5. 着重注意点及课题

(1)假阳性和假阴性

使用ICG荧光造影来判断皮瓣血供最值得注意的是,检查结果并非100%准确,要结合其他的视诊、触诊所见来进行综合评价,这是非常必要的。

我们认为荧光成像结果基本上可信和不可信的状况都是存在的。

基本上可信度高的情况,例如,乳癌手术中,因乳房切除后皮肤变薄,而引起皮肤坏死等情况,通过荧光造影来判断[16-18],我们认为其灵敏度、特异性几乎接近100%,将造影不显影部分的皮肤进行修剪,可以预防术后并发症。此外,皮瓣成形术中,存在皮瓣一部分显影一部分不显影的情况,在边界清晰的情况下,我们认为不显影的区域皮瓣坏死可能性高,所以最好将其切除。

荧光造影结果可信度不高的情况,例如,动脉灌注良好但静脉回流较差的皮瓣,皮瓣移转后立刻使用荧光造影,迅速显影,那么我们要对术后皮瓣发生的血液瘀滞的情况进行预测就会非常困难。在荧光强度衰减的过程中持续拍摄,抑或是间隔15~20分钟再次拍摄,这些是确认荧光逐渐消失的方法,虽然通过这些方法能够解决造影可信度的问题,但目前尚缺乏具体的基准点。如何判断、解释“静脉回流的要素”也是今后要研究的课题。

此外,相反对整个皮瓣进行荧光造影的情况下,通常不可避免的皮瓣会出现缺血的情况。**图4**是右鼻翼基底细胞癌切除术后皮肤缺损,前额皮瓣进行修复的案例。众所周知有文献报道,为了增加皮瓣的可移动性,可以跨过左侧滑车上动脉蒂延伸至内眦动脉[26]。该皮瓣应用荧光造影的区域,整个皮瓣只有淡淡的显影,但皮瓣成活非常好(**见图4**)。同样的,在对有静脉、神经伴行的细小动脉为蒂的皮瓣[27]进行荧光造影的情况下,术中、术后没有任何问题成活良好的皮瓣,造影也几乎不显像的情况也有发生。原因至今尚不明确,但一般来说对如上所述,低血流速的皮瓣进行荧光造影的效果不理想。

像这样由于静脉回流不畅引起的假阳性(即使进行造影由于淤血导致坏死),以及由于低血流速动脉造成假阴性(虽然造影不显像并不会发生缺血情况),每一种情况都要念念在心,将视诊、触诊包含在内的综合性表现结合起来,对皮瓣血运进行评估是非常重要的。

(2)关于过敏问题

如前所述,对有碘过敏的患者使用ICG,有可能发生过敏性休克在内的严重过敏反应[28],要询问患者过敏史,并要做好应对碘过敏反应发生的准备是非常重要的。

(3)定量化的课题

目前,对皮瓣血供评估,多是以与周围健康皮肤的荧光亮度对比来进行,在量化上存在一定问题。为荧光成像数据进行量化分析所开发的通用性软件,可以使评估趋于标准化,对患者之间的数据进行比较分析方面也有着向前推动的作用。

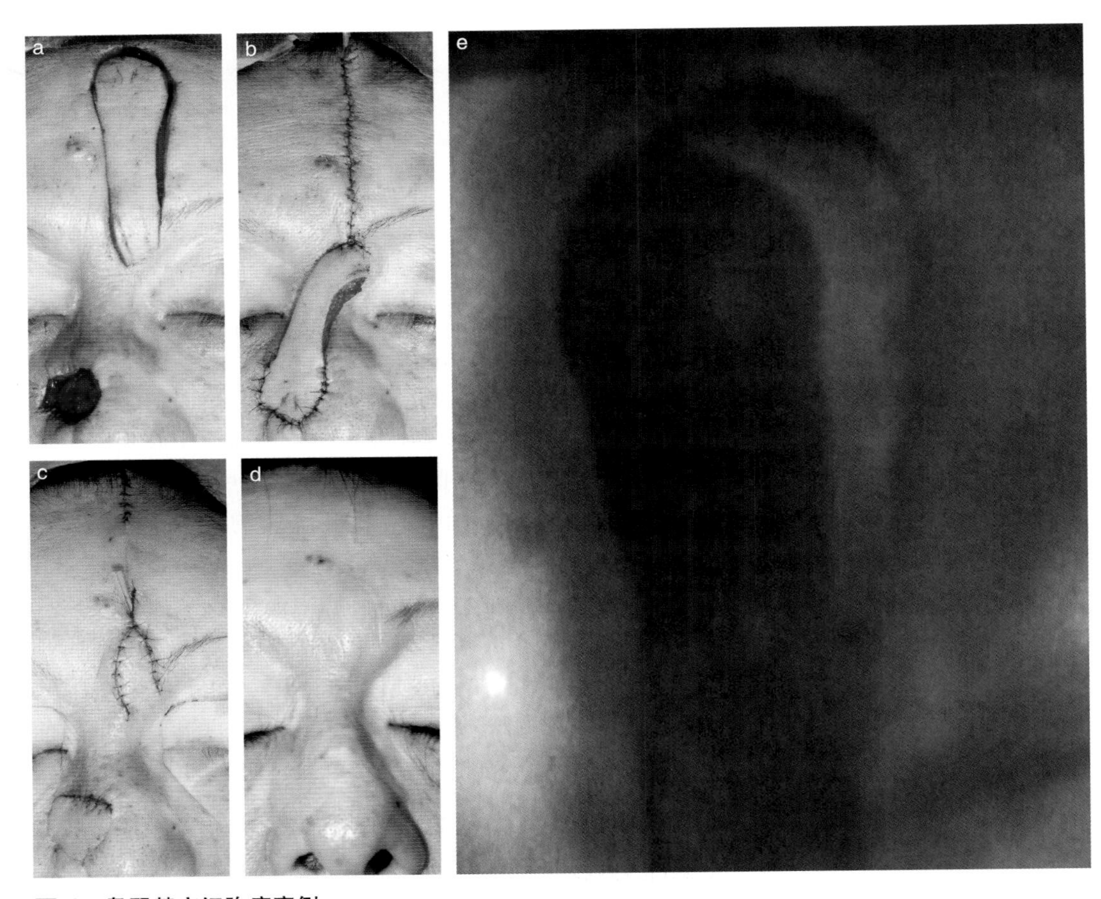

图 4 **鼻翼基底细胞癌案例**

a：针对右鼻翼部的缺损，跨过左侧滑车上动脉，使用左侧内眦动脉为蒂的前额皮瓣移转进行修复。

b：皮瓣移转后。

c：皮瓣移转后 2 周断蒂。

d：术后 1 年，皮瓣成活良好。

e：皮瓣移转后的 ICG 造影。ICG 注射后 5 分钟皮瓣几乎没有荧光显影。

6. 展望未来

如上所述，我们认为使用 ICG 荧光成像对皮瓣血供进行评估的优点很多，今后也会被广泛应用。届时也会开发出定量化分析的软件，进行不同患者的数据对比分析，进而使用软件分析，通过随机对比试验，将结果解释标准化，这是为了便于更多的医疗工作者使用非常必要的。

而且相较以往，我们知道被称为短红外光（SWIR）或近红外光（NIR）-Ⅱ的光波，可以检测出荧光波段在 1 000nm 以上的造影成像，对生物体更深层次（20~30mm）以其高敏感性呈现出来，最近，ICG 在荧光探测的领域内应用的可能性已经进入动物实验阶段，并受到广泛关注[29,30]。在未来，通过影像系统的开发，也会在临床上得到广泛应用。

参考文献

1) Hirigoyen MB, Blackwell KE, Zhang WX, et al: Continuous tissue oxygen tension measurement as a monitor of free-flap viability. Plast Reconstr Surg 1997; 99: 763-773.
2) Futran ND, Stack Jr BC, Hollenbeak C, et al: Green light photoplethysmography monitoring of free flaps. Arch Otolaryngol Head Neck Surg 2000; 126: 659-662.
3) Jones BM, Mayou BJ: The laser doppler flowmeter for microvascular monitoring: a preliminary report. Br J Plast Surg 1982; 35: 147-149.
4) Svensson H, Pettersson H, Svedman P: Laser doppler flowmetry and laser photometry for monitoring free flaps. Scand J Plast Reconstr Surg 1985; 19: 245-249.
5) Myers MB: Prediction of skin sloughs at the time of operation with the use of fluorescein dye. Surgery 1962; 51: 158-162.
6) Silverman DG, LaRossa DD, Barlow CH, et al: Quantification of tissue fluorescein delivery and prediction of flap viability with the fiberoptic dermofluorometer. Plast Reconstr Surg 1980; 66: 545-553.
7) Graham BH, Walton RL, Elings VB, et al: Surfacd quantification of injected fluorescein as a predictor of flap viability. Plast Reconstr Surg 1983; 71: 826-831.
8) Thompson JG, Kerrigan CL: Dermofluorometry: thresholds for predicting flap survival. Plast Reconstr Surg 1989; 83: 859-864.
9) Fox IJ, Brooker LG, Heseltine DW, et al: A tricarbocyanine dye for continuous recording of dilution curves in whole blood independent of variations in blood oxygen saturation. Proc Staff Meet Mayo Clin 1957; 32: 478-484.
10) Flower RW, Hochheimer BF: Indocyanine green dye fluorescence and infrared absorption choroidal angiography performed simultaneously with fluorescein angiography. Johns Hopkins Med J 1978; 138: 33-42.
11) Eren S, Rübben A, Krein R, et al: Assessment of microcirculation of an axial skin flap using indocyanine green fluorescence angiography. Plast Reconstr Surg 1995; 96: 1636-1649.
12) Rübben A, Eren S, Krain R, et al: Infrared videoangiofluorography of the skin with indocyanine green – Rat random cutaneous flap model and results in man. Microvasc Res 1994; 47: 240-251.
13) Still J, Law E, Dawson J, et al: Evaluation of the circulation of reconstructive flaps using laser-induced fluorescence of indocyanine green.Ann Plast Surg 1999; 42: 266-274.
14) Holm C, Mayr M, Hoefter E, et al: Intraoperative evaluation of skin-flap viability using laser-induced fluorescence of indocyanine green. Br J Plast Surg 2002; 55: 635-644.
15) Holm C, Tegeler J, Mayr M, et al: Monitoring free flaps using laser-induced fluorescence of indocyanine green: A preliminary experience. Microsurgery 2002; 22: 278-287.
16) Phillips BT, Lanier ST, Conkling N, et al: Intraoperative perfusion techniques can accurately predict mastectomy skin flap necrosis in breast reconstruction: results of a prospective trial. Plast Reconstr Surg 2012; 129: 778e-788e.
17) Sood M, Glat P: Potential of the SPY intraoperative perfusion assessment system to reduce ischemic complications in immediate postmastectomy breast reconstruction. Ann Surg Innov Res 2013; 7: 9.
18) Duggal CS, Madni T, Losken A: An outcome analysis of intraoperative angiography

for postmastectomy breast reconstruction. Aesthet Surg J 2014; 34: 61-65.
19) Casey WJ, Connolly KA, Nanda A, et al: Indocyanine green laser angiography improves deep inferior epigastric perforator flap outcome following abdominal suction lipectomy. Plast Reconstr Surg 2015; 135: 491e-497e.
20) La Padula S, Hersant B, Meningaud JP, et al: Intraoperative use of indocyanine green angiography for selecting the more reliable perforator of the anterolateral thigh flap: a comparison study. Microsurgery 2018; 38: 738-744.
21) Losken A, Zenn MR, Hammel JA, et al: Assessment of zonal perfusion using intraoperative angiography during abdominal flap breast reconstruction. Plast Reconstr Surg 2012; 129: 618e-624e.
22) Woodard CR, Most SP: Intraoperative angiography using laser-assisted indocyanine green imaging to map perfusion of forehead flaps. Arch Facial Plast Surg 2012; 14: 263-269.
23) Kamolz LP, Andel H, Auer T, et al: Evaluation of skin perfusion by use of indocyanine green video angiography: Rational design and planning of trauma surgery. J Trauma 2006; 61: 635-641.
24) Krishnan KG, Schackert G, Steinmeier R: The role of near-infrared angiography in the assessment of post-operative venous congestion in random pattern, pedicled island and free flaps. Br J Plast Surg 2005; 58: 330-338.
25) Holm C, Mayr M, Höfter E, et al: Assessment of the patency of microvascular anastomoses using microscope-integrated near-infrared angiography: a preliminary study. Microsurgery 2009; 29: 509-514.
26) Kishi K, Imanishi N, Shimizu Y, et al: Alternative 1-step nasal reconstruction technique. Arch Facial Plast Surg 2012; 14: 116-121.
27) Kishi K, Nakajima H, Imanishi N: Distally based greater saphenous venoadipofascial-sartorius muscle combined flap with venous anastomosis. Plast Reconstr Surg 2007; 119: 1808-1812.
28) Obana A, Miki T, Hayashi K, et al: Survey of complications of indocyanine green angiography in Japan. Am J Ophthalmol 1994; 118: 749-753.
29) Starosoloski Z, Bhavane R, Ghaghada KB, et al: Indocyanine green fluorescence in second near-infrared（NIR- Ⅱ）window. PLoS One 2017; 12: e0187563.
30) Carr JA, Franke D, Caram JR, et al: Shortwave infrared fluorescence imaging with the clinically approved near-infrared dye indocyanine green. Proc Natl Acad Sci USA 2018; 115: 4465-4470.

第 4 章　上消化道的血流评价

小柳和夫，小泽壮治，二宫大和，谷田部健太郎，樋口　格，山本美穗

概要

- ICG 荧光成像用于上消化道的术中血流评估正在迅速普及。
- 近年来，在食管癌术后管形胃重建中应用 ICG 荧光成像的定量评估方法正在开展。
- 使用 ICG 荧光成像测量重建的管形胃中的血流速度可预测食管癌术后吻合口漏的发生率。
- 应用 ICG 荧光成像评估重建的管形胃的血流，以设计手术方式和围手术期管理，以及探讨影响管形胃壁血流的临床肿瘤学因素，是今后需要开展的研究课题。

引言

上消化道手术中血流评估的目的是判断在血流良好的部位进行吻合术，以减少重建后吻合口漏的发生率。与其他胃肠道吻合术相比，上消化道手术中食管癌手术的食管颈部吻合口容易发生术后吻合口漏，它已被证明与术后医院死亡相关。吻合口漏的发生可能与多种因素有关，特别是重建器官中的血流减少与吻合口漏的发生有密切关系。

在临床上 ICG 传统上被用作肝功能和循环功能的检测药物。近年来随着设备的进步，利用 ICG 荧光特性的成像方法（ICG 荧光图像）已被应用于消化道肿瘤手术[1]。首先用于确定肝癌手术中肝切除范围的判定以及胃癌和结肠癌前哨淋巴结的识别中，已经有文献报道使用这种 ICG 荧光成像方法引导手术的有效性，ICG 具有可以快速并且稳定与血浆蛋白结合的特性，使得其在胃肠道肿瘤手术中血流评估的有效性得到印证。我们也应用 ICG 荧光成像引导方式评估了食管癌术后重建的管形胃的血流情况，并报告了其有效性。本文主要目的是介绍在食管癌术中应用荧光引导手术的现状和实际操作方法。

1. 目前重建器官血流的评估方法和问题

食管癌切除后,常将胃(管)、小肠和结肠用作重建器官。不管何种情况,为了将重建器官从腹部提升至颈部,都需要足够的长度。确保提升的同时,不会引起重建器官的末端局部缺血。在使用较为普遍的管形胃中,血流主要由胃网膜右动脉供给,但胃网膜左动脉和胃网膜右动脉之间存在无血管区,而吻合部位常为胃短血管的控制区域,因此,吻合口处的血供主要来源于胃壁内的血流。目前,测量食管癌术中重建管形胃的血流量以确定最佳的吻合部位的方法已经进行了各种研究。

此前,手术者主要从器官的色泽和动脉搏动,以及自己的经验对重建器官的血流作出评估。然而,这些方法是主观的,并且血供良好和血供不佳部位的分界线不容易分辨。作为客观的血流评估方法,过去常用热成像法和激光多普勒法。热成像法是一种尝试根据管形胃温度的变化评估血流的方法,目前只有少数报道,没有显示出与吻合口漏的关联性。另外,激光多普勒方法可以检测到重建管形胃部位的微循环,并且在 20 世纪 90 年代末期至 21 世纪 00 年代初期报告了在食管癌的使用经验[2]。虽然对于观察小面积区域效果很好,但是很难对大面积区域作整体评估,并且存在可重复性的问题,也没显示出与吻合口漏的相关性,因此在临床实践中并未被广泛使用。

2. ICG 荧光成像应用历史

由于 ICG 的荧光处于峰值波长为 845nm 的近红外区域,因此无法用肉眼直接观察荧光图像。光学设备的最新进展使得实时观察 ICG 荧光成为可能,因此 ICG 在临床上已迅速地被用作引导工具。

在食管癌手术中,最初 ICG 荧光成像用于重建的管形胃增压后吻合口等部位血供情况的观察。此后,它被用于评估重建管形胃的血流量,并研究了与术后吻合口漏发生的关系,也使得评估方法从定性评估变为定量评估。然而,有关重建管形胃 ICG 荧光成像的报道多种多样,这种评价方法被认为是今后的研究课题。

(1)定性 ICG 荧光成像

由于 ICG 在血管中是稳定的,因此认为在没有观察到 ICG 荧光的胃部进行重建血供是有问题的。Zehenter 等报道食管癌手术中在未观察到 ICG 荧光的管形胃部位吻合时,吻合口漏的发生率 45%,而在观察到良好 ICG 荧光的部位吻合时吻合口漏的发生率仅为 2%[3]。Shmiada 等发现 40 例食管癌管形胃重建患者中有 3 例术后吻合口漏,所有病例均被观察重建管形胃 ICG 荧光显影,因此,作者认为仅使用 ICG 荧光成像评估术中血流并不充分[4]。使用ICG荧光成像进行是否有血流这样定性的评估是最简单的用途，更进一步应用ICG荧光成像进行定量的客观判定实属必要。

（2）定量化的尝试

随着彩色成像系统的出现，已经尝试量化ICG荧光成像。Yukaya等测量了重建管形胃两点之间ICG荧光亮度的时间和数量变化，从而定量显示流入和流出的血流异常[5]。作为一种客观的评估方法，Kumagai等测量了ICG静脉注射后ICG荧光到预定的吻合部位的时间，并认为如果在90秒内显影则提示血流良好[6]。另一方面，Kamyai等尝试量化食管癌手术后空肠重建术中，血管游离后重建肠管的ICG荧光强度，并指出该方法可用于确认血管吻合部位的通畅性[7]。但是，迄今没有报道显示血流定量评估与术后吻合口漏相关，因此，在使用ICG荧光成像引导手术时，需要考虑与常规方法不同的评价方法。

要点

- 由于光学仪器的进步，ICG荧光成像作为一种上消化道术中血流评估的方法正在迅速普及。
- 过去已经对食管癌术后管形胃重建术中的ICG荧光成像进行了定性评估，但近年来尝试了定量评估方法。
- 迄今的报道不能证明血流的定量评估与食管癌术后吻合口漏相关。

3. ICG荧光成像技术用于重建管形胃壁中血流速度的测量

我们通过观察ICG荧光成像的时空变化，并在重建的管形胃中引入了引导手术[8]。我们将在此呈现ICG荧光成像技术的实际操作步骤。

（1）管形胃的制作

在本院，制作一条沿胃大弯侧、直径为3.5cm的小管形胃。从幽门上5cm起切除小弯侧的胃，并且保留胃网膜右动脉（**图1**）。向胸壁方向制作管形胃，使之可以延伸至颈部，模拟吻合，并通过肉眼和触诊检查评估管形胃的色调和胃网膜动脉的搏动。同时，准备好静脉注射用ICG（1.25mg / 人）（DIAGNOGREEN）和生理盐水。

（2）ICG成像摄影设备

我们使用PDE-neo® 进行ICG荧光成像。连接检测器和监视器，然后开始拍摄（**图2**）。使用PDE-neo® 时，必须关闭手术室中的无影灯，但不必关闭整个手术室的灯。通常在静脉注射后30秒内，可以在胃网膜右动脉的根部观察到ICG荧光。

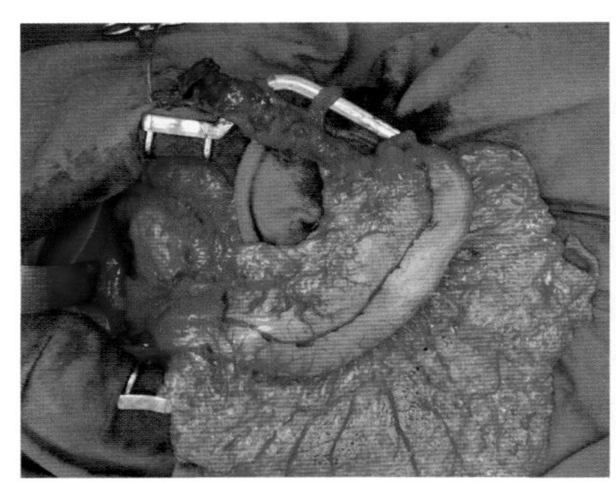
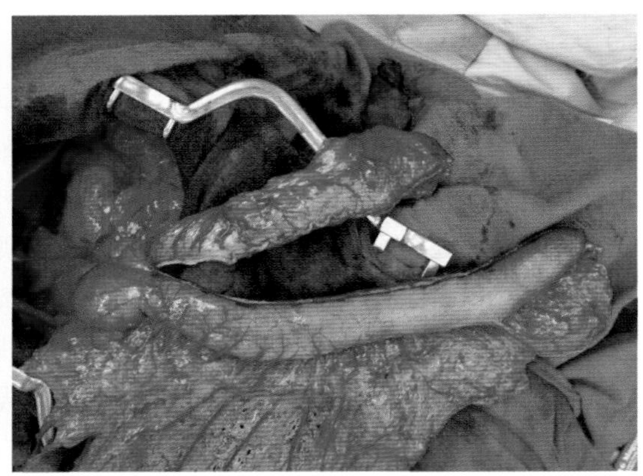

图1 大弯侧小口径管形胃的制作

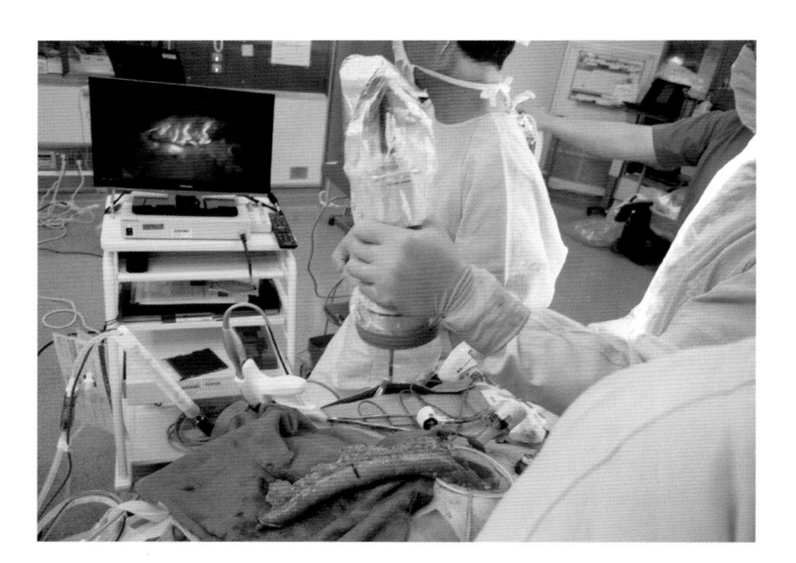

图2 ICG 荧光成像测定

（3）管形胃的 ICG 荧光成像测量

从中心静脉导管静脉注射 ICG 1.25mg / 人后，继续滴注生理盐水。正常情况下，静脉注射后 30 秒内，可以在胃网膜右动脉的根部观察到 ICG 荧光。

我们在管形胃上设置了以下 4 个观察点，观察 ICG 荧光在胃壁中的移动速度（图 3）。以 a 点为基准，测量到其他点的距离。另外，可以通过测量 ICG 荧光的移动时间来计算移动速度（视频 1）。重建后，将以相同的方式测量 ICG 荧光成像。尽管在胸骨后路重建时无法进行连续测量，但可以通过确认胃网膜右动脉根部到达吻合部位的 ICG 荧光时间计算出血流运动速度。

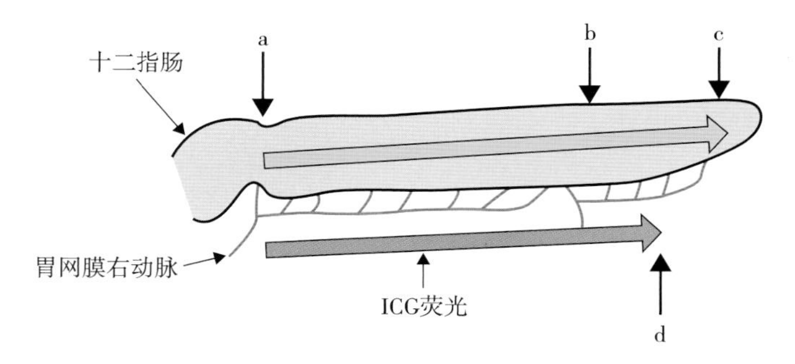

图3 ICG 荧光成像技术用于重建管形胃壁中血流速度的测量

a：幽门。

b：视觉和触诊提示胃网膜右动脉末端的搏动。

c：管形胃胃壁 ICG 血流的末端。

d：胃网膜右动脉 ICG 血流的末端。

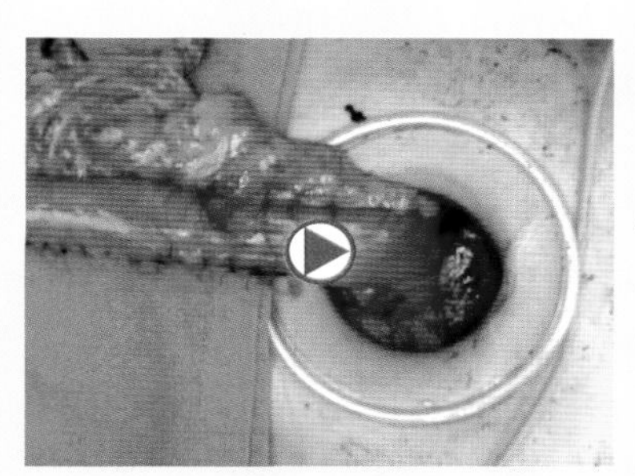

（视频时长01：20）

视频1 重建管形胃的 ICG 荧光成像

（4）管形胃 ICG 荧光转移率的测定

2014 年至 2017 年之间，我们对 109 例食管癌手术患者进行了三区淋巴结清扫和胸骨后路线管形胃重建术，现将 ICG 荧光成像的测量结果介绍如下。

吻合前的平均制作管形胃的长度为 34.6cm，ab 之间的平均距离为 22.9cm。通过 ICG 荧光成像观察有血流通过到达最远端，而不仅是通过肉眼和触诊判断，ac 之间的平均距离为 32.3cm，ad 之间的平均距离为 26.2cm。ICG 荧光成像除了可观察胃网膜右动脉远端的血流还可以观察到胃壁血流。ac 之间，ICG 荧光的移动时间平均为 12.2 秒，ad 之间平均为 4.7 秒，而在管形胃胃壁的 ICG 荧光的移动速度（ICG 荧光血流速度）为 2.9cm/s，在胃网膜右动脉内为 4.0cm/s。

所有胃吻合部位均在能观察到 ICG 荧光的管形胃胃壁上进行。

要点

- 我们针对 ICG 荧光的移动速度进行定量评估。
- 将幽门作为起点,计算与管形胃胃壁中 ICG 荧光达到的末端,以及胃网膜右动脉中 ICG 荧光达到的末端之间的距离和时间,以便计算出血流运动速度。
- 特别是,ICG 荧光在管形胃胃壁中的移动速率被认为反映了管形胃的微循环状况。

4. ICG 荧光成像与食管癌术后吻合口漏的关系

ICG 荧光成像作为血流评价方法,其预期效果是阐明与术后吻合口漏的关系。作为一种定量评估方法,我们重点探讨 ICG 荧光的迁移率和术后吻合口漏的关系,报告结果如下:

(1) ICG 荧光成像与食管癌术后吻合口漏的关系

在 109 名患者中,应用上述 ICG 荧光成像评估血流情况,并研究了其与吻合口漏的相关性。

在全部区域管形胃胃壁都能观察到 ICG 荧光的部位进行了吻合,其中 15 例患者出现术后吻合口漏。首先,吻合口漏的发生与否与临床肿瘤学因素、术中出血量和手术时间之间并没有相关性。接下来,我们探讨了 ICG 荧光血流速度与吻合口漏之间的关系。吻合口漏组与无吻合口漏组胃网膜右动脉(a~d 间)ICG 荧光血流速度并无差异,另一方面,发生吻合口漏的患者中管形胃胃壁内(a~c 间)ICG 荧光血流速度显著降低,吻合口漏组为 1.91cm/s,无吻合口漏组为 2.78cm/s($P<0.000\ 1$)。

(2) ICG 荧光成像作为食管癌术后吻合口漏的预测指标

将管形胃胃壁中的 ICG 荧光成像测定的血流速度制成 ROC 曲线,求出 AUC 0.92,临界值(cutoff 值)2.07cm/s,并将之作为预测食管癌手术后吻合口漏的一个因素(**图 4**)。使用这个临界值,通过多变量分析确定吻合口漏发生的预测因子,发现 ICG 荧光成像的管形胃胃壁血流速度是食管癌手术后吻合口漏发生的独立预测因子($P<0.000\ 1$)。

5. ICG 荧光成像血流测量的注意事项

在我们的研究中,在全部区域管形胃壁内都能观察到 ICG 荧光的部位进行管形胃的吻合,但仍有 15 例发生吻合口漏。这表明了传统定性评估方法的局限性。除了重建器官中的血流外,需进一步探寻与吻合口漏发生有关的其他因素。

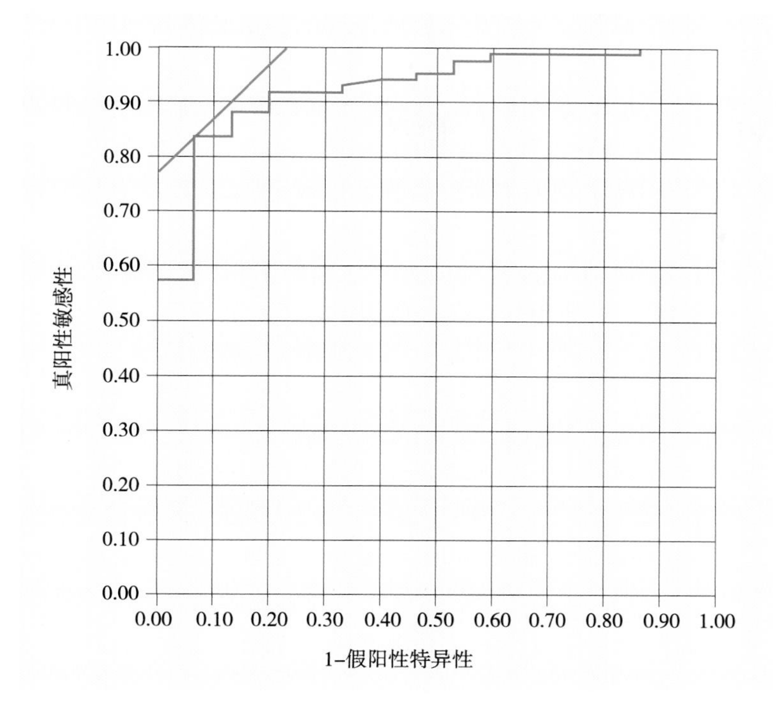

图4 ROC 曲线：管形胃胃壁血流速度（临界值 2.07cm/s）对吻合口漏的敏感性和特异性

以往在评价吻合口漏发生的血流量时，是从动脉血的流入量和静脉血的流出量这两方面来探讨。Yukaya 等试图量化重建管形胃中的流入和流出血流受损情况，但遗憾的是未能发现与吻合口漏有关。虽然我们发现基于血流速度的评估方法与吻合口漏发生有关，但难以区分流入和流出，通常认为是进行了血流的综合评估。

要点

- 应用 ICG 荧光成像对重建管形胃的血流进行定量评估很重要。
- 考虑到难以区分重建管形胃的流入血流还是流出血流受损，需进行血流综合评价。

6. ICG 荧光成像在上消化道血流测量的前景

ICG 荧光成像作为一种评估上消化道血流的方法正在迅速普及，目前的情况是有许多有或无的定性评估。需要进一步开发 ICG 荧光成像作为定量评估的手段[9,10]。定量评估中，如何区分动脉血流减少或静脉血流受阻是术中要面临的一个具体问题。为此，有必要改进包括分析软件在内的设备。

我们已经证明与传统方法不同，ICG 荧光成像作为一种预测食管癌术后吻合口漏的方法是有效的。如何改进 ICG 荧光血流速度降低患者的手术方法和围手术期管理，是今后研究方向。再者，探讨影响管形胃壁血流的临床肿瘤因素也很重要，ICG 荧光成像将有助于阐明这一点。

近年来，已经开发出可以观察 ICG 荧光成像的内镜手术用的照相机器械。预计未来随着内镜外科手术和光学仪器的进步，使用 ICG 荧光成像引导手术的开展将继续得到推动。

参考文献

1) 三輪光春：ICG 蛍光法の原理と機器開発. 外科 2009; 71: 913-917.
2) Ikeda Y, Niimi M, Kan S, et al: Clinical significance of tissue blood flow during esophagectomy by laser doppler flowmetry. J Thorac Cardiovasc Surg 2001; 122: 1101-1106.
3) Zehetner J, DeMeester SR, Alicuben ET, et al: Intraoperative assessment of perfusion of the gastric graft and correlation with anastomotic leaks after esophagectomy. Ann Surg 2015; 262: 74-78.
4) Shimada Y, Okumura T, Nagata T, et al: Usefulness of blood supply visualization by indocyanine green fluorescence for reconstruction during esophagectomy. Esophagus 2011; 8: 259-266.
5) Yukaya T, Saeki H, Kasagi Y, et al: Indocyanine green fluorescence angiography for quantitative evaluation of gastric tube perfusion in patients undergoing esophagectomy. Am Coll Surg 2015; 221: e37-42.
6) Kumagai Y, Hatano S, Sobajima J, et al: Indocyanine green fluorescence angiography of the reconstructed gastric tube during esophagectomy: efficacy of the 90-second rule. Dis Esophagus 2018; 31: 1-4.
7) Kamiya K, Unno N, Miyazaki S, et al: Quantitative assessment of the free jejunal graft perfusion. J Surg Res 2015; 194: 394-399.
8) Koyanagi K, Ozawa S, Oguma J, et al: Blood flow speed of the gastric conduit assessed by indocyanine green fluorescence: New predictive evaluation of anastomotic leakage after esophagectomy.Medicine 2016; 95: 30(e4386).
9) Daele EV, van Nieuwenhove Y, Ceelen W, et al: Near-infrared fluorescence guided esophageal reconstructive surgery: A systematic review. World J Gastrointest Oncol 2019; 11: 250-263.
10) Ladak F, Dang JT, Switzer N, et al: Indocyanine green for the prevention of anastomotic leaks following esophagectomy: a meta-analysis. Surg Endosc 2019; 33: 384-394.

第 5 章　下消化道的血流评价

长谷川宽，冢田祐一郎，伊藤雅昭

概要

- ICG 荧光法作为在下消化道外科领域术中实时评估重建肠道血流的客观手段而备受关注。
- ICG 荧光法是为了降低最严重的术后并发症之一——吻合口漏的发生率而应运而生的。

引言

近年来，ICG 荧光法作为术中实时评估消化道血流的成像工具而备受关注。本文将对 ICG 荧光法在下消化道外科领域方面进行概述。

1. ICG 荧光法的原理及临床应用

ICG 是水溶性的三碳菁染料，是能够用于临床的有限荧光物质之一。ICG 经静脉注入后能够快速与血浆蛋白结合，分布于全身的血管内，后被肝脏选择性地摄取，基本 100% 从胆汁中排泄。因为几乎不经过肠道循环或肾脏排泄，目前被广泛应用于肝功能检查或循环功能检查。

与血浆蛋白结合的 ICG 分布于全身脏器后，在 750~810nm 的激光照射激发下，发出波长峰值在 840nm 前后的荧光，通过能够感受近红外光的专业摄像机将对象进行可视化。利用这个荧光特性进行荧光成像即 ICG 荧光法，在 20 世纪 90 年代首次临床应用于眼底的血管造影。到了这个世纪，具备上述特性并用于外科手术的红外观察摄像系统已被商用，作为术中引导工具应用于冠状动脉造影、淋巴管造影、胆道造影、识别前哨淋巴结等方面[1]。在消化道外科领域，商用红外观察摄像系统不仅用于开腹手术，还可用于腹腔镜外科手术（腹腔镜下手术或机器人辅助下内镜手术），在临床上更进一步的应用也在不断推进中。

2. ICG荧光法在下消化道外科领域方面的应用

不论手术技术或医疗器械如何进步,吻合口漏(是指由于吻合的肠管之间组织不愈合,肠管内容物泄漏到腹腔内的状态)依然是下消化道外科领域最严重的术后并发症之一。大肠分为结肠和直肠,与结肠切除术相比直肠切除术吻合口漏的发生率更高,据报道称该发生率在9%~14%[2,3]。吻合口漏可使围手术期死亡率增加,与住院时间延长或医疗费用增加有关[2]。此外,在直肠切除术中,吻合口漏不仅会损害排便功能或降低生存质量[4],而且有报道称会对肿瘤复发率带来负面的影响[5]。

吻合口漏的发生与患者、肿瘤、手术等各种各样的因素相关[6]。在这些因素当中,重建肠道具有良好的血供被认为是避免吻合口漏最重要的因素[6]。

重建肠道的血运情况,目前主要通过外科医生在术中用肉眼根据肠管壁的颜色、是否有肠蠕动、肠管切缘是否有出血以及肠系膜动脉的搏动来判断。然而,这种判断是主观性的,因为很大程度上受外科医生的经验和技术影响,其可靠性很低[7],客观且可信度更高的评估方法有待确立。目前有尝试应用多普勒超声、近红外分光度测定等方法在术中客观评估消化道的血运[8],由于操作复杂、缺乏可重复性等原因而未能实际应用于临床。近年来,ICG荧光法备受关注,它具有简便且侵袭性小的特点,可在术中实时客观地评估消化道的血运情况。在下消化道外科领域,ICG荧光法因其可能有助于降低吻合口漏的发生率,而被逐步推进在临床上的应用[9-19]。

3. 在下消化道外科领域ICG荧光法应用于术中肠管血运评估的方法

目前已报道的在下消化道外科领域方面ICG荧光法应用于术中评估肠管血运的方法见**表1**[9-17]。

从文献中可以看到ICG的给药剂量是有差异的[9,11,13-17]。在日本销售的ICG商品名是“吲哚菁绿®注射用25mg”。在说明书中提到“ICG 25mg用5~10ml注射用水溶解,根据使用目的,通常给药剂量为0.04~0.3mg/kg”。其副作用的发生率在0.17%,据报道主要的副作用有休克(0.02%)、恶心呕吐(0.08%)和血管痛(0.04%)。虽然ICG是较安全的低毒试剂,但因为含有碘化钠而禁用于碘过敏的患者。

消化道的血运评估很多是在吻合前或吻合前后进行评估[9-17]。无论从肠管的浆膜面还是黏膜面进行血运评估都是可行的。本科从2016年引入ICG荧光法,主要用于吻合口漏发生率高的直肠切除术中进行重建肠道的血运评估。下面将讲述这种方法。

表1 ICG荧光法在大肠吻合口血供评估中的应用(临床样例)

作者	发表杂志(年度)	研究设计方法	研究对象	病例数	血流评估
Kudszus et al.	*Langenbecks Arch Surg* (2010)	回顾性病例对照研究	大肠切除术	402 病例组:201 对照组:201	吻合前或吻合后
Ris et al.	*Surg Endosc* (2014)	前瞻性队列研究	大肠切除术	30	吻合后
Jafari et al.	*J Am Coll Surg* (2015)	前瞻性队列研究	左半结肠切除术 前切除术	139	吻合前后
Kin et al.	*Dis Colon Rectum* (2015)	回顾性病例对照研究	左半结肠切除术 直肠切除术	346 病例组:173 对照组:173	吻合前
Boni et al.	*Surg Endosc* (2016)	前瞻性队列研究	大肠切除术	107	吻合前
Boni et al.	*Surg Endosc* (2017)	回顾性病例对照研究	直肠切除术	80 病例组:42 对照组:38	吻合前
Kim et al.	*Dis Colon Rectum* (2017)	回顾性病例对照研究	直肠切除术	657 病例组:310 对照组:347	吻合前后
Ris et al.	*Br J Surg* (2018)	前瞻性队列研究	大肠切除术	504	吻合前后
Hasegawa et al.	*Int J Colorectal Dis* (2019)	回顾性病例对照研究	直肠切除术	844 病例组:141 对照组:703	吻合前

续表

红外观察摄像系统	ICG 注入量	血流的符合率	造影时间*	操作时间	手术计划更改率	吻合口漏发生率
IC-View®	0.2~0.5mg/kg	n.r.	n.r.	6.8 分钟	13.9%	5.5% 病例组：3.5% 对照组：7.5%
PINPOINT system	n.r.	96.7%	35 秒	4.5 分钟	n.r.	0%
PINPOINT system	3.75~7.5mg	98.6%	n.r.	n.r.	7.9%	1.4%
SPY Imaging System	n.r.	n.r.	n.r.	n.r.	4.6%	6.9% 病例组：7.5% 对照组：6.4%
IMAGE1 S™ system	0.2mg/kg	100%	57 秒	n.r.	3.7%	0.9%
IMAGE1 S™ system	0.2mg/kg	100%	n.r.	n.r.	4.7%	2.5% 病例组：0% 对照组：5.3%
Firefly™	10mg	n.r.	44 秒	n.r.	n.r.	3.0% 病例组：0.6% 对照组：5.2%
PINPOINT system	7.5mg	100%	29 秒	4 分钟	5.8%	2.4%
IMAGE1 S™ system 1588 AIM Platform and SPY Fluorescence technology HyperEye Medical System Handy	5mg	100%	36 秒	n.r.	17.0%	10.0% 病例组：2.8% 对照组：12.4%

*从 ICG 注入到肠管显像的时间。

n.r.，无报道。

在离断近端肠管之前进行吻合前血运评估。首先通过肉眼判断近端肠管预切线大致的位置，后经静脉注入ICG（5mg），通过ICG荧光法确认有无血流从而最终决定切线位置（图1）。在根据肉眼判断预切线血运良好的情况下，可根据快速显影的肠管壁确定吻合部位。文献中报道的从注入ICG到肠管壁显影的时间不尽相同，中位数在29~57秒[10, 13, 15-17]。在预切线所在的肠管壁不能显影的情况下，考虑到血流不足，可追加切除直至肠管壁显影为止的肠管，并在该部位进行吻合。吻合后从吻合口位置肠管的浆膜面以及黏膜面评估血运情况，若判断血运不良时可再行吻合等，可作为手术计划变更的判断基准（图2和图3）。

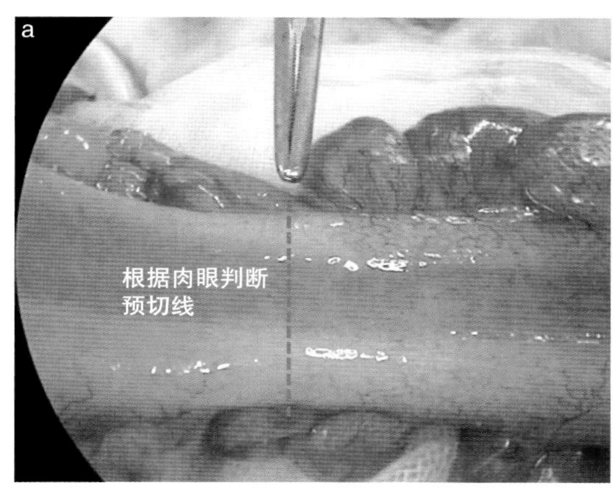

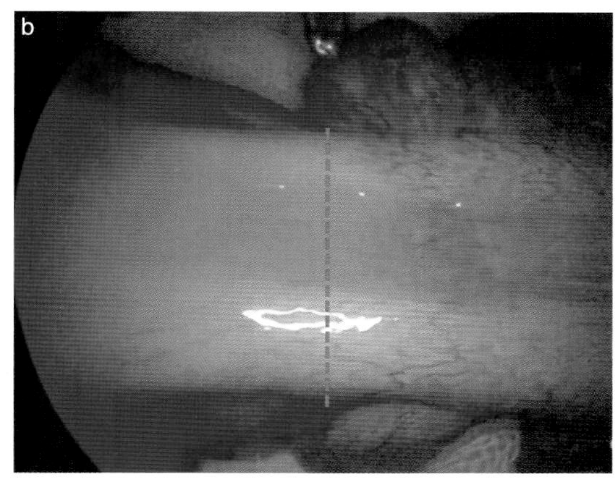

图1 离断前近端肠管的血运评估（浆膜面）

a：在处理好肠系膜之后，根据肉眼评估确定近端肠管预切线大致的位置。

b：到预切线为止的肠管壁显影，血运良好的部位呈现出浅蓝色的荧光。

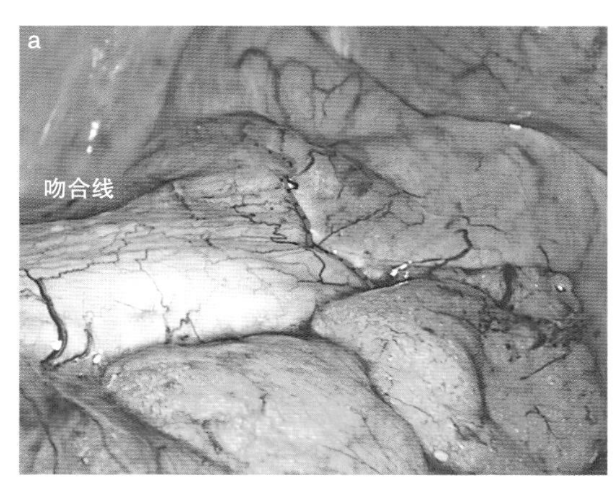

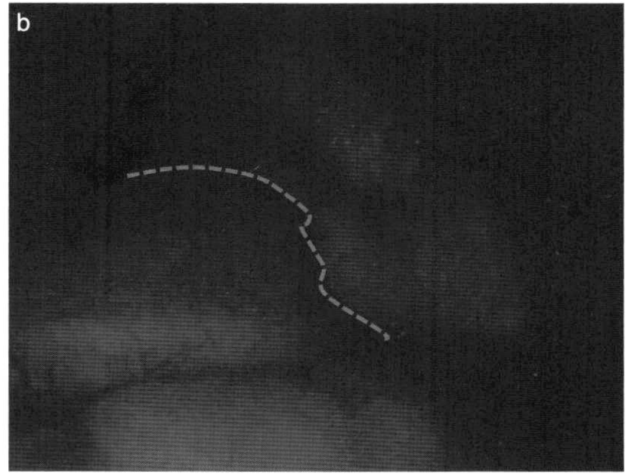

图2 吻合部位的血运评估（浆膜面）

a：吻合结束后（器械吻合）。

b：近端以及远端肠管显影。即便在腔镜下手术进行血运评估也是可行的。

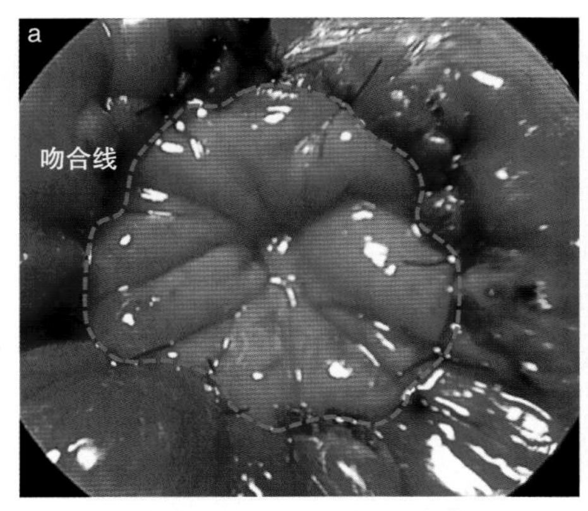

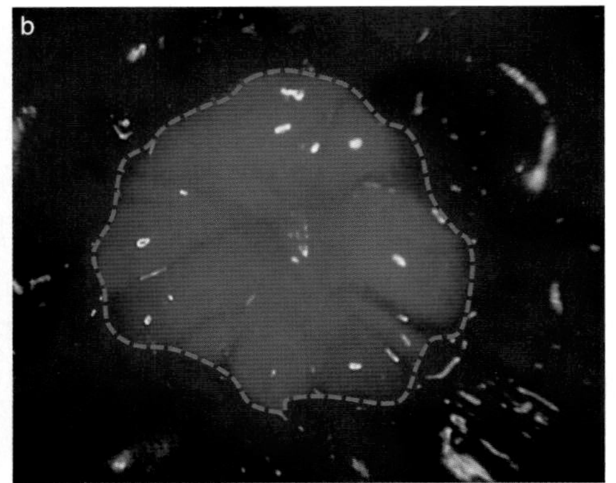

图3 吻合部位的血运评估（黏膜面）
a：吻合结束后（手工吻合）。
b：吻合部位显影。从黏膜面进行评估也是可行的。

4. 在下消化道外科领域ICG荧光法应用于术中肠管血运评估的成果

目前已报道的在下消化道外科领域方面ICG荧光法应用于术中评估肠管血运的成果见**表1**[9-17]。

基本上全部靠ICG荧光法来进行血运评估是可行的[10,11,13,14,16,17]，据报道称该操作所需时间很短（4~7分钟）[9,10,16]。除了机器问题外，不能快速静脉注射ICG也是血运评估不能进行的主要原因，因此麻醉医生的协助是十分必要的。此外，由于ICG给药引起的副作用目前尚未见报道[9-17]。因此，目前认为ICG荧光法是术中评估肠管血运安全、简便、低侵袭性的方法。据报道，通过ICG荧光法有3.7%~17.0%的病例改变手术计划如追加切除近端肠管等[9,11-14,16,17]，主要原因在于先天性边缘动脉缺损（Sudeck点或Griffith点）或术中操作导致边缘动脉的损伤。

2010年Kudszus等[9]首次报道了ICG荧光法在大肠切除术中应用的安全性以及有效性。报道称在ICG荧光法应用组中13.9%（28/201）的病例更改了近端肠管的预切线位置，相比对照组，ICG荧光法应用组能够明显降低吻合口漏的发生率（3.5% vs 7.5%）。2015年Jafari等[11]报道了以左半结肠切除术以及前切除术为研究对象的多中心Ⅱ期临床试验（PILLAR-Ⅱ）的结果。吻合口漏的总发生率是1.4%（2/139）。该研究在吻合前后应用ICG荧光法进行血运评估，结果显示7.9%（11/139）的病例变更了手术计划。11例当中9例改变了近端肠管的预切线位置，其余2例根据吻合后的血运评估，1例再次吻合，1例避免了暂时性人工肛门手术，这些病例均未出现吻合口漏。

2016年Boni等[14]报道了在直肠切除术中ICG荧光法的应用结果。该研究在吻合前后应用了ICG荧光法，结果显示4.7%（2/42）的病例变更了手术计划，这些病例当中均未出现吻合口漏。2017年Kim等[15]报道了在机器人辅助下直肠切除术中ICG荧光法的有效性。报道称，相比对照组，ICG荧光法应用组明显降低吻合口漏的发生率（0.6% vs 5.2%）。2020年Hasegawa等[17]报道了在直肠切除术中ICG荧光法的有效性。倾向性评分匹配前（n=844）ICG荧光法应用组吻合口漏发生率为2.8%（4/141），对照组12.4%（87/703）。运用倾向性评分按照1∶2比例匹配（n=420）以平衡2组间患者的背景特征后，结果显示在ICG荧光法应用组中吻合口漏的发生率为2.8%（4/141），对照组为13.6%（38/279）。运用倾向性评分的logistic回归分析结果显示应用ICG荧光法的患者吻合口漏发生率明显下降。此外，系统性回顾研究结果也显示ICG荧光法在大肠切除术中能够有效降低吻合口漏的发生率[18]。另一方面，2015年Kin等[12]报道称大肠切除术中ICG荧光法应用组和对照组2组间吻合口漏发生率没有差异（7.5% vs 6.4%；P=0.67），但该研究被指出存在选择偏移、样本量小的问题。

就现状而言，由于缺少随机对照试验的报道，尚无充分的证据证明ICG荧光法的有效性，但是在下消化道外科领域ICG荧光法很可能有助于降低吻合口漏的发生率。

要点

- ICG荧光法是术中评估肠管血运安全、简便、低侵袭性的方法。
- ICG荧光法很可能有助于降低在下消化道外科领域方面吻合口漏的发生率。

5. 与ICG相关的用药及适应证信息

ICG的适应证仅限于“①肝功能检查、②循环功能检查、③神经外科手术中的脑血管造影（在红外线照射时进行荧光测定显像）、④前哨淋巴结的识别”这4种情况，但日本外科协会及日本整形外科协会希望扩大适应证增加“血管以及重建组织的血运情况观察”，最终在2018年1月获得共识。基于此结果，药物的效能和效果中追加了“血管以及组织的血运评估”，该药物也获得了用药批准并纳入适应证范围。

6. ICG荧光法的相关课题

目前ICG荧光法主要用于定性评估，但这种评估方法可能存在缺乏客观性的问题。为了更客观充分地评估，荧光显像定量软件（荧光强度的数值化）已经正在开发中，在临床上的应用也在逐步推进中[19]。Wada等[19]回顾分析了应用ICG荧光法的112个病例的荧光强度。报道指出在定性评估判断血运良好的病例当中，荧光强度低的病例发生了吻合口漏。然而，该研究的样本量较小，今后有必要进一步探讨。

总结

本文概述了在下消化道外科领域ICG荧光法相关内容。ICG荧光法是评估消化道血运安全、简便、低侵袭性的术中成像工具。像这一类活体内荧光成像技术有望能够在临床上提高对患者的诊治效果，改善患者的生存质量。

参考文献

1) Alander JT, Kaartinen I, Laakso, A et al: A review of indocyanine green fluorescent imaging in surgery. Int J Biomed Imaging 2012; 2012: 940585.
2) Kang CY, Halabi WJ, Chaudhry OO, et al: Risk factors for anastomotic leakage after anterior resection for rectal cancer. JAMA Surg 2013; 148: 65-71.
3) Snijders HS, Wouters MW, van Leersum NJ, et al: Meta-analysis of the risk for anastomotic leakage, the postoperative mortality caused by leakage in relation to the overall postoperative mortality. Eur J Surg Oncol 2012; 38: 1013-1019.
4) Mongin, Maggiori L, Agostini J: Does anastomotic leakage impair functional results and quality of life after laparoscopic sphincter-saving total mesorectal excision for rectal cancer? A case-matched study. Int J Colorectal Dis 2014; 29: 459-467.
5) Mirnezami A, Mirnezami R, Chandrakumaran K, et al: Increased local recurrence and reduced survival from colorectal cancer following anastomotic leak: systematic review and meta-analysis. Ann Surg 2011; 253: 890-899.
6) Kingham TP, Pachter HL: Colonic anastomotic leak:risk factors, diagnosis, and treatment. J Am Coll Surg 2009; 208: 269-278.
7) Karliczek A, Harlaar NJ, Zeebregts CJ, et al: Surgeons lack predictive accuracy for anastomotic leakage in gastrointestinal surgery. Int J Colorectal Dis 2009; 24: 569-576.
8) Nachiappan S, Askari A, Currie A, et al: Intraoperative assessment of colorectal anastomotic integrity: a systematic review. Surg Endosc 2014; 28: 2513-2530.
9) Kudszus S, Roesel C, Schachtrupp A, et al: Intraoperative laser fluorescence angiography in colorectal surgery: a noninvasive analysis to reduce the rate of anastomotic leakage. Langenbecks Arch Surg 2010; 395: 1025-1030.
10) Ris F, Hompes R, Cunningham C, et al: Near-infrared (NIR) perfusion angiography in minimally invasive colorectal surgery. Surg Endosc 2014; 28: 2221-2226.
11) Jafari MD, Wexner SD, Martz JE, et al: Perfusion assessment in laparoscopic left-sided/anterior resection (PILLAR II): a multi-institutional study. J Am Coll Surg 2015; 220: 82-92.
12) Kin C, Vo H, Welton L, et al: Equivocal effect of intraoperative fluorescence angiography on colorectal anastomotic leaks. Dis Colon Rectum 2015; 58: 582-587.
13) Boni L, David G, Dionigi G, et al: Indocyanine green-enhanced fluorescence to assess bowel perfusion during laparoscopic colorectal resection. Surg Endosc 2016; 30: 2736-2742.
14) Boni L, Fingerhut A, Marzorati A, et al: Indocyanine green fluorescence angiography during laparoscopic low anterior resection: results of a case-matched study. Surg Endosc 2017; 31: 1836-1840.
15) Kim JC, Lee JL, Park SH: Interp,retative Guidelines and Possible Indications for Indocyanine Green Fluorescence Imaging in Robot-Assisted Sphincter-Saving Operations. Dis Colon Rectum 2017; 60: 376-384.
16) Ris F, Liot E, Buchs NC, et al: Multicentre phase II trial of near-infrared imaging in elective colorectal surgery. Br J Surg 2018; 105: 1359-1367.
17) Hasegawa H, Tsukada Y, Wakabayashi M, et al: Impact of intraoperative indocyanine green fluorescence angiography on anastomotic leakage after laparoscopic sphincter-sparing surgery for malignant rectal tumors. Int J Colorectal Dis 2020; 35: 471-480.
18) Degett TH, Andersen HS, Gögenur I: Indocyanine green fluorescence angiography for intraoperative assessment of gastrointestinal anastomotic perfusion: a systematic review of clinical trials. Langenbecks Arch Surg 2016; 401: 767-775.
19) Wada T, Kawada K, Takahashi R, et al: ICG fluorescence imaging for quantitative evaluation of colonic perfusion in laparoscopic colorectal surgery. Surg Endosc 2017; 31: 4184-4193.

第 6 章　肝胆胰外科及肝移植手术的血流评估

瀬尾 智

概要

- 肝癌、胆囊癌手术中应用 ICG 荧光成像技术可以描绘出肝脏切除线，使实时引导手术成为可能。
- 胰腺手术中应用 ICG 荧光成像技术可以判断需要合并切除胃肠道的范围。
- 活体肝移植领域应用 ICG 荧光成像技术可评价活体移植物血流状态，提高移植成功率。

引言

肝胆胰及肝移植手术难度大，常伴致命的并发症，因此外科医生准备手术时常根据 CT 图像绘制解剖草图。现在随着计算机模拟软件的普及，外科医生术前压力减轻，术前判断变得相对容易，可以清晰地了解到肝血流灌注范围及静脉回流区域。但是实际手术过程中外科医生手术台上面对的只有术中超声得到的信息，为了保证手术安全进行，外科医生多年来一直都希望能建立手术实时引导系统。近年来许多学者报告了肝胆胰及肝移植手术中应用 ICG 荧光血流技术和近红外影像系统的有效性，这使得术中实时引导成为可能。本文将介绍 ICG 荧光成像技术在肝胆胰及肝移植手术中的应用，尤其是其中的血流评估。

1. 存在的问题

A. 肝胆胰外科血流评价问题

(1) 系统性肝切除过程肝段的判定

外科医师为了进行安全而精准的系统性肝切除，尝试应用了多种方法。其一是 Makuuchi 等报告的应用穿刺技术在荷瘤区域门静脉分支中注入吲哚菁绿等染色剂，描绘出肝脏表面染色区域边界，进而确定出肝脏缺血线[1]。另一种方法是 Takasaki 等报告的通过阻断荷瘤区域的 Glission 鞘内的入肝血流从而描绘出肝脏缺血线[2]。识别出肝缺血线后再开始肝实质离断，理想的肝切除断面会显露出主肝静脉。上述两种方法共同的问题在于虽然肝脏表面切断线起始点和终点可确定，但切断面上主肝静脉却不能从肝表面确认。因此外科医生在术中会多次通过术中超声检查来确认肝静脉的位置，但是仍易于判断失误导致切断线偏离。再加上临床上病例经常伴有肝硬化，或者再次肝切除病例中既往断面瘢痕、粘连等导致难以看清缺血线。所以术中实时引导技术被寄予厚望，希望通过该技术进行安全且精准的系统性肝切除。

（2）胆囊癌最佳肝切除范围的确定

胆囊癌的肝切除范围包含两层含义，首先需要确定外科手术范围，其次需要切除肿瘤微小转移。前者对应的扩大胆囊切除术，后者对应的是包含 S4b+5 肝切除手术方式，但是具体手术方式优劣未明[3]。有学者报告了应用从胆囊动脉注入染色剂从而描绘出静脉回流区域作为肝切除范围的判定方法，但有时候染色范围难以确认，这是胆囊癌手术中的难点。

（3）胰腺手术过程中胃肠道血流的评价

胰腺癌多伴有肿瘤侵袭生长特性，胰腺癌手术是一种并发症多的高难度手术。在胰头癌容易侵犯结肠及结肠系膜，在胰体尾癌，如果同时伴有既往因胃癌曾行远端胃切除患者，残胃营养的主要动脉须一并切除，上述情况下需要追加胃肠道同期切除并重建。如果肉眼辨别胃肠道出现明显颜色变化，外科医师当然毫不犹豫地进行同期切除手术，但实际上，判断是否缺血状况很困难的病例非常多，这个时候手术医师非常希望能够有一种可视化的方法来帮助明确判断胃肠道血流状况。

B. 肝移植领域血流评价问题

在使用右半肝移植物的活体肝移植中，移植物除了肝右静脉，还有灌注区域其他的回流静脉枝，处理不善则这些分枝回流区域出现血液回流障碍，是导致移植物功能障碍的重要原因，为了避免这种现象发生可考虑使用肝静脉的 V5、V8 分支及右后下静脉重建。笔者科室常规根据术前 CT 影像构建肝脏 3D 模拟图像，计算这些肝静脉回流区域的肝脏体积，据此决定是否需要进行肝静脉分支重建。但是实际手术过程中回流障碍的肝脏体积无法测定，导致移植物功能体积的精准评价困难，这是活体肝移植领域的一个难题。

2. 荧光影像技术应用历史

（1）肝胆胰外科中的应用

近年使用荧光染色剂进行术中引导的研究不断进步，ICG 荧光成像技术使用 ICG 结合相配套的近红外相机，该技术术中应用备受瞩目。该技术的机制是通过将激发光照射到与血浆蛋白结合的 ICG 上，产生特定波长的荧光，该波长在血红蛋白和水的吸收波长范围内。许多学者报告了该技术在肝胆胰外科领域中肝脏分段的可视化[4]、肝肿瘤的确定[5]、胆管确认[6]等成功应用。

举例 ICG 荧光成像肝脏分段的可视化应用，2008 年 Aoki 等首先报告应用于系统性肝切除[4]，此后被众多学者推广应用。该成像作用机制在于进入机体的 ICG 通过在肝细胞表面有机阴离子转运多肽（organic anion-transporting polypeptide，OATP）和钠牛磺胆酸共转运多肽（sodium taurocholate co-transporting polypeptide，NTCP）介导进入肝细胞内，通过多药耐药蛋白 3（multidrug resistance p-glycoprotein 3，MDR3）介导排入毛细胆管内，该过程中 ICG 短暂在肝细胞内蓄积，进入毛细胆管内的 ICG 通过胆汁最终排出体外。ICG 荧光成像肝脏分段可视化应用正是利用了 ICG 短时间（数小时）肝细胞内蓄积的特点，手术中经肝静脉或经门静脉给药就可以染色肝脏各段，达到肝脏分段可视化目的。事实上虽然 ICG 在很多领域都有成功应用的报告，但是这个机制在肝脏分段可视化中的应用特别成功。

ICG 荧光成像在胰腺手术方面的应用不多，但也有应用于联合腹腔动脉干及胰体尾切除术中胃血流状况评价的报告[7]。

（2）肝移植中的应用

肝移植中有关 ICG 荧光成像应用的报告不多，笔者科室曾尝试应用于活体肝移植的手术中，即移植物成功获取后在后台处理时，将 ICG 混入肝脏灌流液中对移植物进行灌注，此时，常规肉眼很难判断的缺血、淤血区域和灌注、回流皆充分的区域可以得到轻松分辨，达到可视化的目的。

3. ICG 荧光成像实际应用

A. 肝胆胰外科有关血流评价

（1）系统性肝切除中实时引导手术

应用投影技术将 ICG 荧光图像直接投影到患者的脏器上，这就是我们设计的 MIPS（Medical Imaging Projection System），事实上投影技术已经在娱乐界广泛应用，但是在手术实时引导领域，作为一个产学研联合项目经过共同开发[8]、反复改良的过程，获得成功（**图 1a**）。该仪器能够将投影距离控制在与实体误差 2mm 以内，延时时间短至 0.2 秒内，因此，可以达到即使存在肝脏本身呼吸运动及手术挤压变形等情况也能实现实时荧光成像。另外，通过将荧光部位转换为特定颜色，非荧光部位转换为白色的算法，使得即使熄灭无影灯也能给术者提供一个十分明亮的术野（**图 1b**）。

通过使用 MIPS，切除肝和残余肝之间的界线就显示出来，一边存在 ICG 荧光，而另一边则没有荧光，而且在肝实质切断过程中持续投影。也即通过保持肝实质切断整个过程，肝实质荧光有无所产生的分界线，达到实时引导肝切除的目的（**图 2a，b；视频 1**）。

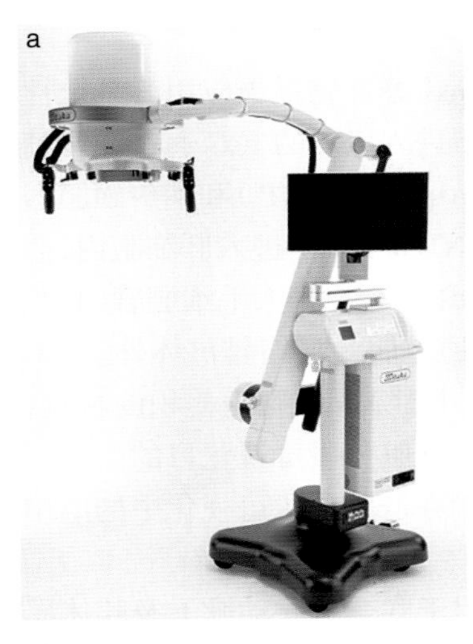
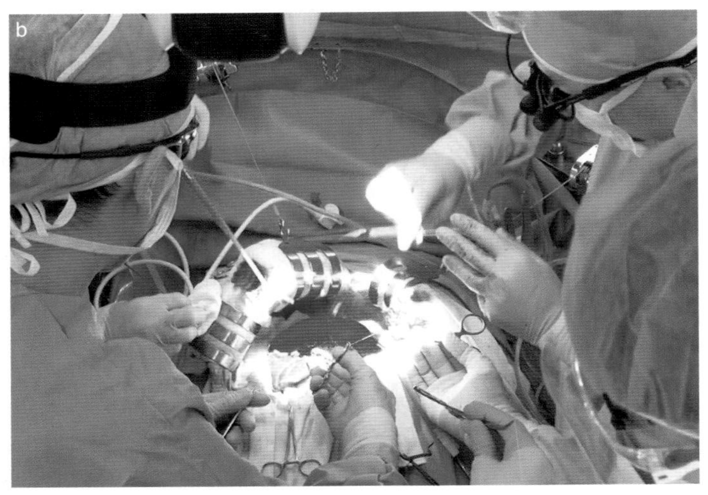

图1 Medical Imaging Projection System(MIPS)外观

a:MIPS 外观。

b:MIPS 在肝切除手术中应用照片。

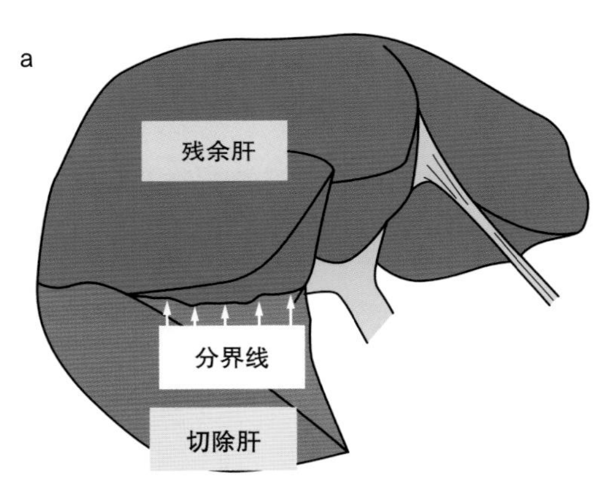

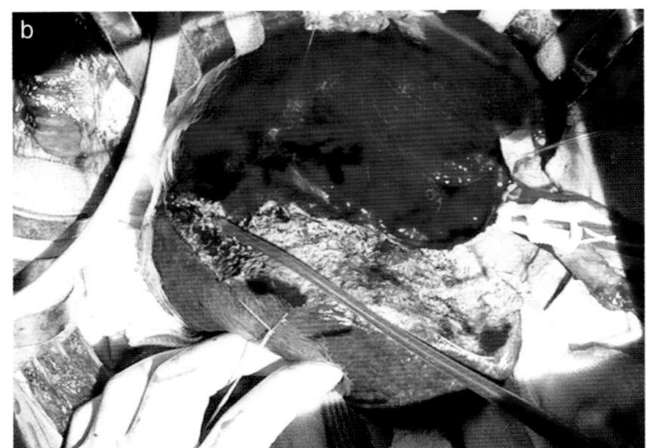

图2 MIPS 在肝切除手术中实时引导应用

a:肝切断面模式图。

b:实际的肝切断面。

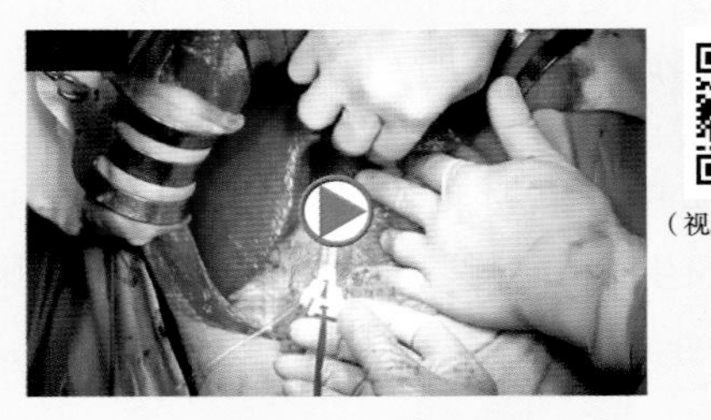

(视频时长 01:09)

视频1 MIPS 在肝右后叶切除中的应用

（2）胆囊癌最适肝切除范围确定

2012年1月到2016年8月，我们对4例胆囊癌患者实施了ICG荧光经胆囊动脉灌注以确定灌流区域，进而确定胆囊癌手术的肝切除范围。具体方法是手术中经胆囊动脉注入ICG 2.5mg后，使用PDE成像设备描绘出ICG灌流区域，然后进行了肝切断线的标记（视频2）。描绘出的4例荧光染色区域和常规胆囊癌根治手术要求的距离胆囊2cm的肝实质范围或者肝脏4b+5段区域范围都不一致（图3）。4例具体数据为男性2例，女性2例，平均年龄72岁；平均手术时间439.8分钟，平均出血量504.5ml，平均术后住院天数16.5天；肿瘤病理分期mp 1例，ss 2例，se 1例，其中1例发现淋巴结转移N1，但所有病例均达到EMO。全部患者均接受术后辅助化疗，1例化疗过程中发现淋巴结复发，其余3例无复发生存。我们准备在以后的胆囊癌手术中应用前述MIPS设备进行实时引导肝脏切除手术。

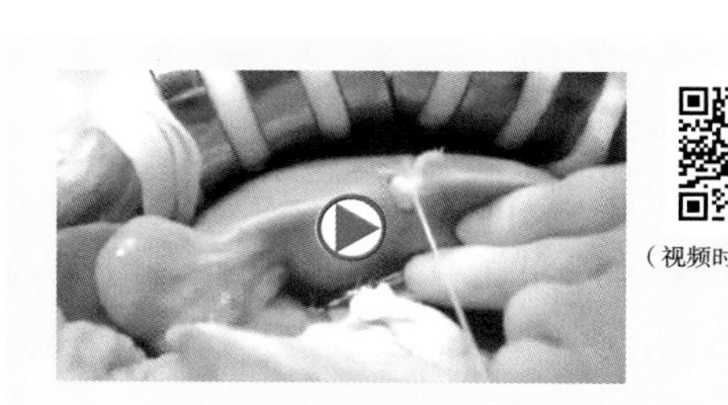

视频2 ICG荧光成像技术在胆囊癌手术中应用

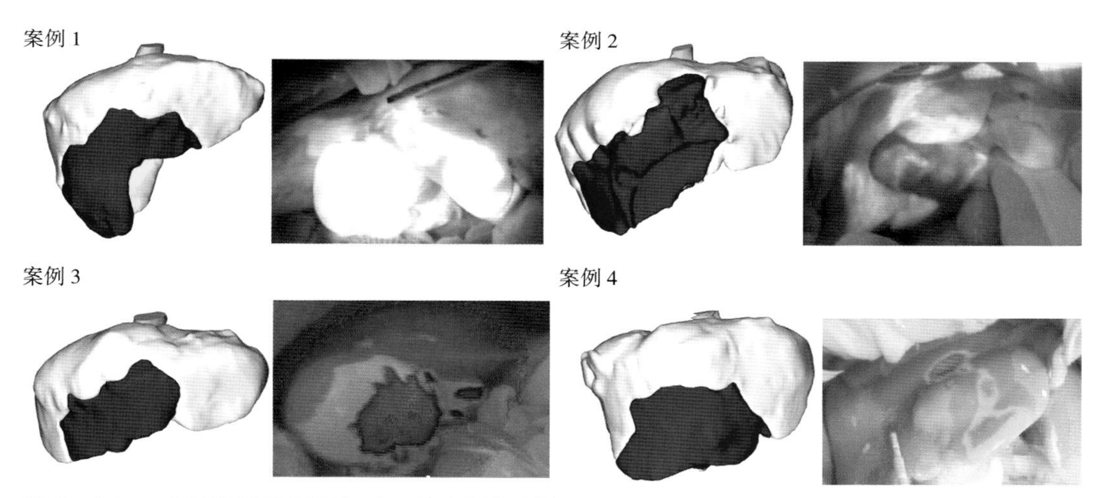

图3 S4a+5段肝切除模拟图和ICG荧光图像比较

（3）胰腺癌手术中胃肠道血流评价具体应用

针对胰头癌未直接浸润横结肠，但肿瘤侵犯结肠系膜，为达根治目的需要同时切除结肠系膜。例如下文展示的病例标本切除过程结束后需要确认结肠有无缺血，虽有一些办法帮助确认，但是，在触摸不到结肠边缘动脉搏动且肉眼肠管壁色调没有特别变化情况下，手术者常苦于判断肠管是否缺血问题。因此可以用静脉注射ICG 2.5mg，使用PDE成像系统观察，如果有缺血肠管就会显示出明亮的荧光部分和不发光或色调暗淡的部分，通过这种方法判断出肠管壁缺血，然后进行部分横结肠切除、肠管重建。该病例手术成功，无术后并发症（**图 4a，b；视频 3**）。

针对胰体尾部癌伴既往胃癌病史曾行幽门侧胃大部切除患者，肿瘤标本切除过程结束后，由于营养残胃的主要动脉合并切除，残胃血流难以保证，易产生胃壁坏死，这是外科需要避免出现的危险状况；但是另一方面外科医生还得考虑残胃全切除状况下患者术后生存质量会下降，手术保留残胃并非毫无价值。下文展示的是一个 80 多岁的高龄患者，7 年前因胃癌行幽门侧胃大部切除。切除标本后术中肉眼判断不出胃壁色差，考虑到患者年龄，笔者希望避免全切除残胃，因此使用了经静脉注射 ICG 2.5mg 结合 PDE 成像系统观察胃壁，整个残胃很快都发出荧光，因此判断残胃未出现缺血导致的血流低下，故而保留残胃。该病例最终术后过程顺利，无术后并发症（**图 4c，d；视频 4**）。

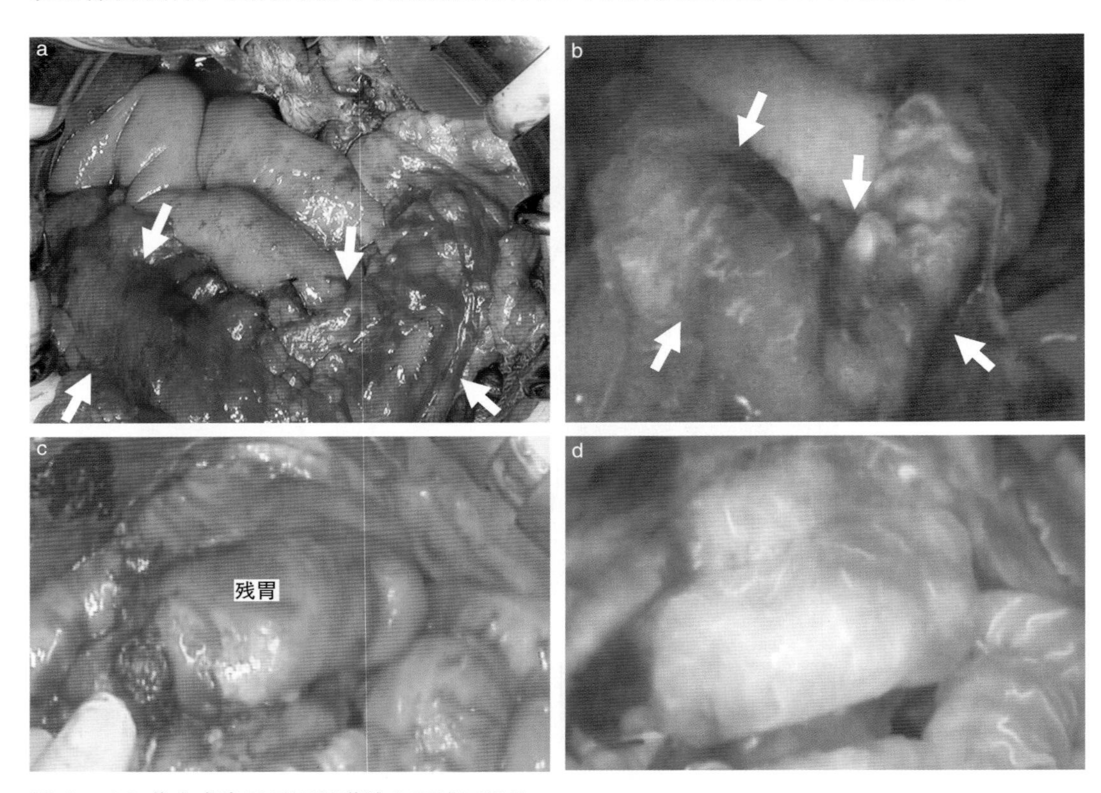

图 4　ICG 荧光成像用于胃肠道缺血区域可视化

b：确认横结肠荧光暗淡区域。

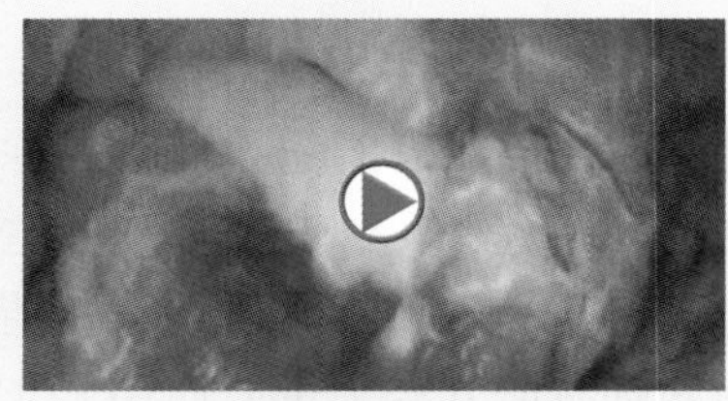

（视频时长 00：39）

视频 3　胰十二指肠切除（PD）时横结肠血流判定

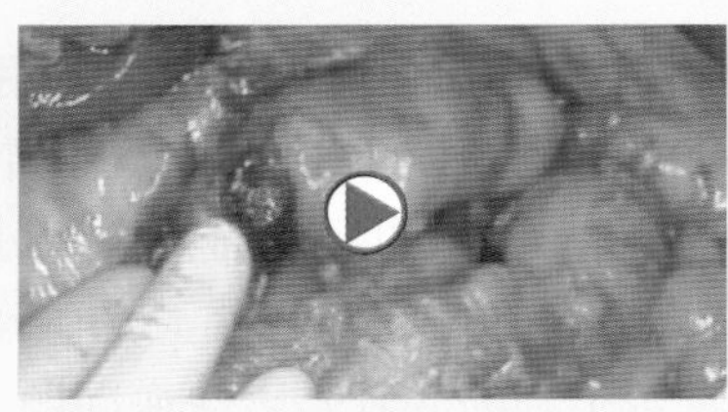
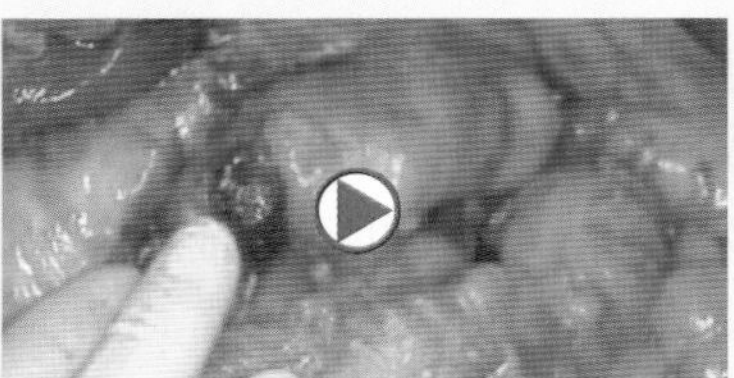

（视频时长 00：16）

视频 4　远端胰腺切除（DP 伴有胃大部切除史）残胃血流判定

B. 活体右半肝移植物血流评价应用

在使用右半肝移植物的活体肝移植中，成功获取供体右半肝移植物，后台处理时灌注入含 ICG（2.5mg/ml）的灌注液，结合 ICG 荧光成像系统可达到灌注区域的可视化目的。下文展示病例中，如果在 V5、V8 夹闭状态下开始灌注，则术前模拟图中预想的淤血区域不会出现荧光；松开夹闭钳继续灌注，V5、V8 区域逐渐也出现了荧光，最终确认移植物全部发出荧光（**图 5 和视频 5**）。该受体是在肉眼确认供肝移植物整体血液灌流通畅后再进行肝脏移植手术。

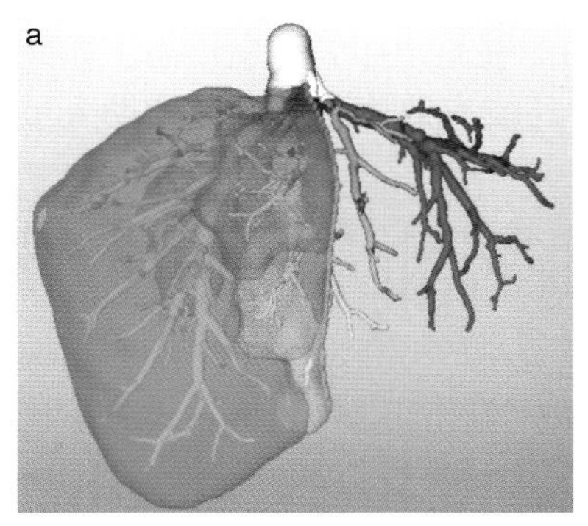
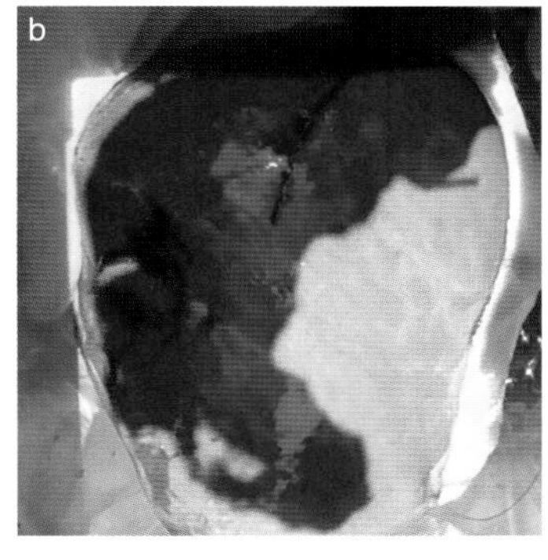
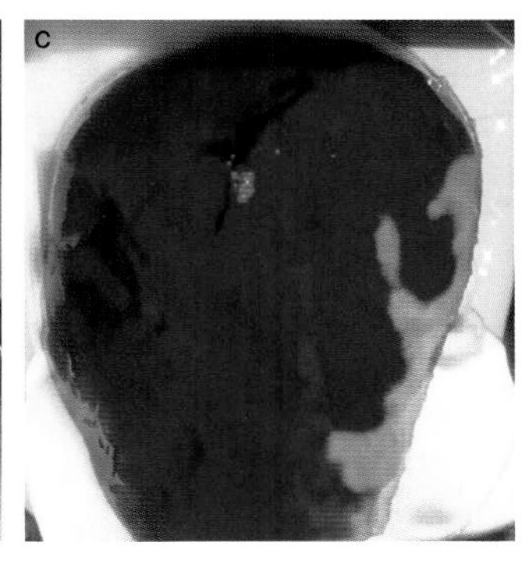

图 5　ICG 荧光成像技术在供肝移植物灌注区域可视化中应用
a：术前模拟图。
b：V5、V8 夹闭状态下。
c：V5、V8 夹闭钳开放。

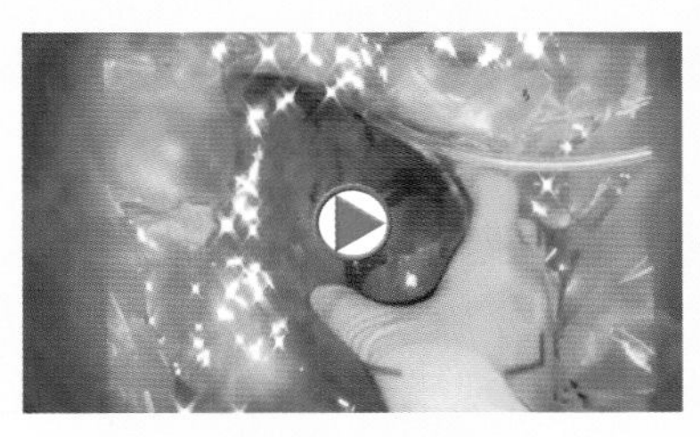

（视频时长 01：01）

视频 5　活体肝移植移植物血流评价

要点

- 从肝切除开始辅助应用 MIPS 直到肝切除结束可达到实时引导目的。
- 提倡胆囊癌手术时应用 ICG 荧光成像技术对胆囊动脉灌流区域进行可视化成像，对胆囊癌术式进行创新改良。
- 胰腺癌手术时应用 ICG 荧光成像技术对胃肠道血流进行可视化成像，可以避免一些不必要的胃肠道切除手术。
- 移植物植入前应用 ICG 荧光成像技术对移植物血液流入及回流状态进行可视化成像，可以对是否需要进行肝静脉重建进行客观评估。

4. 荧光成像技术效果

荧光成像技术具有微创化、实时、可视化的特点，实时可视化不可见或难以看见的事物，从而改善手术效果。这将使系统性肝切除和胆囊癌手术过程中肝切除实时引导得以实现，可进行快速、精准、根治性高难度手术，同时减少出血量。另外，荧光成像过程中使用的 ICG 会经肝组织排出到胆汁中，给药后一段时间就可以显露出胆管分支形态。如此可省去术中胆管造影过程，不仅可以大大缩短手术时间，还能有效避免术者及辅助人员医疗辐射。

侵袭性比较大的胰腺癌手术，可以对术中胃肠道血液状况进行评估，可清晰判断出是否需要同时进行合并脏器(胃肠道)切除，从而达到缩短手术时间，减少并发症并提高术后生存质量目的。

活体肝移植中，应用 ICG 荧光成像技术可以实时、无创(创伤小)判断出右半肝移植物是否存在灌注不足，即除肝右静脉以外的回流静脉支配区域是否会产生淤血，特定情况下可以省略不必要的肝静脉重建，节省手术时间，可以预见移植物回流通畅一定会提高移植后短期疗效及患者长期存活时间。

5. 存在问题

ICG 荧光成像技术值得注意的一个问题是没有明确最佳给药路径和给药量。我们开始统一予以每例 2.5mg 剂量，但是在部分待切除肝组织入肝血流已经处理过的病例，待切除侧在肝实质离断过程中慢慢地也出现了荧光。推测原因在于肝门板内存在动脉交通支，ICG 经过交通支从血液中流向待切除侧，但此后剂量减至 0.25mg/ 例，这样的现象再没发生，因此后者成为我们目前正常使用剂量。另外给药途径包括经门静脉给药和经肝动脉给药，两者给药剂量可能存在差别，临床需要尽量明确不同给药路径下的最佳给药剂量。

ICG 荧光成像技术的应用涉及另一个问题是肝脏分段边界确定及肿瘤定位，两者发出的荧光目前技术无法区分，即一方面肿瘤定位需要术前 ICG 检查时给予 ICG，使得肿瘤部位、肿瘤周围组织残留部分 ICG 发出荧光；另一方面基于术中引导目的需要对肝脏分区进行确定，术中应用 ICG 从而使待保留区域肝组织发出荧光，这两者无法区分(图 6a)。结果在有些肿瘤接近肝脏离断面病例会导致肝脏离断面偏离(图 6b)。因此，手术中必须充分参照术前模拟图像，并应用术中超声检查反复确认。期望未来开发出肿瘤特异性聚集的其他荧光物质及特殊的可视化医疗器械，将两种需求产生的荧光实现差别化(图 6c)。

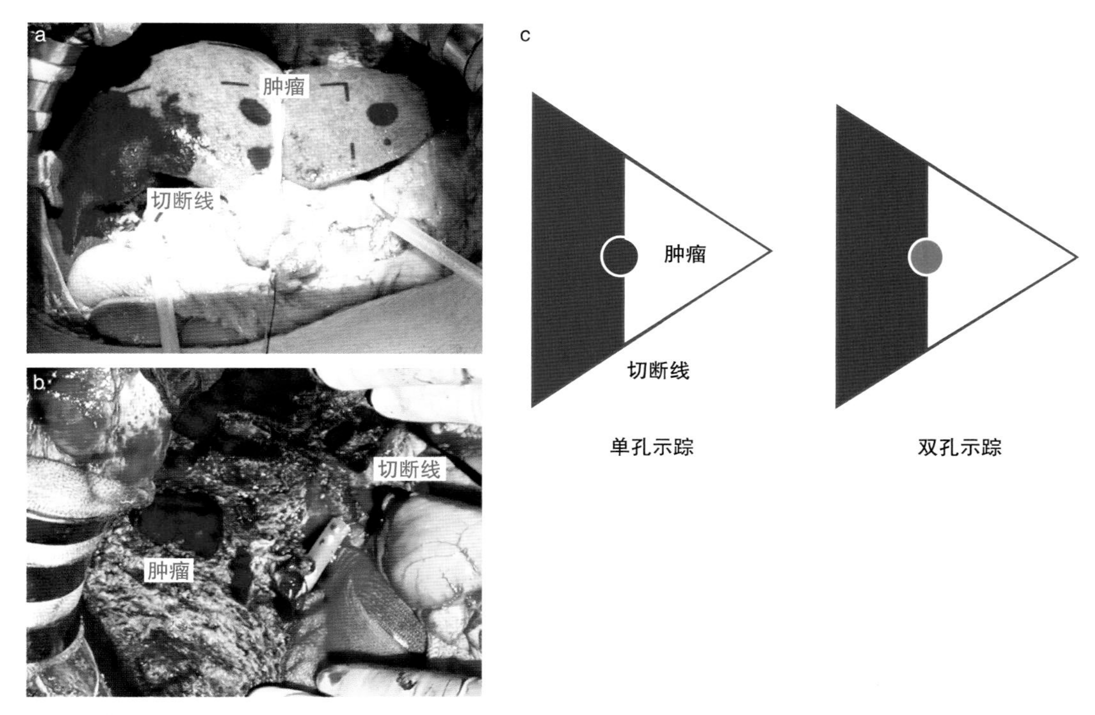

图6 肿瘤和肝脏离断面产生的荧光

另外，在某些肝右叶切除患者，由于保留肝脏体积较小，为了预防术后肝功能不全出现，需要术前进行门静脉栓塞术以促进残肝体积增大。这些病例由于栓塞部分门静脉后肝脏右前叶血流发生了改变，肝右前叶手术过程中也出现了微弱的荧光（图7）。此时可以通过调整机器参数、荧光发射强度等，依然能确切勾画出肝脏切断线。

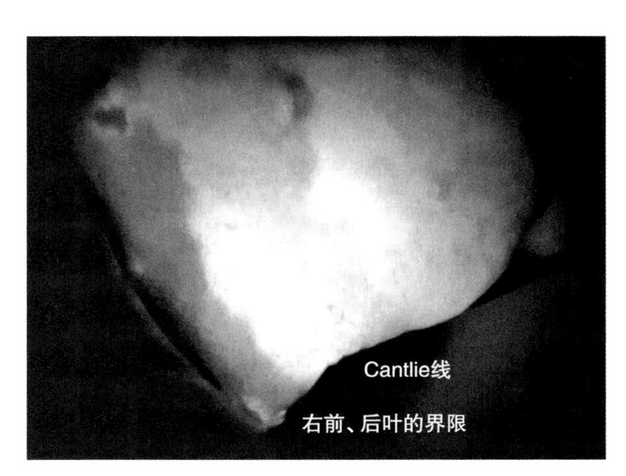

图7 术前门静脉栓塞术后的肝右叶切除患者的ICG荧光

6. 展望

当今时代，有关ICG荧光成像技术应用的医疗器械，不管是在开腹手术、腹腔镜手术还是机器人手术中的应用均已经实现商品化，预期未来应用ICG荧光成像技术进行术中实时引导会成为肝胆胰手术、肝移植手术中的金标准技术。然而目前依然存在很多问题有待解决，包括最佳给药路径、最佳给药剂量、最佳给药时间以及合适的机器参数等。期望未来通过临床应用反馈发现问题并解决问题，当ICG荧光成像技术完善成熟之日，就是肝胆胰手术及肝移植手术的实时引导时代到来的时候。

参考文献

1) Makuuchi M, Hasegawa H, Yamazaki S: Ultrasonically guided subsegmentectomy. Surg Gynecol Obstet 1986; 161: 346-350.
2) Takasaki K: Glissonean pedicle transection method for hepatic resection: a new concept of liver segmentation. J Hepatobiliary Pancreat Surg 1998; 5: 286–291.
3) Horiguchi A, Miyakawa S, Ishihara S, et al: Gallbladder bed resection or hepatectomy of segments 4a and 5 for pT2 gallbladder carcinoma: analysis of Japanese registration cases by the study group for biliary surgery of the Japanese Society of Hepato-Biliary-Pancreatic Surgery. J Hepatobiliary Pancreat Sci 2013; 20: 518-524.
4) Aoki T, Yasuda D, Shimizu Y, et al: Image-guided liver mapping using fluorescence navigation system with indocyanine green for anatomical hepatic resection. World J Surg 2008; 32: 1763-1767.
5) Ishizawa T, Fukushima N, Shibahara J, et al: Real-time identification of liver cancers by using indocyanine green fluorescent imaging. Cancer 2009; 115: 2491-2504.
6) Ishizawa T, Bandai Y, Ijichi M, et al: Fluorescent cholangiography illuminating the biliary tree during laparoscopic cholecystectomy. Br J Surg 2010; 97: 1369-1377.
7) Oba A, Inoue Y, Sato T, et al: Impact of indocyanine green-fluorescence imaging on distal pancreatectomy with celiac axis resection combined with reconstruction of the left gastric artery. HPB (Oxford) 2019; 21: 619-625.
8) Nishino H, Hatano E, Seo S, et al: Real-time navigation for liver surgery using projection mapping with indocyanine green fluorescence: development of the novel Medical Imaging Projection System. Ann Surg 2018; 267: 1134-1140.

第二部分　癌症荧光成像

引言

石沢武彰

术中荧光成像的最大目标是在手术中准确地将癌组织显示出来，以期提高癌组织切除后患者的存活率。

近年来，术前诊断的技术已经得到了飞速的发展，但是微小的癌症病灶以及癌症的实际区域在术中依然难以辨别。如果荧光成像技术可以在手术中准确地显现出癌组织，就可以将其切除干净，反过来说也可以避免因切除不干净癌组织而进行不合理的反复手术。

利用现在的技术，已经有人把癌细胞特异性发光的技术作为研究课题，在某些领域中该技术已经投入了实际应用，可以在手术中利用荧光成像技术让癌细胞发光进而达到精准切除。

第1章 肝癌(原发性肝癌、转移性肝癌)

河野义春,石沢武彰,长谷川洁

概要

- 利用吲哚菁绿(ICG)荧光成像技术,在术前进行静脉注射,并进行红外线观察,可以确定肝细胞癌以及转移性肝癌的位置,具体位置将以荧光染色的方式显现出来。
- 尤其是针对腹腔镜肝脏切除手术,并有望将其应用于肝脏被膜下肿瘤的确定,也可以代替触诊进行手术边缘的确定。
- 需要注意的是这种方法敏感度很高,但假阳性率也相对较高。

引言

本文针对肝胆外科领域中ICG荧光成像技术的主要用途(①荧光胆道造影;②肿瘤的确定;③肝段的标记)中的“肿瘤的确定”方面,概述该技术开发的历史过程以及实际应用方法。

1. 术中肝癌的确定方法及其问题

在肝脏切除术中,外科医生常常使用目测、触诊以及术中超声等手段对肝脏肿瘤(原发性肝癌、转移性肝癌等)的位置进行确定。但是,由于肝脏并非透明,随着手术操作的进行,肿瘤的具体位置无时无刻不在发生“变化”,因此在术前利用CT或MRI技术标记的肿瘤,在术中想要准确找到其位置并非一件简单的事情。尤其是近年来迅速普及推进的腹腔镜肝脏切除技术,手术中外科医生无法直接触摸到肝脏表面,因此,即使是在开腹手术中很容易触摸到的肿瘤,此时也很难以精确地找到其位置。

在2009年,术前静脉注射ICG是为了检查肝脏的储备功能,并且具有在肝癌及其周围残留一段时间的特性,日本有外科医生报道了一项可以在开腹手术中利用这种荧光成像特性确定肿瘤位置的技术。这项技术被视为“将癌组织进行荧光标记后切除、荧光成像指导手术边界”的先驱而备受瞩目,但是在国外利用ICG技术进行肝功能检查并不像在日本一样普及，并且当时可以使用的摄影成像装置也有限，因此在实际临床应用过程中很难普及这项技术。之后，随着市面上各个公司生产的具备近红外荧光观察功能的腹腔镜装置的广泛出现，许多医生实际体验过荧光成像技术可以非常容易地标记出肝癌的位置后，现在这项技术在国内外都被广泛应用了。

2. 利用ICG荧光成像技术的肝癌确定方法的开发以及临床应用的发展历史

2008年石沢武彰等在肝脏切除术中利用ICG荧光成像技术实现了胆道造影，将ICG应用到胆道造影的过程中，在胆道显影之前，他们发现了肝细胞癌此时散发出了强烈的荧光。但是，石沢武彰等当时并不明白其中的原理，他们注意到接受肝脏切除手术的患者在术前行肝功能检查时进行了ICG静脉注射，认为一定是当时注射的ICG残留在癌组织中导致的荧光。实际上，利用荧光成像技术对切除下来标本的剖面进行观察，发现分化程度很高的癌细胞中ICG会进入癌组织的内部，而分化程度较低的肝细胞癌以及大肠癌肝转移瘤中，ICG不分布在癌组织的内部，而是在周围非癌症区域的肝实质中呈环状分布（**图1**）。2009年，他们又发现了肝细胞癌63个结节和大肠癌肝转移瘤28个结节的两种荧光成像形式，这一机制也证明了术中荧光成像技术在肝癌中应用的可行性[1]。同年，Gotoh等[2]也利用10例肝脏切除病例，对肝细胞癌进行ICG荧光染色，其中4例利用该技术可以检测出术中超声技术无法检测出来的肿瘤。Yokoyama等[3]于2012年发表了相关研究成果，发现该技术在胰腺癌微小肝转移瘤中应用的可行性。

关于术前静脉注射的ICG可以在肝癌及其周围组织残留的机制，有学者利用荧光显微镜以及免疫组织染色方法进行了相关研究并发表了相关成果。Ishizawa等[4]发现了在分化程度较高的肝细胞癌中ICG相关的传递介质（有机阴离子转运多肽及钠牛磺胆酸共转运多肽）会维持停留相对较长的时间，同时会阻碍胆汁的排泄过程，因此ICG会在癌组织中残留较长时间。在本研究中还发现在低分化的肝细胞癌以及肝脏转移瘤中上述的传递介质较少，因此ICG不会被完全留在癌组织内，从而导致了在癌组织周围出现了环状的荧光，反映了癌组织附近胆汁淤积的现象。荷兰的研究团队[5]发现了大肠癌肝转移瘤的周围存在胆汁排泄能力低下的未成熟干细胞，从而导致了出现这种环状的荧光。因此，可以认为，像这样荧光成像形式的差异也反映了癌组织在生物学上特性的区别。例如，Shibasaki等[6]发现在滞留ICG类型的癌细胞中，不仅有可以留住ICG的传递介质，还发现了和排泄相关的传递介质[多药耐药蛋白3（MDR3）]，也对这个现象起到支持作用，在文中发现了MDR3阴性肝细胞癌在切除术后预后不佳的现象。

为了抑制背景肝脏组织发出荧光，仅仅让癌细胞发出荧光标记，调整ICG的使用方法是非常重要的，但是，在日本为了进行术前肝功能检查，通常多数患者都会静脉注射ICG，因此，想要控制ICG的用量以及使用时间对荧光成像进行最大优化是很困难的。在

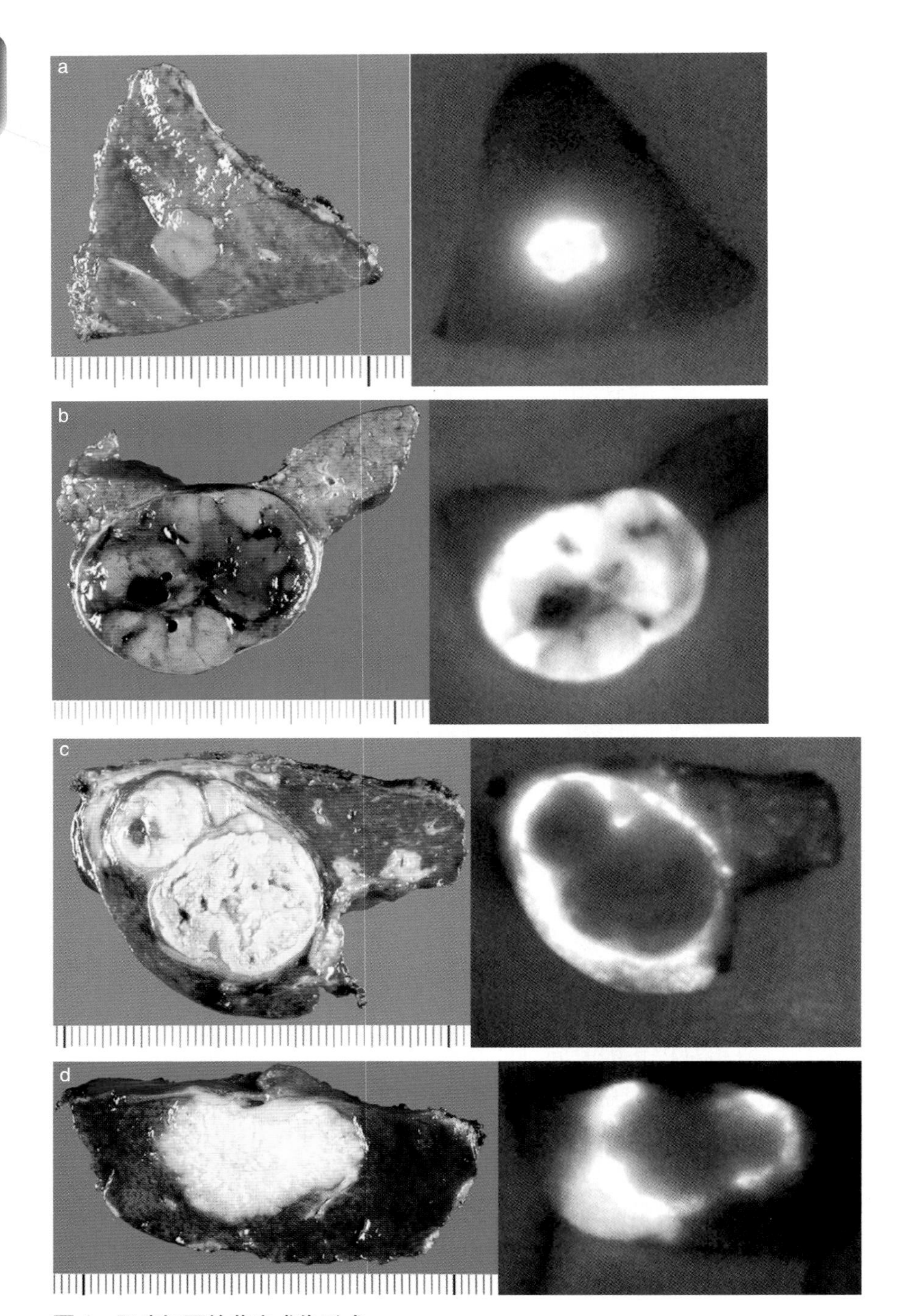

图1 肝癌切面的荧光成像形式

a:高分化的肝细胞癌(肿瘤整体均呈现荧光)。

b:中分化的肝细胞癌(肿瘤内观察到不均匀的荧光)。

c:低分化的肝细胞癌(不在肿瘤内部,而在肿瘤周围非癌症部位的肝脏部分可以观察到环状荧光)。

d:大肠癌肝转移瘤(不在肿瘤内部,而在肿瘤周围非癌症部位的肝脏部分可以观察到环状荧光)。

先前的研究中发现,在术前两周内肝功能检查时进行静脉注射ICG(0.5mg/kg),这次注射就很有可能同时使癌细胞荧光成像。在肝硬化患者或因术前化疗导致肝脏功能低下的病例中,在手术前一天进行肝功能检查,会因为肝脏整体都呈现出荧光而导致这个方法失效[1,4]。研究表明,在ICG检查后7~10天以上再进行手术,术前24~48小时追加使用ICG(0.2mg/kg)[7],或者术前一天使用2.5mgICG[8]可以提高肝癌的检出率。

关于该技术在腹腔镜肝脏切除领域中的应用,日本在2010年提出了首例相关报告[9],2014年有报告显示可以应用在肝脏肿瘤32个结节切除术中[10],最近几年,有更多国外机构发表了这方面的报告。在腹腔镜肝脏切除术中,不仅可以在肝切除前在肝脏表面标记出肿瘤的外形,还可以在肝脏离断过程中确定切除边缘(切除要求保证癌组织周围的荧光在保留侧完全不残留)[11,12],可以认为这些研究结果是该技术在临床应用上不断扩大的理由之一。

要点

- 利用ICG荧光成像技术进行肝癌诊断的方法是由日本学者开发的,随着腹腔镜手术的普及在国外被广泛应用。
- 由于术前肝功能检查时静脉注射ICG,即可实现肿瘤的检测,操作非常简便。

3. 利用ICG荧光成像技术进行肝癌检测方法的实际应用

本节展示了本院实施的2例ICG荧光成像肝癌检测法的腹腔镜肝脏切除术。

病例1:针对肝细胞癌(S2)的剔除术(图2和视频1)

- 在术前6天静脉注射ICG(0.5mg/kg)。ICG 15分钟滞留率在正常范围内(9.8%),但是门脉高压症状显著,肿瘤有一层完整的包膜,呈单纯结节型。因此,为了最大限度地保留肝功能,使用腹腔镜手术进行肿瘤剔除术。
- 使用了PINPOINT系统。手术时间2小时12分钟,出血量20ml。

(1)在荧光成像中发现,肝S2侧面明显检测标记出了突出的肝细胞癌(箭)。要注意再生结节等非癌变部位也呈现荧光(箭头)。

(2)最开始有少量的肝组织连带着肿瘤一起开始肝脏离断操作。

(3)Glisson鞘附近可以通过荧光成像辨识出肿瘤的边界,然后用钳子轻轻按住肝脏组织,将剩下的纤细脉管用血管闭合系统切断。

(4)粗大的脉管结扎后切断。

(5)剔除术后断面。荧光(右下)在肿瘤被放入取物袋后依然存在。

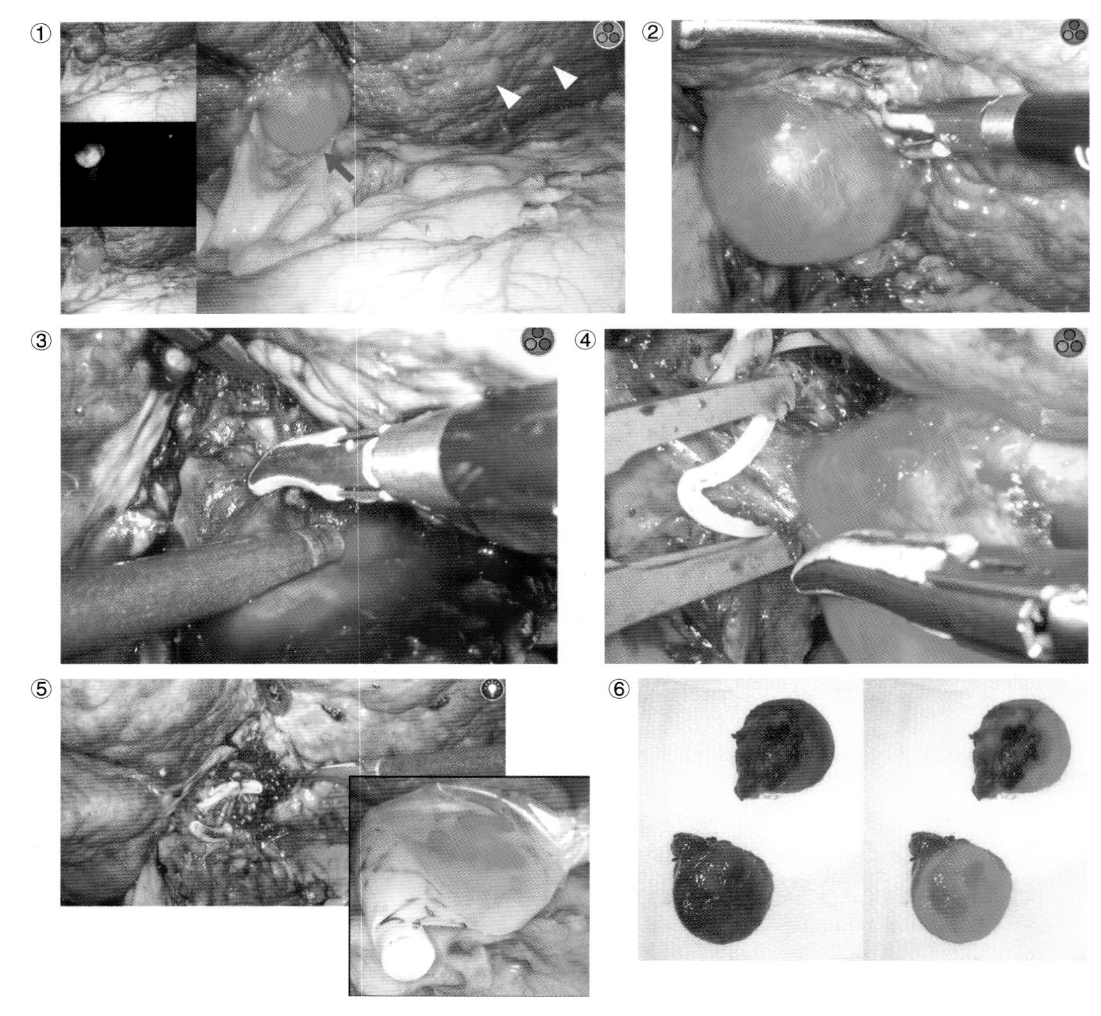

图2 针对肝细胞癌（S2）的剔除术

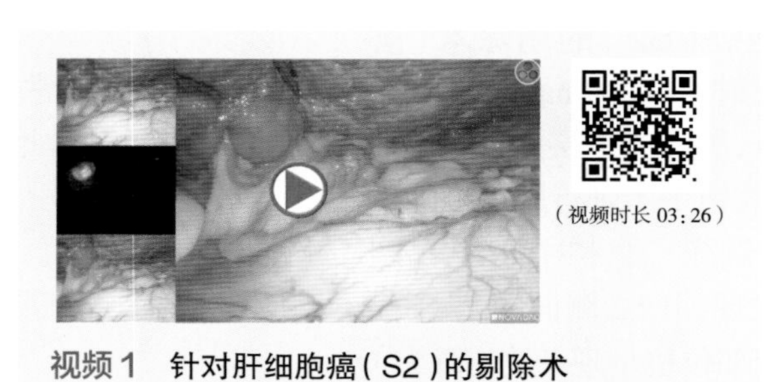

视频1 针对肝细胞癌（S2）的剔除术

（6）切除标本的剖面。肿瘤整体均呈现出了ICG荧光。经过病理组织学观察诊断为中~高分化肝细胞癌。

病例 2：针对肝内胆管癌（S7）的肝脏部分切除术（图 3 和视频 2）

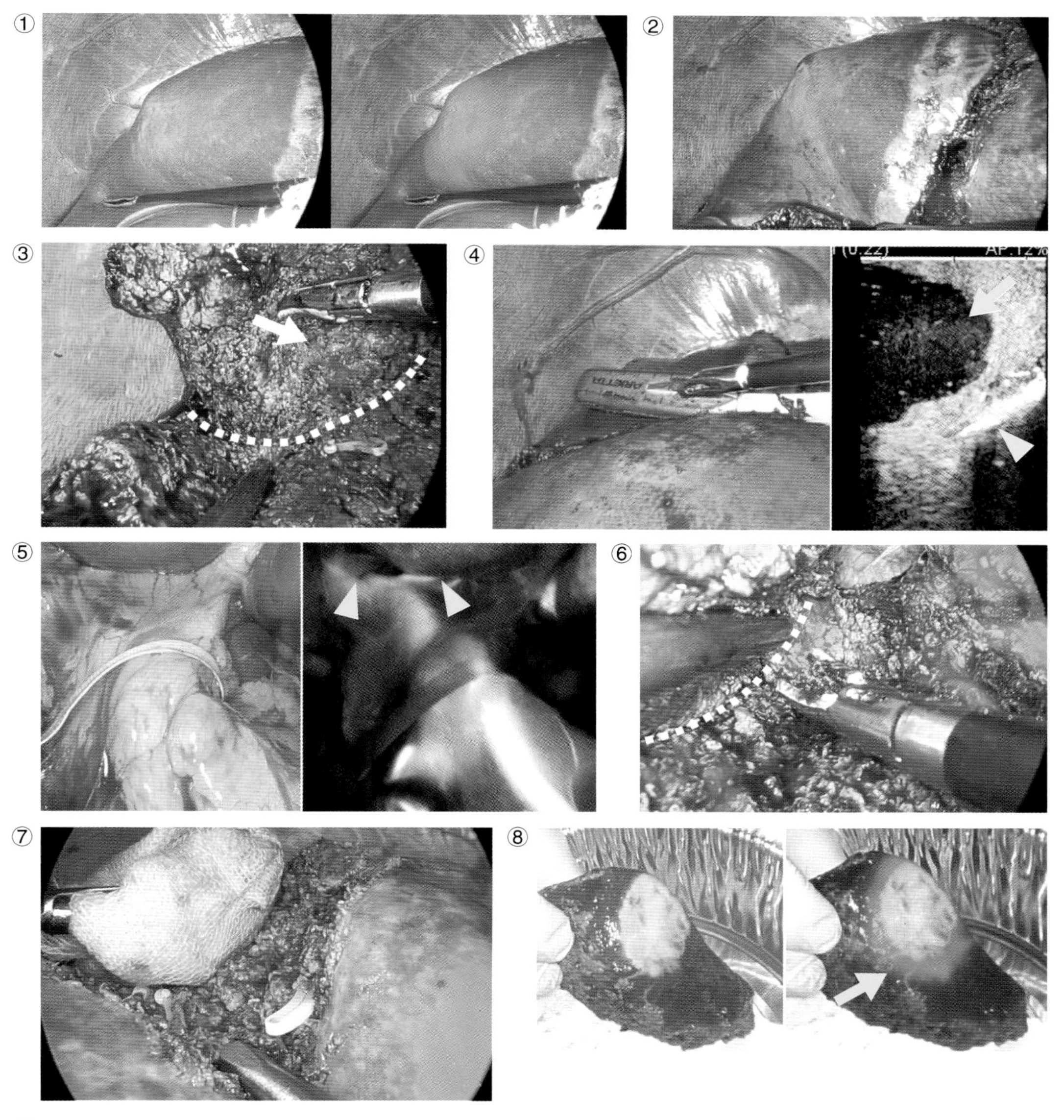

图 3　针对肝内胆管癌（S7）的肝脏部分切除术

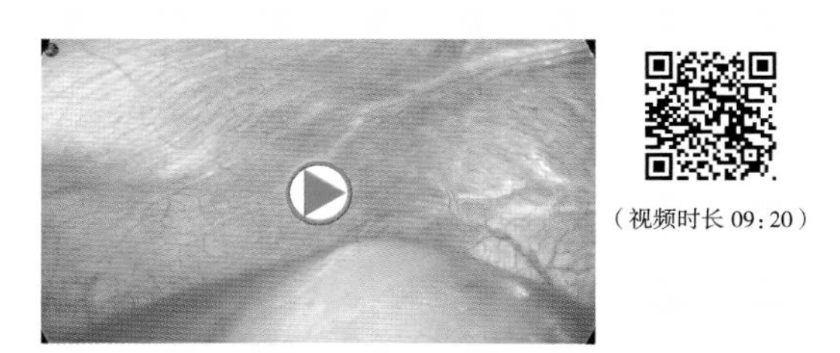

（视频时长 09：20）

视频 2　针对肝内胆管癌（S7）的肝脏部分切除术

- 在术前 2 天使用 ICG 静脉注射（0.5mg/kg）。ICG 15 分钟滞留率在正常范围内（7.3%）。
- 使用 AIM 1688（Strker）施行手术。手术时间 3 小时 11 分钟，出血量 100ml。

（1）荧光成像中，肝 S7 的膈面上检测标记出了微微突出的肿瘤，周围的小囊肿也呈现荧光。因为这是 4K 画质的画面，所以也可以准确标记出横膈以及肝脏表面细微的结构。

（2）术中同时利用荧光成像技术以及术中超声技术进行肝切除线的设定。

（3）为了保证切除边缘，原则上希望肝脏离断要达到完全看不见肿瘤附近发出荧光的区域，但是因为在肝脏本身较薄的部位也观察到了荧光（箭）。为了避免肿瘤露出，需要稍稍修改肝脏离断线（虚线），使其稍稍深入一些。

（4）为了确认离断的深度方向上肿瘤（箭）和离断面（箭头）之间的位置关系，同时需要利用术中超声技术。

（5）本病例中，切断了肿瘤的主要血管之后，为了确认周围肝脏的血流情况，进一步追加 2.5mg 的 ICG 静脉注射。动脉相标记出在肝门部流动的肝左、右动脉（箭头）。

（6）使用该方法可以分辨需要切除的缺血区域与可以维持血流的周围肝脏部分之间的分界线（虚线），进而帮助推动肝脏离断的进行。

（7）利用静脉注射后 ICG 会随着胆汁排泄的特点，使用荧光成像技术切除肝脏后可以用来确认是否发生胆漏（本病例由于纱布上没有沾染荧光区域，因此判断没有胆漏发生）。

（8）切除样本的剖面。本病例经过病理诊断为肝内胆管癌，肿瘤周围非癌区域肝脏的荧光区域比起大肠癌肝转移更宽（大概 5mm），因此认为箭头所指部分在肝脏离断过程中可以观察到荧光。在大肠癌肝转移切除手术中使用荧光成像法的过程和本病例基本一致。

4. 基于 ICG 荧光成像技术的肝癌检测法的效果

ICG 荧光可以穿透 8mm 左右的生物组织，因此对于距离肝脏表面比较近的肿瘤，其荧光成像的敏感度比较好（大约 90%）。如上文所述，这项技术不仅可以代替触诊应用在腹腔镜肝脏切除手术中，还可以用于快速设定肝切除线，对于肝脏离断过程中肝切缘的确定也能起到很大的作用。此外在以前的手术中，如果肝脏表面有严重的粘连现象，利用以前的术中诊断法（目测、触诊、超声波检测）难以进行检测判断肿瘤（边界不清晰的肝细胞癌、术前化疗有显著效果的大肠癌肝转移等），荧光成像技术有可能会发挥出更好的效果。例如，Terasawa 等[11]报道腹腔镜肝脏切除的 53 例肝恶性肿瘤中，约有 3 个肿瘤（6%）是只能利用 ICG 荧光成像技术进行检测确定的。

对于发生了 Gllisson 系统浸润的肝癌，不仅仅在肝脏表面肿瘤的位置处会有荧光，伴随着癌浸润，胆汁淤积的地方也会产生荧光像，这对于肝脏切断线的确定可起到很大的作用[13]。此外，利用分化程度高的肝癌细胞具有“会将 ICG 留在细胞内”的特点，其即便被切除转移到肝脏外也依然会维持散发 ICG 荧光，因此对于此类病灶的完全切除也能起到很大作用。Satou 等[14]的研究表明，对于发生了远距离转移的肝细胞癌（肺转移、淋巴结转移、腹膜种植转移、肾上腺转移等）对 ICG 荧光成像的敏感度为 92%，其阳性检测率达到 100%。同样，对于维持胆汁分泌功能的肝脏肉芽肿切除以及肝外转移灶的切除，有文献表明 ICG 荧光成像技术同样可以对此类病症的完全切除起到一定作用[15, 16]。

要点

- 利用该方法，可以高准确度、高敏感度地标记出肝脏被膜下方的肝脏肿瘤。
- 从肝脏离断面进行观察也是有效的。
- 需要注意的是如果病变不是癌症，也会呈现荧光。

5. 利用 ICG 荧光成像技术的肝癌检测法的注意点以及课题

该技术的注意点有如下几点，首先列举了对于术前未诊断但是术中呈现荧光的区域的应对方法。本方法归根结底是一项将肝癌内部及其周围胆汁淤积的情况进行可视化的技术，实际上并不能说是将癌细胞进行特殊的显像。对于未进行术前诊断的新病灶，本方法的假阳性率约达 40%[1,3]，有研究表明，荧光区域的直径越小、荧光的强度越低，该区域是良性的可能性就越高[3]。当术中标记出新的荧光区域时，需要追加配合目测、触诊以及超声波检查，对术前的影像学检查重新进行仔细审视，如果荧光成像技术也确定其为恶性肿瘤时，需要讨论对其进行切除。在观察深度方面及技术上也存在一定有效范围（大约 8mm 以内），即使荧光成像标记出肿瘤，也有必要进行一次术中超声检查以确定肿瘤的深度。

关于适应证方面，基于 2020 年的修订，其中“K939-2 术中血管等标记影像总计……使用 ICG 或是氨基列布磷酸盐进行荧光测定以确定血管、肿瘤的信息……”部分的适用对象进一步扩大，将腹腔镜手术等肝脏切除手术也包含在内，因此可以认为利用荧光成像技术进行肝癌观察对于患者自身来说已经不成问题。但是需要注意的是，ICG 作为试剂时的功能和效果在肝癌术中诊断是否适用还没有得到证明。

6. 未来的展望

近年来,近红外观察装置的敏感度进一步提高,向着高画质发展,在重叠影像中肝脏(红色)以及肿瘤(多用绿色等颜色来表示)的对比度也十分良好,因此认为在今后利用ICG荧光成像技术进行肝癌检测会在临床上越来越多地被应用。

另一方面,目前正在开发可以进一步提高区别度的ICG以外的荧光探针。Kaibori等[17]已经同时利用应用于临床上的5-氨基酮戊酸(5-ALA)和ICG实现了脑肿瘤和膀胱癌的检测,结果表明相比于单独使用ICG荧光成像技术对肝癌的检测法,其区别度更高。我们的研究团队开发了一种可以快速在可视范围内呈现荧光的新型荧光探针(gGlu-HMRG),这种探针可以利用在癌组织中大量发现的γ-谷氨酰转肽酶(GGT)发生水解,从而实现快速标记,因此可以在ICG荧光成像技术无法发出荧光的肿瘤本身的腺癌组织中标记出荧光,有报告表明大肠癌肝转移灶的荧光(也就是GGT的发现程度)越高,切除后复发风险可能越大[18]。在国外有利用抗CEA单克隆抗体(SGM-101)对大肠癌的原发病灶和转移病灶进行标记的临床试验[19]。未来此类技术的引入,不仅可以进一步提高肝癌术中诊断的精度,实现R0切除,甚至可以期待其在肿瘤生物学上的行为预测(复发风险或耐抗癌药性)方面的作用。

参考文献

1) Ishizawa T, Fukushima N, Shibahara J, et al: Real-time identification of liver cancers by using indocyanine green fluorescent imaging. Cancer 2009; 115: 2491-2504.
2) Gotoh K, Yamada T, Ishikawa O, et al: A novel image-guided surgery of hepatocellular carcinoma by indocyanine green fluorescence imaging navigation. J Surg Oncol 2009; 100: 75-79.
3) Yokoyama N, Otani T, Hashidate H, et al: Real-time detection of hepatic micrometastases from pancreatic cancer by intraoperative fluorescence imaging: preliminary results of a prospective study. Cancer 2012; 118: 2813-2819.
4) Ishizawa T, Masuda K, Urano Y, et al: Mechanistic background and clinical applications of indocyanine green fluorescence imaging of hepatocellular carcinoma. Ann Surg Oncol 2014; 21: 440-448.
5) van der Vorst JR, Schaafsma BE, Hutteman M, et al: Near-infrared fluorescence-guided resection of colorectal liver metastases. Cancer 2013; 119: 3411-3418.
6) Shibasaki Y, Sakaguchi T, Hiraide T, et al: Expression of Indocyanine Green-Related Transporters in Hepatocellular Carcinoma. J Surg Res 2015; 193: 567-576.
7) Alfano MS, Molfino S, Benedicenti S, et al: Intraoperative ICG-based Imaging of Liver Neoplasms: A Simple Yet Powerful Tool. Preliminary Results. Surg Endosc 2019; 33: 126-134.
8) Kobahashi K, Kawaguchi Y, Kobayashi Y, et al: Identification of liver lesions using fluorescence imaging: comparison of methods for administering indocyanine green. HPB 2020 (in press)
9) Ishizawa T, Bandai Y, Harada N, et al: Indocyanine green-fluorescent imaging of hepatocellular carcinoma during laparoscopic hepatectomy: An initial experience. Asian J Endosc Surg 2010; 3: 42-45.
10) Kudo H, Ishizawa T, Tani K, et al: Visualization of subcapsular hepatic malignancy by

indocyanine-green fluorescence imaging during laparoscopic hepatectomy. Surg Endosc 2014; 28: 2504-2508.
11) Terasawa M, Ishizawa T, Saiura A, et al: Applications of fusion fluorescence imaging using indocyanine green in laparoscopic hepatectomy. Surg Endosc 2017; 31: 5111-5118.
12) Aoki T, Murakami M, Koizumi T, et al: Determination of the surgical margin in laparoscopic liver resections using infrared indocyanine green fluorescence. Langenbecks Arch Surg 2018; 403: 671–680.
13) Harada N, Ishizawa T, Muraoka A, et al: Fluorescence navigation hepatectomy by visualization of localized cholestasis from bile duct tumor infiltration. J Am Coll Surg 2010; 210: e2-6.
14) Satou S, Ishizawa T, Masuda K, et al: Indocyanine green fluorescent imaging for detecting extrahepatic metastasis of hepatocellular carcinoma. J Gastroenterol 2013; 48: 1136-1143.
15) Yamamichi T, Oue T, Yonekura T, et al: Clinical application of indocyanine green (ICG) fluorescent imaging of hepatoblastoma. J Pediatr Surg 2015; 50: 833-836.
16) Kitagawa N, Shinkai M, Mochizuki K, et al: Navigation using indocyanine green fluorescence imaging for hepatoblastoma pulmonary metastases surgery. Pediatr Surg Int 2015; 31: 407-411.
17) Kaibori M, Matsui K, Ishizaki M, et al: Intraoperative detection of superficial liver tumors by fluorescence imaging using indocyanine green and 5-aminolevulinic acid. Anticancer Res 2016; 36: 1841-1849.
18) Miyata Y, Ishizawa T, Kamiya M, et al: Intraoperative imaging of hepatic cancers using γ-glutamyltranspeptidase-specific fluorophore enabling real-time identification and estimation of recurrence. Sci Rep 2017; 7: 3542.
19) Boogerd LSF, Hoogstins CES, Schaap DP, et al: Safety and effectiveness of SGM-101, a fluorescent antibody targeting carcinoembryonic antigen, for intraoperative detection of colorectal cancer: a dose-escalation pilot study. Lancet Gastroenterol Hepatol 2018; 3: 181-191.

第 2 章　肺癌（肿瘤部位的定位）

芳川丰史

概要

- 针对包括肺癌在内的肺结节性病变，目前尚无利用染色剂染料直接对病变本身进行成像的方法，但存在利用染色剂染料间接成像的方法。
- 在周围型肺结节性病变的术前定位上，经支气管注入染色剂染料的虚拟辅助肺成像（virtual assisted lung mapping，VAL-MAP）技术已得到广泛普及，使用 ICG 作为染色剂也是有效的。
- 使用 ICG 及造影剂代替靛蓝胭脂红的 ICG-VAL-MAP 在术前及术中标记部位的可视性方面均优于 VAL-MAP。

引言

近年来，随着 CT 等影像学诊断技术的进步，发现末梢肺组织微小病灶的机会增加了。此类微小病灶的诊断若采用内科的方法，如 CT 引导下穿刺活检、支气管镜活检等，均是比较困难的，因此，对疑为恶性的病灶应积极采用外科的诊断手段，更有利于其治疗。然而，实际进行手术时，此类病灶不仅可视性差，术者的触觉也常较差，故临床工作中，常常不得不选择在病灶变大之前继续观察。不过，当患者手术意愿强烈以及手术有临床意义时，有时尽管病变尚小，但为了确保完全切除而不得不进行肺叶切除，或者在预测切除某部位可以一并切除病灶的前提下，进行肺部分切除。

一方面，在可获得影像科协助的医院，可通过 CT 引导下留置 hookwire 定位针或线圈，注入染色剂或碘油等方法，积极进行术前定位。然而，此种经皮定位方法，不仅会发生咯血、气胸等并发症，由空气栓塞导致的心梗、脑梗等致命并发症也偶有报告[1,2]。另一缺点是，根据病变位置不同，如肺尖、肩胛骨内侧及靠近纵隔、横膈处的肺，其术前定位十分困难甚至不可实现。

术前定位是发病率不断增加的末梢肺组织微小病变之诊断性治疗必需的手段，因此为探寻更加安全的术前定位方法，已进行了种种尝试。近年来，一种经支气管的定位方法——VAL-MAP 法——得到了快速的普及，本文针对以其为基础研发使用荧光染色剂的 VAL-MAP 法（**图 1**）进行详细的介绍。

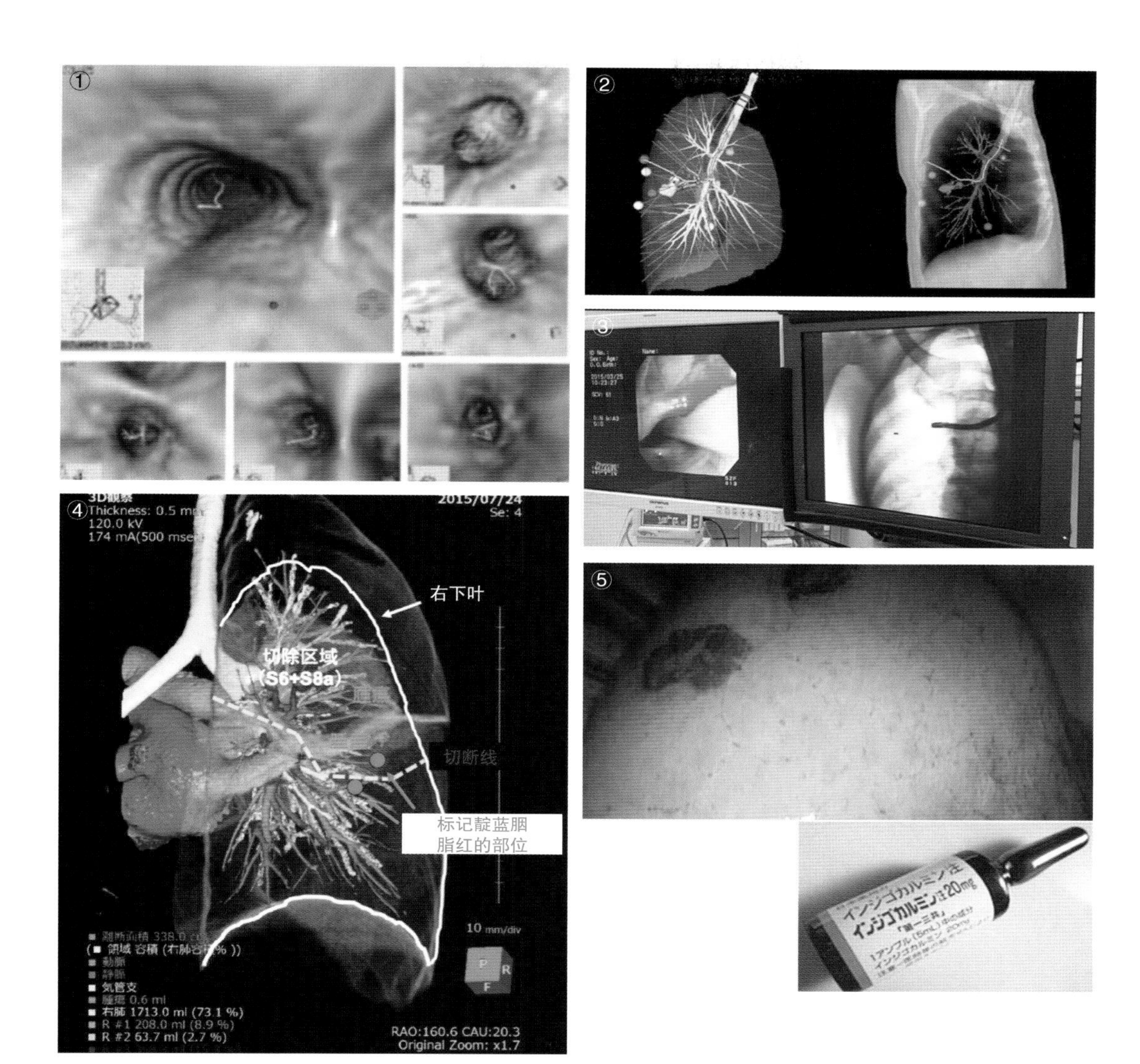

图1 VAL-MAP 简介

①以患者的 CT 为基础，制作虚拟支气管镜图像，决定支气管分支。
②利用三维模拟图像理解结节与拟标记部位的关系。
③使用支气管镜，在胸膜正下方注入染色剂进行标记。
④标记后进行 CT 扫描三维重建，确认结节与肿瘤的位置关系。
⑤以标记为引导进行手术。

1. 至今为止的方法及其问题

在胸外科领域，随着 CT 等影像学技术的进步，近年，如图 2 所示的微小肺结节性病变被更多地发现并作为治疗的对象。针对此类肺部微小病灶的外科诊断及治疗，多试行诊断性肺部分切除（图 2）。然而，“看不见”“摸不着”的结节的诊断十分困难，尽管进行稍扩大范围的部分切除，确切切除结节仍难以保证。另外，通过术中对切除标本进行快速诊断，难以确诊的情况也时有发生。除此之外，在实际工作中，因肿瘤残留而再次手术的报道并不鲜见。在使用 hookwire 定位等经皮定位方法时，一方面可发生由空气栓塞引起的心梗、脑梗以及出血、气胸等并发症，另一方面因病变部位不同亦多有限制[3]。

作为上述方法的替代，发明了在以 CT 图像为基础重建后得到的虚拟支气管镜引导下，使用实际的支气管镜并使用染色剂（靛蓝胭脂红），在胸膜表面进行术前标记的 VAL-MAP 法[4,5]。

因 VAL-MAP 法可多次进行染色标记，故可如图 3 所示，以胸膜表面的多点标记为线索，可在术中获得微小肺结节及切缘的位置信息，从而成为有效的手术辅助工具。然而，在胸膜深面行术前标记技术上的难易度，待标记部位在 CT 图像上进行位置确认的困难程度（图 4），以及存在高度碳尘沉积的重度吸烟者肺部标记部位的可视性等问题也逐渐明确。

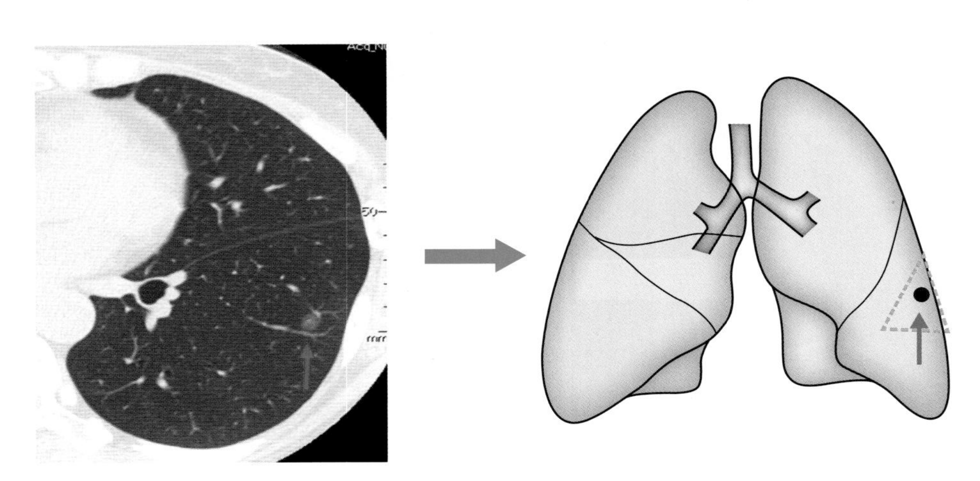

图 2　针对微小肺结节的肺部分切除方案

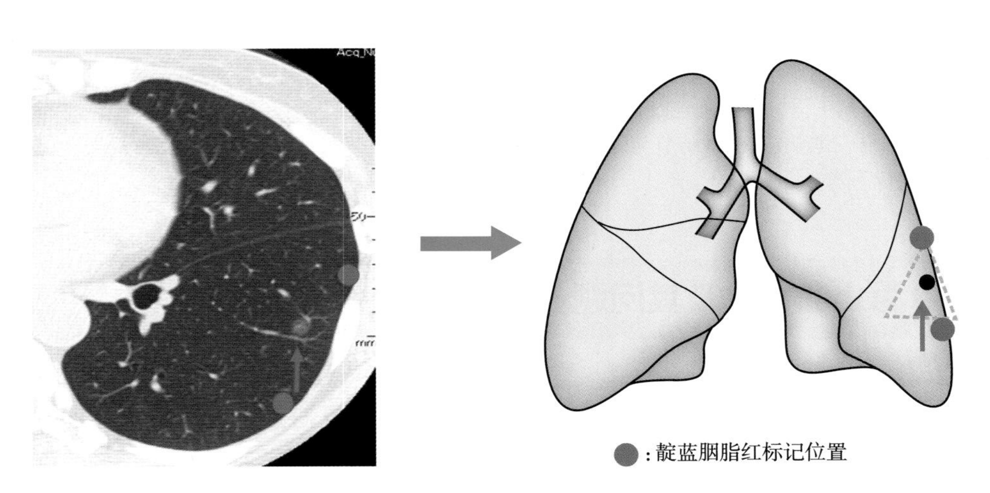

图 3　VAL-MAP 辅助定位下肺部分切除

· 注射压力过强
· 注射部位距胸膜过近

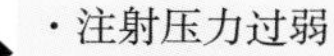
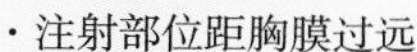

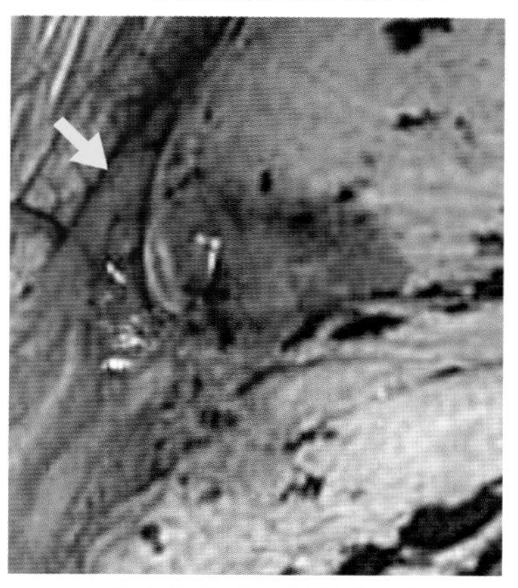
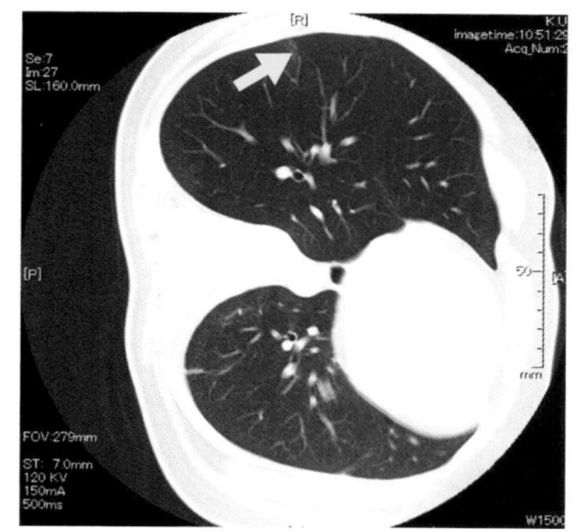

肺大泡形成，胸膜下出血　　　　染色剂显像困难

图4　VAL-MAP 后的术中照片及 CT
在胸膜正下方注入染色剂，或注射时压力过大，术中可见肺大泡形成。另一方面，注射部位距胸膜过远，或压力过小，CT 图像上则看不到本应清晰可见的标记产生的阴影，无法判断染色剂（靛蓝胭脂红）的准确注入部位。

因此，为解决可视性的问题，以 ICG 及造影剂代替靛蓝胭脂红的 ICG-VAL-MAP 法得到了研发（图5）。与 VAL-MAP 法相比，ICG-VAL-MAP 法拥有标记后在 CT 上的确认及术中染色剂的确认均较容易的优点。

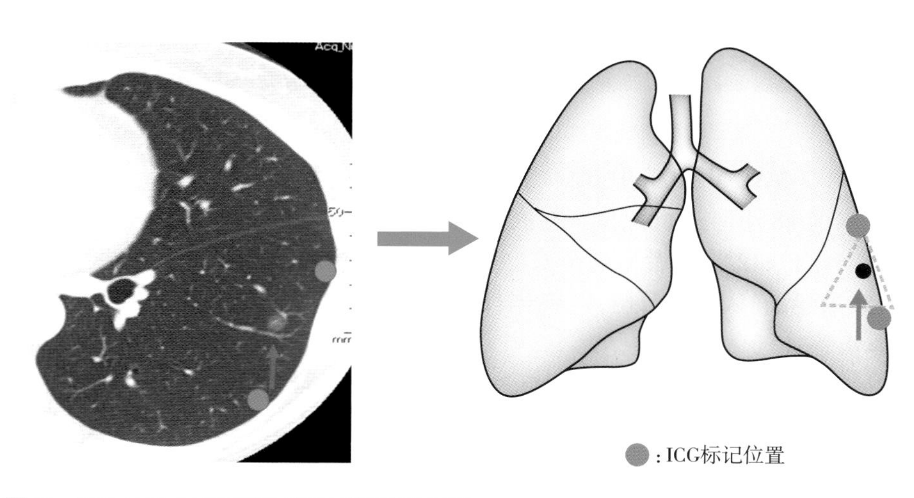

图5　ICG-VAL-MAP 辅助定位下肺部分切除

2. 荧光成像的应用历史

ICG在其他多个脏器领域已得到了广泛应用，近年来在呼吸系统领域的应用也增加了[7]。在肺部领域，相关临床研究以前哨淋巴结的确定及肺部分切除时平面的界定为中心[8]，但是，近年来在利用ICG进行肿瘤的局部定位方面也有所尝试[9]。然而，尽管有像肝母细胞瘤这样对ICG具有较强摄取能力的肿瘤发生肺转移时临床应用的报告[10]，但一般认为并不是所有肿瘤都对ICG有一样的吸收摄取能力[11]。

目前在日本，以显影血流灌注区域为目的使用ICG已纳入适应证范围。在胸外科，由于在肺部分切除时可以显示存在剩余血供的肺组织，ICG也被应用于界定肺段平面。除此之外，近年也偶见如本文提到的ICG-VAL-MAP，这样通过支气管注射ICG的案例报道，可以期待ICG临床应用的可能性会不断扩大[6]。

要点

- ICG目前在胸外科领域已开始广泛普及，尤其是用于肺部分切除时确定肺段平面等。
- 不仅对于前哨淋巴结的定位，在原发性肺癌与转移性肺癌等的定位方面，ICG的临床应用也正逐渐开始。

3. 荧光成像的实际操作

在本章节，对ICG-VAL-MAP法中ICG的应用方法进行说明。

原则上应在术前48小时进行定位。在大多数情况下实际顺序为：①手术当天上午在支气管镜室进行定位；②将患者运送至CT室，为确定定位部位进行CT扫描；③在手术前进行CT三维重建，确认定位部位；④在当日下午进行手术。

下面对具体步骤进行介绍。

（1）与通常的支气管镜检查流程相同，在局部麻醉下进行支气管镜检查（图6）。提前选定所需支气管分支（图7）。在此基础上，在支气管镜室进行术前定位。通过如图8所示的支气管镜用喷洒软管，将事先配制好的ICG与造影剂的混合溶液注射进目标部位。多为0.5ml ICG溶液（25mg/10ml）与4.5ml造影剂充分混合，注入0.1~0.3ml混合液。选择相应支气管支推进支气管镜，在透视下向胸膜下方推进喷洒软管的前端部。此后在胸膜正下方约 1cm 处抽出喷洒软管的前端后注入染色剂。此时在软管的操作者一侧，使用 10ml 注射器，感受到顶端压力时，在压力消失的部位进行注射，则可在正合适的部位进行定位。若同时使用透视，由于注入的染色剂中混有造影剂，可在图像上判断是否注入（图 9）。此时大量注射是没有必要的。由于荧光染色剂照射时十分敏感，染色剂一旦过量，则可观察到的范围太广，从而无法进行精确定位。由于使用比常规 VAL-MAP 法更少的染色剂即可完成定位，通过透视可见染色剂时即可终止注射，之后与 VAL-MAP 法一样，使用 10ml 注射器推注空气。根据需要可重复上述操作。

（2）进行定位后 CT 扫描。为了可观察到与术中一样的情况，有时会采取与手术时相同的体位进行 CT 扫描并三维重建。通过定位后 CT 扫描，肺部病变、ICG 与造影剂、靛蓝胭脂红是如何显示的，以图 10 为例进行说明。

（3）利用工作站将标记部位与肿瘤的位置关系通过 CT 三维重建展现，可在术前进行预测（图 11）。

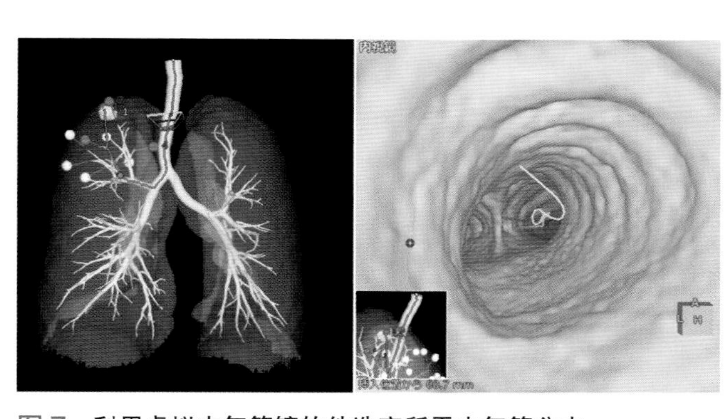

图 7 利用虚拟支气管镜软件选定所需支气管分支

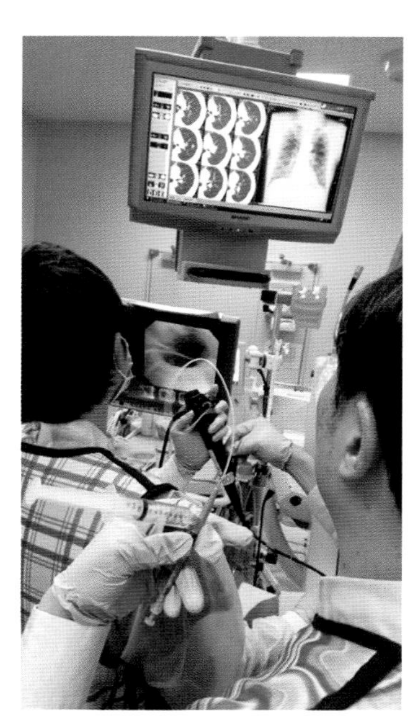

图 6 局部麻醉下支气管镜检查

为注入染色剂使用喷洒专用软管。

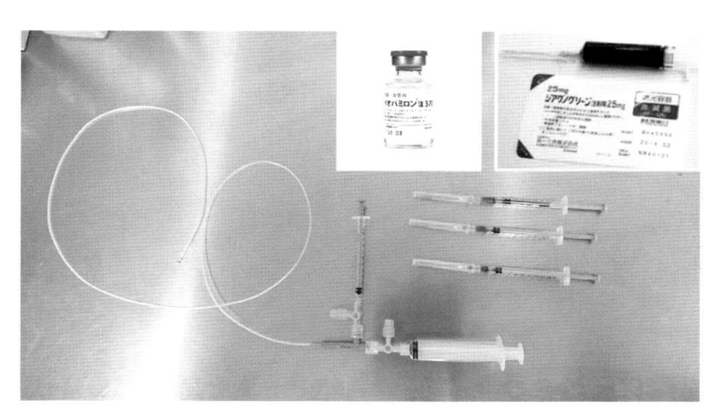

图 8 支气管镜用喷洒软管的组成及所用染色剂（ICG+ 造影剂）的准备

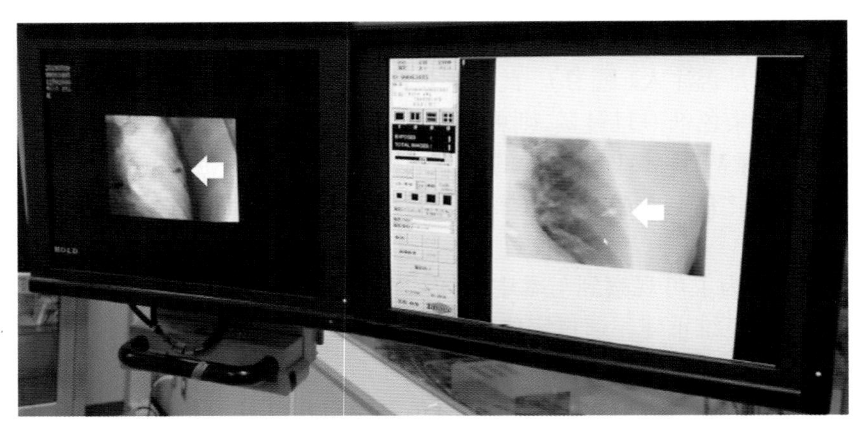

图 9　注入染色剂（ICG+ 造影剂）后的 X 线透视图像

由于注入的 ICG 内混有造影剂，通过 X 线透视也可明确辨别。

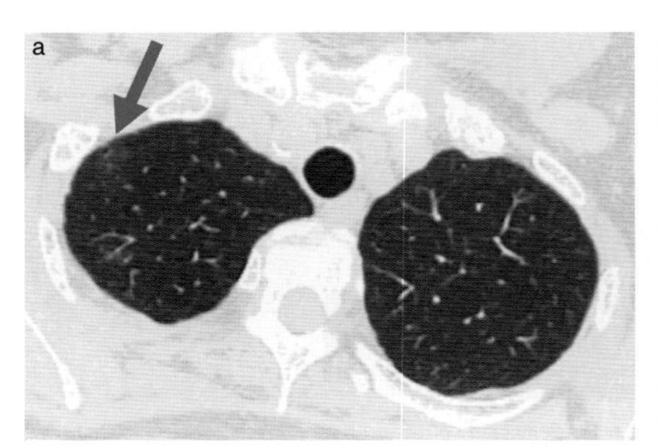

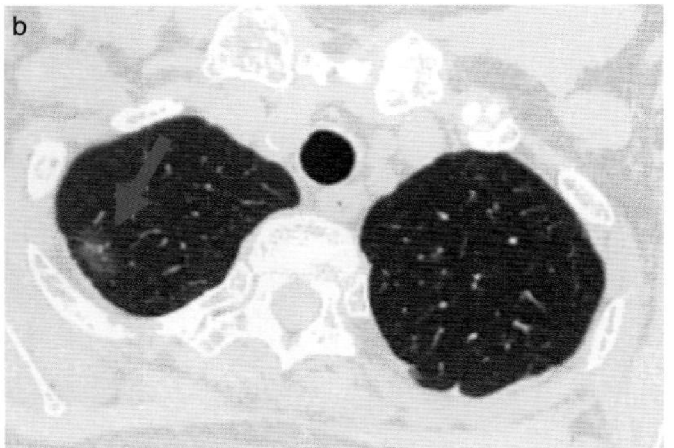

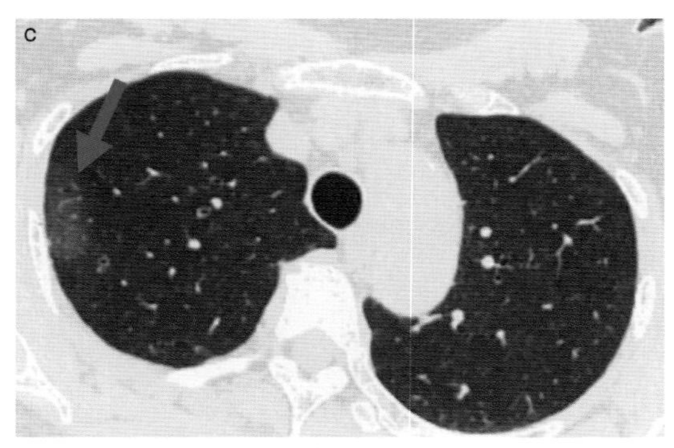

图 10　使用靛蓝胭脂红的 VAL-MAP 与使用 ICG+ 造影剂的 ICG-VAL-MAP，应用了以上两种方法的一例患者的定位后 CT 图像

a：VAL-MAP（靛蓝胭脂红）。

b：右 S1 肺野末梢性病灶。

c：ICG-VAL-MAP（ICG+ 造影剂）。

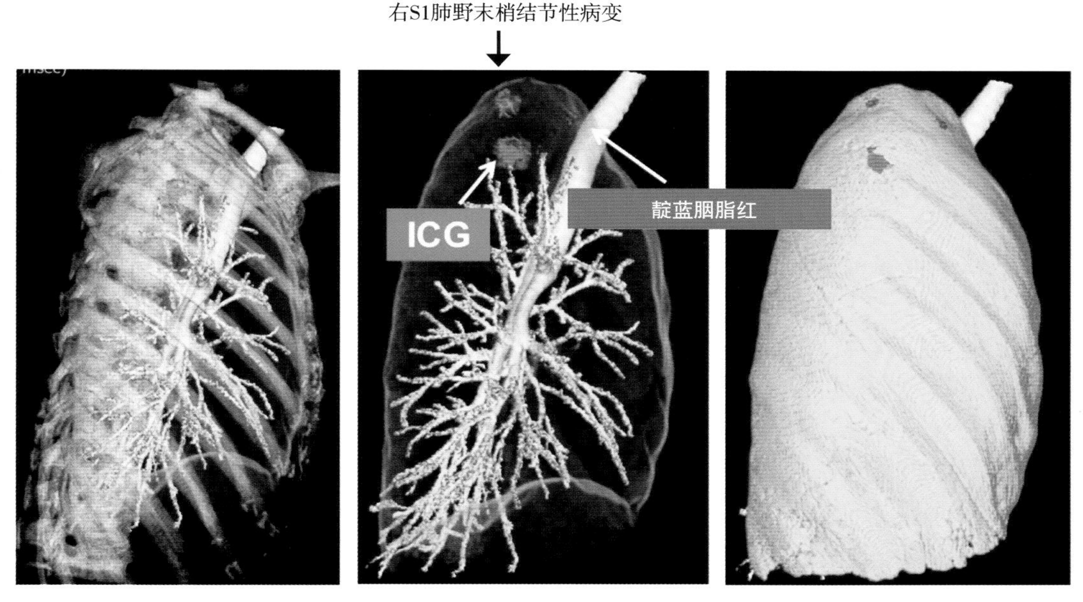

图 11 术前 CT 三维重建图像

（4）通过预先做成的 3D 图像的引导，一边观察术中的术野图像，一边进行肺切除（**视频 1**）。

VAL-MAP 中会做 2~3 处标记，这样即使 1 或 2 处标记没能做好，也能够切实地确认肿瘤位置，也就是所谓的保险标记。然而，由于 ICG-VAL-MAP 提高了可视性，减少了标记失败的可能，可减少总的标记数。

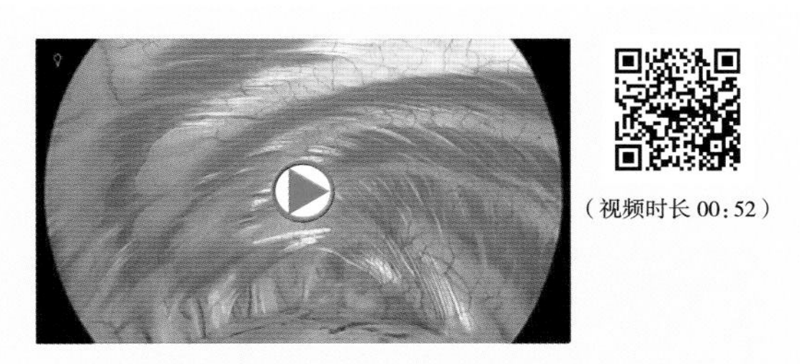

视频 1 右 S1 肺野末梢结节性病变部分切除术一例

要点

- 与靛蓝胭脂红不同，ICG 为荧光染色剂，注射量较少也无妨。相反，如果过量染色剂则会扩散，从而无法做到精准定位。
- VAL-MAP 中会做 2 或 3 处标记，这样即使 1 或 2 处标记没能做好，也能够切实地确认肿瘤位置，也就是所谓的保险标记。然而，由于 ICG-VAL-MAP 提高了可视性，减少了标记失败的可能，可减少总的标记数。
- 无论是 VAL-MAP 还是 ICG-VAL-MAP，标记成功的秘诀都是之前做好充分的计划。

4. 荧光染色的期待效果

ICG-VAL-MAP 是使用了 ICG 这一荧光染色剂的荧光成像，与至今所应用的无荧光染色剂的 VAL-MAP 相比，提高了可以说是后者缺点的可视性(**图 12，视频 2**)。

目前来说，支气管镜的采用是必要的，其相比经皮染色标记副作用更少，且可以在想要标记的部位进行标记，有很大的作用。通过反复试验，今后若继续研发可对肿瘤本身进行染色的荧光染色剂，真正的肿瘤标记也会成为现实。

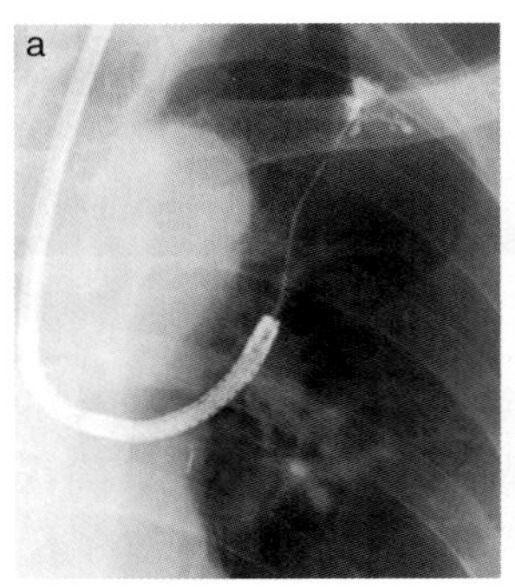

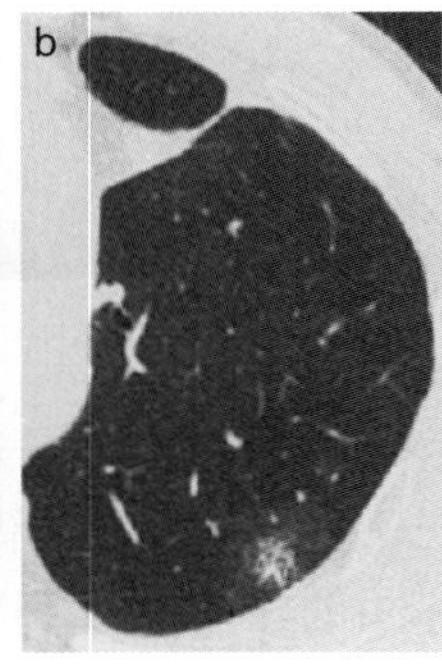

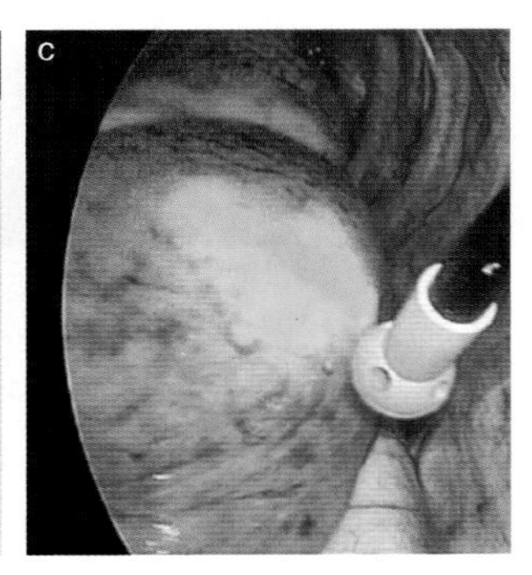

图 12 ICG-VAL-MAP 的可视性
a：标记时。
b：标记后 CT 图像。
c：术中可视性均良好。

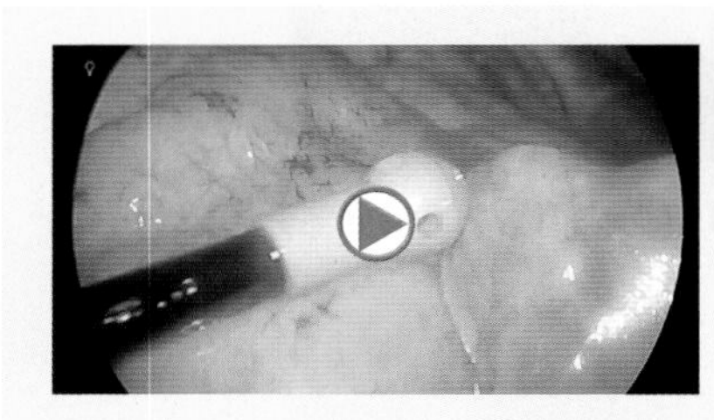

(视频时长 00：15)

视频 2 ICG-VAL-MAP 辅助定位术中视频一例

5. 注意点与问题

VAL-MAP 是纳入适应证范围的临床操作，ICG 及造影剂的经气道注射则不是，应注意目前仍处于临床试验阶段。必须注意，当前造影剂过敏患者及哮喘患者为基本禁忌证。

另外,虽然目前没有ICG-VAL-MAP相关的严重并发症的报告,仍需在充分的准备及说明后进行操作。

要点

- 由于ICG及造影剂经气道注射还未纳入适应证范围,目前仍处于临床试验阶段,ICG-VAL-MAP需在充分的准备及说明后,仅对符合条件的患者实施。

6. 今后的展望

ICG-VAL-MAP是作为胸外科医生对末梢微小肺结节诊断性切除的一种手段发展起来的。通过本方法,大多数微小肺结节性病变可得到安全、确切的切除。

现在,其不仅可作为微小肺结节性病变定位的标记方法,亦可作为肺段切除、肺亚段切除平面界定时的标记方法(视频3)。此外,通过靛蓝胭脂红、ICG等不同染色剂的组合,可提高标记的正确率,减少失败的可能性,从而做到精准的术前定位。

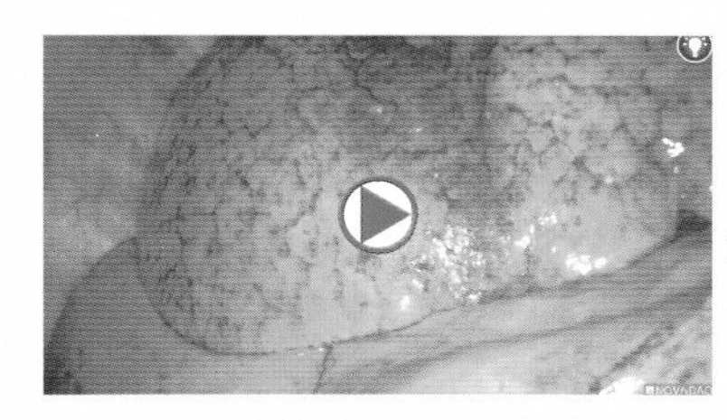

(视频时长03:46)

视频3 使用ICG-VAL-MAP标记肺段间切除线辅助下右S2肺段切除一例

参考文献

1) 及川武史, 野本靖史, 木下孔明: 小型末梢肺癌に対するCTガイド下マーキング時に生じた脳空気塞栓により左半身麻痺が残存した1例. 日呼外会誌 2008; 22: 914-919.
2) 松浦陽介, 渡正伸: CTガイド下肺穿刺後に心腔内空気栓を生じた2症例. 日呼外会誌 2010; 24: 967-971.
3) 陳 豊史, 辰巳明利: 肺野末梢腫瘤性病変に対する術前CTガイド下マーキングの臨床的検討. 日呼外会誌 2001; 15: 87-91.
4) Sato M, Omasa M, Chen F, et al: Use of virtual assisted lung mapping (VAL-MAP), a bronchoscopic multispot dye-marking technique using virtual images, for precise navigation of thoracoscopic sublobar lung resection. J Thorac Cardiovasc Surg 2014; 147: 1813-1819.
5) Sato M, Yamada T, Menju T, et al: Virtual-assisted lung mapping: outcome of 100 consecutive cases in a single institute. Eur J Cardiothorac Surg 2015; 47: e131-

139.
6) Sekine Y, Itoh T, Toyoda T, et al: Precise Anatomical Sublobar Resection Using a 3D Medical Image Analyzer and Fluorescence-Guided Surgery With Transbronchial Instillation of Indocyanine Green. Semin Thorac Cardiovasc Surg 2019; 31: 595-602.
7) Kasai Y, Tarumi S, Chang SS, et al: Clinical trial of new methods for identifying lung intersegmental borders using infrared thoracoscopy with indocyanine green: comparative analysis of 2- and 1-wavelength methods. Eur J Cardiothorac Surg 2013; 44: 1103-1107.
8) Okusanya OT, Hess NR, Luketich JD, et al: Infrared intraoperative fluorescence imaging using indocyanine green in thoracic surgery. Eur J Cardiothorac Surg 2018; 53: 512-518.
9) Rho J, Lee JW, Quan YH, et al: Fluorescent and Iodized Emulsion for Preoperative Localization of Pulmonary Nodules. Ann Surg 2019. [Epub ahead of print]
10) Chen-Yoshikawa TF, Hatano E, Yoshizawa A, et al: Clinical application of projection mapping technology for surgical resection of lung metastasis. Interact Cardiovasc Thorac Surg 2017; 25: 1010-1011.
11) Hamaji M, Chen-Yoshikawa TF, Minami M, et al: Near-Infrared Imaging Using Intravenous Indocyanine Green at a Conventional Dose to Locate Pulmonary Metastases: A Pilot Study. Thorac Cardiovasc Surg 2019; 67: 688-691.

第 3 章　胃癌（原发灶、腹膜种植）

高桥 刚，黑川幸典，山崎 诚，江口英利，土岐祐一郎

概要

- 应用天然氨基酸 5- 氨基酮戊酸（5-ALA）进行光动力学诊断，已被证实是有效的，在临床上已应用于各种疾病。
- 对于脑肿瘤和膀胱癌，通过实时评估作为术中引导，更准确的手术成为可能。
- 我们正在探讨将该系统应用于诊断胃癌腹膜播散的可能性，并正在进行研究。
- 本文重点介绍了 5-ALA 的光动力学诊断在晚期胃癌腹腔镜检查中的临床应用。

引言

在消化系统恶性肿瘤中，与血行转移和淋巴转移一样，腹膜播散转移也比较常见。与此同时，腹膜播散转移的形式很难用当前的诊断成像方式如 CT 和 MRI 检测到。因此，在胃癌、胰腺癌等疾病，对于怀疑有腹膜播散的病例，在治疗前常需进行腹腔镜筛查[1]。腹腔镜检查创伤小，正确诊断率高达 89%~100%，但也有文献报道有 5%~17.2% 的假阴性率[2-4]。因此，需要更准确的诊断方法。

1. 5-ALA 光动力学诊断的应用现状

5-ALA 是一种天然氨基酸，作为血红素的前体在能量代谢中起着重要作用。5-ALA 被细胞摄取、代谢、迁移到线粒体中，并生物合成为原卟啉Ⅸ（PpⅨ）（图 1）。在正常细胞中，PpⅨ被迅速代谢为血红素，但在癌细胞中，由于二价铁缺乏，血红素不能转化，导致 PpⅨ特异性积累[5]。而且，在癌细胞中发现促进 PpⅨ摄取的转运蛋白 PEPT1 高表达，而促使 PpⅨ排泄的转运蛋白 ABCG2 低表达，导致 PpⅨ在癌细胞中积蓄[6]。此外，已有报道癌细胞中胆色素原脱氨酶活性的增加促进了 PpⅨ的合成[7]，亚铁螯合酶活性的降低抑制了 PpⅨ的代谢而引起 PpⅨ的积累[8]。

具有光敏特征的 PpⅨ被蓝光（400~410nm）激发并在返回基态时发出红色荧光。利用 5-ALA 的这些特性对癌细胞进行可视化是光动力学诊断的机制。

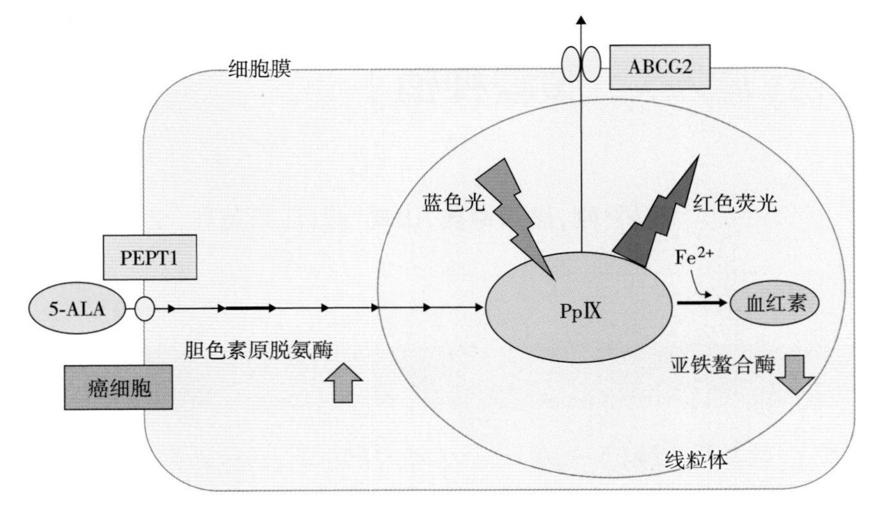

图1 5-ALA 光动力学诊断的机制

PpⅨ 在蓝光下呈现红色荧光。ABCG2，转运蛋白 ABCG2；PEPT1，转运蛋白 PEPT1。

2. 5-ALA 用于胃癌腹膜种植的诊断

作为在胃癌中的尝试，Kishi 等作为临床试验在晚期胃癌腹腔镜检查时进行了光动力学诊断。白光未检出腹膜播散的 24 例（共 52 例）中，用 5-ALA 光动力学诊断检出 5 例腹膜种植（20.8%），应用同样的诊断方法，有文献报道腹膜播散检测的灵敏度更高[9]。

3. 5-ALA 的安全性

5-ALA 是一种天然氨基酸，是一种存在于体内的氨基酸，相对安全的药物。可能的副作用包括光过敏、血压降低、胃肠道症状和肝功能障碍等。在 Inoue 等的报道中 LDH 升高（16.2%）、AST 升高（16.2%）、ALT 升高（16.2%）、rGTP 升高（5.4%）、血胆红素升高（2.7%）、淀粉酶升高（10.8%）、嗜酸性粒细胞增多（2.7%）、恶心（10.8%）、呕吐（8.1%）、治疗引起的呕吐（2.7%）和头痛（2.7%）。严重程度均为轻度[10]。

4. 本科室的临床应用

以接受腹腔镜检查的晚期胃癌为研究对象，从 2013 年 12 月起，根据以下方案进行临床试验。

方法：在开始腹腔镜检查前 3~5 小时口服用 1g 5-ALA。口服后穿长袖、长裤、戴墨镜，防止因光敏性引起的副作用，48 小时内避免阳光等强光照射。检查设备使用 D-LIGHT 系统（D-LIGHT C PDD 光源设备、IMAGE1-S 系统相机控制单元、IMAGE1-S-FI 摄像头、HOPKINS[R] Ⅱ望远镜 30°）。在该系统中，可以使用脚踏开关轻松地在正常光和蓝光之间切换。

腹腔镜检查：用白光评估后，接着切换到蓝光并寻找有红色荧光的部位。对白色结节或在蓝光下红色荧光部位进行活检，并通过病理检查确认。为了避免观察时间延长，导致曝光而红色荧光难以判断，应优先观察白光无法确认的病灶。

病理检查：由于该诊断方法发现的腹膜种植性病变很小，往往难以快速诊断，因此原则上采用石蜡标本进行评估。

案例：50 岁，男性。因食欲不振行胃镜检查提示，胃体下部的 3 型晚期胃癌。腹部 CT 显示浆膜外浸润。由于影像上怀疑腹膜种植，因此决定进行腹腔镜检查。在左膈下和道格拉斯窝，通过光动力学诊断发现了一个显示红色荧光的种植结节（图 2）。同一部位活检发现癌细胞，诊断为腹膜种植。在原发胃病灶中也观察到红色荧光，并且在同一区域证实了浆膜外癌浸润（图 3）。

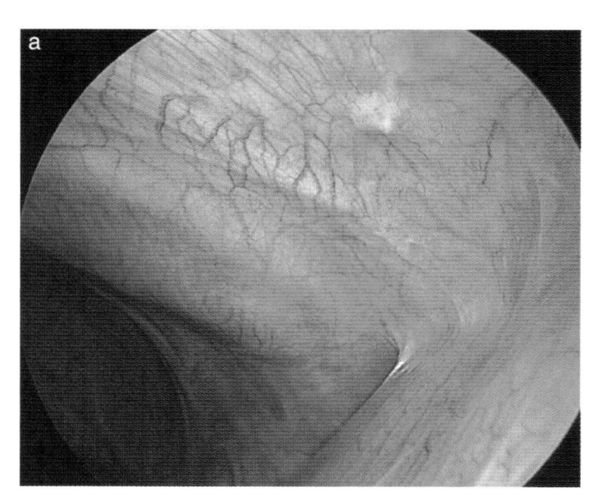

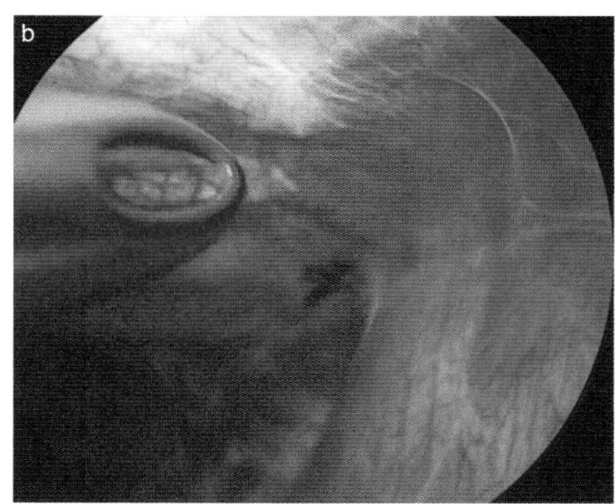

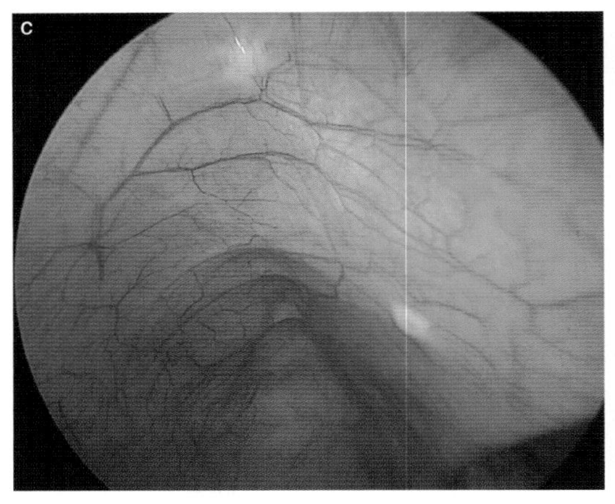

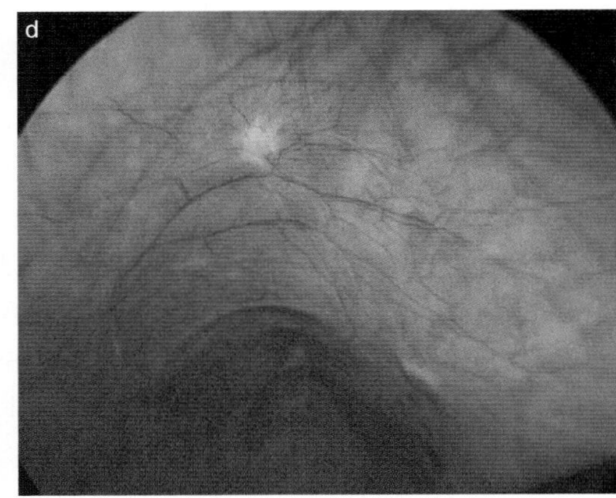

图2 **腹腔镜探查**

a:腹腔镜探查图像:右膈下白光。

b:腹腔镜探查图像:右膈下蓝光。

c:腹腔镜探查图像:Douglas 窝白光。

d:腹腔镜探查图像:Douglas 窝散装蓝光。

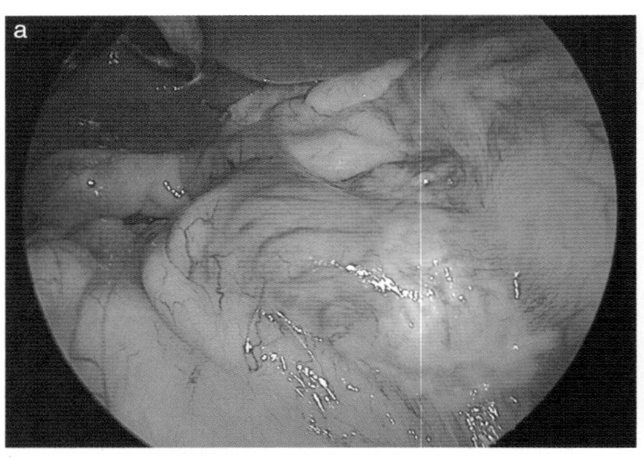

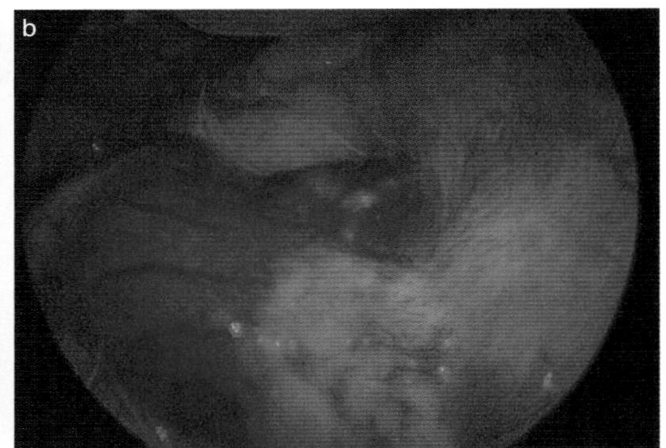

图3 **原发病灶评估**

a:腹腔镜探查图像:原发病灶白光。

b:腹腔镜探查图像:原发病灶蓝光。

临床试验结果:表1 显示了我科采用 5-ALA 光动力学诊断 23 例晚期胃癌的结果。对 48 个病灶进行了活检,22 个病灶内病理发现恶性肿瘤细胞,其中 3 个病灶用白光检测不到,而用 5-ALA 光动力学诊断观察到红色荧光。1 例(4.5%)首次采用光动力学诊断法就检测到腹膜种植病变。

另一方面,有必要研究红色荧光病变中是否没有恶性细胞(所谓的假阳性),这也是今后的研究方向。

表1 活检组织光动力学诊断与病理结果对比

	有白色结节		无白色结节	总计
	有红色荧光	无红色荧光	有红色荧光	
有恶性肿瘤	17	2	3	22
无恶性肿瘤	7	8	11	26
总计	24	10	14	48

要点

- 腹腔镜探查前3~5小时，按20mg/kg服用5-ALA。
- 检查时，先观察白光，后观察蓝光。
- 由于观察时间的延长，曝光会导致评价红色荧光较困难，操作应尽快完成。
- 对于白色结节，在有红色荧光显示的病灶中发现可确认的癌细胞概率明显增多。

5. 光动力学诊断阳性腹膜种植的意义

Ushimaru 等报道了在113例晚期胃癌腹腔镜探查中应用光动力学诊断进行检查，显示13例患者仅通过光动力学诊断就能检测到的细小腹膜种植。而且，据报道对于此类病例进行了包括化疗在内的多学科治疗，其3年生存率与无腹膜播散组相当[11]。

近年来由于化疗的进展，有报告显示一些病例在确认腹膜种植后通过转化化疗后有效地进行手术。在确定手术适应证时的腹腔镜探查过程中，有必要准确评估活性癌细胞残存的情况。Kishi 等也报道了在上述这种情况下，采用光动力学诊断方法的有效性[12]。我们还研讨了在临床研究的病例中应用光动力学诊断可以确定化疗后残留肿瘤细胞的存在与否，并计划继续进行研究（图4）。

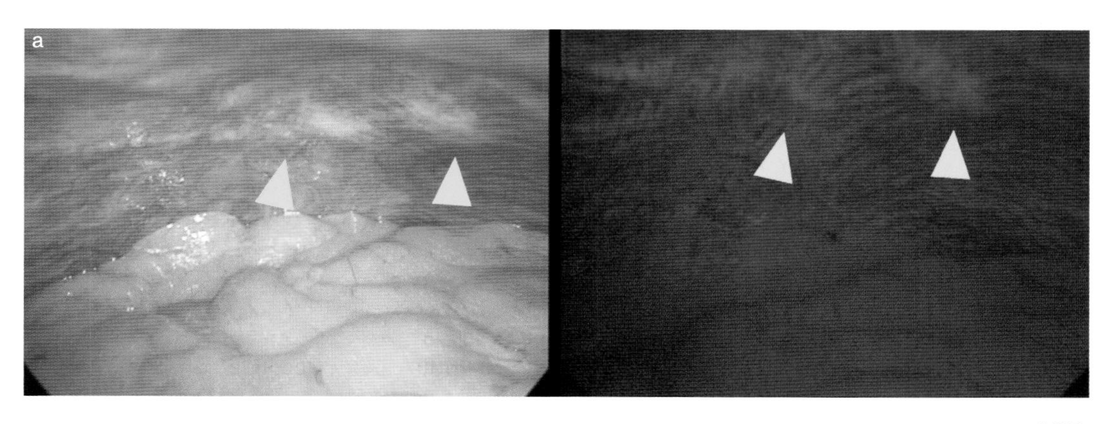

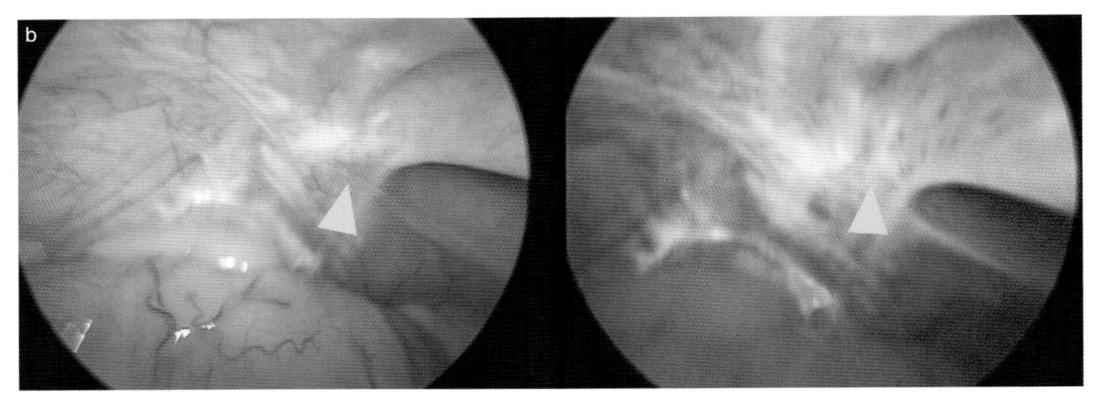

图4 化疗后评估

a：腹腔镜探查图像：左膈下白光（左）、蓝光（右）。观察到白色结节ALA为阴性，活检结果显示没有活性癌细胞。

b：腹腔镜探查图像：左膈下白光（左）、蓝光（右）。观察到白色结节部分ALA阳性。同一部位活检结果发现活性癌细胞。

6. 面向临床应用的普及

在我们科室，我们进行了由医生主导的临床试验，旨在扩大应用5-ALA的适应证范围。在探索性研究中，显示了安全性、有效性和最佳剂量。此外，为了探讨2017年以来患者的临床意义，主要评估对象是“正常光观察判断为阴性腹膜种植，而光动力学观察判断为阳性腹膜种植的受试者”，并注册了一项预计有105所机构参加的Ⅲ期多中心临床研究。结果目前正在分析中。

结语

通过将5-ALA与光动力学诊断相结合，可以提高胃癌患者腹腔镜探查腹膜种植转移的检测灵敏度，以便制定合适的治疗方案。

参考文献

1) Stell DA, arter CR, Stewart I, et al: Prospective comparison of laparoscopy, ultrasonography and computed tomography in the staging gastric cancer. Br J Surg 1996; 83: 1260-1262.
2) Tsuchida K, Yoshikawa T, Tsuburaya A, et al: Indications for staging laparoscopy in clinical T4M0 gastric cancer. World J Surg 2011; 35: 2703-2709.
3) Song KY, Kim JJ, Kim SN, et al: Staging laparoscopy for advanced gastric cancer: is it also useful for the group which has an aggressive surgical strategy? World J Surg 2015; 39: 2742-2747.
4) Miki Y, Tokunaga M, Tanizawa Y, et al: Staging Laparoscopy for Patients with cM0, Type 4, and Large Type3 Gastric Cancer. World J Surg 2015; 39: 2742-2747.
5) Hayashi M, Fukuhara H, Inoue K, et al: The effect of iron ion on the specificity of photodynamic therapy with 5-aminolevulinic acid. PLoS One 2015; 10: e0122351.
6) Hagiya Y, Endo Y, Yonemura Y, et al: Pivotal roles of peptide transporter PEPT1

and ATP-binding cassette (ABC) transporter ABCG2 in 5-aminolevulinic acid (ALA) -based photocyto-toxicity of gastric cancer cells in vitro. Photodiagnosis Hotodyn Ther 2012; 9: 204-214.
7) Gibson SL, Cupriks DJ, Havens JJ, et al: A regulatory role for porphobilinogen deaminase (PBGD) in 5-aminolaevulinic acid (5-ALA) -induced photosensitization? Br J Cancer 1998; 77: 235-242.
8) Ohgari Y, Miyata Y, Chau TT, et al: Mechanisms involved in delta-aminolevulinic acid (ALA) -induced photosensitivity of tumor cells: relation of ferrochelatase and uptake of ALA to the accumulation of protoporphyrin. Biochem Pharmacol 2005; 71: 42-49.
9) Kishi K, Fujiwara Y, Yano M, et al: Diagnostic laparoscopy with 5-aminolevulinic-acid-mediated photodynamic diagnosis enhances the detection of peritoneal micrometastases in advanced gastric cancer. Oncology 2014; 87: 257-265.
10) Inoue K, Anai S, Fujimoto K, et al: Oral 5-aminolevulinic acid mediated photodynamic diagnosis using fluorescence cystoscopy for non-muscle-invasive bladder cancer: A randomized, double-blind, multicenter phase Ⅱ / Ⅲ study. Photodiagnosis Photodyn Ther 2015; 12: 193-200.
11) Ushimaru Y, Fujiwara Y, Kishi K, et al: Prognostic Significance of Basing Treatment Strategy on the Result of Photodynamic Diagnosis in Advanced Gastric Cancer. Ann Surg Oncol 2017; 24: 983-989.
12) Kishi K, Fujiwara Y, Yano M, et al: Usefulness of diagnostic laparoscopy with 5-aminolevulinic acid (ALA) -mediated photodynamic diagnosis for the detection of peritoneal micrometastasis in advanced gastric cancer after chemotherapy. Surg Today 2016; 46: 1427-1434.

第 4 章　脑肿瘤

黑岩敏彦

概要

- 荧光引导手术对恶性胶质瘤（一种浸润性肿瘤）的有效性已得到证实。
- 可通过从缺乏血脑屏障的肿瘤血管中渗出的荧光染料进行观察；亦可利用肿瘤细胞摄取的光敏剂进行治疗。
- 为了观察这些荧光染料，各厂商在外科手术显微镜都内置了过滤模块。
- 术中荧光引导技术增加了恶性胶质瘤的切除率，延长了肿瘤的复发时间，但并没有明显改善患者的生存期。

引言

恶性胶质瘤包括胶质母细胞瘤，其临床预后极差，术中肿瘤的切除率越高，患者的生存期越长。恶性胶质瘤的侵袭性很强，与周围正常脑组织分界不清，在白光视野下往往难以识别，但术中至少要确定肿瘤细胞密度最高的肿瘤主体，因此，术中判断肿瘤边界的方法是非常有意义的。在恶性胶质瘤切除手术中可运用基于光动力学诊断（PDD）的术中荧光引导技术辅助定位肿瘤边界。由于肿瘤血管缺乏血脑屏障（blood brain barrier, BBB）功能，肿瘤细胞可相对选择性地吸收这些荧光染料并发出荧光。可用于引导手术的荧光染料有许多种，在日本，唯一被批准的荧光染料是 5- 氨基酮戊酸（5-ALA），它在 2013 年被纳入适用于恶性胶质瘤。此外，近年来 5-ALA 还广泛应用于脑膜瘤、脑转移瘤和恶性淋巴瘤等其他脑肿瘤的荧光引导手术。

被肿瘤细胞摄取的光敏剂亦可用于肿瘤的光动力学疗法（photodynamic therapy, PDT）中，并且已有不少关于各种光敏剂对脑肿瘤的有效性研究。目前，日本只有他拉泊芬钠（talaporfin sodium, NPe6）被批准用于治疗脑肿瘤，并于 2013 年纳入适应证范围。

1. 既往的方法和存在的问题

目前,术中快速病理诊断、术中超声、引导系统和术中 CT/MRI 等技术已用于确定恶性胶质瘤与正常大脑之间的边界。然而,这些方法存在许多不足,例如设备费用高昂,获取结果所需时间较长、获取的图像不清晰,以及由于采用术前医学影像资料而不能获得术中实时信息。然而,使用光敏剂的 PDD 可以通过廉价的设备提供术中的实时信息和诊断,从而解决了传统技术的不足,因此术中荧光引导技术正被广泛地应用于恶性胶质瘤切除手术中。

2. 荧光成像技术的应用发展历史

Moore(1947)首个进行术中脑肿瘤的可视化以及 PDD 的尝试,他在 12 个病例中使用了荧光素钠(fluorescein sodium,FS),并报告了其有效性[1]。虽然此后相关报道很少,但随着光学技术的进步,在 20 世纪 80 年代又重新被研究者们关注。在 20 世纪 90 年代后半期,可安装在手术显微镜的 FS 滤光片问世,术中清晰观察荧光成为可能[2,3]。由于 FS 的荧光波长短,组织通透性差,只能观察表层,为此,研发出通过 ICG 来观察深部病变的手术显微镜[4],上述两种方法均利用肿瘤血管缺乏 BBB 功能从而可摄取荧光染料的特性。随着对肿瘤特异性荧光染料的不断深入研究,1998 年德国 Stummer 等将 5-ALA 运用于恶性胶质瘤术中 PDD[5]。5-ALA 是血红素的前体,血红素作为一种机体内源性物质,可以口服给药,使用安全,是目前脑肿瘤荧光引导手术中应用最为广泛的一种物质。

与此同时,德国的研究者们也在探究 5- 氨基荧光素(5-aminofluorescein,5-AF)用于恶性胶质瘤的可能性[6]。这是一种用于静脉注射的荧光体,可共价结合到人血清白蛋白,其最大激发波长和最大荧光波长与 FS 相同。虽然有临床病例报告[7],但它属于单中心的研究报告,无法普及推广。

除此之外,也曾有研究者使用血卟啉衍生物进行恶性胶质瘤的荧光引导手术的报道。在最新的研究中,有使用 Talaporfinsodium[8]、Hypericin(金丝桃素)[9]及 IRDye800CW-BBN[10]用于恶性胶质瘤手术的病例报告,以及使用 OTL38(一种与吲哚菁绿的类似物共轭的叶酸类似物)[11]用于垂体瘤手术的病例报告。然而,这些报告来自有限的机构,其结果仍有待进一步研究。

不少外科手术显微镜的制造商已经开发出用于荧光引导手术的显微镜。它们配备了各种模块,允许观察部分或全部的 FS、5-ALA 和 ICG。它们还可以观察到白色光和 ICG 图像的融合图像,甚至允许使用外视镜系统观察荧光。

3. 荧光成像的应用

（1）荧光素钠（FS）

FS主要用于眼科领域，但它也被用于神经外科和耳鼻喉科领域，用于脑脊液漏的诊断。如上所述，FS会从缺乏BBB的肿瘤血管中渗出，类似于增强CT和MRI中的造影剂。通过术中静脉注射（8mg/kg体重）[2,3]或动脉注射给药（主要是术中血管造影；0.06mg/ml，2ml）[12]、FS可从缺乏血脑屏障的肿瘤新生血管中漏出。虽然不使用滤光片可直接观察到一定量的绿色[13]，但当施加以493nm为中心的激发光时，可以观察到峰值为520nm的绿色光，该波长的绿色光通过内置滤波器的手术显微镜可以更加清晰地观察（**图1，图2a**）[2,3]。由于在显微镜下观察到的是从血管中渗出到肿瘤细胞间的荧光染料，所以随着时间的推移，它会扩散到周围细胞间隙中，也会从手术损伤的血管中漏出。此外，FS在血管中停留的时间相对较长，如重复注射则需间隔足够的时间。

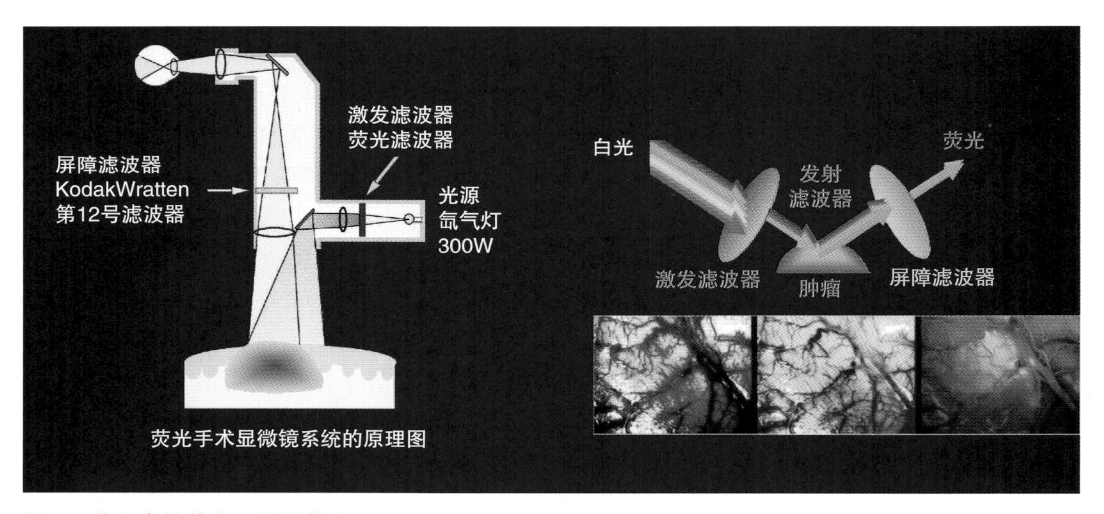

图1　荧光素钠荧光显微镜模式图
通过在光源和镜筒中加入滤光片，可过滤其他波长，只观察荧光素钠发出的荧光。

（2）吲哚菁绿（ICG）

自20世纪90年代以来就有使用ICG的病例报道。ICG具有高组织渗透性，是一种近红外荧光染料，经波长750nm的外来光激发，可发射波长约为840nm的近红外光。1996年的一个临床病例报道中首次使用了该波长的光来区分肿瘤和正常脑组织[14]。ICG经给药后，可通过专门的分析仪来评估正常组织和肿瘤之间的光学差异，但需要额外的特殊光源或图像处理设备，因此该方法没有得到普及。我们在2001研发出了可以观测ICG的手术用显微镜（ICG 25mg静脉注射）[4]，但ICG易与分子量较大的血浆蛋白质结合，不易从血管渗出，故不适合用于肿瘤的识别和观察。2003年ICG-Video angiography诞生[15]，现在主要作为术中脑血管造影的设备，针对血流丰富的肿瘤（如血管母细胞）进行手术时，可通过术中脑血管造影了解肿瘤与周围血管的关系，判断和评估供血动脉和引流静脉（图 2b）[16]。此外，ICG 在血管中停留的时间相对较短，术中可以重复使用。

（3）5-ALA

5-ALA 本身不发出荧光，主要通过转运载体（PEPT1-PEPT2）被摄入肿瘤细胞，并被代谢成粪卟啉原Ⅲ，再通过 ABCB6 转运进入线粒体，代谢成原卟啉Ⅸ（PpⅨ）。当用 405nm 的激发光照射时，PpⅨ会发出 635nm 的红光（图 2c）。然而，PpⅨ选择性地在肿瘤细胞中积累而不被代谢成血红素的机制尚不清楚，目前有着不少假说，包括铁缺乏和铁螯合酶的缺乏[17-19]。

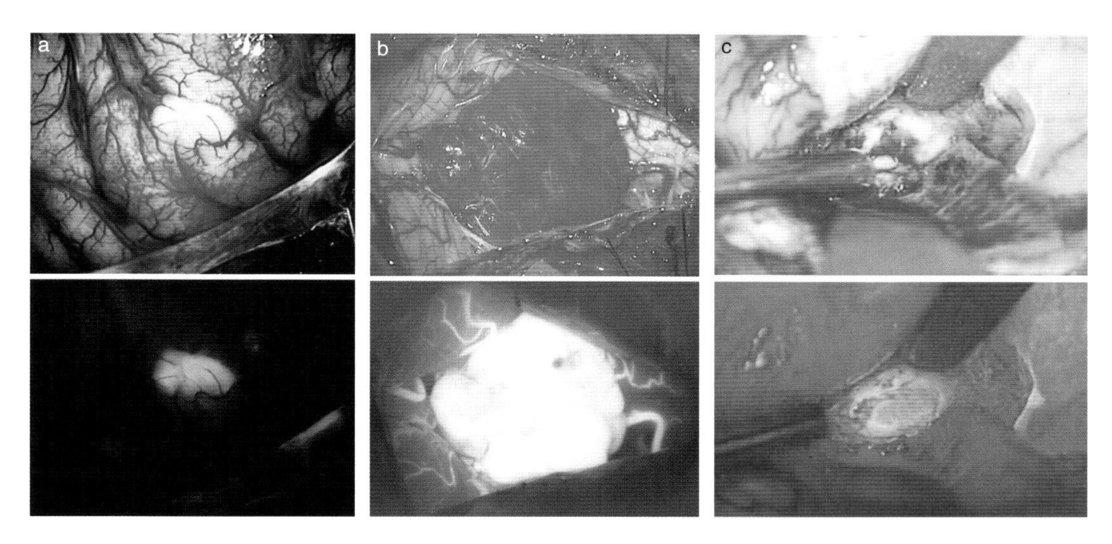

图 2　上层：白色光视野，下层：各种荧光成像

a：使用 FS 观察恶性胶质瘤。

b：使用 ICG 观察血管母细胞瘤；可以清楚地观察到肿瘤和周围血管之间的关系。

c：使用 5-ALA 观察胶质母细胞瘤。

口服 5-ALA 后约 6 小时，血液中的 PpⅨ浓度达到峰值，因此应在患者进入手术室前（麻醉诱导前 3 小时）服用 20mg/kg 的 5-ALA。5-ALA 适合在酸性环境吸收，故尽量避免使用抗酸剂；类固醇可能干扰 5-ALA 从缺乏 BBB 的肿瘤血管中渗出，术前不应使用类固醇药物。此外，如果是在麻醉前服用 5-ALA，应注意在麻醉诱导后有从胃管反流出的可能性。

如果肿瘤位于脑表面，可从一开始就在荧光引导下进行手术；如肿瘤位于脑组织的深部，则通过深部肿瘤发出的荧光在荧光引导下分辨出肿瘤与周围正常脑组织的边界。在切除肿瘤主体后，可再次通过荧光引导确认肿瘤是否有残留，并在术中神经电生理监测辅助下尽可能地切除，保留神经功能。如果透视镜的光源不足，可能会出现假阴性结果，故可以追加外部光源来提高手术视野的亮度，起初我们使用激光作为外部光源，但出于安全考虑，我们制作了 LED 光源。然而，需要注意的是，同一类型的肿瘤，在不同病例中其荧光强度也不尽相同；即使在同一肿瘤内，荧光强度也因位置不同而存在差异。此外，需要注意的是，术野表面的血液也会影响荧光的强度。根据文献报告，PpⅨ荧光对恶性胶质瘤的敏感性为75%~94%，特异性为71%~700%，换句话说，它能很好地反映出组织学所见（图3，图4），并与细胞密度，CD31阳性率和Ki-67阳性率等存在相关性[20]。另外，有研究表明它与MIB-1指数，IDH和1p19q联合缺失等、MRI肿瘤T2加权图像上不均一性亦有着显著关系[21]。在多变量分析中，IDH-1突变是肿瘤荧光强度的唯一独立相关因素[21]，这一结果表明，肿瘤的术中荧光显示结果可为肿瘤术后治疗方式的选择提供重要的参考依据。

我们曾观察到PpⅨ可在体外培养的细胞中排出，并做了公开发表[22]，可以推测在临床病例中PpⅨ有扩散到肿瘤周边脑组织的可能性。目前已经证实许多药物可以增加或减少细胞内PpⅨ的浓度，如吉非替尼可通过抑制PpⅨ的排出而增加细胞内的PpⅨ浓度，而苯妥英会降低PpⅨ的浓度。因此，在今后的研究中，有必要探究增加细胞内PpⅨ的浓度的方法，以改善PDD和PDT的效果[23]。

如上所述，5-ALA荧光引导手术已应用于胶质瘤以外的脑肿瘤。虽然阳性率没有恶性胶质瘤高，但它已被用于恶性脑肿瘤，如转移性脑瘤[24]和恶性淋巴瘤[25]，也有关于良性肿瘤的报道，如脑膜瘤[26-28]。在日本，脑膜瘤术中荧光诊断剂的使用没有得到批准，但近年来也有一些关于其有用性的报道。根据这些报告，在使用5-ALA的脑膜瘤PDD中，荧光成像结果与肿瘤WHO分级或组织学亚型无关，瘤体荧光的敏感性为92%~98%，特异性为95%[27-28]。

此外，作为5-ALA PDD系统的改进，使激发光从吸引器的尖端发出，这样可以提高深层组织荧光的可见度，据报道，改进的系统能检出从显微镜发出的激发光无法到达的深层组织中残留的肿瘤，并有助于残留肿瘤的切除[29]。除了手术显微镜外，还对内置滤波器进行改进，可在神经内镜中观察PpⅨ的荧光[30]。在使用5-ALA恶性胶质瘤（包括胶质母细胞瘤）的荧光引导手术中引入这类新技术，有望能更充分地识别肿瘤的侵犯程度以及更加安全地扩大肿瘤的切除范围。

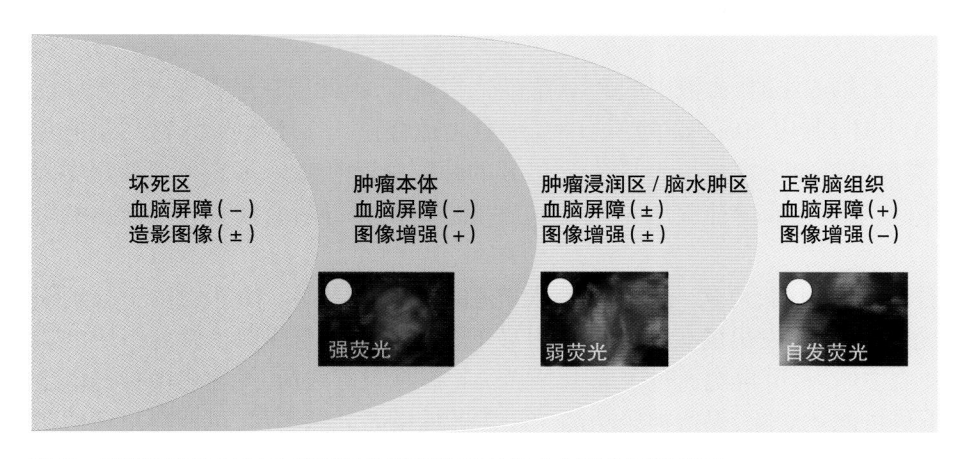

图3　胶质母细胞瘤的肉眼所见和荧光造影结果之间的关系示意图

强荧光、弱荧光和自发荧光在肿瘤不同区域的对比显示。

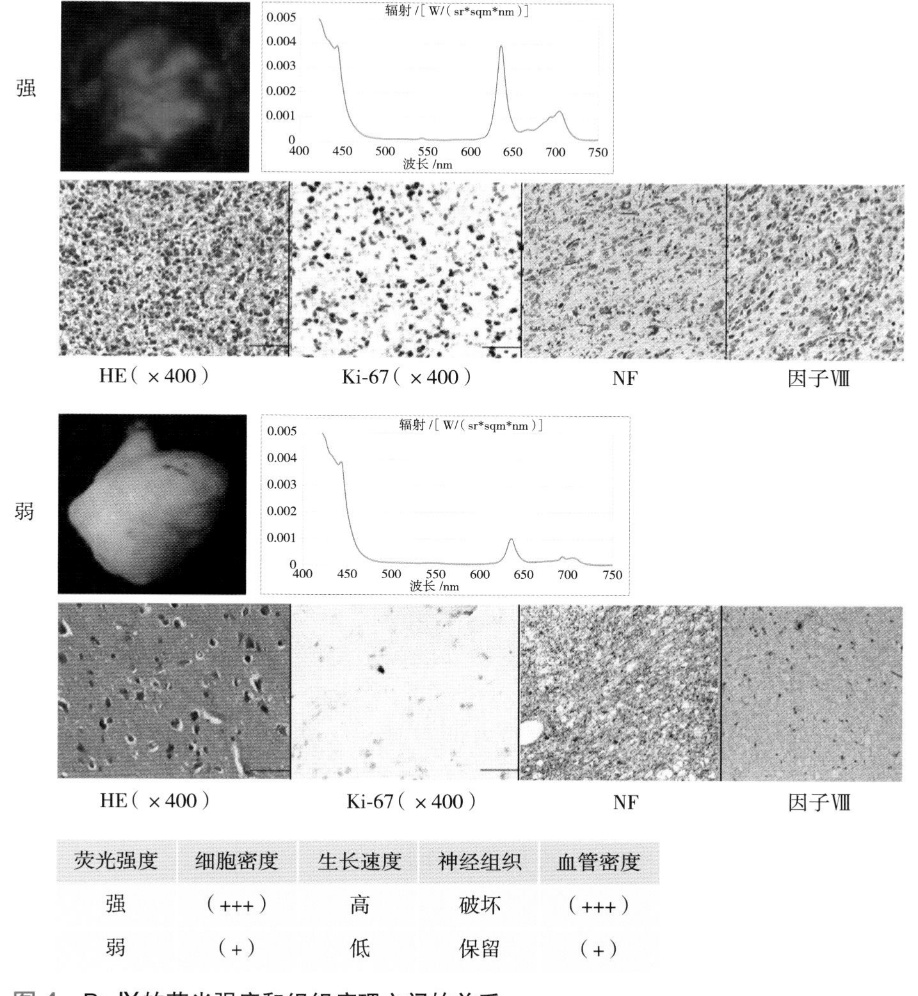

荧光强度	细胞密度	生长速度	神经组织	血管密度
强	(+++)	高	破坏	(+++)
弱	(+)	低	保留	(+)

图 4　Pp Ⅸ的荧光强度和组织病理之间的关系

图例为胶质母细胞瘤的 PpⅨ荧光结果、波长和组织病理学之间的关系。

(4) 他拉泊芬钠

他拉泊芬钠(NPe6)是由日本研发的新型光敏剂，最初用于肺癌的 PDT，它于 2013 年在日本被批准用于恶性脑肿瘤的 PDT。虽然适应证范围未将其纳入作为脑肿瘤的术中 PDD，但也有来自少数医疗机构的使用报告。目前，将他拉泊芬钠用于 PDT 的日本医疗机构数量正不断增长。

要点

- FS 可从缺乏血脑屏障的肿瘤血管中渗出，通过中心波长为 493nm 的激发光，可以观察到峰值为 520nm 的绿色荧光。

- ICG 发出的 820~920nm 的近红外光具有很高的组织渗透性，理论上可用于深部肿瘤的可视化。然而，由于其分子量大，无法漏到血管外，故它主要用于术中血管造影。
- 5-ALA 可在肿瘤细胞内转化为 PpⅨ，在中心波长为 405nm 的激发光下，可观察到峰值为 635nm 的红色荧光。它是唯一被批准用于恶性胶质瘤的术中 PDD 药物。
- 他拉泊芬钠可被肿瘤细胞选择性吸收，是唯一被批准用于恶性脑肿瘤 PDT 的药物。虽然也可用于术中 PDD，但目前暂未得到批准。

4. 荧光成像技术的预期效果

Stummer 等进行了一项 5-ALA 治疗恶性胶质瘤的随机对照多中心Ⅲ期试验，并在 2006 年报告了结果[31]。与对照组（白光组）相比，5-ALA 组的手术切除率以及术后 6 个月的无进展生存率明显较高，但总生存率没有明显差异。基于这种高水平的证据，5-ALA 于 2007 年 9 月被欧洲医学机构批准。在日本，日本神经外科学会于 2009 年提交了 5-ALA 的早期批准申请，经过临床试验，它于 2013 年 3 月被批准为用于恶性胶质瘤的 PDD 药物。2017 年 6 月，它被美国 FDA 批准用于恶性胶质瘤。

根据一篇比较使用 5-ALA 的荧光引导辅助和术中 MRI 辅助恶性胶质瘤手术的论文，5-ALA PDD 的术中荧光显示范围超过了术中 MRI 显示的范围[32]。因此，使用 5-ALA 的荧光引导辅助手术的肿瘤切除率往往高于术中 MRI 辅助手术。此外，与单独使用 5-ALA PDD 相比，术中同时采用 5-ALA PDD 以及 MRI，患者术后神经功能损害和生存质量没有统计学差异[33]。在低级别胶质瘤切除术中，由于低级别胶质瘤的荧光成像结果往往不理想，故术中 MRI 辅助手术优于荧光引导辅助手术。在高级别胶质瘤切除术中，使用 5-ALA 进行荧光引导辅助手术并进行术中监测，不仅简便，而且能显著提高肿瘤的切除率和避免术后并发症。然而，在识别深部的残余肿瘤或在狭窄的手术区域内切除肿瘤时，由于激发光很难到达深部组织，故适合采用术中 MRI 辅助手术。

在一篇关于恶性胶质瘤术中联合使用 FS 和 5-ALA 荧光引导辅助手术的论文中，作者认为在识别 MRI 图像上的肿瘤病灶的周围浸润区方面，5-ALA 优于 FS[34]。另一方面，有报道称，当 FS 与 5-ALA 联合使用时，FS 可使周围脑组织发出淡绿色的荧光，和通过 5-ALA 呈现出红色荧光的肿瘤之间可产生明显的对比，有助于手术切除[35]。然而，在日本，FS 尚未被批准用于脑肿瘤术中 PDD，并且如前文所述，5-ALA 在识别肿瘤病灶的周围浸润区域方面具有优势，因此，目前认为联合使用多种荧光染料是没有必要的。

5. 注意事项及相关课题

在神经外科领域，5-ALA是目前世界上使用最广泛的术中PDD药物，但需要注意的是，对荧光强度的评价是一种主观评价。为了解决这个问题，我们设计一个简便的测定系统，通过辐射灰度计能客观地测量635nm波长的辐射度[20]。该系统可适配任何激发光系统、能客观地测量荧光强度，并为肿瘤手术切除范围提供有用的信息。

使用5-ALA时有几点需要注意。首先，除了良性肿瘤（如脑膜瘤）和恶性脑肿瘤（如转移性脑肿瘤），5-ALA在非肿瘤学病变（如退行性疾病和脑水肿）中也会发出很强的红色荧光[36]。此外，当激发光照射到切除的标本上时，由于光漂白（photobleaching），其荧光强度大约会在10分钟内减少一半。但我们已经证明，通过使用RGB激光可以防止光漂白的发生[37]。因此，在荧光引导手术中，建议使用RGB激光来避免光漂白，这样有助于显微镜下的观察和手术操作。

还应注意的是，荧光强度很大程度上受到各种因素的影响，如光源到物体的距离、角度和光源的强度等。例如，当光线垂直于物体照射时，角度为0°，当光线与物体平行时，角度为90°，而在60°的角度下，单位面积的光强度减半。此外，单位面积的光强度随着显微镜目镜前端的激发光源与目标之间距离的增加而降低，当距离增加1.5倍时，光强度下降到一半以下。

6. 今后的展望

目前临床上最常用的5-ALA是今后研究的热点，包括阐明PpⅨ在肿瘤细胞中选择性上升的机制，以及进一步提高PpⅨ在细胞内浓度以更好地进行PDD和PDT。5-ALA不仅在日本，在欧洲和美国也是唯一被批准用于恶性胶质瘤的术中PDD药物，因此，希望能研发出针对胶质瘤细胞的具有更高特异性和敏感性的新光敏药物，特别是具有长波长、高组织渗透性的药物。此外，开发更加强大的光源也是未来研究工作的重点。

参考文献

1) Moore GE: Fluorescein as an Agent in the differentiation of normal and malignant tissues. Science 1947; 106: 130-131.
2) Kuroiwa T, Kajimoto Y, Ohta T: A new fluorescein operative microscope for use in malignant glioma surgery. 11th international congress of neurological surgery. 1997, pp.599-603.
3) Kuroiwa T, Kajimoto Y, Ohta T: Development of a fluorescein operative microscope for use during malignant glioma surgery. A technical note and preliminary report. Surg Neurol 1998; 50: 41-49.
4) Kuroiwa T, Kajimoto Y, Ohta T: Developmental and clinical application of near-infrared

surgical microscope-preliminary report. Minim Invas Neurosurg 2001; 44: 240-242.

5) Stummer W, Stocker S, Wagner S, et al: Intraoperative detection of malignant gliomas by 5-aminolevulinic acid-induced porphyrin fluorescence. Neurosurgery 1998; 42: 518-526.
6) Kremer P, Wunder A, Sinn H, et al: Laser-induced fluorescence detection of malignant gliomas using fluorescein-labeled serum albumin: Experimental and preliminary clinical results. Neurol Res 2000; 22: 481-489.
7) Kremer P, Fardanesh M, Ding R, et al: Intraoperative fluorescence staining of malignant brain tumors using 5-aminofluorescein-labeled albumin. Neurosurgery 2009; 64: 53-60.
8) Shimizu K, Nitta M, Komori T, et al: Using Talaporfin Sodium Simultaneously Applied for Photodynamic Therapy against Malignant Glioma: A Prospective Clinical Study. Front Neurol 2018; https://doi.org/10.3389/fneur.2018.00024.
9) Ritz R, Daniels R, Noell S, et al: Hypericin for visualization of high grade gliomas: first clinical experience. Eur J Surg Oncol 2012; 38: 352-360.
10) Li D, Zhang J, Chi C, et al: First-in-human study of PET and optical dual-modality image-guided surgery in glioblastoma using 68Ga-IRDye800CW-BBN. Theranostics 2018; 8: 2508-2520.
11) Lee JYK, Cho SS, Zeh R: Folate receptor overexpression can be visualized in real time during pituitary adenoma endoscopic transsphenoidal surgery with near-infrared imaging. J Neurosurg 2018; 129: 390-403.
12) Kuroiwa T, Kajimoto Y, Ohta T: Usefulness of a new fluorescein operative microscope. 11th international congress of neurological surgery. 1997, pp.1641-1646.
13) Shinoda J, Yano H, Yoshimura SI, et al: Fluorescein-guided resection of glioblastoma multiforme by using high-dose fluorescein sodium. Technical note. J Neurosurg 2003; 99: 597-603.
14) Haglund MM, Berger MS, Hochman DW: Enhanced optical imaging of human gliomas and tumor margins. Neurosurgery 1996; 38: 308-317.
15) Raabe A, Beck J, Gerlach R, et al: Near-infrared indocyanine green video angiography: a new method for intraoperative assessment of vascular flow. Neurosurgery 2003; 52: 132-139.
16) Tamura Y, Hirota Y, Miyata S, et al: The use of intraoperative neat-infrared indocyanine green videoangiography in the microscopic resection of hemangioblastomas. Acta Neurochir (Wien) 2012; 154: 1407-1412.
17) Hefti M, Holenstein F, Albert I, et al: Susceptibility to 5-aminolevulinic acid based photodynamic therapy in WHO I meningioma cells corresponds to ferrochelatase activity. Photochem Photobiolo 2011; 87: 235-241.
18) Suzuki T, Wada S, Eguchi H, et al: Cadherin 13 overexpression as an important factor related to the absence of tumor fluorescence in 5-aminolevulinic acid-guided resection of glioma. J Neurosurg 2013; 119: 1331-1339.
19) Kim S, Kim JE, Kim YH, et al: Glutaminase 2 expression is associated with regional heterogeneity of 5-aminolevulinic acid fluorescence in glioblastoma. Scientific Report 2017; 7: 12221/DOI:10.1038/s41598-017-12557-3.
20) Yoneda T, Nonoguchi N, Ikeda N, et al: Spectral Radiance of Protoporphyrin IX Fluorescence and Its Histopathological Implications in 5-Aminolevulinic Acid-Guided Surgery for Glioblastoma. Photomed Laser Surg 2018; 36: 266-272.
21) Saito K, Hirai T, Takeshima H, et al: Genetic Factors Affecting Intraoperative 5-aminolevulinic Acid-induced Fluorescence of Diffuse Gliomas. Radiol Oncol 2017; 51: 142-150.
22) Sun W, Kajimoto Y, Inoue H, et al: Gefitinib enhances the efficacy of photodynamic therapy using 5-aminolevulinic acid in malignant brain tumor cells. Photodiagnosis Photodyn Ther 2013; 10: 42-50.
23) Hefti M, Albert I, Luginbuehl V: Phenytoin reduces 5-aminolevulinic acid-induced

protoporphyrin IX accumulation in malignant glioma cells. J Neuro-Oncol 2012; 108: 443-450.

24) Yagi R, Kawabata S, Ikeda N, et al: Intraoperative 5-aminolevulinic acid-induced photodynamic diagnosis of metastatic brain tumors with histopathological analysis. World J Surg Oncol 2017; 15: 175-187.

25) Widhalm G, Minchev G, Woehrer A, et al: Strong 5-aminolevulinic acid-induced fluorescence is a novel intraoperative marker for representative tissue samples in stereotactic brain tumor biopsies. Neurosurg Rev 2012; 35: 381-391.

26) Kajimoto Y, Kuroiwa T, Miyatake S, et al: Use of 5-aminolevulinic acid in fluorescence-guided resection of meningioma with high risk of recurrence. J Neurosurg 2007; 106: 1070-1074.

27) Dijkstra BM, Jeltema HJR, Kruijff S: The application of fluorescence techniques in meningioma surgery-a review. Neurosurg Rev 2019; 42: 799-809.

28) Foster N, Eljamel S: ALA-induced fluorescence image guided surgery of meningiomas: A meta-analyses. Photodiagnosis Photodyn Ther 2016; 15: 73-78.

29) Morshed RA, Han SJ, Lau D: Wavelength-specific lighted suction instrument for 5-aminolevulinic acid fluorescence-guided resection of deep-seated malignant glioma: technical note. J Neurosurg 2018; 128: 1448-1453.

30) Tamura Y, Kuroiwa T, Kajimoto Y, et al: Endoscopic identification and biopsy sampling of an intraventricular malignant glioma using a 5-aminolevulinic acid-induced protoporphyrin IX fluorescence imaging system. J Neurosurg 2007; 106: 507-510.

31) Stummer W, Pichlmeier U, Meinel T, et al: ALA-Glioma Study Group. Fluorescence-guided surgery with 5-aminolevulinic acid for resection of malignant glioma: a randomised controlled multicentre phase III trial. Lancet Oncol 2006; 7: 392-401.

32) Suero Molina E, Schipmann S, Stummer W: Maximizing safe resections: the roles of 5-aminolevulinic acid and intraoperative MR imaging in glioma surgery-review of the literature. Neurosurg Rev 2019; 42: 197-208.

33) Coburger J, Wirtz CR: Fluorescence guided surgery by 5-ALA and intraoperative MRI in high grade glioma: a systematic review. J Neurooncol 2019; 141: 533-546.

34) Yano H, Nakayama N, Ohe N, et al: Pathological analysis of the surgical margins of resected glioblastomas excised using photodynamic visualization with both 5-aminolevulinic acid and fluorescein sodium. J Neurooncol 2017; 133: 389-397.

35) Suero Molina E, Wölfer J, Ewelt C: Dual-labeling with 5-aminolevulinic acid and fluorescein for fluorescence-guided resection of high-grade gliomas: technical note. J Neurosurg 2018; 128: 399-405.

36) Miyatake S, Kuroiwa T, Kajimoto Y, et al: Fluorescence of non-neoplastic, magnetic resonance imaging-enhancing tissue by 5-aminolevulinic acid: case report. Neurosurgery 2007; 61: 1101-1104.

37) Matsuda F, Ikeda N, Kajimoto Y, et al: Neurosurgical microscopic solid laser-based light inhibits photobleaching during fluorescence-guided brain tumor removal with 5-aminolevulinic acid. Photodiagnosis Photodyn Ther 2017; 20: 120-124.

第5章 膀胱癌

井上启史，福原秀雄，山本新九郎

概要

- 光动力学诊断（PDD）：5-氨基酮戊酸（5-ALA）口服后，代谢成原卟啉Ⅸ（PpⅨ）并特异性蓄积在肿瘤细胞内，在蓝色可见光（波长375~445nm）激发下让肿瘤细胞呈现红色荧光（波长600~740nm）。
- 光动力学治疗（PDT）：5-ALA口服后，代谢成原卟啉Ⅸ（PpⅨ）并特异性蓄积在肿瘤细胞内，在红色可见光（波长600~740nm）或绿色可见光（波长450~580nm）激发下，原卟啉Ⅸ（PpⅨ）产生活性氧破坏线粒体，诱导细胞凋亡，从而导致细胞死亡。
- 5-ALA光动力学诊断（ALA-PDD）：使用5-ALA的PDD，在肌层非浸润性膀胱癌进行经尿道膀胱肿瘤切除术时，起到可视化作用。
- 副作用：肝功能异常，低血压，恶心呕吐，光过敏。
- 问题：诊断上有假阳性和假阴性可能。

引言

100多年前，人们就开始注意到可以利用感光物质和特殊光源对癌症等疾病进行光动力学诊断（PDD）和光动力学治疗（PDT）。相关的基础研究和临床应用是以卟啉为主要感光物质和氯激光照射技术展开的。

近几年来，利用5-氨基酮戊酸（5-ALA）作为感光物质的PDD和PDT再次受到重视，主要是在动植物体内5-ALA是作为天然氨基酸存在的，因此具有非常高的安全性。日本在2013年以恶性神经胶质肉瘤为研究对象开始进行PDD，其主要用于手术中肿瘤边界的可视化。2017年开始用于非肌层浸润性膀胱癌的经尿道膀胱肿瘤切除术时的可视化。作为术中诊断用药，5-ALA经药事局认可后投入临床使用。目前，有医生正在评估胃癌患者实施腹腔镜检查时，ALA-PDD的有效性及安全性。

下面我们主要讨论肌层非浸润性膀胱癌中使用ALA-PDD的现状和展望。

1. 膀胱癌常规治疗中存在的问题

膀胱癌中有75%~85%是肌层非浸润性膀胱癌（Ta，T1）[1]。经尿道膀胱肿瘤切除术（transurethral resection of bladder tumor，TURBT）被认为是首选的治疗方法，其不仅可以保留膀胱，预后也非常好。但是，TURBT术后的复发率高，其1年复发率，Ta为15%，T1为61%；5年复发率更高，Ta为31%，T1为78%[2]。另外，发展为浸润性癌也分别为Ta 5%和T1 50%[3]，这是临床上的重大问题。

术后早期复发的因素主要为：①膀胱癌为多中心发生，容易造成膀胱内播种；②很多病变是微小病变或者是平坦的病变如原发癌等；③连续的隆起病变可形成平坦的病变等，在手术时用白色光源的膀胱镜很难发现这种病变（非可视病变）。为了提高肌层非浸润性膀胱癌的诊断精度同时获得更好的疗效，必须让膀胱镜能识别非可见病变。因此，临床引入ALA-PDD来提高膀胱癌的诊断率。

2. 膀胱癌诊断和治疗中光动力学技术的历史

光动力学技术在医疗上的应用历史悠久，可以追溯到20世纪初。1900年由Raab[4]首先开展了以染料物质丙烯酸色素作为感光物质，太阳光为光源的杀伤草毛虫的实验。1960年，Lipson等[5]开发了一种没有毒性也不会引起变异，对肿瘤高亲和性感光物质——血卟啉衍生物（hematoporphyrin derivative，HpD）。也可以说这是当前PDD的原型。此后，在1978年，Dougherty等[6]将氩色素激光作为红光激发光源（波长630nm）。1984年Dougherty等[7]又开发了肿瘤细胞亲和性更高的双血卟啉醚（dihematoporphyrin ether，DHE），在临床使用中被证实治疗效果更好。日本在1987年由早田等[8]开发了一种更好的脉冲激光——exma-dai——作为高功率激光源。可以这样说，PDD和PDT的历史是感光物质及激光光源开发的历史。

泌尿科领域的光动力学技术始于1957年Rall的报道[9]。1964年Whitmore等[10]利用四环素和紫外光首次对21膀胱癌患者进行了PDD。在这之后，Kelly等[11]利用HpD和水银弧灯对膀胱癌患者进行了PDT。1983年，日本的Hisazumi等[12]首次报道了利用HpD和水银色素激光在9例浅表膀胱癌患者发现了46个肿瘤并进行了PDT。在这之后这种治疗方法开始大量试行，在取得良好的抗肿瘤效果的同时，也出现了由光照引起的过敏等光毒性反应以及高频率膀胱萎缩等副作用，因此未能普及该治疗方法。

在1987年，Malik等[13]研究开发出了5-ALA——第三代光敏感物质。他们同时开发了一种通过同一光学管道实现白光和有色光源瞬间转换的装置。该装置具有可以透过蓝色光来激发出红色荧光的带通滤波器系统以及内置白色氙气光源在切断蓝光后可以观察红色荧光的长通滤波器。利用 ALA-PDD 专用设备和系统开发作为契机，PDD 和 PDT 再次受到关注。1990 年 Kennedy 等[14]首次在皮肤癌患者局部注射 5-ALA 后进行了 PDT。在泌尿科领域，1992 年 Kriegmair 等[15]首次报道了对膀胱癌患者进行 5-ALA 膀胱内灌注后进行 PDD 及 PDT，取得了良好的抗肿瘤效果。此后，国内外在很多领域，针对多种疾病进行了很多临床试验。目前，世界上很多地方把 5-ALA 以及 5-ALA 诱导体作为感光物质应用于 PDD 和 PDT，并取得了药事批准（后述）。

3. 膀胱癌光动力学诊断的原理

天然氨基酸 5-ALA 存在于动植物体内 36 亿多年了，它是血红素和叶绿素的共同前体，在线粒体内可以通过辅酶 CoA 和甘氨酸合成内源性 5-ALA。如果外源性给予 5-ALA，也可以通过上述代谢途径在细胞质内形成前体物质，然后在粒线体内合成原叶啉Ⅸ（PpⅨ）。PpⅨ在 Fe^{2+} 的催化下代谢为血红素和胆红素。在癌细胞中，因为各种转运体和酶的活性都异常，可以促进 PpⅨ的生成，从而造成 PpⅨ过度沉淀[13, 16]。在尿路上皮癌中，PpⅨ浓度约为正常尿路上皮细胞 17 倍[15-18]。因为 PpⅨ具有光活性，如果在肿瘤细胞中特异性累积的话在蓝色可见光（波长 375~445nm）下会被激发，呈现红色荧光（波长 600~740nm）。我们把这种利用 5-ALA 作为光感受物质使肿瘤细胞发出红色荧光的诊断方法称为 5-ALA 光动力诊断（ALA-PDD）[19]（**图 1**）。另一方面，在肿瘤细胞内过度累积的 PpⅨ，在低功率红色荧光（波长 600~740nm）或者绿色荧光（波长 450~580nm）的激发下，病变部位吸收光能量后 PpⅨ从激发态回到基础状态时出现能量转换，在这过程中产生了活性氧，从而损伤线粒，诱导细胞死亡，这就是 5-ALA 光动力学治疗（ALA-PDT）（**见图 1**）。

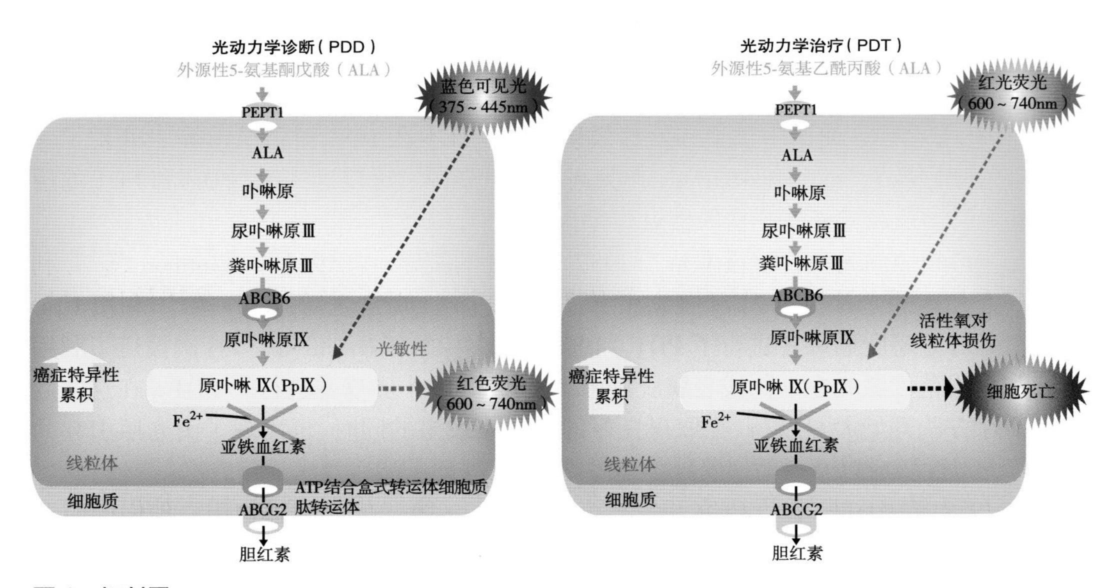

图 1　机制图

ALA-PDD 和 ALAL-PDT 被认为是一种基于肿瘤细胞共同基本生物特性 - 喜欢氧代谢物的“瓦博格效应（Warburg effect）”下的光动力学技术。

4. 膀胱癌光动力学诊断的临床导入

肌层非浸润性膀胱癌的治疗首选 TURBT，术后早期复发的主要因素还是因为存在膀胱镜等内镜所看不到的病变，因此，作为一个旨在提高膀胱癌诊断率的临床课题，2004 年，日本的医生主导了第一个 ALA-PDD 的临床试验来。结果表明，与传统的白色光源相比，ALA-PDD 提高了膀胱癌的诊断精确度，特别是提高了微小癌和原位癌等内镜所看不到病变的检出率（图 2）。另外，通过 ALA-PDD，一边观察一边进行 TURBT（PDD-TURBT），减少术后早期膀胱内肿瘤复发也被证实有效[20]。在这些临床试验取得了良好的成绩基础上，日本开始了正式临床应用研究，并在 2010 年进行了首次Ⅲ期临床试验[21]。2012 年公益社团法人日本医师会促进中心的治疗推进研究事业部的医师主

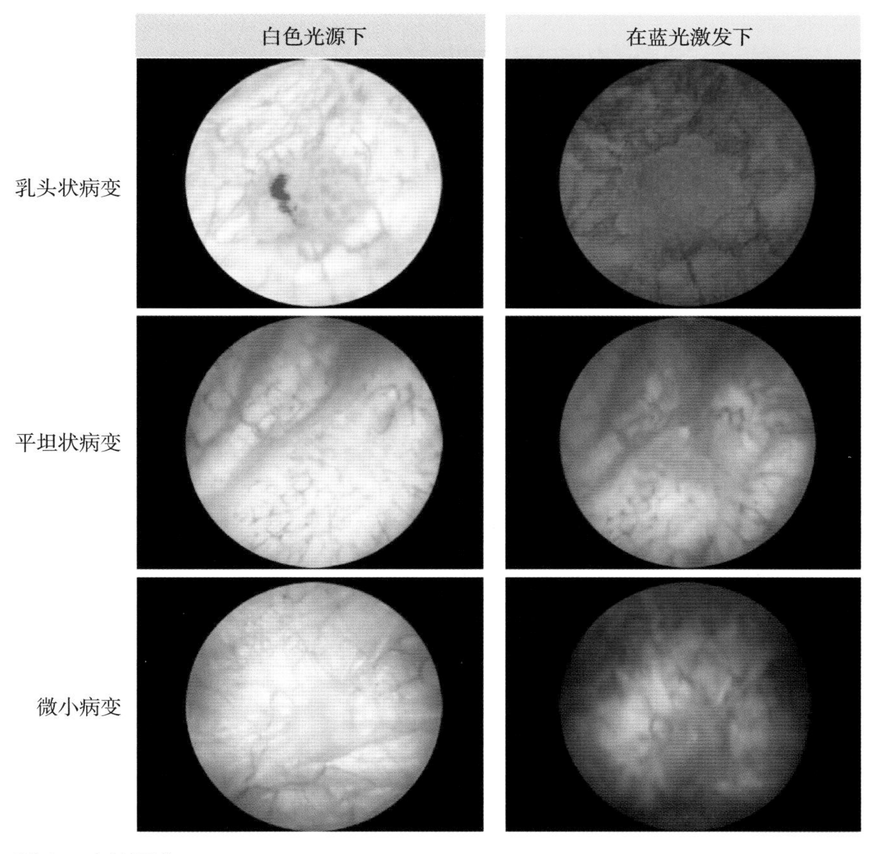

图 2　内镜图像

导了临床试验（Ⅱ/Ⅲ期临床试验）[22]。2015年SBI（药品）株式会社开始了企业主导的临床试验（Ⅲ期临床试验）[23]，他们把2个临床试验结果打包后进行了医药品生产许可的申请。在2017年9月27日，5-ALA作为膀胱癌的PDD口服制剂，在世界范围内首次获得批准。同年12月19日，5-ALA颗粒剂分包装1.5g（氨基乙酰丙酸）作为非肌层浸润性膀胱癌行经尿道膀胱肿瘤切除术时可视化的稀有疾病用医药品开始了销售[24,25]。

在2019年日本修订的《膀胱癌诊疗指南》[26]中，在肿瘤可视化技术[PDD；窄带成像（narrow band imaging，NBI）]方面的推荐上，由于在膀胱癌诊断中针对CQ1，肿瘤可视化技术的使用改善了癌症检测灵敏度，所以被推荐（PDD推荐强度1，证据的确定性A；NBI推荐强度1，证据的确定性B）。另外，在治疗肌层非浸润性膀胱癌时是否推荐PDD或NBI方面，针对CQ4，由于PDD与膀胱癌复发率降低有关，所以被推荐（推荐强度1，证据的确定性A）；而NBI由于尚不确定能否改善肿瘤的检出率也没能降低复发率，暂时不被推荐（推荐强度2，证据的确定性B）。另外，在欧美的指南[27,28]中也强烈推荐ALA-PDD，因为ALA-PDD可以显著提高膀胱癌诊断的精确度，特别是在原位癌方面，而且PDD-TURBT提高了无复发生存率。

5. 膀胱癌光动学力诊断的使用方法

在实际使用中，需要排除有卟啉过敏史或者卟啉症的患者。另外，在进行BCG或者化疗药膀胱灌注时进行膀胱活检和TURBT时，考虑到膀胱炎症的关系，建议在3个月后进行ALA-PDD。在进行荧光观察前2~4小时，取1包（1.5g）阿拉格里奥颗粒（图3），放入适当的容器中，加入50ml水溶解，按氨基酮戊酸20mg/kg体重口服（需要说明的是本颗粒剂不是直接口服的）[24]。

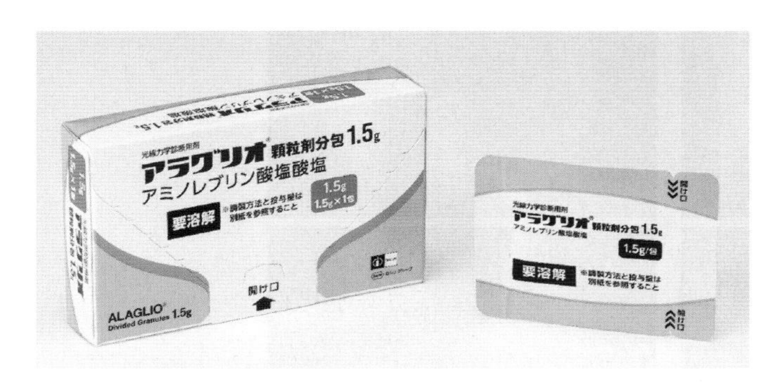

图3 阿拉格里奥颗粒图像

为了避免光过敏症的副作用（光线过敏性反应），服用本剂后至少48小时避免被500勒克斯（lux）以上的强光照射。在进行TURBT手术时应该降低室内的照明，不使用无影灯，甚至从服药开始到手术室期间，以及在手术室移动到病房期间，也都要避免被走廊里的灯光直射，最好从阴暗处通过[24]。

6. 膀胱癌光力学诊断的有效性

通过meta分析和系统回顾发现，ALA-PDD在膀胱癌中，敏感度在90%以上，但是特异性为57%~79%，假阳性较多[29,30]。另外，在ALA-PDD时，意外地发现其他肿瘤比例很高。比如原位癌，平均到每百个病变为25%~40.8%，平均到每百个患者为19%[31-34]。另外，术中诊断率提高，术后肿瘤残留率低[29,31,32,35]，无复发生存率也明显升高[29,31-34,36-38]。但是对于有没有增加无恶化的生存率，许多专家看法不同[29,32,36,38,39]。

7. 副作用和问题点

关于副作用，我们收集了从2017年12月19日上市到2019年3月31日为止所有服用阿拉格里奥颗粒/1.5g的2 062名患者资料[25]。其中197名患者出现了257个副作用事件，主要集中在肝功能异常，共101名患者出现112人次，其次为低血压/血压下降共38个患者38人次，呕吐共28个患者28人次，光过敏症（光过敏性反应）共7个患者7人次。在这些副作用中，共有22名患者26人次的严重副作用，包括低血压/血压下降共13名患者13人次，严重肝功能异常等共3名患者4人次（2~3天内对症疗后症状减轻），心肌梗死共2名患者2人次，光过敏性反应1名患者1人次（合并了成人脂溢性皮炎），没有死亡案例。但报告了一例高龄而且有心脏病的患者，在麻醉诱导的时候出现严重的低血压和心脏暂停，在注射了肾上腺素后恢复的病例。因此，在有循环系统疾病的患者有出现严重低血压的可能，手术前需要提前告知麻醉医师。

另外，在诊断上有假阳性和假阴性方面的问题[24]。首先，在ALA-PDD观察中非肿瘤组织也会发出红色荧光，即“假阳性”。所谓的“假阳性”存在几个原因，比如PpⅨ在正常组织中也有微量的聚集，所以也会发出红色的荧光，造成假阳性。另外，在有炎症的黏膜上，由于细胞增殖，PpⅨ也会聚集，有时会发出红色荧光，造成假阳性。还有，在对膀胱颈部或尿道前列腺部等膀胱出口的观察中，由于观察角度倾斜使正常黏膜厚度增加，把发着闪闪红光的荧光误认为病灶。其次，也存在ALA-PDD观察时，尽管是肿瘤组织也不能看到红色荧光的现象，就是所谓的“假阴性”，也存在几个原因。比如有时红色荧光会在几分钟内消失，因此，利用蓝光光源观察应在尽可能短的时间内进行。另外，根据光源种类的不同，在白色光源中可能含有褪色的激发光，因此在利用白色光源进行观察的时候，需要控制其观察时间。由于蓝色激发光只能透过膀胱表面1mm以内，因此，如果病变在正常黏膜下或者肿瘤表面有坏死组织，激发光不能到达，就不会出现红色荧光造成假阴性。另外，在进行TURBT时，由于切除表面的热变性和出血，有时会出现不发光造成假阴性。所以在进行 PDD-TURBT 时，应该要考虑到假阳性及假阴性的情况。

8. 展望

如前所述，这种光动力学诊断的原理，是基于肿瘤细胞喜欢厌氧代谢的“瓦博格效应”这个所有癌症共同的基本生物学特性。现在，继脑肿瘤、膀胱癌之后，胃癌腹膜播种的临床试验正在进行中。在泌尿科领域，与膀胱癌同为尿路上皮癌的肾盂癌、输尿管癌进行 ALA-PDD 也进行了报道，研究提示，与使用传统的白色光源的输尿管镜检查相比，ALA-PDD 诊断精确度提高了[40]。另外，ALA-PDD 和 ALA-PDT 在膀胱癌方面的报道也在增加，都显示出了良好的抗肿瘤效果，是值得期待的新战略[41-43]。今后，光动力学技术有望在更多癌症方面进入临床应用。

要点

- 通过口服 5-ALA，PpⅨ在肿瘤细胞内特异性过度聚集。
- 通过激发 PpⅨ的 PDD 和 PDT，是值得期待的新的癌症治疗方法。

参考文献

1) Babjuk M, Oosterlinck W, Sylvester R, et al; European Association of Urology(EAU): EAU guidelines on non-muscle-invasive urothelial carcinoma of the bladder. : European Association of Urology(EAU). Eur Urol 2008; 54: 303-314.
2) Brausi M, Collette L, Kurth K, et al; EORTC Genito-Urinary Tract Cancer Collaborative Group: Variability in the recurrence rate at first follow-up cystoscopy after TUR in stage Ta T1 transitional cell carcinoma of the bladder: a combined analysis of seven EORTC studies. 2002, 523-531.
3) Sylvester RJ, van der Meijden AP, Oosterlinck W, et al: Predicting recurrence and progression in individual patients with stage Ta T1 bladder cancer using EORTC risk tables: a combined analysis of 2596 patients from seven EORTC trials. Eur Urol 2006; 49: 466-475.
4) Raab O: Ueber die Wirkung fluorescierender Stoffe und Infusorien. Z.Biol 1900; 39: 524-526.
5) Lipson RL, Baldes EJ: The photodynamic properties of a particular hematoporphyrin derivative. Arch Dermatol 1960; 82: 508-516.
6) Dougherty TJ, Kaufman JE, Goldfarb A, et al: Photoradiation therapy for the treatment of malignant tumors.Cancer Res 1978; 38: 2628-2635.
7) Dougherty TJ, Potter WR, Weishaupt KR: The structure of the active component of hematoporphyrin derivative. Porphyrin localization and treatment of tumors. pp.301-314, Alan R. Liss Inc., New York, 1984.
8) 早田義博，加藤治文，野口正之，ほか：エキシマ・ダイ・レーザーを用いた癌の光線学的診断治療．BME 1987；1：532-535.

9) Rall DP, Loo TL, Lane MG: Apearance and persistsnce of fluorescent material in tumor tissue after tetracycline administration. J. National cancer Institute 1957; 19: 79-86.
10) Whitmore WF Jr, Bush IM, Esquivel E: Tetracycline ultraviolet fluorescence in bladder carcinoma. Cancer 1964; 17: 1528-1532.
11) Kelly JF, Snell ME: Hematoporphyrin derivative: a possible aid in the diagnosis and therapy of carcinoma of the bladder. J Urol 1976; 115: 150-151.
12) Hisazumi H, Misaki T, Miyoshi N: Photoradiation therapy of bladder tumors. J Urol 1983; 130: 685-687.
13) Malik Z, Lugaci H: Destruction of erythroleukaemic cells by photoactivation of endogenous porphyrins. Br J Cancer 1987; 56: 589-595.
14) Kennedy JC, Pottier RH, Pross DC: Photodynamic therapy with endogenous protoporphyrin IX: basic principles and present clinical experience. J Photochem Photobiol B 1990; 6: 143-148.
15) Kriegmair M, Waidelich R, Baumgartner R, et al: Photodynamic therapy of superficial bladder cancer. An alternative to radical cystectomy? Urologe A 1990; 33: 276-280.
16) Inoue K, Takashi K, Kamada M, et al: Regulation of 5-aminolevulinic Acid-mediated Protoporphyrin IX-accumulation in Human Urothelial Carcinomas. Pathobiology 2009; 76: 303-314.
17) Steinbach P, Weingandt H, Baumgartner R, et al: Cellular fluorescence of the endogenous photosensitizer protoporphyrin IX following exposure to 5-aminolevulinic acid. Photochem Photobiol 1995; 62: 887-895.
18) Steinbach P, Kriegmair M, Baumgartner R, et al: Fluorescence photodetection of neoplastic urothelial lesions following intravesical instillation of 5-aminolevulinic acid. Urology 1994; 44: 836-841.
19) Ishizuka M, Abe F, Sano Y, et al: Novel development of 5-aminolevurinic acid (ALA) in cancer diagnoses and therapy. Int Immunopharmacol 2011; 11: 358-365.
20) Inoue K, Fukuhara H, Shimamoto T, et al: Comparison between Intravesical and Oral Administration of 5-aminolevulinic Acid in the Clinical Benefit of Photodynamic Diagnosis for Non-muscle Invasive Bladder Cancer. Cancer 2012; 118: 1062-1074.
21) Inoue K, Matsuyama H, Fujimoto K, et al: The clinical trial on the safety and effectiveness of the photodynamic diagnosis of non-muscle-invasive bladder cancer using fluorescent light–guided cystoscopy after oral administration of 5-aminolevulinic acid (5-ALA). Photodiagnosis Photodyn Ther 2016; 13: 91-96.
22) Inoue K, Anai S, Fujimoto K, et al: Oral 5-aminolevulinic acid mediated photodynamic diagnosis using fluorescence cystoscopy for non-muscle-invasive bladder cancer: A randomized, double-blind, multicentre phase II/III study. Photodiagnosis Photodyn Ther 2015; 12: 193-200.
23) Nakai Y, Inoue K, Tsuzuki T, et al: Oral 5-aminolevulinic acid-mediated photodynamic diagnosis using fluorescence cystoscopy for non-muscle-invasive bladder cancer: A multicenter phase III study. Int J Urol 2018; 25: 723-729.
24) アラグリオ®顆粒剤分包 1.5g アミノレブリン酸塩酸塩顆粒剤 適正使用ガイド，2017 年 11 月.
25) アラグリオ®顆粒剤分包 1.5g アミノレブリン酸塩酸塩顆粒剤 副作用の発現状況について，2019 年 5 月.
26) 日本泌尿器科学会 編：膀胱癌診療ガイドライン 2019 年版. 医学図書出版.
27) EAU Oncology Guidelines. https://uroweb.org/individual-guidelines/oncology-guidelines/
28) Diagnosis and Treatment of Non-Muscle Invasive Bladder Cancer: AUA/SUO Joint Guideline (2016). https://www.auanet.org/guidelines/bladder-cancer-non-muscle-invasive-guideline
29) Mowatt G, N'Dow J, Vale L, et al: Aberdeen Technology Assessment Review (TAR) Group. Photodynamic diagnosis of bladder cancer compared with white light

cystoscopy: Systematic review and meta-analysis. Int J Technol Assess Health Care 2011; 27: 3-10.
30) Chen C, Huang H, Zhao Y, et al: Diagnostic performance of image technique based transurethral resection for non-muscle invasive bladder cancer: systematic review and diagnostic meta-analysis. BMJ Open 2019; 9: e028173.
31) Kausch I, Sommerauer M, Montorsi F, et al: Photodynamic diagnosis in non-muscle-invasive bladder cancer: a systematic review and cumulative analysis of prospective studies. Eur Urol 2010; 57: 595-606.
32) Rink M, Babjuk M, Catto JW, et al: Hexyl aminolevulinate-guided fluorescence cystoscopy in the diagnosis and follow-up of patients with non-muscle-invasive bladder cancer: a critical review of the current literature. Eur Urol 2013; 64: 624-638.
33) Burger M, Grossman HB, Droller M, et al: Photodynamic diagnosis of non-muscle-invasive bladder cancer with hexaminolevulinate cystoscopy: a meta-analysis of detection and recurrence based on raw data. Eur Urol 2013; 64: 846-854.
34) Di Stasi SM, De Carlo F, Pagliarulo V, et al: Hexaminolevulinate hydrochloride in the detection of nonmuscle invasive cancer of the bladder. Ther Adv Urol 2015; 7: 339-350.
35) Shen P, Yang J, Wei W, et al: Effects of fluorescent light-guided transurethral resection on non-muscle-invasive bladder cancer: a systematic review and meta-analysis. BJU Int 2012; 110, E209-215.
36) Yuan H, Qiu J, Liu L, et al: Therapeutic outcome of fluorescence cystoscopy guided transurethral resection in patients with non-muscle invasive bladder cancer: a meta-analysis of randomized controlled trials. PLoS One 2013; 8: e74142.
37) Rolevich AI, Evmenenko AA: A systematic review and meta-analysis to assess the recurrence-free survival in non-muscle invasive bladder cancer after transurethral resection guided by 5-aminolevulinic acid-induced photodynamic diagnosis compared with white-light transurethral resect. Urologiia 2016; 4: 137-146.
38) Chou R, Selph S, Buckley DI, et al: Comparative Effectiveness of Fluorescent Versus White Light Cystoscopy for Initial Diagnosis or Surveillance of Bladder Cancer on Clinical Outcomes: Systematic Review and Meta-Analysis. J Urol 2017; 197: 548-558.
39) Gakis G, Fahmyb O: Systematic Review and Meta-Analysis on the Impact of Hexaminolevulinate- versus white-light guided transurethral bladder tumor resection on progression in non-muscle invasive bladder cancer. Bladder Cancer 2016; 2: 293–300.
40) Osman E, Alnaib Z, Kumar N: Photodynamic diagnosis in upper urinary tract urothelial carcinoma: A systematic review. Arab J Urol 2017; 15: 100-1097.
41) Inoue K, Fukuhara H, Kurabayashi A, et al: Photodynamic Therapy involves Anti-Angiogenic Mechanism and is Enhanced by Ferrochelatase Inhibitor in Urothelial Carcinoma. Cancer Sci 2013; 104: 765-772.
42) Inoue K: 5-Aminolevulinic acid-mediated photodynamic therapy for bladder cancer. Int J Urol 2017; 24: 97-101.
43) Lee JY, Diaz RR, Cho KS, et al: Efficacy and safety of photodynamic therapy for recurrent, high grade nonmuscle invasive bladder cancer refractory or intolerant to bacille Calmette-Guérin immunotherapy. J Urol 2013; 190: 1192-1199.

第三部分　淋巴结及淋巴管荧光显像

引言

吉田 昌

前哨淋巴结是原发性肿瘤淋巴引流的第一站淋巴结。前哨淋巴结的检出，有向原发性肿瘤注入染色剂［靛蓝胭脂红、专利蓝、吲哚菁绿（ICG）］检测前哨淋巴结的染料法，以及向原发性肿瘤注射放射性核素（radioaisotope，RI）（^{99m}Tc 锡胶体等）后使用伽马探针检测前哨淋巴结的 RI 法。在多种脏器中，相比之下，单用染料法容易产生假阴性，故共用染料法与 RI 法的双示踪法是标准方法。染料法产生假阴性的原因为淋巴结在脂肪组织中难以鉴别。相对而言，ICG 荧光成像法通过吸收近红外光被激发发出荧光，有一定的组织透过性。尽管脂肪组织内有淋巴结，仍可做到 10mm 左右的透视，故假阴性较少。这个可透光距离是激发光通过组织内的距离，因此如果不是垂直于组织表面照射的话，则可能出现达不到 10mm 深度的情况。特别是在腹腔镜的观察中，根据脏器位置不同，甚至是在切线方向开始进行观察，因此在实践中务必时刻注意，要根据具体情况，想办法让激发光以接近垂直的角度去照射。当然，10mm 这个深度根据激发光的种类（LED 或者激光）、强度和摄像头的感光度不同而不同，也只是一个参考值。而 RI 法的缺点在于对患者和医护人员的辐射问题、放射性同位素的处理（如果是消化道癌症，需要在射线管理区域内设置内镜设备等）门槛较高等问题。即使辐射量是可以忽略的量，实际上在韩国进行临床研究时，据说也难以得到病理工作人员的理解。RI 的优势在于 ^{99m}Tc 锡胶体等原子直径较大，其多数都能停留在前哨淋巴结内。而 ICG 荧光法的缺点在于其粒子直径小，可能会通过前哨淋巴结，在二级、三级淋巴结也发出荧光。如果淋巴结呈平面分布的脏器，在向原发性肿瘤注射 ICG 后，可以观察到最先发光的淋巴结。此外，还有在注射进原发性肿瘤后决定开始观察的时间来确定前哨淋巴结的方法[1]。各种方法都取得了较好的结果。此外，本部分“第 2 章胃癌手术中前哨淋巴结的识别”中介绍的在手术前一天给药 100 倍稀释（50μm/ml）的方法（Kinami et al.[2]），是一种能够改变此前对 ICG 法缺点有固定观念的方法，值得进行特殊介绍，甚至想介绍给负责其他脏器的医生。利用荧光摄像头全数观察在这种给药条件下摘除的淋巴结，会发现能够观察到荧光强度不同的淋巴结。ICG 荧光根据其观察条件不同有不同的适宜浓度，在适宜浓度以下的话，浓度较高的荧光较明亮，浓度低的荧光较暗。而荧光亮和暗的哪一种是前哨淋巴结呢，这个问题很好回答。ICG 是用了 1 天时间慢慢进入淋巴结内的，因此可以推断前哨淋巴结中的浓度最高。我们也曾尝试过多重给药条件并利用不同的摄像头在不同的条件下进行观察[3-5]，但 Kinami 等的给药条件是最容易确认到淋巴结的 ICG 荧光差异的。

本部分第 5 章中写明，已经有人开始应用前哨淋巴结活检术来进行 ICG 法的淋巴管造影。在淋巴管造影中，ICG 法是前所未有的优秀评价方法，现在已经建立起直接与治疗相关联的诊疗体系。据说是为了尽量减少罹患淋巴水肿的患者采用确定前哨淋巴结的方法，包括我在内的其他科室的医生也会遇到淋巴水肿的患者，也想让这样的患者能够得到更好的治疗方法，我是怀着这样的心情拜读了相关文献。我认为，术中荧光显像的发展也是在不同专科之间的横向信息交流中发展起来的，而这样的交流今后的发展中也是不可或缺的。

如有同仁结合上述的 ICG 荧光特点，在应用 ICG 荧光法进行淋巴结、淋巴管显像实践时，本书内容能够起到一点借鉴作用的话实属幸甚之至。

参考文献

1) Takahashi N, Nimura H, Fujita T, et al: Laparoscopic sentinel node navigation surgery for early gastric cancer: a prospective multicenter trial. Langenbecks Arch Surg 2017; 402: 27-32.
2) Kinami S, Oonishi T, Fujita J, et al: Optimal settings and accuracy of indocyanine green fluorescence imaging for sentinel node biopsy in early gastric cancer. Oncol Lett 2016; 11: 4055-4062.
3) Yoshida M, Kubota K, Kuroda J, et al: Indocyanine green injection for detecting sentinel nodes using color fluorescence camera in the laparoscopy-assisted gastrectomy. J Gastroenterol Hepatol 2012; 27: 29-33.
4) Ohdaira H, Yoshida M, Okada S, et al: New method of indocyanine green fluorescence sentinel node mapping for early gastric cancer. Annals Med Surg 2017; 20: 61-65.
5) Kamada T, Yoshida M, Takeuchi H, et al: A new method of sentinel node mapping for early gastric cancer using a fluorescent laparoscope that can adjust the intensity of excitation light and quantify the intensity of indocyanine green fluorescence: Report of a case. Int J Surg Case Rep 2020; 73: 248-252.

第 1 章　乳腺癌手术中前哨淋巴结的确定

多田真奈美，杉江知治

概要

- 乳腺癌前哨淋巴结活检中 ICG 荧光法是放射性同位素（RI）法并列的标准确定方法。
- 与 RI 法相比，ICG 荧光法摘除的淋巴结个数有偏多的倾向，但由于没有辐射问题，更容易引进。
- 根据 ICG 的光学特性选择适宜的手术技法的话，能够得到较高的前哨淋巴结确定率。
- 通过显像系统等的开发，预计会开发出新的荧光引导手术。

引言

现在的乳腺癌诊疗中，前哨淋巴结活检作为标准治疗方法其安全性和效果都得到了确认。目前世界上多数机构会采取联合应用染料法和放射性同位素（RI）法作为示踪剂，作为其替代方式，日本广泛应用的是 ICG 荧光法。本论文将以乳腺癌手术中应用 ICG 荧光法进行前哨淋巴结活检的手术技法为中心进行阐述。

1. 乳腺癌领域的 ICG 荧光法

以《乳腺癌诊疗指南》[1]为首，ASCO 和 NCCN 指南中也将针对临床的淋巴结转移阴性乳癌实施前哨淋巴结活检，确诊转移阴性时省略腋窝淋巴清扫作为标准治疗方法。在临床试验中分别尝试了单独染料法、单独 RI 法和染料与 RI 联合应用法，现在确定联合应用法为标准治疗方法。RI 法使用同位素（日本应用的是草酸锝 ^{99m}Tc）确定含同位素原子的淋巴结。术前用淋巴闪烁造影确定解剖学位置，术中用 RI 探测仪确定热点并摘除淋巴结。RI 法虽然具有高准确率（96%）和低假阴性率（7.3%）[2]，但由于其使用放射性药剂有辐射问题，因此其应的应用限制在拥有核医学设施的医院。染料法虽然简便廉价，但有报告称其单独使用时的准确率较低（仅有 78%）[3]。

为了解决这些问题,日本开发出了利用IGC荧光法进行前哨淋巴结活检的方法。利用ICG的荧光特性确定前哨淋巴结的方法,由于能够广泛应用且精度较高而逐渐树立了其地位。

2. ICG荧光法的原理

所谓前哨淋巴结,指的是癌细胞从肿瘤位置最先流动到的1个或数个淋巴结。因此,必须发现从肿瘤开始的淋巴流动并确定其最先到达的淋巴结群。ICG荧光法是利用ICG将淋巴流动实现可视化的方法。将ICG静脉注射进体内后,与血液中的血浆蛋白结合并输送到肝脏,在通过血窦时被肝细胞摄取,又从肝细胞以游离形式排泄到胆汁中,因此可以观察到肝脏的色素排泄功能,故ICG试验也逐步应用于肝功能评价。此外,很早以前开始人们就知道ICG能够引发荧光,并将其应用于荧光眼底造影检查。前哨淋巴结活检也利用了同样的原理,ICG进入人体后与蛋白结合并停留在淋巴管内,通过吸收近红外光被引发并发出荧光。荧光检测应用的是PDE生产的红外线观察摄像系统,由放射760nm光的发光二极管(LED)光源和带有能够阻隔820nm以下光的滤波器的电荷耦合器件(CCD)摄像头构成。ICG吸收PDE发出的760nm远红外光,并发出波长不同的830nm远红外荧光,再让光通过只能透过荧光的光学滤波器后投射到CCD上成像。由于是不同于生物体内其他荧光的波长,因此非常适合于进行组织内的观察。

3. ICG荧光法的实施顺序

首先将25mg的ICG用5ml的注射液溶解。ICG的荧光强度在低浓度状态时基本上是正比例关系,但在一定浓度时后荧光强度就会达到峰值,浓度进一步增高的话,荧光强度反而会下降,出现猝灭现象,这一点需要注意。虽然ICG的浓度在过去的临床试验中也得到了有限的一些结论,但在meta分析中有报告称不到5mg/ml时感光度最高,伪阴性率较低[4]。

将溶解后的ICG用注射器和27G皮内针向乳晕真皮内注射1ml(**图1**)并做2~3分钟按摩后,立即使用PDE确认ICG的流动情况。注射ICG后虽然立即也能观察到静脉中流入的ICG,但在静脉中会非常迅速地被冲洗干净。另外,虽然有时也会观察到多根淋巴流动,但通常会向腋窝方向聚集流向前哨淋巴结群(**图2**)。用笔将此淋巴流动在皮肤上做出标记的话,由于在流入淋巴结的位置那里进入了腋窝腔,看起来就像是淋巴流动中断了一样。那前面就是前哨淋巴结,因此做好标记沿着皮肤割线再增加3或4cm的皮肤切口(**图3**)。避免损伤淋巴管,从大胸肌筋膜外侧边缘开始到连续的皮下胸肌筋膜层为止尽量缓慢剥离。皮下胸肌筋膜一旦切开,就到达了拥有比皮下还要柔软的脂肪层的腋窝腔。用牵开器缓慢打开腋窝腔手术视野,再次用PDE进行观察就会发现比经皮观察更为明亮的荧光,这时边调整感光度边进行淋巴管前面的前哨淋巴结的确定

（图4）。确定位置后用手术钳等将发光的柔软脂肪层向术者方向拽出，用淋巴结钳把持后还能观察到更为明显的淋巴结阴影，也更容易与淋巴管区分开来。

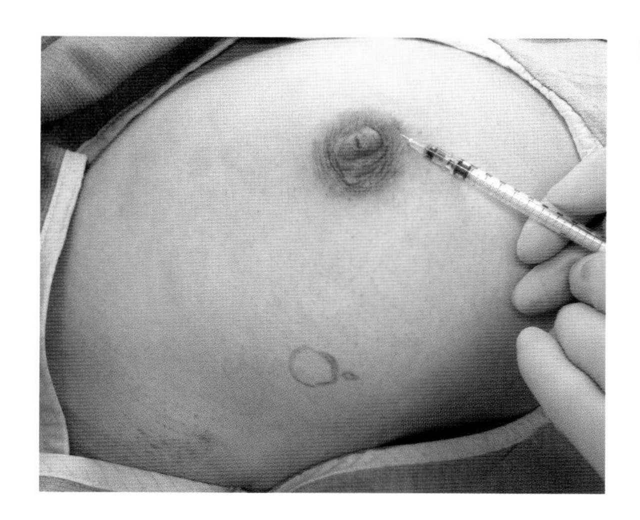

图1　注射 ICG

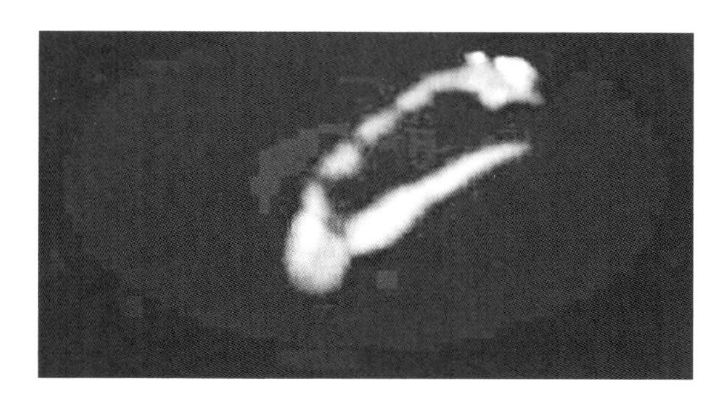

图2　使用 PDE 确认淋巴流动

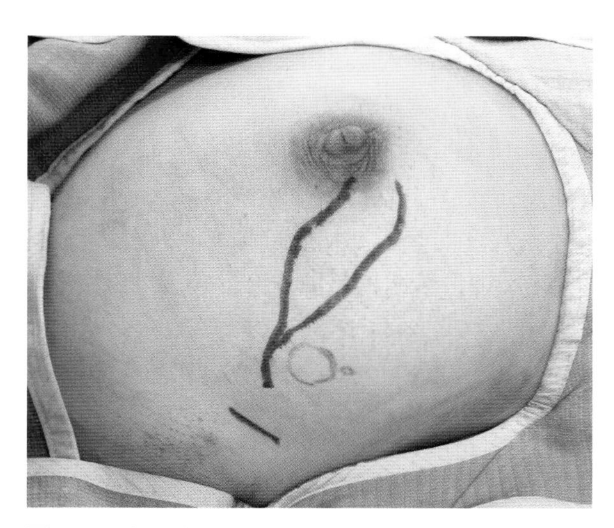

图3　设定皮肤切开线

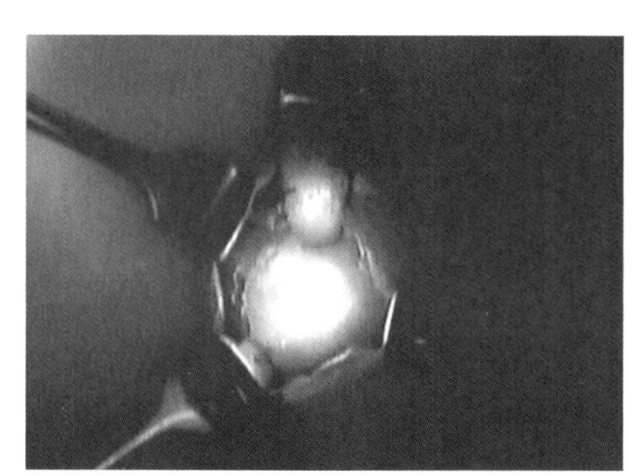

图4　确定前哨淋巴结

将前哨淋巴结与周边的脂肪一起摘除，摘除后再次确认荧光发光，同时，还要用 PDE 确认切除后的腋窝腔内是否还有残留的前哨淋巴结（**图 5**）。此时，触诊也能很清楚地探查到周围是否还有淋巴结。

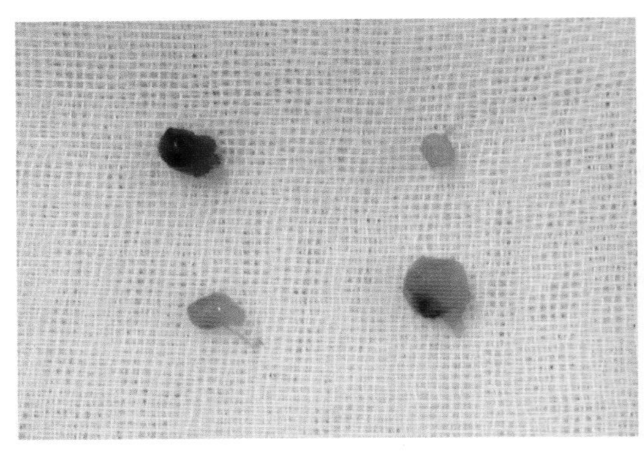

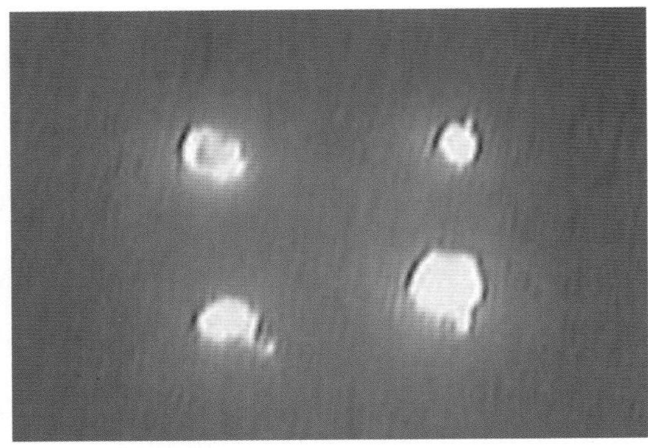

图 5　**摘除的淋巴结**

要点

- ICG 注射进乳晕皮内后要进行充分的按摩。
- 确认注入腋窝的淋巴流后再进行皮肤切开。
- 在不损伤淋巴管的前提下进行胸肌筋膜下的剥离。
- 利用手术钳等将发出荧光的淋巴结夹住后整体摘除。

4. 遵循原理、打磨手术技法

利用 ICG 荧光法进行前哨淋巴结活检时，根据其特性有几个问题需要特别注意。首先，伴随时间流逝，ICG 在淋巴管内流动得越远，因此在注入 ICG 后必须要迅速开始摘除前哨淋巴结。拖延进行 PDE 确定的话，可能出现比实际需要摘除的前哨淋巴结更远端的淋巴结也发出荧光，并导致错误摘除。因此要将手术流程与助手充分沟通，在注射前做好所有的 PDE 观察准备工作。

受荧光强度和组织干扰荧光光波的限制，ICG 的观察极限为皮下几毫米至 1cm 左右。因此，如果是皮下脂肪层较厚的病例或流经的淋巴管位置较深的话，经皮确认淋巴结位置就会较为困难。首先可应用 PDE 中都会附带的追加医疗材料——深部观察用胶囊进行压迫尝试深部观察。如果还是观察不到，需要综合考虑两个要素：一是它应该位于淋巴流流向延长线的汇聚之处，二是从解剖学角度分析，前哨淋巴结多存在于从大胸肌停止位置开始到沿尾侧方向的外缘线和腋窝中线的这部分区域内，综合这两个要素后判断出其大概位置并设定皮肤切开线。在到达皮下胸肌筋膜层后进行观察的话，由于脂肪层较柔软所以即使脂肪层较厚，慢慢观察的话也能够较为轻松的判定淋巴结位置。此外，如果在找到前哨淋巴结之前就剪断淋巴管，ICG液体可能流入周围脂肪组织并造成发光，因此注意不要切断淋巴管，而是只切开周围的结缔组织和筋膜，用牵开器打开手术视野。

5. 前哨淋巴结的评价方法

目前，对于前哨淋巴结转移阴性病例不再进行腋窝淋巴结清扫术是标准治疗方法。另外，随机对照试验ACOSOG Z0011[5]的结果显示即使转移阳性也存在无须进行腋窝淋巴结清扫的可能性，即在乳房部分切除术后进行相应放疗和药物疗法的前提下，若是2枚以下的淋巴结转移，也可推荐不做腋窝淋巴结清扫。但如果是乳房全切除且确认存在淋巴结转移，目前会推荐实施腋窝淋巴结清扫术。为了决定是否进行腋窝治疗，与采用其他示踪法的手术一样，多数机构会采用术中快速诊断或分子生物学方法之一的一步法核酸扩增（one-step nucleic acid amplification，OSNA）来检查是否有前哨淋巴结转移。如前所述，有时即使淋巴结转移阳性也可能省略腋窝清扫，故根据病例不同，有的机构会采取不在术中进行前哨淋巴结的转移确认，而是分析石蜡病理标本来确认是否存在转移。

前哨淋巴结的病理学检查通常应用HE染色法诊断，并以美国病理学家协会（College of American Pathologists，CAP）规章为基准实施。由于最大直径超过2mm的转移会认定为大转移（macrometastasis），因此最少要以2mm以下的间隔制作切片标本并观察。由于游离肿瘤细胞（isolated tumor cell，ITC；通常的HE染色或免疫组织化学方法能够检测出的单一肿瘤细胞群或小的细胞群块中，最大直径0.2mm以下，或1个淋巴结的组织学最大切面上不满200个细胞的细胞群）无法显示出转移病灶的活性和血管、淋巴洞壁的贯穿，因此不会视为转移阳性淋巴结。另外，最大直径超过0.2mm，且/或细胞数量超过200个但直径2.0mm以下的转移会定义为微小转移。只有微小转移的情况下，即使实施腋窝淋巴结清扫亦无法带来整体生存率/腋窝复发率的改善，且会增加清扫术合并症风险，故会推荐不做清扫。此外，OSNA法作为以CK19mRNA为标记的淋巴结转移检查方法具有高度特异性，即使没有病理学判断也能做出迅速诊断。

如上所述，通过对前哨淋巴结的准确评价省略腋窝淋巴结清扫的话，可以减少上肢关节活动受限、上臂水肿、知觉障碍、疼痛等并发症，可避免患者术后生存质量低下的问题。但由于淋巴结转移仍是重要的预后预测因素，故期待能够有准确率更高、假阴性率更低的诊断方法出现。

6. 迄今为止的临床成绩

1992 年 Morton 等[6]针对恶性黑色素肿瘤使用染色剂判定了前哨淋巴结以来，前哨淋巴结活检法逐步应用于多种癌症。乳腺癌领域中，1993 年 Krag 等[7]尝试 RI 法，1994 年 Giuliano 等[8]应用染料法等实际应用逐一被公布，世界范围内两者并用已成为标准方法。并用法虽然显示出了较高的准确率，但由于存在辐射、保险制度问题，RI 法在日本长期无法应用于临床。因此，日本一直在进行 RI 替代示踪剂的研发，2005 年 Kitai 等[9]在世界上首次报告了应用 ICG 进行前哨淋巴结活检。之后，国际上开始出现 ICG 与传统示踪法的对比报告。在染料法与 ICG 法进行对比的前瞻性临床试验中，ICG 法显示出了显著高于染料法的准确率（99%~100%）。RI 法与 ICG 法的比较试验中，以 821 例早期乳腺癌患者为对象实施了前瞻性多中心临床试验[10]，没有观察到 ICG 法与 RI 法的检出率差别（97.2% vs 97.0%，*P*=0.88）。此外，医学界内有过对确认为癌转移的淋巴结变硬导致淋巴流动停止从而导致检出率降低的担心，在这篇报告中，并没有观察到有关转移阳性前哨淋巴结检出率的有意义差别，但 ICG 荧光法的检出率与 R1 法相比有更高的倾向（93.3% vs 90.0%，*P*=0.18）。且在最近的 meta 分析中，相对 RI 法，ICG 法也显示了更高的转移阳性淋巴结准确率倾向（OR 1.87，95% CI 1.00~3.49）[11]。

7. ICG 荧光法的未来

根据迄今为止的临床业绩，应用 ICG 的前哨淋巴结活检术更容易实施且更为安全，并显示出了与 RI 法同等甚至更加良好的检出率，因此 2018 年开始被收录于适应证范围并开始广泛应用于临床。但由于以往的报告多来自小规模机构，且安全性等的长期研究尚不充分，期待今后进行更为深入的研究。

作为手术中的问题，应用 ICG 法实施手术时，由于需要用 PDE 确认荧光，必须将手术室的照明转为较暗的状态，这样一来灯光的操作、摄像器材的替换等动作繁杂且可能出现操作时无法看到荧光的情况。因此，现在开发出了通过投影仪将红外线信号投射到体表的系统[12]，预计今后随着图像装置的进一步开发，此手术将逐渐不依赖于术者的技术亦能得到稳定的手术结果。

在术前新辅助化疗后的前哨淋巴结活检结果决定是否省略腋窝淋巴结清扫方面，由于不论采用哪种示踪剂和方法其精度都并不明确，因此指南中没有认可该方法为标准治疗方法。然而，特别是三阴乳癌、HER2 阳性乳癌目前都推荐应用术前化疗，因此，探讨经过术前化疗的前哨淋巴结活检的意义变得日益重要。尽管对于诊断时 cN0 病例实施的前哨淋巴结活检中，其检出率、假阴性率与没有做术前化疗的显示是相同的，但 cN+ 病例经过术前化疗转为 cN0 这种情况的假阴性率还较高且预后不明朗。这类病例有可能出现摘除的前哨淋巴结数量越多(3 个以上)假阴性率越低的情况,因此如果是对于转移阳性淋巴结检出率很高的 ICG 法,预计依然可能做出准确评价。

如前所述,在保留乳房疗法的情况下,即使确认到前哨淋巴结转移也不实施腋窝淋巴结清扫的病例逐渐增多,未来有可能出现不再需要做前哨淋巴结活检,只通过图像诊断等方法进行术前判断的情况。另一方面,随着术前诊断和全身疗法的发展,只做术前化疗就可能不必实施腋窝淋巴结清扫的病例也在增加。随着能够利用 ICG 荧光法进行前哨淋巴结活检的机构逐渐增多,包括前述病例在内的各类型病例不断积累,乳腺癌诊疗必将取得进一步发展。

参考文献

1) 日本乳癌学会:乳癌診療ガイドライン①治療編 2018 年版. 金原出版, 2018, pp.228-242.
2) Kim T, Guiliano AE, Lyman GH, et al: Lymphatic mapping and sentinel lymph node biopsy in early-stage breast carcinoma: a metaanalysis. Cancer 2006; 106: 4-16.
3) Sugie T, Sawada T, Tagaya N,et al: Comparison of the indocyanine green fluorescence and blue dye methods in detection of sentinel lymph nodes in early-stage breast cancer. Ann Surg Oncol 2013; 20: 2213-2218.
4) Xiong L,Gazyakan E, Yang W, et al: Indcyanine green fluorescence-guided sentinel node biopsy: a meta-analysis on detection rate and diagnostic performance. Eur J Surg Oncol 2014; 40: 843-849.
5) Giuliano AE, Hunt KK, Ballman KV, et al: Axillary dissection vs no axillary dissection in women with invasive breast cancer and sentinel node metastasis : a randomized clinical trial. JAMA 2011; 305 : 569-575.
6) Morton DL, Wen DR, Wong JH, et al: Technical details of intraoperative lymphatic mapping for early stage melanoma. Arch Surg 1992; 127: 392-399.
7) Krag DN, Anderson SJ, Julian TB, et al: Sentinel-lymph-node resection compared with conventional axillary-lymph-node dissection in clinically node-negative patients with breast cancer : overall survival findings from the NSABP B-32 randomised phase 3 trial. Lancet Oncol 2010; 11: 927-933.
8) Giuliano AE, Kirgan DM, Guenther JM, et al: Lymphatic mapping and sentinel lymphadenectomy for breast cancer. Ann Surg 1994; 220: 391-398.
9) Kitai T, Kawashima M: Transcutaneous detection and direct approach to the sentinel node using axillary compression technique in ICG fluorescence-navigated sentinel node biopsy for breast cancer. Breast cancer 2012; 19: 343-348.
10) Sugie T, Kinoshita T, Masyda N, et al: Evaluation of the Clinical Utility of the ICG Fluorescence Method Compared with the Radioisotope Method for Sentinel Lymph Node Biopsy in Breast Cancer. Ann Surg Oncol 2016; 23: 44-50.
11) Sugie T, Ikeda T, Kawaguchi A, et al: Sentinel lymph node biopsy using indocyanine green fluorescence in early-stage breast cancer: a meta-analysis. Int J clin Oncol 2017; 22: 11-17.
12) Takada M, Takeuchi M, Suzuki E, et al: Real-time navigation system for sentinel lymph node biopsy in breast cancer patients using projection mapping with indocyanine green fluorescence. Breast Cancer 2018; 25: 650-655.

第 2 章 胃癌手术中前哨淋巴结的识别

木南伸一

概要

- ICG 荧光法胃癌前哨淋巴结活检是有前景的方法，可以成为标准法中色素 RI 并用方法的替代方法。
- ICG 稀释 100 倍，手术前一天使用内镜在病灶周围黏膜下 4 个方位注射 0.5ml。
- 在手术中，通过 ICG 荧光检测腹腔镜观察淋巴管，并在淋巴结清扫的过程中检查前哨淋巴结。
- 通过前哨淋巴结活检可以将没有淋巴结转移的病例甄别开，这使得在实施淋巴结清扫过程中进行功能保留成为可能。

引言

腹腔镜手术是一种创伤小、侵入性小的手术方法，随着影像仪器的进步使腹腔镜手术变成了更加精细的手术方式。目前，随着图像处理技术的进步，荧光引导手术已经实现“将看不见的结构变为可视化”。

有文献报道尝试用荧光引导技术对胃癌外科手术进行更细致、更准确的革新，其中最有希望的是前哨淋巴结引导手术（sentinel node navigation surgery，SNNS）。

1. 什么是前哨淋巴结

在许多癌症中，淋巴结转移是预测生命预后的重要指标。如果淋巴结转移的个数增加，并且转移到远处淋巴结的话，即使根治手术后，癌症复发的危险度也会很高。近年来，肿瘤的治疗在化疗和免疫治疗方面取得了长足进步，证明了在各种各样的癌症中，根治性手术切除后应用辅助化学疗法可以得到预后的改善。而淋巴结转移的程度对于判断辅助化学疗法是否适用非常重要。

肿大的转移淋巴结有时可通过 CT 等影像学诊断。但是，很多没有肿大的淋巴结，显微镜检查时也会发现转移的情况。为了准确地诊断淋巴结转移的有无及其程度，原发病灶和引流区域淋巴结的切除对显微镜下判定病理标本是否有转移是必要的。

淋巴结转移是指从原发癌灶流出到淋巴管的癌细胞聚集到淋巴结，避开免疫清除机制后定居增殖而成。早期镜下影像会看到，肿瘤细胞占据淋巴结的边缘地带（cluster）。UICC 的 TNM 分期将直径 2mm 以下的转移灶定义为微小转移灶（micrometastasis，MM），直径 0.2mm 以下的转移灶定义为孤立肿瘤细胞（ITC）。虽然 MM 被认为是转移，但是根据癌症的种类，ITC 也会影响预后。为了正确诊断有无 ITC，必须对整个淋巴结进行检查，并以 0.2mm 以下的间隔制作大量病理切片。胃癌的所属淋巴结常常多达 40~50 个。对所有淋巴结进行 0.2mm 间隔的连续切片在实际操作层面是很困难的。那么，应该详细检查哪些淋巴结呢?

前哨淋巴结节点也许就是这个问题的答案和解决方法。

前哨淋巴结指最先从原发癌灶接受淋巴流的淋巴结[1]。最先发生淋巴结转移的应该是直接接受癌灶淋巴液引流的淋巴结，这被称为前哨淋巴结节点。如果在特定的癌症中前哨淋巴结节点成立的话，鉴定出前哨淋巴结，通过活检提供详细的转移信息，在微小转移水平上可以诊断该病例是否存在淋巴结转移。另外，如果前哨淋巴结没有转移，应该不会转移到其他淋巴结，继续病理检查就不需要了。这种以前哨淋巴结为指引构筑术式的手术策略，就是前哨淋巴结引导手术（SNNS）。

2. 胃癌前哨淋巴结活检

前哨淋巴结的存在部位因病例而异。另外，前哨淋巴结可能不止一个。前哨淋巴结是从癌巢直接接受淋巴流的淋巴结，所以被称为肿瘤转移的示踪器。肿瘤细胞流入淋巴管，顺着前哨淋巴结转移到周围淋巴组织，对于肿瘤周围的淋巴结，需要逐一确认。

SNNS 成立需要满足 6 个重要因素，分别是：有适应证的病例；适当的示踪剂；给药方法得当；能够检测到示踪剂吸收淋巴结的仪器；病理诊断能够发现示踪剂吸收淋巴结的微小转移灶[2]。如果不能达成上述各要素，SNNS 就不能成立。

胃癌是消化系统癌症中最有可能实现前哨淋巴结检验的肿瘤。为此，日本 SNNS 研究会进行的多项前瞻性试验，研究质量较高。该试验将参加单位限定为经验丰富的中心，无论 SNB 的结果如何，使用固定的手术方式，判定转移仅使用固定后的标本，解决了像学习曲线、采样错误、术中快速病理诊断的精度等问题，排除产生实验数据假阴性的各种因素后，对实验结果进行讨论。结果显示，胃癌的前哨淋巴结敏感性为 93%，诊断准确率为 99%，取得了良好的成绩，科学地证明了早期胃癌的前哨淋巴结活检是可行的[3]。上述的 6 个要素在本试验中纳入标准如下：直径 4cm 以下的 cT1N0 胃癌，示踪剂使用蓝色系色素（isosulphan blue）和 ^{99m}Tc 石胶体的色素 RI 合用法，示踪剂经内镜下在肿瘤周围 4 处的黏膜下层各注入 0.5ml，前哨淋巴结鉴定的方法是在术中观察确认淋巴流的方向，并用伽马探针鉴定前哨淋巴结，前哨淋巴结活检法是后述的淋巴结分站清扫法。病理检查的方法是选取淋巴结中央区域的 1 个切面制成永久的 HE 染色标本。

关于前哨淋巴结活检的意义,主要有两种临床上的应用。一种是超分期,另一种是制定合理的淋巴结清扫范围[4]。对于恶性黑色素瘤、胃癌、大肠癌等,主要使用前哨淋巴结活检作为反映预后的指标,并决定是否进行辅助治疗。在乳腺癌中,前哨淋巴结活检则作为是否施行腋窝淋巴结清扫术的指标。而在胃癌中,前哨淋巴结活检作为淋巴结清扫范围的指示作用比超分期更加重要。

3. ICG 荧光法在胃癌前哨淋巴结活检中的应用

即使胃癌前哨淋巴结是存在的,胃癌的 SNNS 还停留在研究阶段。

主要有两个原因[5]:

一是示踪剂的问题。为了寻找从癌灶直接接受淋巴流的淋巴结,示踪剂应该能够被淋巴结吸收,将通过染色将淋巴系统对比度提高,并在到达第一站淋巴结后不向第二站淋巴结溢出。当然,目前市面上还没有这种理想的示踪剂。蓝色系色素高对比度地渲染淋巴系统,RI 胶体经常滞留在前哨淋巴结,但前者作为医疗药品在日本尚未批准,后者胃癌前哨淋巴结活检也不适用,两者都未纳入适应证范围。

二是现在早期胃癌的主流手术方式已经转变为腹腔镜手术。蓝色系色素有缺点:给药后,会从给药部位以及淋巴结快速流出,随着时间延长而变淡。而 RI 胶体虽然可以维持较长时间,但是在胃癌的患者中,由于给药部位的原发病灶和所属淋巴结距离很近,所以存在着被原发病灶的放射性所掩盖,而前哨淋巴结很难鉴定的问题。

腹腔镜手术与开腹手术相比,手术时间较长,而且对器械和摄像镜头等手术设备的插入角度和动作均有一定的限制,这些都不利于前哨淋巴结活检的显露。而蓝色系色素会在术中流出而淡化,在避免放射性视觉掩盖的同时用伽马探针鉴定前哨淋巴结在腹腔镜手术中是很困难的。在腹腔镜手术中使用色素和 RI 并用的方法探查胃癌前哨淋巴结比开腹手术要更加困难。

ICG 荧光法前哨淋巴结活检是克服这种状况的有力替代手段。

ICG 具有嗜淋巴性。ICG 与血浆蛋白结合后,会在 835nm 的红外区域发出稳定的荧光,即使是微量的 ICG 也可以通过荧光探测器检测。此外,ICG 与蓝色系色素不同,会长期滞留在淋巴系统中。各个腹腔镜设备公司都有能够检测 ICG 荧光的系统。以上这些特性都适用于腹腔镜手术。

4. ICG 荧光法胃癌前哨淋巴结活检的研究历程

ICG 由于价格便宜,从早期就开始用于胃癌前哨淋巴结活检[6,7]。当时是以裸眼来判断染色,但是 ICG 和脂肪的对比度较差,被认为显色效果不如蓝色系色素而不被推荐。

另一方面ICG是800nm的红外领域吸光，很快就研发了消化内镜下的红外线探测器用于检测胃的毛细血管网。二村等应用红外线探测的原理开发了一套腹腔镜系统，在世界上首次应用ICG红外法（吸光法）探查胃癌前哨淋巴结并发表文章[8]。不过遗憾的是，该系统并没有在市场上推广销售，吸光法也没有得到普及。另一方面，能够观察到ICG荧光的PDE上市，草野等率先通过ICG荧光法报告了胃癌前哨淋巴结[9]。

2008年，笔者用ICG荧光法在胃癌手术中寻找前哨淋巴结。最初是作为没有纳入适应证范围的蓝色系色素的替代品，剂量调整为5mg/ml的浓度，在肿瘤周围在4个点的黏膜下层注射0.5ml左右。ICG对淋巴管和淋巴结进行了染色，虽然染色后颜色较淡，但肉眼也能观察到。如果用荧光设备进行观察，ICG荧光在远处的淋巴结中也能观察到，手术过程中，切断的淋巴管和淋巴结清扫术后ICG会从断端泄漏而污染术野，这就会导致前哨淋巴结的鉴定很困难。如果ICG注射剂量过多，就要减少从淋巴管断端流出的ICG，适当改变荧光染料的注射方法。改为术前一天给药，并进一步稀释给药剂量，由此形成了一套标准的操作方法[10]。

5. ICG荧光法探查胃癌前哨淋巴结的标准方法

以下是ICG荧光法在胃癌手术中探查前哨淋巴结的标准方法的详细说明。

ICG荧光的检测使用ICG荧光检测腹腔镜摄像系统和荧光定位仪（PDE）两者。PDE用于体外判断前哨淋巴结。以下叙述的标准操作法是通过PDE以及PDE-neo的使用经验调整研发的。PDE为SD画质，不能将荧光图像插入到普通彩色图像中，ICG荧光检测灵敏度高，亮度和对比度也容易调整。可以使用HEMS或SPY-PHI。两者都具有与PDE相同的ICG荧光检测灵敏度。此外，市面上有很多厂家销售ICG荧光腹腔镜，对厂家并无特殊指定。笔者对各公司的设备都进行了试用，每种设备都能识别淋巴系统和前哨淋巴结。但是，不同厂家的荧光检测灵敏度差异很大，显像画质也有不同。在腹腔镜设备的发展过程中也很难分出优劣。就现状而言，ICG荧光腹腔镜仅用于术中淋巴系统的确认，最好不要应用于前哨淋巴结的判定。

ICG的注射剂量调整为50μg/ml，在手术前一天胃肠镜下选取肿瘤周围的4个点，使用内镜注射针进行黏膜下注射，每处给药0.5ml（100倍稀释）。即使稀释100倍，ICG也会流出到第2站淋巴结，前哨淋巴结以外的淋巴结也会发出荧光，但是由于前哨淋巴结和其他淋巴结的荧光强度差别很大，所以很容易区分[10]。另外，如果继续稀释，就会对荧光淋巴管的判断造成困难。ICG作为染色剂，术中给药能够动态显示淋巴系统。但是，术中给药会从淋巴结清扫的断端漏出ICG从而造成术野的污染，这会给后续的手术操作带来障碍。手术前一天给药，在不能动态观察淋巴系统这一点上劣于术中给药，但优点是淋巴结清扫的断端没有ICG漏出污染术野。术前一天给药操作上也很容易。而术中使用内镜对示踪剂进行黏膜下注射在技术上有些困难，例如在术中送气，胃壁会变薄，胃也会随之变形，要想通过注射针不穿透胃壁而进行黏膜下给药，操作层面非常困难。

前哨淋巴结的鉴定和活检方法采用区域淋巴结清扫法。区域淋巴结是指在色素法胃癌前哨淋巴结鉴定中色素染色的淋巴引流区域[11]。在ICG荧光法中，通过观察发出荧光的淋巴管，可以识别胃癌的淋巴引流区。区域淋巴结中包括前哨淋巴结。胃癌的前哨淋巴结活检，也像一般的淋巴结活检那样操作，把该区域的淋巴脂肪组织切下后，达到区域淋巴结的清扫，在体外从清扫的组织中寻找前哨淋巴结，该方法的优点是活检操作容易，对前哨淋巴结的检查没有遗漏。胃癌独特的前哨淋巴结活检方法就是区域淋巴结清扫。另外一种操作是，作为局部淋巴结清扫术后的补充，探查是否有遗漏的淋巴结，从而提高肿瘤治疗的根治性。

在肿瘤周围注射的ICG，在黏膜面形成荧光斑，与之相连的荧光淋巴管和淋巴结被确认。在区域淋巴结清扫术中，将荧光显色的淋巴管作为淋巴引流区域的整体（**视频1**）。近侧为与色素斑相连的胃壁附着部位，远侧为最远端的荧光显色淋巴结[11]。远侧显色淋巴结通常是需要切除的。如胃左动脉区域，远侧经常可见淋巴结，清扫术的断端是胃左动脉的根部。在胃网右动脉淋巴引流区，第6组淋巴结多为最远端，但如果荧光显色淋巴结在No.4d组而不是No.6组时，可保留胃网膜右动静脉的第一支。近侧可以从胃壁剥离，也可以不剥离，贴在胃壁上和胃一起切除。后者的手术难度更大，但在不离断淋巴通路这一点上，在肿瘤学上是安全的。

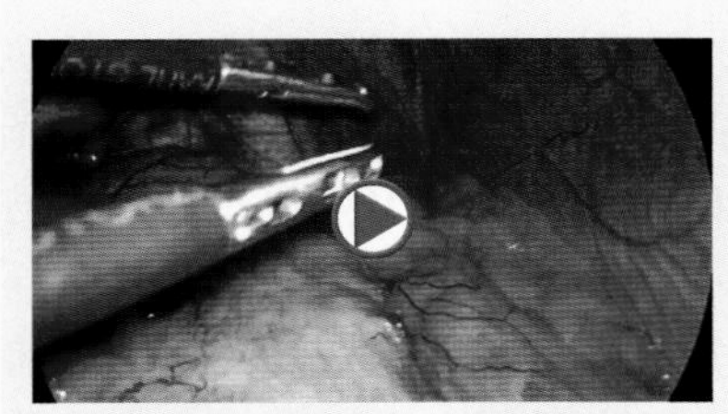

（视频时长03：26）

视频1 利用ICG荧光检测腹腔镜系统，对早期胃癌进行前哨淋巴结活检

肿瘤位于胃体中部后壁，直径10mm，Ⅱc期低分化腺癌。手术前一天，在肿瘤周围4个点分别注入0.5ml 100倍稀释的ICG。利用VISERA ELITE Ⅱ（Olympus）观察ICG荧光。ICG在黏膜面上形成荧光斑，将淋巴管和淋巴结染色。本病例的区域淋巴结位于胃网膜右动脉引流区域和胃左动脉引流区域。前哨淋巴结活检为转移阴性，进行了部分胃切除。保留了胃右动、静脉和胃网膜右动、静脉第1支和幽门下动、静脉，确保了小弯侧距肿瘤边缘5cm，大弯侧距肿瘤边缘8cm。

要点

- ICG在手术前一天，内镜下在肿瘤周围选取4个点进行黏膜下注射。术前一天给药方便可靠，不妨碍手术操作。
- 区域淋巴结是指染色剂染色的淋巴引流区域。远端到最远的荧光显色淋巴结为止。因为其中包括前哨淋巴结，所以必须施行区域淋巴结清扫术。
- ICG的荧光显色强度较强且稳定，但必须从多个角度进行观察。

取出体外的区域淋巴结，使用荧光定位仪鉴别显色淋巴结，将其视为前哨淋巴结供病理检查（**视频 2**）。PDE 的荧光检测灵敏度高，除了前哨淋巴结以外，淋巴管和二级淋巴结（位于前哨淋巴结下游的所属淋巴结）也会发出荧光。前哨淋巴结和二级淋巴结，可以用荧光强度来区分。发出强烈荧光的是前哨淋巴结[10]。由于前哨淋巴结和二级淋巴结流入 ICG 的绝对量不同，两者可以鉴别开来，但遗憾的是这只是理论推测，实际操作仍很困难。在这一点上存在模糊判断和比较主观的部分，而这是 ICG 荧光法乃至色素染色法的弱点。另一点是淋巴管的鉴别，随着经验的增加鉴别更容易，能够看到因压迫而发生变形的淋巴管。

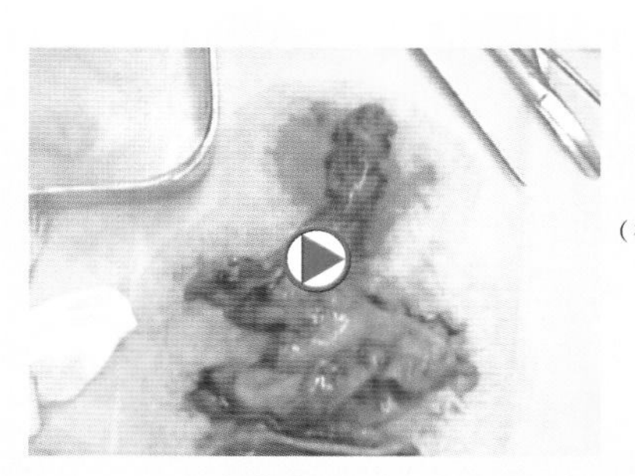

（视频时长05:20）

视频 2　体外标本的前哨淋巴结的识别

切除的区域淋巴结被取出体外，对前哨淋巴结进行鉴定。在 PDE-neo® 观察下，将明显发出强烈荧光的淋巴结视为前哨淋巴结，以供病理检查。

要点

- 区域淋巴结清扫术是在将区域淋巴结作为整体清扫的基础上，在体外从其清扫的组织中识别并检查前哨淋巴结的方法。其优点是操作方法简单，对前哨淋巴结的鉴定没有遗漏。肿瘤根治术后检查遗漏淋巴结的应用，是提高肿瘤根治效果的方法。
- 区域淋巴结和切除的胃一起摘除，在术中可以用钛夹将显色淋巴结进行标记。在术前一天给药时，ICG 从分离的淋巴管漏出，会使整块组织发出荧光，但不会对淋巴结的鉴定造成影响。
- 术前一天注射 ICG 绝对剂量减少，50μg/ml 的浓度是通常的肝功能检查用量的 100 倍稀释后进行注射。即使稀释 100 倍后，用 PDE 观察，前哨淋巴结仍具有足够的荧光强度，而第 2 站淋巴结的荧光强度较弱，且不会扩散到更远的区域。
- 将明显发出强荧光的淋巴结视为前哨淋巴结，将其进行摘取后提交术后病理检查。

6. 前哨淋巴结活检在早期胃癌中的实践

早期胃癌即使合并有淋巴结肿大也可以通过胃切除加淋巴结清扫手术治愈。但是,大多数接受了胃切除加标准淋巴结清扫术的患者,除了胆囊结石、骨代谢障碍等胃切除术后的后遗症外,还会有胃灼热感、饱胀、大便异常等症状。胃癌淋巴结清扫范围在《胃癌治疗指南》中有规定,现行腹腔镜切除适应证中对于早期胃癌的标准清扫范围是 D1+。施行 D1+ 的手术需要将胃周围血管在根部离断才能彻底地清扫淋巴结,这就可能需要进行更大范围的胃部切除,术后并发症的发生率较高。近年来,大部分早期胃癌的手术都可以在腹腔镜下施行,开腹手术和腹腔镜手术不同的是对腹壁结构的破坏,而对于淋巴结清扫的范围两者是相同的,因此术后并发症的发生率两者并无太大差异。为了减少术后并发症的发生,对于淋巴结转移阴性的病例,要尽量减小淋巴结清扫的范围,尽可能保留胃的功能。况且,早期胃癌的淋巴结转移率只有 10% 左右,大部分是显微镜下的微小转移,不仅术前无法诊断,也没有能够诊断的手段。

前哨淋巴结活检,对早期胃癌转移阴性的病例严格区分,不仅可以使淋巴结清扫的范围缩小,胃的切除范围也会缩小,被认为是保留功能胃癌根治手术的指标。

对于术中诊断为转移阳性的前哨淋巴结胃癌病例,什么样的保留功能根治性手术比较合适呢?首先想到的,是只清扫前哨淋巴结的区域,保留胃周的血管,胃切除范围也只停留在原发灶的局部手术(有的只做内镜下黏膜切除)。但是推广这个手术方案目前还为时尚早。原因有两个,最重要的是还没有确立术中快速诊断淋巴结转移的方法,另一个原因是在通常的淋巴结活检中,如果前哨淋巴结附着在深部脂肪组织的深部和胃壁上,无法识别的情况下,产生假阴性的结果就不可避免。对于没有再次手术或淋巴结二次清扫的胃癌,现在采用区域淋巴结清扫术探查前哨淋巴结是安全的。但是在区域淋巴结清扫中,离断了胃周围的重要的供应血管,就很难施行保留功能的胃部手术。

区域淋巴结是胃癌固有的淋巴流域,其分布每个人却不尽相同。淋巴结沿着胃的支配动脉区域从胃壁到动脉根部,可以归纳为 5 个淋巴引流区块(**图 1**)。标准的远端胃癌根治术清扫的是 3 个区块,全胃切除清扫的是 5 个区块。另一方面,如果淋巴引流区小于 2 个区块,即使进行区域淋巴结清扫术,也能在一定程度上保证胃的血供,可以安全地施行缩小胃切除范围的保留功能性根治手术。如果不是胃局部切除,而是以保留功能的手术为目的,施行区域淋巴结清扫也是合理的。对前哨淋巴结诊断为阴性的病例,淋巴结清扫的范围和保留功能的根治手术的图示见**图 2**。在施行淋巴结区域清扫术的前哨淋巴结活检中,被诊断为转移阴性的病例,包括假阴性病例在内,有研究显示没有发现淋巴结的复发[11]。

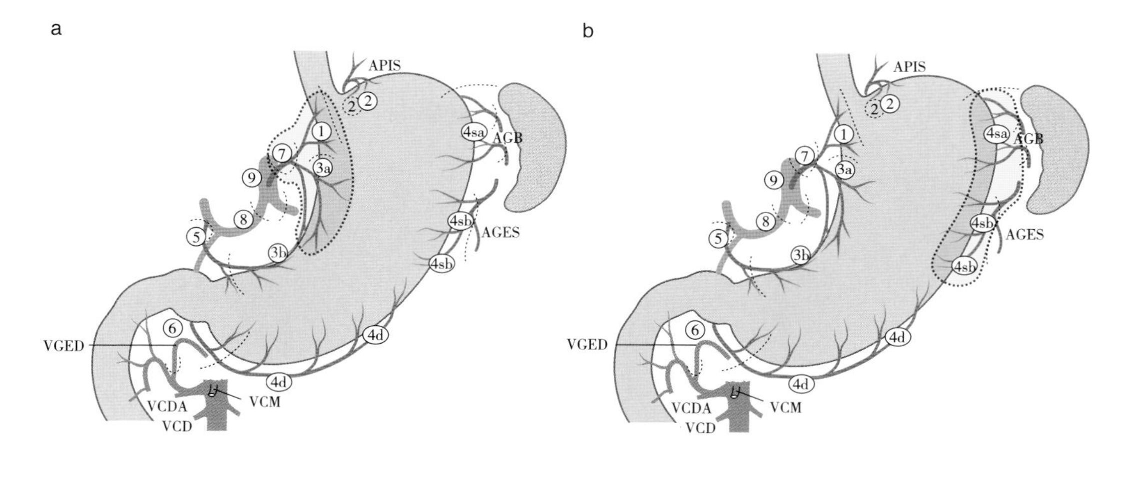

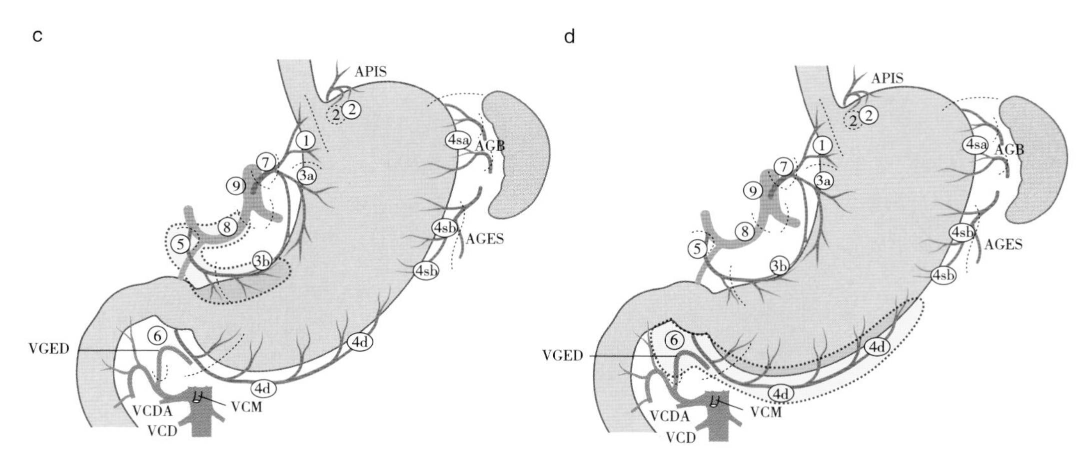

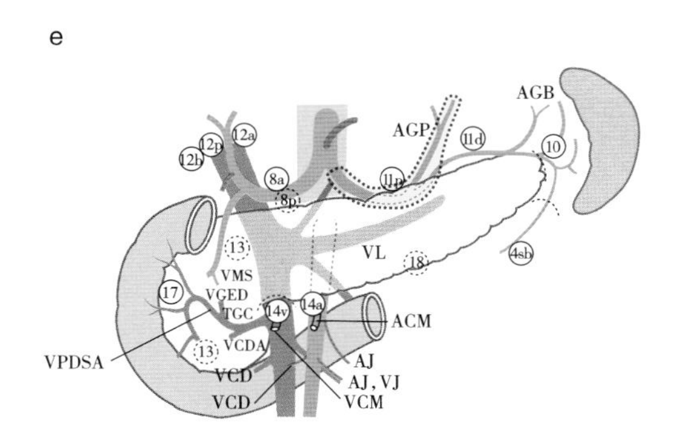

图1 淋巴引流区块

区域淋巴结是胃癌固有的淋巴引流区，其分布每一例都不同。它们沿着胃的动脉支配区域，从胃壁到动脉根部，除了贲门左侧淋巴结（第2组淋巴结）的淋巴引流区，其他均合并到图中所示的5个淋巴引流区块。

a：胃左动脉流域（l-GA）。b：胃网膜左动脉流域（l-GEA）。c：胃右动脉流域（r-GA）。d：胃网膜右动脉流区域（r-GEA）。e：胃后动脉流域（p-GA）。

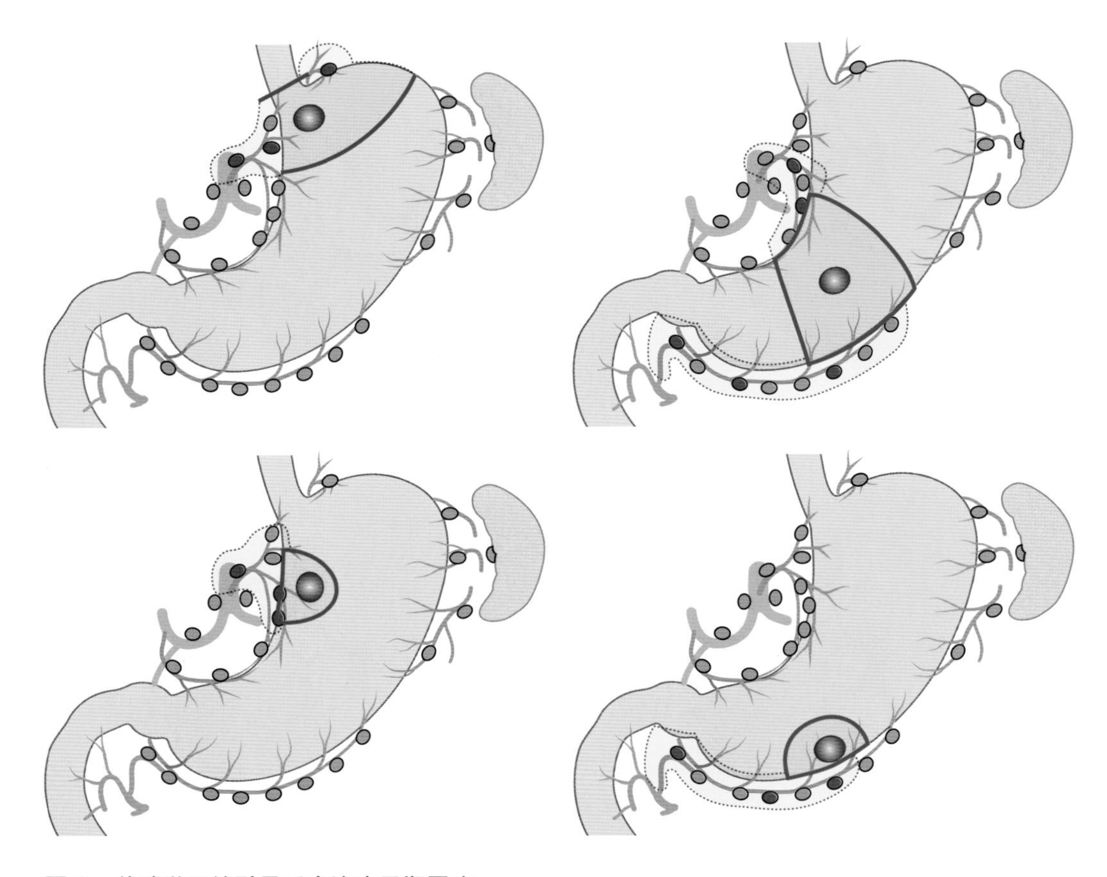

图 2 前哨淋巴结引导手术治疗早期胃癌
对于早期胃癌前哨淋巴结活检诊断为转移阴性的病例，将淋巴结清扫范围限制在淋巴引流区域，胃的切除范围限制在最小范围内的保留功能的根治性。

7. ICG 荧光法今后在胃癌前哨淋巴结活检中应用的前景

笔者进行了 ICG 荧光法单中心的胃癌前哨淋巴结活检的研究，在另一篇论文中有具体的叙述。这是以“关于临床研究的伦理指南”和“关于以人为对象的医学系列研究伦理指南”为基准，在 IRB 批准下作为临床研究（UMINOO0010154）进行的。在全部 87 例中，区域淋巴结和前哨淋巴结均可以被识别，共发现前哨淋巴结 456 个，平均每个病例发现前哨淋巴结中位数为 6 个，转移病例为 12 例，其中通过前哨淋巴结活检可以诊断为转移阳性的病例为 11 例。通过前哨淋巴结活检的诊断为阳性的敏感性 91.7%，特异性 100%，准确率 98.9%。其中 1 例假阴性病例在之后进行的前哨淋巴结的深层切片中检测出孤立肿瘤细胞，该例被确定为术中快速病理诊断的问题而引起的假阴性病例。ICG 荧光法应用在胃癌前哨淋巴结活检中的结果良好，笔者认为 ICG 荧光法有可能成为色素

RI 联用法的替代方法。当然，ICG 荧光法也存在问题。即使采用 ICG 荧光法，也无法避免由于病理检测的局限性而导致的假阴性病例的发生，仍需要进行淋巴结区域清扫术。术中的快速病理诊断在现状下只能依靠对冷冻切片的快速 HE 染色，基因诊断是最好的方式之一，由 OSNA 法是最佳选择。另一个问题是，前哨淋巴结的判定中多少会有主观因素的影响，这个问题的解决方案有赖于示踪剂的改良。具有 ICG 荧光的颗粒示踪剂被认为是最优解。可用 RI 标记的 ICG 纳米胶体、核糖体 ICG 等药品被相继研发，前者在其他国家，后者在兽医学中被证明取得了很理想的结果。笔者认为这些药物未来将能在日本作为诊断药品得到广泛应用。

参考文献

1) Morton DL, Wen DR, Wong JH, et al: Technical details of intraoperative lymphatic mapping for early stage melanoma. Arch Surg 1992; 127: 392-399.
2) Kinami S, Kosaka T: Laparoscopic sentinel node navigation surgery for early gastric cancer. Transl Gastroenterol Hepatol 2017; 2: 42.
3) Kitagawa Y, Takeuchi H, Takagi Y, et al: Sentinel node mapping for gastric cancer: a prospective multicenter trial in Japan. J Clin Oncol 2013; 31: 3704-3710.
4) 三輪晃一：Sentinel Node Concept と癌治療への応用 . 日外会誌 2000; 101: 307-310.
5) Kinami S, Nakamura N, Tomita Y, et al: Precision surgical approach with lymph-node dissection in early gastric cancer. World J Gastroenterol 2019; 25: 1640-1652.
6) Hiratsuka M, Miyashiro I, Ishikawa O, et al: Application of sentinel node biopsy to gastric cancer surgery. Surgery 2001; 129: 335-340.
7) Ichikura T, Morita D, Uchida T, et al: Sentinel node concept in gastric carcinoma. World J Surg 2002; 26: 318-322.
8) Nimura H, Narimiya N, Mitsumori N, et al: Infrared ray electronic endoscopy combined with indocyanine green injection for detection of sentinel nodes of patients with gastric cancer. Br J Surg 2004; 91: 575-579.
9) Kusano M, Tajima Y, Yamazaki K, et al: Sentinel node mapping guided by indocyanine green fluorescence imaging: a new method for sentinel node navigation surgery in gastrointestinal cancer. Dig Surg 2008; 25: 103-108.
10) Kinami S, Oonishi T, Fujita J, et al: Optimal settings and accuracy of indocyanine green fluorescence imaging for sentinel node biopsy in early gastric cancer. Oncol Lett 2016; 11: 4055-4062.
11) Kinami S, Fujimura T, Ojima E, et al: PTD classification: proposal for a new classification of gastric cancer location based on physiological lymphatic flow. Int J Clin Oncol 2008; 13: 320-329.

第 3 章　大肠癌手术中前哨淋巴结的识别

大平宽典，吉田　昌，铃木　裕

概要

- 有关大肠癌手术中识别前哨淋巴结的报道较少，其对短期或长期疗效的影响也尚未明确。
- 另一方面，为了确定大肠癌合适的切除范围，应用荧光成像技术识别前哨淋巴结或淋巴回流途径的研究正在逐步增加。
- 如果能够开发出大肠癌特异性的荧光示踪剂或高敏感度摄像装置，该技术的实用性将会提高。

引言

目前，与乳腺癌、皮肤肿瘤、胃癌等相比，有关大肠癌手术中荧光法识别前哨淋巴结的报道较少。即便在本机构中实行大肠癌手术也不进行前哨淋巴结的识别。

本文将以文献检索得到的少数报道的回顾为中心，阐述这个领域中应用荧光法识别前哨淋巴结今后的展望和未来。

1. 大肠癌手术中识别前哨淋巴结的意义

如前述所说，大肠癌手术中识别前哨淋巴结的报道较少[1]。考虑原因在于这与大肠癌手术的特点有关[2,3]。

首先，无论大肠癌手术的进度如何，为了确切的切除和吻合重建，都需要进行大范围的游离。即便识别了前哨淋巴结，手术基本也没有需要省略的步骤。

其次，如果能够对大肠进行游离，那么《大肠癌处理规约》中对 D2~D3 站淋巴结清扫方法就不复杂。临床实践中经常遇到处理血管变异多、手术变得复杂的情况，因此倒不如控制清扫范围，离断 D0~D1 水平的血管。

再次，前哨淋巴结的位置能左右大肠手术后生存质量的情况很少。在乳腺癌、皮肤黑色素瘤、妇科肿瘤中前哨淋巴结的识别可以缩小切除范围，可成为省略淋巴结清扫步骤的依据，以及涉及避免淋巴水肿或改善外形的作用[4,5]。在胃癌方面，前哨淋巴结的识别可以帮助选择缩小胃切除范围，如局部切除、保留幽门的胃切除、近端胃切除等[6]。但在大肠癌中，前述的术式特征很难与改善生存质量产生联系。

此外，很多进展期的大肠癌中癌细胞导致淋巴管闭塞是前哨淋巴结假阴性的原因[7]，有文献报道称与乳腺癌或黑色素瘤不同，大肠癌的淋巴引流途径是多样的[8]。

从上述理由中可以看到，与其他脏器相比，大肠癌手术中识别前哨淋巴结预计意义不大[9,10]。

另一方面，在日常的临床实践当中，经常遇到并不按常规行右半或左半结肠切除，而根据主要血管的走形进行结肠部分切除术的病例，也有想要尽可能避免结肠中动脉根部、胰腺周围淋巴结清扫的病例。在这些病例中，可以考虑前哨淋巴结或淋巴管引流方向的识别是否具有意义。

2. 我们的经验——术中确认病变位置时应用荧光法对肠系膜的观察所见

本机构中，对于早癌或通过视诊、触诊不能确定病灶位置的大肠癌病例，我们采用ICG进行术中观察。

方法：按照本机构中进行胃癌前哨淋巴结识别的浓度标准，术前在病灶周围于黏膜下层局部注入ICG（图1），术中用PINPOINT进行观察（图2和图3）[11]。根据术中所见，基本全都可以进行对主要病变的观察。然而，同时对肠系膜进行观察并未看到伴有ICG累积的淋巴结。在后台（back table）观察的结果也是一样的（图4）。

结果：我们的方法能够观察所有胃癌病例中的淋巴结，但在大肠中仅能应用于识别主要病变。针对这个结果的原因，我们考虑是否是因为比起胃周淋巴管、淋巴结，大肠的淋巴管、淋巴结更容易快速代谢排出ICG，虽然相关的文献支持较少。至于解决方法，可

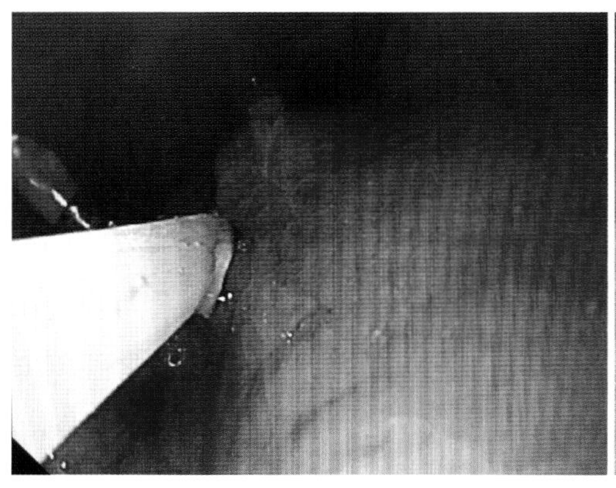
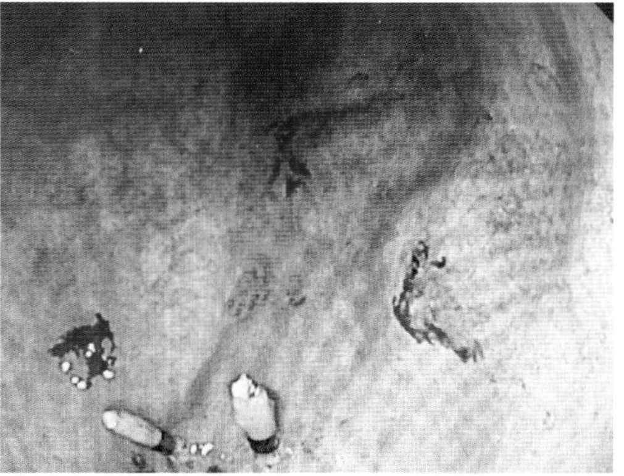

图1　早期胃癌病例。术前于黏膜下局部注入

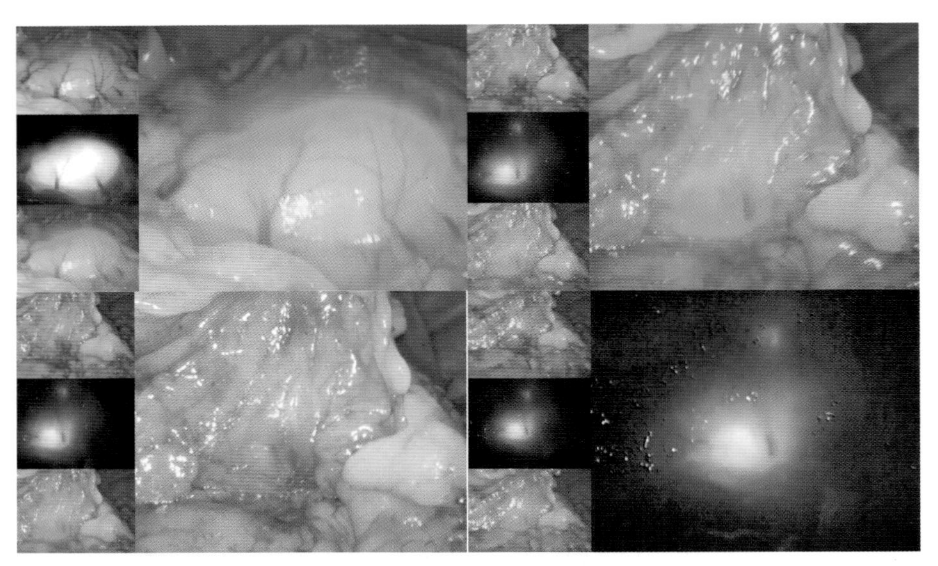

图 2 主要病变周围局部注射的部位以及淋巴结(No.4d)的显像

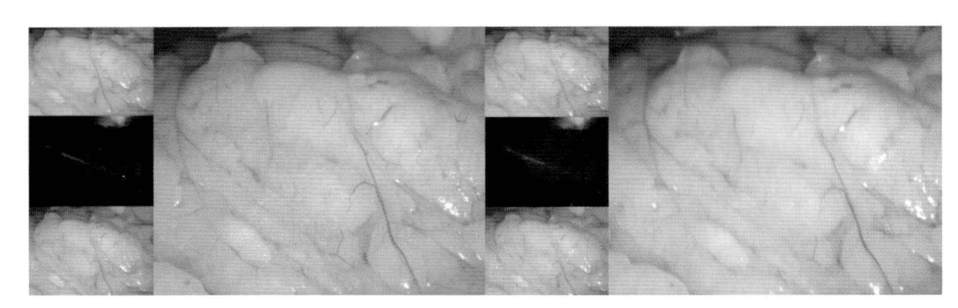

图 3 引流至 No.6 淋巴结的淋巴管的显像

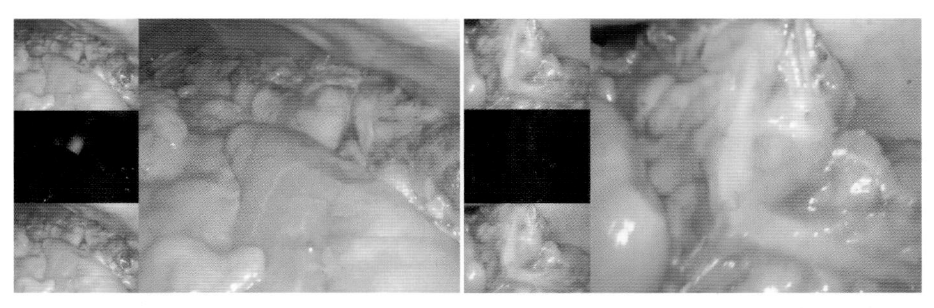

图 4 降结肠早癌的病例

只能识别出主要病变周围,并不能显像出淋巴结和淋巴管。

以在术中或者短时间内改变 ICG 局部注射的时机。但是在腹腔镜手术中,消化道内镜的插入或充气会破坏手术视野,因此这种方法是不现实的。希望今后能够开发出即便在之前给药也能在淋巴结中留存的荧光示踪剂,以及能够进行良好感光度调整的光源装置。

3. 文献检索结果

以下将介绍就目前现状而言，通过文献检索得到的仅限在大肠外科领域用荧光法识别前哨淋巴结、淋巴流向的技术。

所谓在体外识别前哨淋巴结，即切除病灶后在后台上切开肠管，在癌周围局部注入示踪剂后进行观察，有不少研究对此进行了报道[12-15]。这些研究大部分是采用在术中于癌周围的浆膜下组织局部注入示踪剂，之后在术中分离组织操作过程中通过荧光进行观察的方法。

也有研究报道，像胃癌、食管癌那样通过 CO_2 充气在术中内镜下于黏膜下组织局部注入药物，进行前哨淋巴结的识别[16]。以下将介绍其中 2 项文献的内容。

首先是 Scorares 方法[17]：①在游离结肠之前，于靠近肿瘤组织的浆膜下注入 ICG（2.5mg/ml）；②在注入 ICG 溶液 30 分钟后在 PINPOINT 上观察结肠系膜（图 5）。

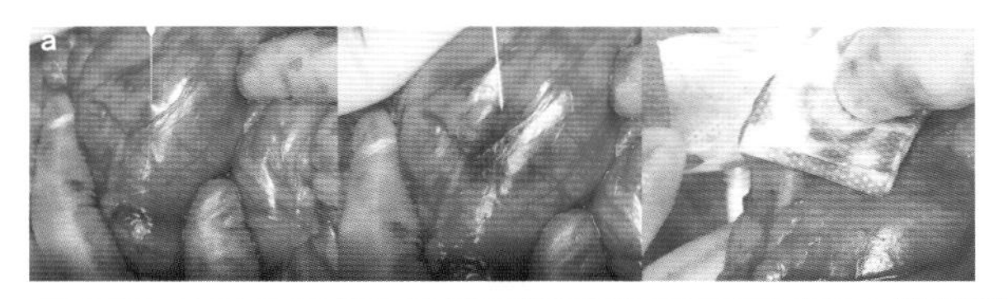

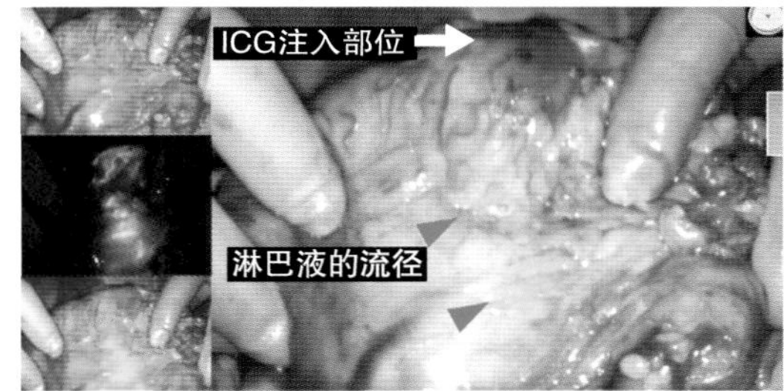

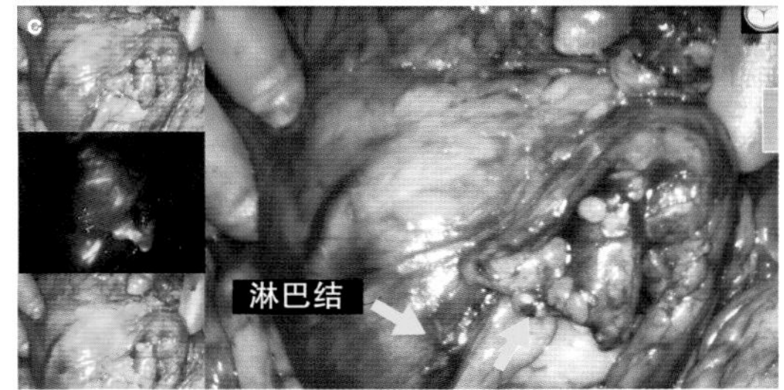

［该图引用于第 17 条参考文献，Dr. Manish Chand（University College London）友情提供］

图 5 在结肠癌切除术中淋巴液流径的显像

a：游离结肠之前，在靠近肿瘤的部位于浆膜下注入 ICG 溶液（2.5mg/ml）。

b：从注入 ICG 溶液开始 30 分钟后观察肠系膜，通过荧光显像描绘出淋巴液的流径（采用 PINPOINT）。

c：沿着淋巴液的流径可以识别出系膜当中的淋巴结。

Ankersmit 等报道了单中心的前瞻性研究及 meta 分析结果[18]。该论文混杂了全麻后直接在大肠内镜下于黏膜下局部注入试剂的方法，以及在浆膜下局部注入试剂的方法。该研究将 25mg ICG 稀释在 20% 白蛋白 1.0ml+0.9% NaCl 9.0ml 溶液当中作为示踪剂使用。在病灶周围 1~4 个点局部注入试剂后进行大肠游离。展开肠系膜后在 30° 斜面荧光腹腔镜（VESERA ELITE Ⅱ）下观察淋巴结。结果显示淋巴结检出率为 89.7%，敏感度为 44%。从黏膜下局部注入试剂的敏感度为 80%，从浆膜下局部注入试剂的敏感度为0%。在该论文中meta分析研究包含了对227种识别前哨淋巴结方法的分析。结果显示淋巴结检出率为0.94,敏感度为0.63(95% CI 0.51~0.74)。各研究中的方法和结果差异很大。根据以上结果,笔者等提出,探讨与大肠癌手术中应用荧光法识别前哨淋巴结的解剖学上或者技术上困难的主要因素相关的课题很多,目前研究焦点主要放在早期癌变上,研究内容主要放在对示踪剂成分的改变、对局部注射方法的考虑以及最适合的实时引导方法的开发上。

在消化道手术当中,食管癌、胃癌更多用ICG进行淋巴结的识别。不同机构的方法存在一些差异,但一般都是采用在术前或手术当日在上消化道内镜下从腔内于黏膜下局部注入试剂的方法。但在所检索的文献范围内,对于大肠手术中淋巴结的识别方法似乎并未达成共识。前述所说的术中内镜,指的是在开腹手术、腹腔镜手术的同时插入纤维内镜,由于是在与通常情况不同的环境下,操作也并不十分容易。在肠腔充气、肠管扩张的过程中,手术视野也会受到影响。浆膜下和黏膜下注射的条件被认为也并不一致[19,20]。

肿瘤高通透性和滞留效应(enhanced permeability and retention effect,EPR)的应用效果令人期待,因此,如果能实现经静脉注入ICG等示踪剂后就可以识别转移淋巴结的设想的话,那么可能就不用经历学习曲线来获得大肠癌术中识别前哨淋巴结的技术[21]。

4. 今后的展望

有关大肠癌术中用荧光法进行前哨淋巴结的识别的个人见解已在文中论述。关于今后的展望,该技术是否能够不断发展成为让接受大肠癌手术的患者获益的技术,关键在于是否能够开发出适应大肠独有解剖特点的荧光示踪剂,以及具有良好感光度调节能力的光源装置。

要点

- 有关大肠癌手术中前哨淋巴结识别的研究较少,针对前哨淋巴结的识别方法并未达成一致的意见。
- 将前哨淋巴结的识别应用于腹腔镜下大肠癌切除目前并不容易实现。
- 开发出用于前哨淋巴结识别的合适的使用工具,如对大肠癌特异的荧光示踪剂和高感光度的摄像装置,是未来技术发展的关键。

参考文献

1) Cahill RA: What's wrong with sentinel node mapping in colon cancer? World J Gastroenterol 2007; 13 :6291-6294.
2) 大腸癌研究会編：大腸癌取り扱い規約，第 9 版．金原出版，2018.
3) 大腸癌研究会編：大腸癌治療ガイドライン 医師用 2019 版．金原出版，2019.
4) Giuliano AE, Ballman KV, McCall, et al: Effect of Axillary Dissection vs No Axillary Dissection on 10-Year Overall Survival Among Women With Invasive Breast Cancer and Sentinel Node Metastasis: The ACOSOG Z0011（Alliance）Randomized Clinical Trial. JAMA 2017; 318: 918-926.
5) Leiter U, Stadler R, Mauch C, et al: Complete lymph node dissection versus no dissection in patients with sentinel lymph node biopsy positive melanoma（DeCOG-SLT）: a multicentre, randomised, phase 3 trial. Lancet Oncol 2016; 17: 757-767.
6) Kitagawa Y, Takeuchi H, Takagi Y, et al: Sentinel node mapping for gastric cancer: a prospective multicenter trial in Japan. J Clin Oncol 2013; 31: 3704-3710.
7) Liberale G, Lasser P, Sabourin JC, et al: Sentinel lymph nodes of colorectal carcinoma: reappraisal of 123 cases. Gastroenterol Clin Biol 2007; 31: 281-225.
8) Shiozawa M, Akaike M, Yamada R, et al: Clinicopathological features of skip metastasis in colorectal cancer. Hepatogastroenterology 2007; 54: 81-84.
9) Ronan AC: What's wrong with sentinel node mapping in colon cancer? World J Gastroenterol 2007; 13: 6291-6294.
10) van der Pas MH, Meijer S, Hoekstra OS, et al: Sentinel-lymph-node procedure in colon and rectal cancer: a systematic review and meta-analysis. Lancet Oncol 2011; 12: 540-550.
11) Ohdaira H, Yoshida M, Okada S, et al: New method of indocyanine green fluorescence sentinel node mapping for early gastric cancer. Ann Med Surg 2017; 20: 61-65.
12) Chand M, Keller DS, Joshi HM, et al: Feasibility of fluorescence lymph node imaging in colon cancer. Tech Coloproctol 2018; 22: 271-277.
13) Hutteman M, Choi HS, Mieog JS, et al: Clinical translation of ex vivo sentinel lymph node mapping for colorectal cancer using invisible near-infrared fluorescence light. Ann Surg Oncol 2011; 18: 1006-1014.
14) Schaafsma BE, Verbeek FP, van der Vorst JR, et al: Ex vivo sentinel node mapping in colon cancer combining blue dye staining and fluorescence imaging. J Surg Res 2013; 183: 253-257.
15) Liberale G, Vankerckhove S, Galdon MG, et al: Sentinel Lymph Node Detection by Blue Dye Versus Indocyanine Green Fluorescence Imaging in Colon Cancer. Anticancer Res 2016; 36: 4853-4858.
16) Currie AC, Brigic A, Thomas-Gibson S, et al: A pilot study to assess near infrared laparoscopy with indocyanine green（ICG）for intraoperative sentinel lymph node mapping in early colon cancer. Eur J Surg Oncol 2017; 43: 2044-2051.
17) Sorares AS, Lovat LB, Chand M: Intracorporeal lymph node mapping in colon cancer surgery. Eur J Surg Oncol 2019; 45: 2316-2318.
18) Ankersmit M, Bonjer HJ, Hannink G, et al: Near-infrared fluorescence imaging for sentinel lymph node identification in colon cancer: a prospective single-center study and systematic review with meta-analysis. Tech Coloproctol 2019; 23: 1113-1126.
19) Nimura H, Narimiya N, Mitsumori N, et al: Infrared ray electronic endoscopy combined with indocyanine green injection for detection of sentinel nodes of patients with gastric cancer. Br J Surg 2004; 91: 575-579.
20) Miyashiro I, Hiratsuka M, Sasako M, et al: High false-negative proportion of intraoperative histological examination as a serious problem for clinical application of sentinel node biopsy for early gastric cancer: final results of the Japan Clinical Oncology Group multicenter trial JCOG0302. Gastric Cancer 2014; 17: 316-323.
21) Wei R, Jiang G, Lv M, et al: TMTP1-modified indocyanine green-loaded polymeric micelles for targeted imaging of cervical cancer and metastasis sentinel lymph node in vivo. Theranostics 2019; 9: 7325-7344.

第 4 章　妇科手术中前哨淋巴结的识别

坂井健良，山上 亘，青木大辅，进 伸幸

概要

- 在宫颈癌、子宫内膜癌、外阴癌等妇科恶性肿瘤手术中，采用前哨淋巴结活检可以省去不必要的淋巴结清除，从而提高癌症幸存者的生存质量预期。
- 国内外前哨淋巴结活检证据，特别是 ICG 荧光法，虽然存在保险收录问题、临床试验协议统一等问题，但未来临床应用是值得期待的。

引言

妇科恶性肿瘤，尤其是宫颈癌、子宫内膜癌和外阴癌的病情发展主要是通过淋巴转移，所以许多患者都进行了系统性淋巴结清除术。另一方面，pT1 和 pT2 病例中，淋巴结转移率，子宫颈癌为 15.8%，子宫内膜癌为 5.9%，外阴癌为 25%[1,2]，但是伴随着治疗效果的进步，长期癌症生存者的术后淋巴水肿和淋巴囊肿等的生存质量问题也不容忽视。

前哨淋巴结（SN）是来自原发病变的淋巴液首先转移到的淋巴结。如果 SN 中没有发现转移，则可以考虑没有转移到其他区域的淋巴结，清除系统淋巴结的 SN 引导手术的概念已经被提出，并且在乳腺癌和恶性黑色素瘤中已经纳入适应证范围内，且实际的临床试验也在进行中。近年来，国内外多次报道 SN 活检对妇科癌症的有用性。在这篇文章中，将介绍妇科恶性肿瘤 SN 活检的实际应用方法，并着重描述荧光成像（荧光法）。

1. 以往的方法和问题点

SN 是一种通过将示踪剂药物局部注射到主要器官中并通过可视化识别其转移性。示踪剂包括放射性同位素（^{99m}Tc- 植酸、^{99m}Tc- 锡胶体等）和色素［靛蓝胭脂红、专利蓝（PB）、吲哚菁绿（ICG）等］，各自的特性如**表 1** 所示[3]。使用放射性同位素（RI）的识别方法称为 RI 法，使用色素的 SN 识别方法称为色素法，利用 ICG 受红外光照射激发并发出荧光的识别方法称为荧光法。SN 的识别往往是将这多种方法结合起来对病症进行识别。

表1　各种示踪剂的特征

	RI 法	色素法	荧光粉
成本	+	−	−
简便性	−	+	+
识别率	++	+	+++
对患者造成的身体负担	−	+	+
过敏反应	−	++	−

（引用参考文献3,进行了一部分修改）

从防护辐射暴露的角度来看RI法,此方法只能在有限数量的医疗机构中进行,所以当它被广泛应用时,这将成为它的一个缺点。示踪剂的颗粒较大可以长时间停留在淋巴结处,所以术前可通过磷显像或SPECT-CT提前识别SN。色素法的优点是简单,可以在肉眼下进行确认,但由于颗粒小,注射后几分钟内就会流过淋巴管,可能会忽略SN或误认为下游淋巴结为SN。因此有报告称,SN识别率高于色素法,并且与RI方法相当[4]。另外,由于在黑暗视野中识别荧光,因此与开腹手术相比,荧光技术更容易用于腔镜手术,近年来随着腔镜手术技术的进步,荧光法有望成为今后的主流。

要点

- 活检示踪剂的类型,可分为RI法、色素法和荧光法。各种示踪剂有各自的优缺点,需要了解后谨慎选择。
- ICG一般用作荧光法的示踪剂,近年来因其识别率高、安全性高,在腹腔镜手术中使用方便,因此得到广泛应用。

2. 妇科恶性肿瘤中SN活检的证据

（1）宫颈癌

SENTICOL研究[5]被称为典型的SN映射临床试验。本次临床试验中,139例ⅠA1期（伴血管侵犯）至ⅠB1期患者采用RI法和色素法联合识别SN。SN识别率为97.8%,淋巴结转移阳性病例的敏感度为92.0%,阴性预测值为98.2%,具有足够的诊断准确性。在6篇论文中检验ICG荧光法有用性的meta分析中,识别率为100%,与单独使用RI法或RI法与色素法相结合的识别率相当准确。此外,有多家机构报道了SN引导手术清除淋巴结手术的成功案例[6-8]。采用了SN活检的系统性淋巴结清扫被认为是一种可行的选择。

日本的《宫颈癌治疗指南（2017 年版）》指出“SN 活检应在熟练的病理学家的配合下，由专业团队进行试验，如果充分确认手术的准确性和安全性，可以考虑在 SN 阴性病例中省略淋巴结切除术”[9]。NCCN 指南中也提出了可考虑实施 SN 映射的方法，并描述了具体的过程[10]。欧洲妇科肿瘤学会（European Society of Gynaecological Oncology，ESGO）指南中指出，应该给予血管侵犯阳性的ⅠA 期至ⅠB1 期的患者进行 SN 活检。特别是对ⅠB1 期 SN 阴性时应该进行系统淋巴结清扫，而对 SN 阳性的病例进行 CCRT，而不进行大范围的全子宫切除术[11]。

（2）子宫内膜癌

典型的 SN 映射临床试验是 SENT-ENDO 试验[12]。采用 RI 法和色素法对 125 例 1 期和 2 期子宫内膜癌患者进行 SN 映射，SN 识别率为 89%，淋巴结转移阳性病例的敏感度为 84%，阴性预测值为 97%。在 FIRES 实验中，采用 ICG 荧光法对 385 例 1 期子宫内膜癌患者进行 SN 映射，SN 识别率为 86%，淋巴结转移阳性病例的敏感度为 97.2%，阴性预测值为 99.6%，任何一个数据都可以很好地标明结果[13]。44 篇论文中的 meta 分析中，得到理想结果：ICG 的识别率为 93%，优于 83% 的整体检出率[14]。

日本《子宫内膜癌治疗指南 2018》中记载，“在 SN 转移阴性的情况下，可以考虑不进行淋巴结清扫（活检），SN 活检应作为实验性程序，由熟练掌握该技术的团队在病理设施完备的机构中进行”[15]。NCCN 指南中也指出应该考虑 SN 映射，并且详细介绍了具体的流程[16]。根据 ESGO 的指南，虽经大规模临床试验认为可行，但仍处于研究阶段[17]。

（3）外阴癌

在 49 篇 SN 映射的论文分析中，采用了 RI 法或色素法，SN 识别率为 94%（92%~96%），灵敏度为 92%（90%~95%），阴性预测值为 97%（96%~98%），任何一个值都展现出了良好的结果[18]。虽然在外阴癌中使用荧光法的报道不多，但 27 例外阴癌的 SN 映射荧光法鉴别率 100%，灵敏度 100%，阳性反应预测值为 91.5%，比 RI 法的效果更好[19]。在 GROINSS-Ⅴ试验中的 403 例外阴癌患者，通过单纯 SN 活检和腹股沟淋巴结清除组进行比较，虽然并发症明显较低，但在局部复发率或生存率上无显著差异，也证实了 SN 引导手术的适宜性[20]。

基于以上内容，日本《外阴癌 / 阴道癌治疗指南 2015 版》中记载了“未怀疑腹股沟淋巴结转移的情况下，可通过 SN 活检清除腹股沟淋巴结。考虑到日本的现状，应将此治疗作为试验性质开展”[21]。然而，NCCN 指南规定 SN 活检应作为标准治疗进行，与宫颈癌和子宫内膜癌相比，强烈推荐进行 SN 活检[22]。

要点

- 近年来妇科恶性肿瘤手术中，SN 映射手术的经验不断积累。ICG 荧光法具有良好的识别率。
- 在欧美，外阴癌被定位为标准治疗，而在日本，宫颈癌、子宫内膜癌、外阴癌的治疗指南中只说有条件地考虑，并会考虑未来在日本相关经验的积累。

3. 成像的实际情况

我科室使用的近红外荧光成像系统是 HEMS。ICG 浓度和荧光强度之间没有直接关系，而且已知 ICG 浓度高时荧光强度相对减弱，因此 ICG 的最佳浓度没有达成共识。但原则上是将 ICG 稀释至 2.5mg/ml 后给药。

实际的给药方法，如图 1 所示。子宫颈癌术中将 ICG 局部注射到子宫阴道内 3~9 点钟方向的 2 处或 4 处。尽管关于子宫内膜癌存在各种争议，但 NCCN 指南使用示踪剂施用于子宫阴道，如同宫颈癌一样，在 2 处或 4 处位置局部注射是常用的手法[16]。外阴癌的情况，在 2 点、5 点、7 点和 10 点钟方向的肿瘤周围共 4 处进行局部注射。

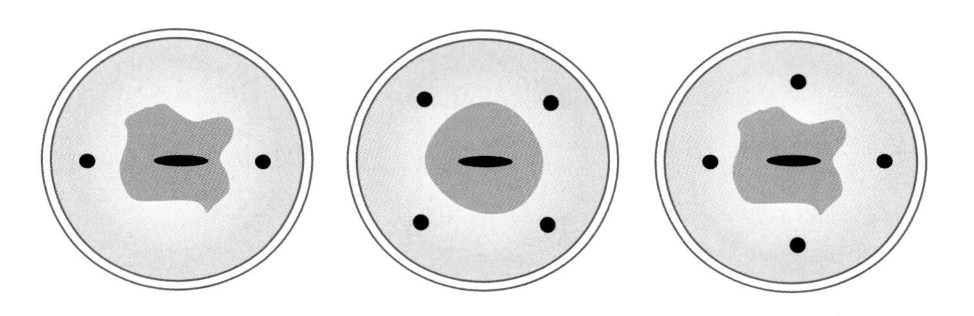

（引用参考文献10和16）

图 1　宫颈癌和子宫内膜癌中 SN 的示踪剂注射部位的选择
2 个方向或者 4 个方向的局部注射。

在宫颈癌和子宫内膜癌中，淋巴管通常可以在几分钟内观察到，因此应仔细扩大腹膜后并进行肉眼确认（图 2）。髂外段容易看到，但很难看到闭合段、髂内段、基底韧带段等，除非膀胱侧腔和直肠侧腔充分扩张。所以仔细并快速的操作是十分重要的。

沿淋巴管最近端的淋巴结作为 SN 进行活检，但由于随着时间的推移它将流向远端淋巴结，首先映射 SN，然后尝试一次性摘除。清除淋巴结后，再次使用 HEMS 检查残留的荧光淋巴结。摘除的淋巴结在确认有无荧光后，提交病理诊断。

要点

- 宫颈癌或子宫内膜癌将 ICG 局部注射到子宫阴道内，外阴癌则注射到肿瘤周围。
- 在子宫颈癌、子宫内膜癌的治疗中，后腹膜的扩张是至关重要的。

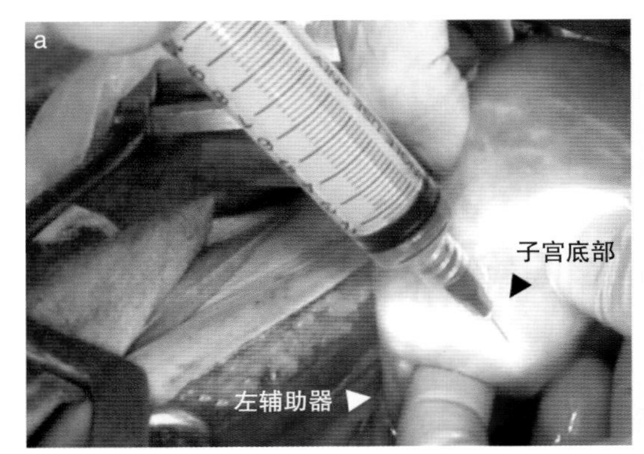

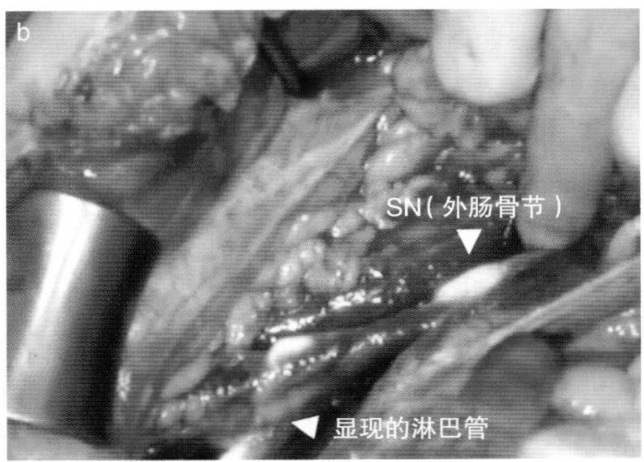

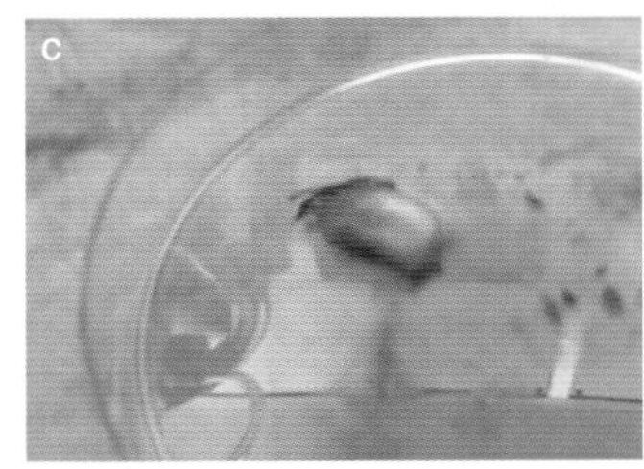

图2 使用成像系统通过荧光法进行的 SN 检索

a：在子宫内膜下局部注射稀释的 ICG。

b：右侧髂外淋巴结区进行 SN 检索。

c：确认摘除 SN 中可检测到荧光。

4. 注意事项和今后课题

（1）示踪剂的局部注射部位

如上所述，宫颈癌通常注射到原发病灶的子宫阴道内，外阴癌通常注射到肿瘤周围的 4 个部位。然而，在子宫内膜癌的情况下，关于示踪剂的适当给药部位的讨论已经持续了一段时间。方法有以下几种：如同宫颈癌，局部注射到子宫阴道 / 子宫颈、宫腔镜 / 超声下局部注射到子宫内膜的方法，术中浆膜下子宫局部注射等方法。

一般来说，子宫内膜下或浆膜下的局部注射不仅可以识别盆腔淋巴结（PLN），还可以识别主动脉旁淋巴结（PAN）区域的 SN。阴道的局部注射很少可以识别 PAN 区域的 SN。另一方面，由于观察 PAN 区域比观察 PLN 区域需要更长的时间，因此本试验病例中，子宫浆膜下 ICG 给药的荧光法与 RI 方法相比，PAN 区域的检测率低下（74% vs 88%）[23]。

因此，希望结合 RI 方法来识别 PAN 区域。但是在宫腔镜下进行 RI 示踪剂给药时，内镜台、宫腔镜、内镜系统等在 RI 室中应该是必备的。但是通常情况下投资所有设备是不现实的，所以难以在一般临床实践中广泛用作标准治疗。因此，注射到子宫阴道示踪剂这种方法因其方便、稳定和对患者的负担小等原因成为目前的主流方法，并已被

NCCN 指南所采用[16],该指南的多家中心研究的 SENT-ENDO 学说中也使用阴道给药的方法[12]。

此外,子宫阴道局部注射并不擅长检测 PAN 区域的 SN,应用于 PAN 转移可能性高的一组病例会出现假阴性。这一点需要格外注意。

(2)各恶性肿瘤的适应证

在 SN 活检和 SN 引导手术中,为各类恶性肿瘤选择合适的病例都很重要。对于宫颈癌,认为将 SN 活检的适应证限制在肿瘤直径≤2cm 且没有宫旁结缔组织浸润的病例,并且日本指南和 NCCN 指南中也描述了这一点。子宫内膜癌 SN 活检的适应证被认为是病变位于子宫内,没有宫外病变。但是类似无肌层侵犯的ⅠA 期和子宫内膜癌 G1 的病例中,几乎不存在淋巴结转移的风险,所以一般治疗下可省略系统性淋巴病例。但在 SENTL-ENDO 试验中,报道了 125 例 1 和 2 期子宫内膜癌中 3 例(16%)2 型体癌出现假阴性病例,2 型内膜癌等高危病例的判断,需要格外谨慎[12]。对于外阴癌,SN 活检适用于ⅠA 期以外的可切除病例,在未观察到明显腹股沟淋巴结肿大的病例中,日本指南将其限制为外阴和会阴(仅 T1)。NCCN 指南排除局部晚期癌症,意见是 T1 或肿瘤直径较小的 T2 应作为适应对象,且病例应为肿瘤直径 <4cm 且诊断影像无腹股沟淋巴结肿大的病例。在病灶位于中间的情况下,据报道有淋巴流向两侧腹股沟淋巴结,并且据报道假阴性增加,因此应谨慎进行。

(3)淋巴结转移的评估

由于 SN 活检手术中发现的 SN 数量通常很少,因此可以详细检查有无淋巴结转移,例如制作标本或使用免疫组织化学染色来判断是否有淋巴结转移。其结果是,检测到 <2mm 的转移灶(微小转移灶)和 <0.2mm 的转移灶(孤立肿瘤细胞)。然而,由于在常规检查中经常被忽视的微小淋巴结发生转移,且病理等级升级了,并且尚未得出治疗它是否会改善预后的结论。

此外,特别是在术中需要快速诊断病理的情况下,对 SN 进行详细的病理检查是有时间限制的,假阴性的情况并不少见。所以在原先的病理组织学诊断之外,还追加了分子生物学诊断(OSNA 方法等)和标记细胞学进行诊断,并正在研究其有用性。

(4)适应证范围问题

在乳腺癌和恶性黑色素瘤的手术中,SN 引导手术包含在适应证范围内,并且可使用靛蓝胭脂红、ICG、^{99m}Tc 植酸和 ^{99m}Tc 锡胶体。另一方面,在妇科癌症中,SN 引导手术和 SN 映射手术仅限于荧光法且不在适应证范围内。目前,各个研究机构都将其作为临床研究。

(5)学习曲线问题

尤其是宫颈癌和子宫内膜癌中,荧光法需要局部注射后腹膜后快速扩张,在不破坏淋巴流动的情况下,检测二级和三级淋巴结需要时间且存在风险。因此,为了提高检测精度,熟练的操作手法是十分重要的。有报道称,经历 20 例左右可以降低假阴性率并保持高检出率,因此在各个机构进行 SN 活检手术时需要牢记这一点[3]。

(6)药品的安全性

静脉内给药时,ICG 引起的严重过敏反应率非常低,仅为 0.05% 左右,可以判定是一种安全的示踪剂[3,24]。ICG 中含有碘化钠，有碘过敏史的患者应慎用。

要点

- 宫颈癌中，示踪剂的局部注射部位一般为子宫颈。外阴癌一般为肿瘤周围局部注射。虽然在最近的子宫内膜癌报告中，子宫颈局部注射是常见的，但应该注意的是，主动脉旁淋巴结区域的检出率可能会降低。
- 针对各类恶性肿瘤中适应证选择的标准，以及处理微小转移，ITC 等以往被忽视的淋巴结转移的处理方面存在着各种各样的课题。
- 目前，在妇科恶性肿瘤手术中，SN 引导手术和 SN 映射手术均不在保险适用范围内，期待今后可以纳入保险适用范围。

5. 未来展望

近年来，妇科恶性肿瘤微创手术越来越普及。日本自 2014 年起子宫内膜癌中的腹腔镜手术以及 2018 年其宫颈癌的腹腔镜手术都已经纳入保险范围。此外，自 2018 年起，机器人辅助手术也纳入保险范围。这些微创手术和使用荧光方法的 SN 活检是兼容性良好，预计未来会增加。在此趋势下，日本妇科肿瘤学会于 2017 年成立了一个 SN 相关工作组，并正在为将来纳入保险范围进行准备工作。今后，重要的是临床试验协议，例如选择包括 ICG 在内的示踪剂、给药方法和检测方法等。

参考文献

1) 日本産科婦人科学会婦人科腫瘍委員会 第 60 回治療年報 .
2) 日本産科婦人科学会 2017 年患者年報 .
3) Papadia A, Gasparri ML, Buda A, et al: Sentinel lymph node mapping in endometrial cancer: comparison of fluorescence dye with traditional radiocolloid and blue. J Cancer Res Clin Oncol 2017; 143: 2039-2048.
4) Ruscito I, Gasparri ML, Braicu EI, et al: Sentinel Node Mapping in Cervical and Endometrial Cancer: Indocyanine Green Versus Other Conventional Dyes-A Meta-Analysis. Ann Surg Oncol 2016; 23: 3749-3756.
5) Lécuru F, Mathevet P, Querleu D, et al: Bilateral negative sentinel nodes accurately predict absence of lymph node metastasis in early cervical cancer: results of the SENTICOL study. J Clin Oncol 2011; 29: 1686-1691.
6) Niikura H, Okamoto S, Otsuki T, et al: Prospective study of sentinel lymph node biopsy without further pelvic lymphadenectomy in patients with sentinel lymph node-negative cervical cancer. Int J Gynecol Cancer 2012; 22: 1244-1250.
7) Yahata H, Kobayashi H, Sonoda K, et al: Prognostic outcome and complications of sentinel lymph node navigation surgery for early-stage cervical cancer. Int J Clin Oncol 2018; 23: 1167-1172.

8) Gortzak-Uzan L, Jimenez W, Nofech-Mozes S, et al: Sentinel lymph node biopsy vs. pelvic lymphadenectomy in early stage cervical cancer: is it time to change the gold standard? Gynecol Oncol 2010; 116: 28-32.
9) 日本婦人科腫瘍学会編：子宮頸癌治療ガイドライン 2017 年版. 金原出版, 2017, pp.101-103.
10) National Comprehensive Cancer Network. NCCN Clinical Practice Guidelines in Oncology Cervical cancer Ver.4.2019［Cited 7th Jul 2019］Available from URL：https://www.nccn.org/professionals/physician_gls/pdf/cervical.pdf
11) European Society of Gynaecological Oncology. POCKET GUIDELINES CERVICAL CANCER based on ESGO-ESTRO-ESP Guidelines for the Management of Patients with Cervical Cancer［Cited 7st Jun 2019］Available from URL：https://www.esgo.org/wp-content/uploads/2015/12/ESGO_Cervical-Cancer_A6.pdf
12) Ballester M, Dubernard G, Lécuru F, et al: Detection rate and diagnostic accuracy of sentinel-node biopsy in early stage endometrial cancer: a prospective multicentre study（SENTI-ENDO）. Lancet Oncol 2011; 12: 469-476.
13) Rossi EC, Kowalski LD, Scalici J, et al: A comparison of sentinel lymph node biopsy to lymphadenectomy for endometrial cancer staging（FIRES trial）: a multicentre, prospective, cohort study. Lancet Oncol 2017; 18: 384-392.
14) Lin H, Ding Z, Kota VG, et al: Sentinel lymph node mapping in endometrial cancer: a systematic review and meta-analysis. Oncotarget 2017; 8: 46601-46610.
15) 日本婦人科腫瘍学会編：子宮体がん治療ガイドライン 2018 年版. 金原出版, 2018, pp.97-100.
16) National Comprehensive Cancer Network. NCCN Clinical Practice Guidelines in Oncology Uterine Neoplasm Ver.3.2019［Cited 7th Jul 2019］Available from URL：https://www.nccn.org/professionals/physician_gls/pdf/uterine.pdf
17) European Society of Gynaecological Oncology. POCKET GUIDELINES ENDOMETRIAL CANCER based on ESGO-ESTRO-ESP Guidelines for the Management of Patients with Endometrial Cancer［Cited 7st Jul 2019］Available from URL：https://www.esgo.org/wp-content/uploads/2015/12/Endometrial_broz_A6_b.pdf
18) Hassanzade M, Attaran M, Treglia G, et al: Lymphatic mapping and sentinel node biopsy in squamous cell carcinoma of the vulva: systematic review and meta-analysis of the literature. Gynecol Oncol 2013; 130: 237-245.
19) Soergel P, Hertel H, Nacke AK, et al: Sentinel Lymphadenectomy in Vulvar Cancer Using Near-Infrared Fluorescence From Indocyanine Green Compared With Technetium 99m Nanocolloid. Int J Gynecol Cancer 2017; 27: 805-812.
20) Van der Zee AGJ, Oonk MH, A De Hullu J, et al: Sentinel node dissection is safe in the treatment of early-stage vulvar cancer. J Clin Oncol 2008; 26: 884-889.
21) 日本婦人科腫瘍学会編：外陰がん・腟がん治療ガイドライン 2015 年版. 金原出版, 2015, pp.57-59.
22) National Comprehensive Cancer Network. NCCN Clinical Practice Guidelines in Oncology Vulva cancer Ver.2.2019［Cited 17th Jul 2019］Available from URL：https://www.nccn.org/professionals/physician_gls/pdf/vulvar.pdf
23) Yamagami W, Susumu N, Kataoka F, et al: A Comparison of Dye Versus Fluorescence Methods for Sentinel Lymph Node Mapping in Endometrial Cancer. Int J Gynecol Cancer 2017; 27: 1517-1524.
24) Hope-Ross M, Yannuzzi LA, Gragoudas ES, et al: Adverse reactions due to indocyanine green. Ophthalmology 1994; 101: 529-533.

第 5 章　淋巴管造影和淋巴水肿的评价

山本 匠

概要

- 皮内、皮下注射 ICG，用红外线摄像机进行淋巴管荧光造影。
- 根据注射后即刻以及注射后 2~72 小时的 2 次动态观察淋巴管造影对淋巴管水肿的总体评价有用。
- 根据淋巴管造影得出淋巴水肿的严重程度对判断外科治疗的适应证和预测治疗预后有用。
- ICG 淋巴管造影对淋巴水肿的早期诊断最有用（诊断为隐性淋巴水肿的通过早期治疗可以完全治愈）。

引言

本文中针对以往淋巴水肿评价方法存在的问题，以及 ICG 荧光淋巴管造影在淋巴水肿评价中的应用（①诊断、严重程度分级；②预后评价；③术中引导）和未来的展望进行概述。

1. 目前为止淋巴水肿的评价方法和存在的问题

淋巴水肿是因为淋巴循环异常引起的进展性水肿，引起局部免疫功能下降的疾病，也因为其难治性，治疗困难，缺乏详细的淋巴循环评价方法导致诊断也很困难。淋巴闪烁显像作为评价淋巴循环的方法被视为金标准，但因为放射线辐射风险，得到的影像粗糙，无法进行详细的淋巴引流评价[1,2]。在淋巴水肿的治疗中，早期诊断极为重要，淋巴闪烁显像在感知异常所见方面的灵敏度低，不适用于早期诊断，这也是一个难点。另外，采用画质粗糙的淋巴闪烁显像难以评价会阴部、面部、乳腺等患处比较小的淋巴水肿[2-5]。

其他影像诊断方法包括碘化油淋巴管造影、MR 淋巴管造影，但前者有碘化油引发淋巴管闭塞的风险，后者有皮下注射钆引发皮肤坏死的风险，将其作为评价淋巴水肿的方法风险高[2,6,7]。采用生物电阻抗测定、超声波也可以评价皮下组织的水肿，但因为没有评价淋巴循环的方法，因此无法与淋巴水肿之外的水肿性疾病鉴别诊断[2,8,9]。

根据近几日水肿的症状和查体所见，将国际淋巴学会（International Society of Lymphology，ISL）分类作为淋巴水肿的严重程度分类，但该分类不适用于早期诊断，因此对于预测治疗疗效不是非常有用[10]。因为早期淋巴水肿是可以完全治愈的，因此我们需要一种可以实时、详细地评价淋巴引流，并且可用于早期诊断的淋巴循环评价方法。

2. 荧光淋巴管造影在淋巴水肿中的应用

在对乳腺癌、黑色素瘤等疾病进行前哨淋巴结活检时，采用ICG荧光淋巴管造影（**图1**）[11-13]。这种方法是通过向皮内、皮下注射ICG，然后用近红外线相机观察，将体表以下2cm左右的淋巴引流以荧光图像的形式可视化，治疗淋巴水肿的医生们关注到这种方法并尝试用于水肿的诊断、治疗[12, 13]。识别淋巴结和前哨淋巴结活检不同，在淋巴结水肿中，主要用眼睛评价从毛细淋巴管→前集合淋巴管→集合淋巴管的淋巴引流，首先要掌握ICG淋巴管造影中淋巴水肿的特征影像所见，因此开始了临床研究[3, 4, 12, 14-16]。

淋巴水肿包括原发性淋巴水肿和继发性淋巴水肿，在日本常见的淋巴水肿中90%是治疗癌症后的继发性淋巴水肿[10, 13, 16]。清扫淋巴结、放射线照射等造成淋巴引流闭塞，从而引起的水肿为继发性淋巴水肿，因为闭塞部位导致远端的淋巴引流淤滞从而引起淋巴水肿发病、进展，观察到飞溅型（splash pattern）、星尘型（stardust pattern）、弥漫型（diffuse pattern）等异常所见。3种类型的异常所见也称为皮肤淋巴管回流型[dermal backflow（DB）pattern][3, 4, 14, 15, 17]。

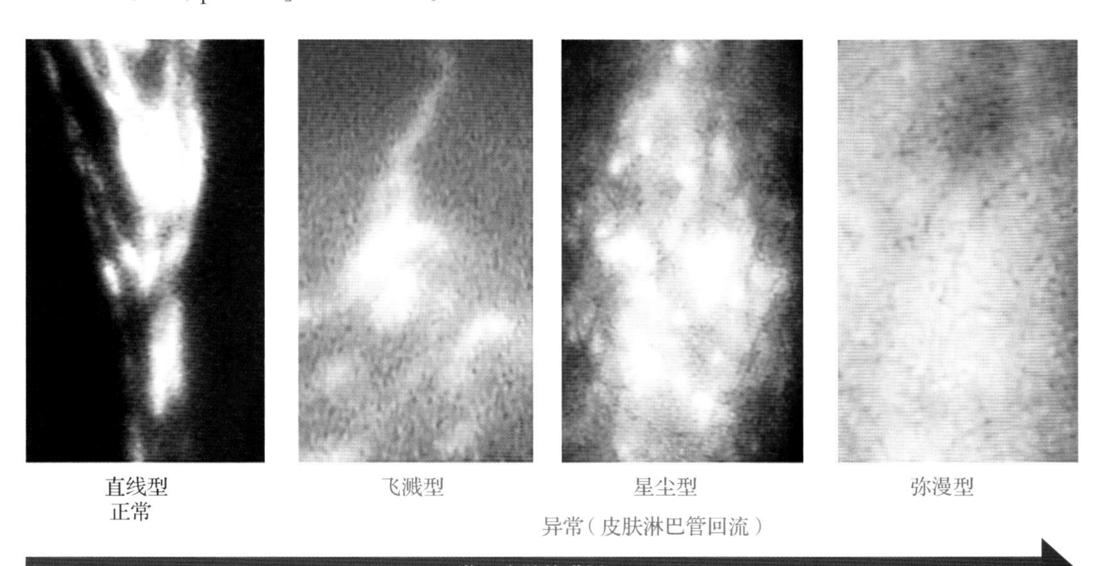

图1　ICG淋巴管造影所见

随着淋巴水肿的发展，淋巴水肿会从正常的直线型转变为异常所见（皮肤淋巴管回流类型）的飞溅型、星尘型和弥漫型。

根据对继发性淋巴水肿病例的观察研究，研发出 ICG 淋巴管造影的淋巴水肿严重程度分类（ICG 分期）[3, 4, 14, 15, 17-21]。从 ICG 0~ Ⅴ期分为 6 期（**表 1**）。ICG 0 期为仅观察到直线型（linear pattern），排除淋巴水肿（无淋巴水肿）。ICG Ⅰ期除直线型外还观察到飞溅型，一般这时看不到明显的水肿，但大约 30% 会在 2 年内呈现出进展性淋巴水肿（隐性淋巴水肿）[17, 22-24]。从 ICG Ⅱ期开始可见星尘型和弥漫型，其范围逐渐扩大。ICG Ⅱ期中仅有一部分可见星尘型，一般在此时只能看到非常轻度的水肿，但大约 90% 会在 2 年内呈现出进展性淋巴水肿（早期淋巴水肿）[17, 22-24]。ICG Ⅲ ~ Ⅴ期伴有明显的水肿，基本 100% 呈现出进展性水肿（进展性淋巴水肿）。ICG Ⅴ期中看不到直线型，是难以治疗的严重淋巴水肿（**图 2**）。

表 1　ICG 分期

根据继发性淋巴水肿的病情生理，用 ICG 淋巴管造影进行的严重程度分级

ICG 分期	ICG 淋巴管造影所见	病情
0	仅有直线型（无 DB 型）	无淋巴水肿
1	直线型 + 飞溅型	隐性淋巴水肿
2	直线型 +SD 类型（1 个区域）*	早期淋巴水肿
3	直线型 +SD 类型（2 个区域）*	
4	直线型 +SD 类型（3 个区域）*	进展性淋巴水肿
5	只有 SD 类型（没有直线型）	

* 上肢 / 下肢 / 阴部 / 面部分别分为上臂 / 大腿 / 下腹部 / 颈部、前臂 / 小腿 / 大阴唇（阴囊）/ 下面部、手 / 足 / 小阴唇（阴茎）/ 上面部 3 个区域。

DB，皮肤淋巴管回流；SD，星尘型 / 弥漫型。

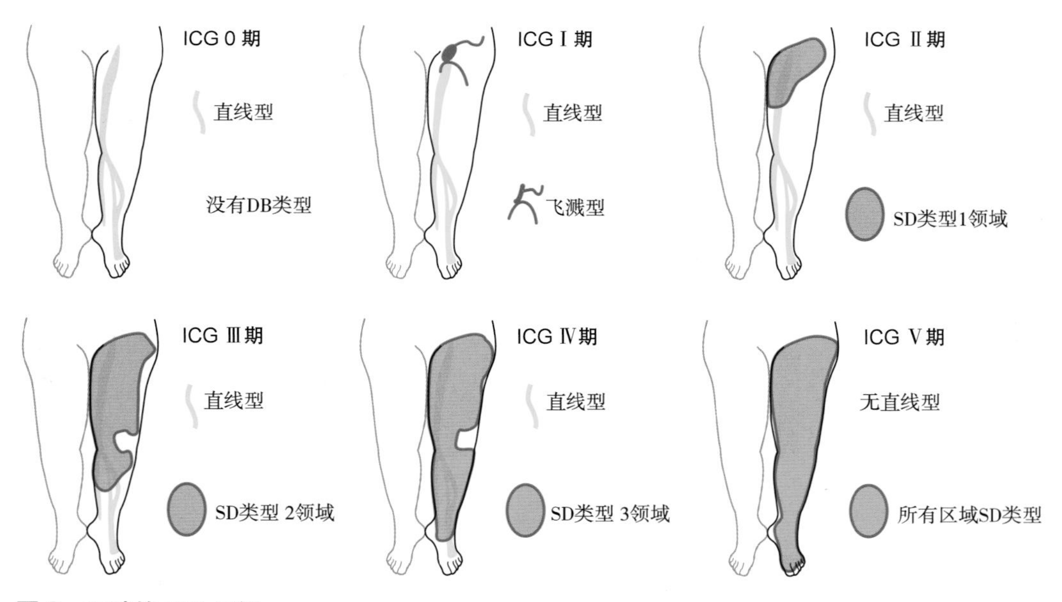

图 2　下肢的 ICG 示例

0 期仅有直线型，没有 DB 类型；I 期有直线型和飞溅型；Ⅱ期开始为直线型到星尘型 / 弥漫型；V 期仅有星尘型 / 弥漫型。

另一方面，原发性淋巴水肿是除继发性淋巴水肿外没有明显诱因的原因不明的淋巴水肿的总称，存在各种各样的病情。我们也积累了原发性淋巴水肿中ICG淋巴管造影的知识，研发出ICG淋巴造影分类（ICG classification）[16]。分类为4个类型，即近端DB（PDB）型、远端DB（DDB）型、少增强（LE）型、无增强（NE）型（图3）。PDB型主要在近端（靠近躯干的部位）可见DB型。DDB型在远端可见DB型。上述均为闭塞导致的淋巴水肿，其治疗方法也与继发性淋巴水肿相同。LE型最早在"易水肿体质"的人中常见，特征在于很少会发展到重症，大多仅通过压迫法就可以治疗。NE型是最严重的类型，疑为局部淋巴管未形成、淋巴吸收障碍，用后述的淋巴结静脉吻合术治疗也无效，需要采用血管化淋巴结移植等创伤大的外科治疗（表2）。

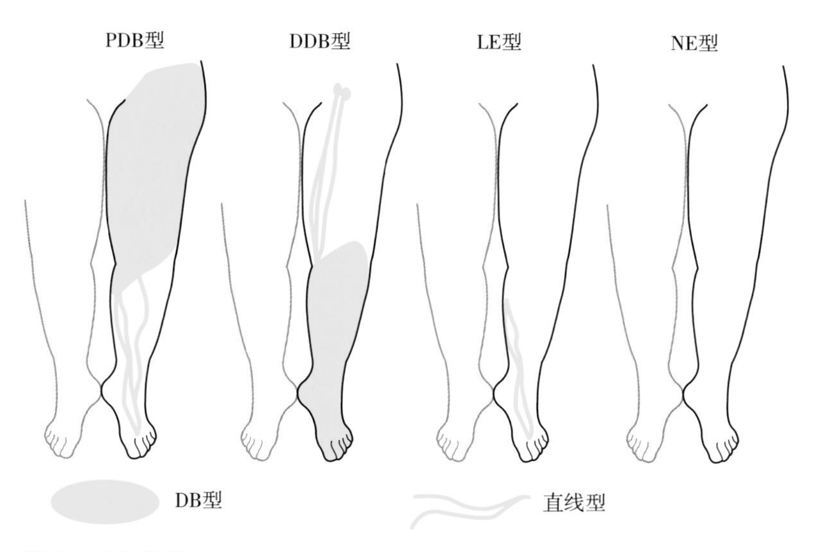

图3 ICG分类

ICG淋巴管造影的原发性淋巴水肿分类

表2 ICG分类与治疗

根据原发性淋巴水肿的分类进行适当的治疗

ICG分类	参考病情	治疗
PDB型	近端（躯干）闭塞（≈继发性淋巴水肿）	压迫＋左室（±LNT±LS）
DDB型	远端（四肢）闭塞、淋巴瓣膜不全等	压迫＋左室（±LNT±LS）
LE型	浅表淋巴系统不足、泵功能低下等	严格的压迫疗法
NE型	局部淋巴管未形成、淋巴吸收不全等	LNT（±LS）

LNT，淋巴结移植术；LS，吸脂术。

要点

- ICG 淋巴管造影所见包括正常所见的直线型及异常所见(DB 型)的飞溅型、星尘型和弥漫型。
- 继发性淋巴水肿可用 ICG 分期,为 0~V 期,共 6 期。
- 原发性淋巴水肿可用 ICG 分类,分为 PDB 型、DDB 型、LE 型和 NE 型 4 类。

3. 淋巴管造影的实际情况

ICG 淋巴管造影需要用于注射的 ICG 和用于观察的近红外相机。近红外相机包括手持式[便于操作者改变观察部位(PDE-neo®)]和设置式[固定在台面上固定观察范围(SPY® system 等)][3,4,11-16,25]。评价淋巴结水肿时需要观察不同部位的淋巴引流,因此推荐前者,但也可以用后者进行评价。除上述之外,还有搭载手术显微镜,用于术中观察的(Penterp® IR 800 等),可用于淋巴管的引导手术[26-28]。

将 ICG 粉末溶解到 10ml 水中,配制成 2.5mg/ml(基本浓度),以这个浓度注射,很多情况下,ICG 的注射部位出现醒目的绿色,对于面部水肿,可以进一步稀释 10 倍,使用 0.25mg/ml 的溶液[3,4,14-17]。淋巴引流的起始部位为真皮毛细淋巴管,因此比较理想的是皮内注射 ICG,但为了减轻皮内注射的疼痛,也可以采用皮下注射。集合淋巴管造影所需的时间比较长,但造影所见没有改变。

注射方法如下:上肢——第 2 指间、手关节部弯曲侧 2 处(3 等分后尺侧和桡侧的 2 处)共 3 处,每处 0.1ml;下肢——第 2 趾间、足弓内侧、外侧 3 处分别注射 0.2ml;面部——前额(发际线处)、眉间、人中 3 处面部正中间的位置各注射 0.5ml;女性阴部——双侧大阴唇中间 1 处,男性阴部阴茎背侧包皮前端、阴囊中央 2 处,这 3 处注射[3,4,14-21]。

ICG 淋巴管造影最重要的是 1 次注射后观察 2 次[29,30],也叫作动态 ICG 淋巴管造影(**图 4**)。第 1 次观察是在刚刚注射后(迁移期),主要可以了解直线型的走行。这个时间点如果没有观察到直线型则为严重淋巴水肿,可知对后述淋巴管细静脉吻合术的适应性差。第 2 次观察在 ICG 流动达到平衡,即注射 2 小时以后(平衡期),最长 72 小时后。在平衡期,可以观察到 DB 型的种类更广,可以进行 ICG 分期严重程度评价。对于判断严重淋巴水肿是否有直线型(符合 ICG Ⅳ期还是符合Ⅴ期),必须进行迁移期观察,除了严重程度

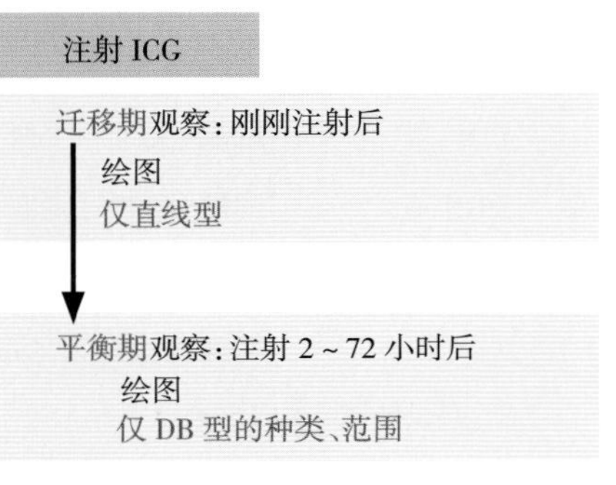

图 4　动态 ICG 淋巴管造影
在刚刚注射后的迁移期和完成 ICG 流动数小时后的平衡期观察。

分类外，对于早期淋巴水肿的鉴别（ICG 0~Ⅱ期的鉴别），必须进行平衡期观察。在诊断、严重程度评价中平衡期观察不可或缺，在忙碌的门诊很难进行注射后迁移期观察，上午注射 ICG，下午观察，或者注射 ICG 后第 2 天观察，通过这种方式仅观察平衡期，缩短所需时间也不错。

ICG 淋巴管造影所见的记录中，除用视频记录影像所见外，还要在体表绘图记录诊疗照片，这样做容易对比随时间的变化情况。用水性笔绘图，用虚线绘制正常所见直线型，用实线绘制异常所见飞溅型、星尘型和弥漫型的范围，容易看懂（图 5）。

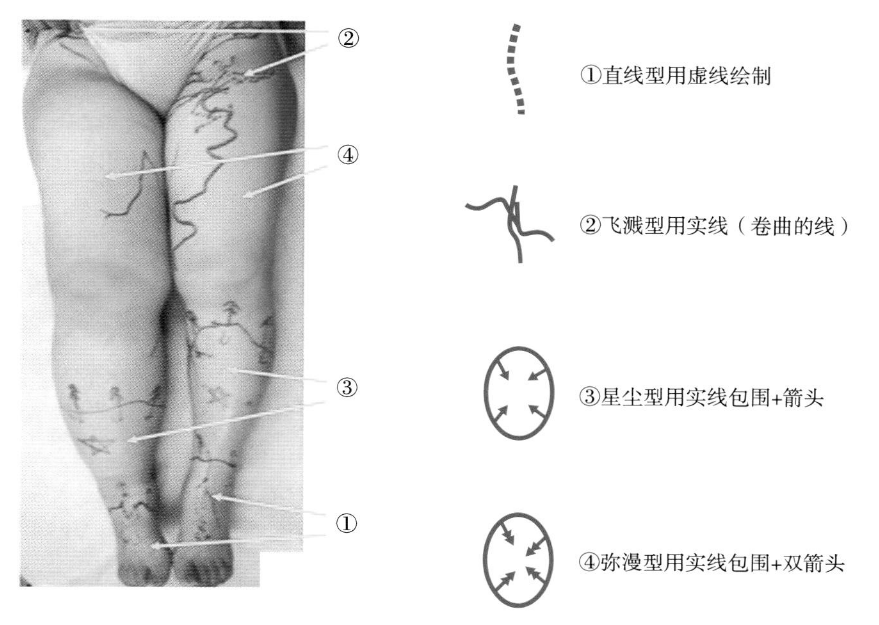

图 5　ICG 淋巴管造影所见绘图示例

直线型用虚线；异常所见（DB 型）的范围用实线；飞溅型用卷曲的线；星尘型范围用实线和箭头；弥漫型范围用实线和双箭头。

要点

- 动态 ICG 淋巴管造影的基本方法是观察 2 次。
- 在刚刚注射后的迁移期，用虚线描绘直线型。
- 在注射 2~72 小时后的平衡期，用实线描绘 DB 型的范围。

4. ICG淋巴管造影的适用范围

ICG淋巴管造影的优势在于检出淋巴循环异常时的灵敏度、特异性非常高[3,22-24,31]，是淋巴水肿的确诊以及早期诊断（作为癌症治疗后淋巴水肿筛选）中最为有效的检查，在发现水肿前就可以检出淋巴循环异常（飞溅型、星尘型）[15,17,18-21]。对于根据以往的ISL分类属于ISL 0期，但未发现水肿的状态，通过进行ICG淋巴管造影可以细分为ICG 0~Ⅱ期3个阶段。如前面所说的，ICG 0、Ⅰ、Ⅱ期淋巴水肿的风险完全不同，因此对于预测预后非常有用。

淋巴水肿治疗中最重要的是压迫疗法，但压迫疗法只是物理性按压水肿组织，是一种对症治疗，并不改善淋巴循环，因此，既不能减慢，也不能预防淋巴水肿的进展。关于改善淋巴循环的治疗方法，目前必须采用手术治疗，包括大的淋巴静脉吻合术和血管化的淋巴结移植术（lymph node transfer，LNT）2种[2,32-42]。前者名为吻合术，分为淋巴管静脉吻合术和淋巴管细静脉吻合术（lymphaticovenular anastomosis，LVA），将淋巴组织插到静脉内的是经典的淋巴管静脉吻合术，按照字面意思将淋巴管和细静脉吻合的是淋巴管细静脉吻合术。经典的吻合术发生血栓闭塞的风险极高，且疗效不稳定，还存在深部静脉血栓、肺栓塞风险，到20世纪90年代为止的淋巴水肿外科治疗基本采用这种方法[32]。Pubmed等数据库中用“lymphovenous annstomosis”表述的基本都是经典的吻合术。LVA是从2000年左右开始推广的方法，按照字面意思，是将0.5mm左右的淋巴管和细静脉内皮连接的形式吻合，因此血栓闭塞的风险低，且创伤小，可以期待其发挥持续的搭桥疗效[33-38]。

ICG淋巴管造影也可用于预测LVA的治疗疗效，特别是早期诊断，早期进行LVA可以完全治愈淋巴水肿[2,23,33,36]。虽然淋巴水肿是进展性、难治性的，一旦发病不能完全治愈，但文献报道，也有LVA后水肿消失，不需要压迫治疗也可以痊愈的病例，人们意识到ICG分期不同，治愈率不同[2,23,36,39]。目前，ICG Ⅲ期之前的病例通过LVA有可能完全治愈，但还没有ICG Ⅳ~Ⅴ期的病例完全治愈的报告。即使无法完全治愈，也可以减轻水肿、减轻压迫治疗的负担，特别是预防蜂窝组织炎的疗效值得期待，因此，对于无法治愈的进展性病例也适用LVA[2,20-23,33,36]。

LVA手术中最关键的是找到搭桥疗效最好的淋巴管并吻合，用ICG淋巴管造影绘图非常有用。根据术前的ICG淋巴管造影所见，可以预测该位置的淋巴管状态（**表3**）。在直线型、飞溅型、星尘型部位可找到适合吻合的淋巴管，但弥漫型部位淋巴管的状态差（淋巴管高度硬化），找不到适合吻合的淋巴管[18-21]。对于弥漫型大范围扩散的病例，比起LVA更适合LNT（**表4**）。LNT是将正常的淋巴结和营养血管、周围组织一起进行血管吻合，再移植，对于因为淋巴管高度硬化通过LVA也无法达到搭桥疗效的严重病例也有治疗疗效[33,39-42]。

ICG淋巴管造影将淋巴管、淋巴结实时可视化，因此可用于术中引导。LVA手术中，采用搭载显微镜的近红外成像系统，可以一边剥离脂肪层一边探查被造影的淋巴管[26-28,36]。LNT手术中，可以只采集安全的淋巴结[39-45]。在术中也可以通过ICG淋巴管造影切实地评价吻合部位的开放性和渗漏[26-28]。淋巴液是透明的，检测微量的渗漏时，ICG淋巴管造影必不可少（**图6**）。

表3 ICG 淋巴管造影所见和淋巴管的状态

	淋巴管硬化	淋巴管直径
L 区	无～轻度	0.5mm 左右
S 区	轻度～中度	0.5mm 左右
D 区	中度～重度	0.5mm 左右

L 区（直线型）、S 区（飞溅型/星尘型）和 D 区（弥漫型）中的集合淋巴管的状态。

表4 ICG 分期与治疗

ICG 分期	病情（进展风险）	治疗方针
0 期	无淋巴水肿（几乎 0%）	不需要治疗
Ⅰ期	隐性淋巴水肿（约 30%）	观察或 LVA
Ⅱ期	早期淋巴水肿（约 90%）	LVA
Ⅲ期	进展性淋巴水肿（几乎 100%）	复合外科治疗 ● LVA ● LNT ● LS
Ⅴ期		

LVA，淋巴管细静脉吻合术；LNT，淋巴结移植术；LS，吸脂术。

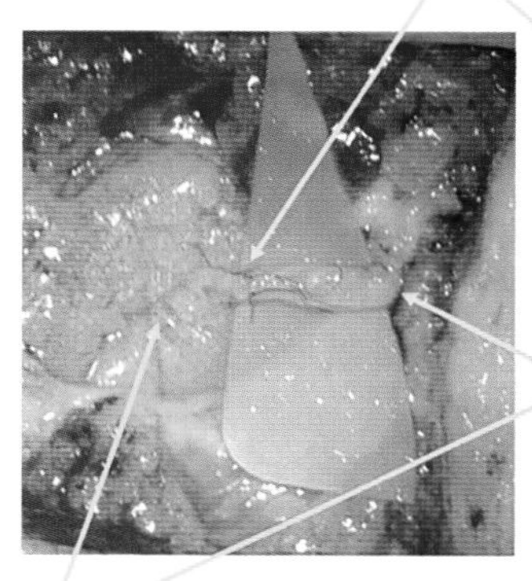
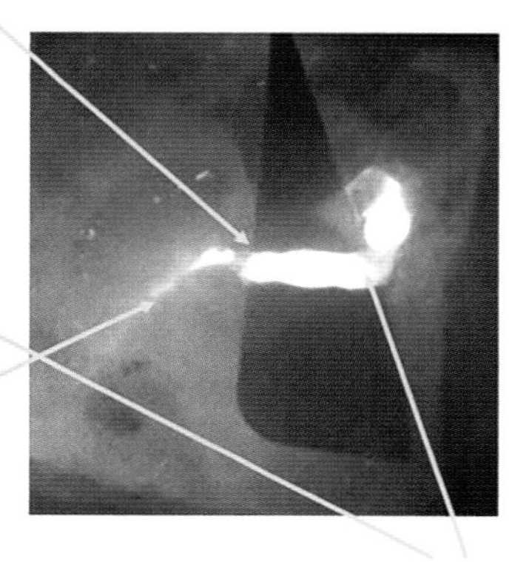

图6 术中 ICG 淋巴管造影引导
在淋巴管细静脉吻合术中评价吻合部位开放

虽然不是淋巴水肿，但ICG淋巴管造影对于因淋巴清扫后等产生的淋巴漏、淋巴囊肿的诊断、治疗同样有效[28]。向病变部位末梢注射ICG，如果发现淋巴漏、淋巴囊肿的荧光造影即可确诊。治疗时，通过ICG淋巴管造影识别破损的淋巴管，通过吻合淋巴管、结扎等方式可以切实地治疗。

要点

- ICG淋巴管造影可用于淋巴水肿的早期诊断。
- ICG分期可用于预测预后和讨论治疗适应证。
- 通过ICG淋巴管造影早期诊断并通过LVA早期治疗淋巴水肿可能治愈。
- 在LVA、LNT任一种外科治疗中，都可以用ICG淋巴管造影引导。
- ICG淋巴管造影还可以在淋巴漏、淋巴囊肿的诊断、治疗中发挥作用。

5. 注意事项和存在的问题

ICG淋巴管造影逐渐成为淋巴水肿诊断、治疗中不可缺少的工具，但无法施行的禁忌证成为一个难点。ICG中含有碘，对碘有过敏史、哮喘的病例无法注射ICG[12-15]。

ICG的最大优点是可以将淋巴引流清晰地可视化，但仅限于距离体表最深2cm的淋巴引流[12-21]。对于更深处的淋巴引流需要淋巴闪烁显像、SPECT/CT、MR淋巴管造影等其他影像检查才能实现可视化[1,2,7-9]。特别是，对于原发性淋巴水肿来说，评价深部淋巴引流十分重要，因此，需要将ICG淋巴管造影和其他影像检查联合起来进行综合评价。但是，虽然ICG淋巴管造影无法直接将深部的淋巴引流可视化，但可以间接反映出深部淋巴循环异常，因此，对于淋巴引流闭塞部位明确的继发性淋巴水肿，仅通过ICG淋巴管造影就可以充分地评价病情[3,4,14-16]。如**表3**所示，根据3种DB型（飞溅型、星尘型、弥漫型）的不同，可以预测深部淋巴管的状态[19-21]。

另外，虽然没有很多文献报道，皮内、皮下注射ICG不仅可以给淋巴管造影，还可以给静脉造影[46]。在造影前用近红外相机观察用黑线描出静脉，一般，静脉比淋巴管浅，因此可以看出清晰的线状影像，沿着造影后的静脉按摩，造影剂立即被洗脱变回黑色，这些是静脉造影的特征。淋巴管因为在略深的位置，呈现出直线型，即使按摩后造影剂也不会完全洗脱，继续显示荧光，通过这个不同可以鉴别出淋巴管和静脉。

要点

- ICG 淋巴管造影的禁忌证是碘过敏、哮喘病例。
- 原发性淋巴水肿等必须评价深部淋巴引流时，ICG 淋巴管造影与其他影像检查联用。
- 皮内、皮下注射 ICG，不仅可以给淋巴管造影，还可以给静脉造影。

6. 未来的展望

目前，仅能够对浅表的淋巴引流进行二维成像，但未来通过对包括深部的淋巴引流在内的淋巴引流进行三维成像，期待可以仅通过 ICG 淋巴管造影进行系统性淋巴循环评价。

尝试研发了新的药物疗法、细胞疗法、淋巴管再生疗法、基因治疗等各种方法治疗淋巴水肿，但判定治疗疗效的重要因素是掌握治疗后淋巴循环的变化。在诱导、再生新的淋巴引流的治疗中，特别是在治疗前后用 ICG 淋巴管造影评价淋巴动态是关键。

有报道通过早期诊断、早期治疗可以治愈淋巴水肿，未来我们寻求用 ICG 淋巴管造影筛选淋巴水肿、建立早期 LVA 治疗的最佳规程。

参考文献

1) Yoshida RY, Kariya S, Ha-Kawa S, et al: Lymphoscintigraphy for Imaging of the Lymphatic Flow Disorders. Tech Vasc Interv Radiol 2016; 19: 273-276.
2) Greene AK, Goss JA: Diagnosis and Staging of Lymphedema. Semin Plast Surg 2018; 32: 12-16.
3) Yamamoto T, Yamamoto N, Yoshimatsu H, et al: Indocyanine green lymphography for evaluation of genital lymphedema in secondary lower extremity lymphedema patients. J Vasc Surg: Venous and Lym Dis 2013; 1: 400-405.
4) Yamamoto T, Iida T, Matsuda N, et al: Indocyanine green (ICG)-enhanced lymphography for evaluation of facial lymphoedema. J Plast Reconstr Aesthet Surg 2011; 64: 1541-1544.
5) Yamamoto T, Yamamoto N, Giacalone G: Supermicrosurgical Lymphaticovenular Anastomosis for a Breast Lymphedema Secondary to vascularized Axillary Lymph Node Flap Transfer. Lymphology 2016; 49: 128-132.
6) O'Brien BM, Das SK, Franklin JD, et al: Effect of lymphangiography on lymphedema. Plast Reconstr Surg 1981; 68: 922-926.
7) Pons G, Clavero JA, Alomar X, et al: Preoperative planning of lymphaticovenous anastomosis: The use of magnetic resonance lymphangiography as a complement to indocyanine green lymphography. J Plast Reconstr Aesthet Surg 2019; 72: 884-891.
8) Svensson BJ, Dylke ES, Ward LC, et al: Electrode Equivalence for Use in Bioimpedance Spectroscopy Assessment of Lymphedema. Lymphat Res Biol 2019; 17: 51-59.

9) Giray E, Yagci I: Diagnostic accuracy of interlimb differences of ultrasonographic subcutaneous tissue thickness measurements in breast cancer-related arm lymphedema. Lymphology 2019; 52: 1-10.
10) Executive Committee: The Diagnosis and Treatment of Peripheral Lymphedema: 2016 Consensus Document of the International Society of Lymphology. Lymphology 2016; 49: 170-184.
11) Ahmed M, Purushotham AD, Douek M: Novel techniques for sentinel lymph node biopsy in breast cancer: a systematic review. Lancet Oncol 2014; 15: e351-e362.
12) Unno N, Inuzuka K, Suzuki M, et al: Preliminary experience with a novel fluorescence lymphography using indocyanine green in patients with secondary lymphedema. J Vasc Surg 2007; 45: 1016-1021.
13) Narushima M, Yamamoto T, Ogata F, et al: Indocyanine green lymphography findings in limb lymphedema. J Reconstr Microsurg 2016; 32: 72-79.
14) Yamamoto T, Narushima M, Doi K, et al: Characteristic indocyanine green lymphography findings in lower extremity lymphedema: the generation of a novel lymphedema severity staging system using dermal backflow patterns. Plast Reconstr Surg 2011; 127: 1979-1986.
15) Yamamoto T, Yamamoto N, Doi K, et al: Indocyanine green (ICG)-enhanced lymphography for upper extremity lymphedema: a novel severity staging system using dermal backflow (DB) patterns. Plast Reconstr Surg 2011; 128: 941-947.
16) Yamamoto T, Yoshimatsu H, Narushima M, et al: Indocyanine green lymphography findings in primary leg lymphedema. Eur J Vasc Endovasc Surg 2015; 49: 95-102.
17) Yamamoto T, Matsuda N, Doi K, et al: The earliest finding of indocyanine green (ICG) lymphography in asymptomatic limbs of lower extremity lymphedema patients secondary to cancer treatment: the modified dermal backflow (DB) stage and concept of subclinical lymphedema. Plast Reconstr Surg 2011; 128: 314e-321e.
18) Yamamoto T, Yamamoto N, Yoshimatsu H, et al: Factors associated with lower extremity dysmorphia caused by lower extremity lymphedema. Eur J Vasc Endovasc Surg 2017; 54: 126.
19) Yamamoto T, Narushima M, Koshima I: Lymphatic vessel diameter in female pelvic cancer-related lower extremity lymphedematous limbs. J Surg Oncol 2018; 117: 1157-1163.
20) Yamamoto T, Yamamoto N, Yoshimatsu H, et al: Factors associated with lymphosclerosis: an analysis on 962 lymphatic vessels. Plast Reconstr Surg 2017; 140: 734-741.
21) Yamamoto T, Yamamoto N, Fuse Y, et al: Optimal sites for supermicrosurgical lymphaticovenular anastomosis: an analysis of lymphatic vessel detection rates on 840 surgical fields in lower extremity lymphedema. Plast Reconstr Surg 2018; 142: 924e-930e.
22) Akita S, Mitsukawa N, Rikihisa N, et al: Early diagnosis and risk factors for lymphedema following lymph node dissection for gynecologic cancer. Plast Reconstr Surg 2013; 131: 283-290.
23) Yamamoto T, Yamamoto N, Yamashita M, et al: Efferent lymphatic vessel anastomosis (ELVA): supermicrosurgical efferent lymphatic vessel-to-venous anastomosis for the prophylactic treatment of subclinical lymphedema. Ann Plast Surg 2016; 76: 424-427.
24) Akita S, Nakamura R, Yamamoto N, et al: Early Detection of Lymphatic Disorder and Treatment for Lymphedema following Breast Cancer. Plast Reconstr Surg 2016; 138: 192e-202e.
25) Tsukuura R, Sakai H, Fuse Y, et al: Novel hands-free near-infrared fluorescence navigation and simultaneous combined imaging for elevation of vascularized lymph node flap. J Surg Oncol 2018; 118: 588-589.
26) Yamamoto T, Yamamoto N, Azuma S, et al: Near-infrared illumination system-

integrated microscope for supermicrosurgical lymphaticovenular anastomosis. Microsurgery 2014; 34: 23-27.
27) Yamamoto T, Yamamoto N, Numahata T, et al: Navigation lymphatic supermicrosurgery for the treatment of cancer-related peripheral lymphedema. Vasc Endovasc Surg 2014; 48: 139-143.
28) Yamamoto T, Yoshimatsu H, Koshima I: Navigation lymphatic supermicrosurgery for iatrogenic lymphorrhea: supermicrosurgical lymphaticolymphatic anastomosis and lymphaticovenular anastomosis under indocyanine green lymphography navigation. J Plast Reconstr Aesthet Surg 2014; 67: 1573-1579.
29) Yamamoto T, Narushima M, Yoshimatsu H, et al: Dynamic indocyanine green lymphography for breast cancer-related arm lymphedema. Ann Plast Surg 2014; 73: 706-709.
30) Yamamoto T, Narushima M, Yoshimatsu H, et al: Indocyanine green velocity: Lymph transportation capacity deterioration with progression of lymphedema. Ann Plast Surg 2013; 71: 591-594.
31) Akita S, Mitsukawa N, Kazama T, et al: Comparison of lymphoscintigraphy and indocyanine green lymphography for the diagnosis of extremity lymphoedema. J Plast Reconstr Aesthet Surg 2013; 66: 792-798.
32) Campisi C, Boccardo F: Lymphedema and microsurgery. Microsurgery 2002; 22: 74-80.
33) Koshima I, Narushima M, Mihara M, et al: Lymphadiposal Flaps and Lymphaticovenular Anastomoses for Severe Leg Edema: Functional Reconstruction for Lymph Drainage System. J Reconstr Microsurg 2016; 32: 50-55.
34) Yamamoto T, Narushima M, Kikuchi K, et al: Lambda-shaped anastomosis with intravascular stenting method for safe and effective lymphaticovenular anastomosis. Plast Reconstr Surg 2011; 127: 1987-1992.
35) Yamamoto T, Yoshimatsu H, Narushima M, et al: A modified side-to-end lymphaticovenular anastomosis. Microsurgery 2013; 33: 130-133.
36) Yamamoto T, Narushima M, Yoshimatsu H, et al: Minimally invasive lymphatic supermicrosurgery (MILS): indocyanine green lymphography-guided simultaneous multi-site lymphaticovenular anastomoses via millimeter skin incisions. Ann Plast Surg 2014; 72: 67-70.
37) Yamamoto T, Yoshimatsu H, Narushima M, et al: Sequential anastomosis for lymphatic supermicrosurgery: multiple lymphaticovenular anastomoses on one venule. Ann Plast Surg 2014; 73: 46-49.
38) Yamamoto T, Yoshimatsu H, Yamamoto N, et al: Side-to-end lymphaticovenular anastomosis through temporary lymphatic expansion. PLoS ONE 2013; 8: e59523.
39) Yamamoto T, Yoshimatsu H, Yamamoto N: Complete lymph flow reconstruction: a free vascularized lymph node true perforator flap transfer with efferent lymphaticolymphatic anastomosis. J Plast Reconstr Aesthet Surg 2016; 69: 1227-1233.
40) Yamamoto T, Iida T, Yoshimatsu H, et al: Lymph flow restoration after tissue replantation and transfer: importance of lymph axiality and possibility of lymph flow reconstruction using free flap transfer without lymph node or supermicrosurgical lymphatic anastomosis. Plast Reconstr Surg 2018; 142: 796-804.
41) Yamamoto T, Saito T, Ishiura R, et al: Quadruple-component superficial circumflex iliac artery perforator (SCIP) flap: a chimeric SCIP flap for complex ankle reconstruction of an exposed artificial joint after total ankle arthroplasty. J Plast Reconstr Aesthet Surg 2016; 69: 1260-1265.
42) Yamamoto T: Onco-Reconstructive Supermicrosurgery. Eur J Surg Oncol 2019; 45: 1146-1151.
43) Brahma B, Yamamoto T: Breast cancer treatment-related lymphedema (BCRL): an overview of the literature and updates in microsurgery reconstruction. Eur J Surg

Oncol 2019; 45: 1138-1145.
44) Yamamoto T, Yamamoto N, Kageyama T, et al: Supermicrosurgery for oncologic reconstructions. Global Health & Medicine 2020; 2: 18-23.
45) Yamamoto T, Yamamoto N, Kageyama T, et al: Technical pearls in lymphatic supermicrosurgery. Global Health & Medicine 2020; 2: 29-32.
46) Sumiya R, Fuse Y, Yamamoto T: Distinction between the lymph vessel and the vein on ICG lymphography: Intradermal or subcutaneous ICG injection also enhances the vein [published online ahead of print, 2020 May 5]. J Plast Reconstr Aesthet Surg 2020; S1748-6815(20)30162-5.

第四部分　解剖结构成像

引言

古泉友丈，青木武士，草野智一，松田和广，村上雅彦

虽然在解剖的教科书上，清晰的描绘出了“最为典型”的人体结构（管道和脏器的形态），但是实际在一个一个患者上存在着很多的变异。而且，在身体器官上覆盖有脂肪组织，在各管道器官之间没有明确的界线，因此只依靠“外科医生的眼睛”，在手术中有时候很多重要解剖结构的部位无法清晰地识别。

解剖结构的误认是导致出血和脏器损伤并发症的直接原因。在肝脏和肺脏的手术，准确地“沿着脏器分段”来进行切除是十分重要的，从而能够更有效地抑制肿瘤的复发。因此，免疫荧光染色成像非常适用于“肉眼识别困难或者无法识别”的解剖结构的显露。荧光胆道造影技术，能有效提高手术安全性，被评价为非常适用的一项技术，需要广泛推广。

第 1 章　胆管成像（荧光胆道造影法）

古泉友丈

概要

- 使用吲哚菁绿（ICG）进行荧光胆道造影，不仅回避了 X 线，还可以非常便利地实时观察到胆管的走行。
- 荧光胆道造影使用的 ICG 给药路径有静脉注入法、胆囊穿刺法、胆管注入法。
- 静脉法的优点是不需要对胆管进行置管。
- 荧光胆道造影可用于术中确认胆管走行、检查胆漏和观察胆肠吻合部等。

引言

ICG 荧光显影，是随着红外观察装置的普及同时临床技术进展而使用的术中显影技术。本节内容，主要介绍 ICG 荧光胆道造影的历史和术中造影的实际技术，以及相关的注意点和展望。

1. 当前的方法和问题点

胆囊及胆总管结石等胆道良性疾病和胆囊癌、胆管癌等胆道恶性疾病，以及肝门部胆管癌、肝内外胆管癌、胰头肿瘤等需要外科治疗的疾病，为了保障安全、可靠地实施根治性手术及选择合理的治疗手段，胆道造影是必不可少的诊断技术。现在临床上术前使用的胆道造影，包括有使用经胆道排泄的静脉造影剂的 CT（DIC-CT）、磁共振胆胰管成像（MRCP）和内镜逆行胰胆管胆道造影术（ERCP），这几种方法都是广泛普及的。然而，这 3 种造影方式均无法用在术中胆管走行的把握，结石或肿瘤的局部诊断以及胆道重建后的吻合口评价。为了术中胆道显影，历来的方法是，将 X 线摄影设备搬入手术室，碘造影剂注入胆管，然后进行 X 线摄影从而显示胆管形态。这种方法不可避免的伴有患者及医护相关工作人员的 X 线放射风险。另外，除了术前已经有了胆管置管的患者，术中为了向胆管注入造影剂需要进行胆囊穿刺或者必须进行胆管内置管，十分烦琐。而且需要一时中断手术，设置 X 线机到手术区域、调配人员等都十分花费时间。另外对胆管内进行置管注入造影剂，存在胆管损伤的风险[1]。综上所述，导致外科医生对术使用中胆道造影的积极性不高。此外，由于在显示器上只是投射了X线的胆管造影，反映不了胆管与周围组织器官的关系，需要将显示器的造影结果与手术视野两者结合起来才能确认胆管的具体走行。

2. 荧光染色造影的历史

ICG作为肝功能检查药物，从1950年开始在临床上广泛使用。从1970年开始被人发现，ICG与体内血液、胆汁中的脂蛋白[2,3]相结合后，使用近红外线领域805nm峰值的波长照射后，会发出肉眼不可见的845nm峰值左右的荧光色[4]。ICG的照射光和荧光发光均在近红外线光领域，与血红蛋白或水相比吸光的影响和衰减都相对较小，因此相对而言发光可以透过身体组织器官的深部。ICG注入体内后，手持近红外线探光装置，可以观察到最薄10mm组织内ICG的通过。以ICG荧光显影特性为基准，近红外线观察装置改进和开发后，已在临床多个领域进行了应用。如今，具有观测荧光显影的腹腔镜的镜头已经面世。

ICG不单具有上述荧光特性，同时它还具有血管内注入肝脏摄取后，100%从胆汁排泄的特征。ICG具有这两个特征的基准上，2006年Kubota等首次报道在活体肝移植手术中使用ICG静脉注射，观察到肝外胆管胆汁荧光显影[5]。2008年Mitsuhashi等报告在胆囊切除术中，描述了通过ICG荧光染色，术中显影了胆囊、胆囊管、胆总管[6]。2009年Ishizawa等报告了使用荧光染色试用机，在腹腔镜胆囊切除中应用了ICG显影[7]。同样2009年，安田等报道了从胆囊内注入ICG，应用在腹腔镜胆囊切除术中[8]。2010年，Aoki等报道了ICG用于LC术中胆道显影，12.5mg的ICG静脉注射，71.4%的胆总管和胆囊管通过ICG荧光显影可以清晰地区分出来[9]。同年，Ishizawa报道使用2.5mg ICG静脉注射，在剥离操作前，96.2%的患者造影显示了胆管的分支走行[10]。Tagaya报道的是2.5mg ICG静脉注射，在LC中全部病例的胆管走行均显示[11]。由于ICG通过静脉/胆管注入来确认胆管走行即术中荧光染色的临床实用性在业界内得到逐渐清晰的认识，因此在2019年开展了多中心对照研究，结果显示，在LC手术中，使用ICG术中荧光显影肝外胆管具有极大的优势[12]。

ICG胆道造影，也可以应用在肝切除术中对胆管的辨认。2009年Ishizawa等报道了在胆管内注入ICG进行荧光染色应用于肝脏切除手术的报告[13]。2015年Kawakuchi等报道了ICG荧光显影在腹腔镜肝脏切除中的应用，包括左、右半肝切除时左、右肝管的确认，肝离断时细小胆管的辨认[14]。另外，在2016年Tanaka等报道了在肝囊肿开窗引流术中，能够帮助辨认囊肿壁的胆管[15]。此外，ICG所具有荧光特性和胆汁排泄的特征，可以应用于预防手术并发症。2011年，Kaibori等报道了在肝脏切除术中，有效的使用ICG荧光染色辨认胆漏[16]。2014年Mizuno和2017年Hong等均报道在活体肝移植中，ICG荧光染色能有效地预防胆漏和胆管狭窄[17,18]。

3. 荧光染色的实践

ICG 术中荧光染色胆管造影的药物给予方法，包括有全身给药（静脉法）和胆管内直接给药法（胆囊穿刺 / 胆管注入）（表 1）[6,9,10,13]。静脉法就是术前 ICG 静脉给药，然后在胆道中排泄的 ICG 的荧光信号在术中通过仪器观测的胆道造影法（图 1，图 2，表 2，视频 1，视频 2）。大多数报道的给药量为 2.5mg，时间为术前 1 小时。ICG 静脉输入后，大约 2 个小时在胆汁中的浓度达到顶峰[19]，胆管的信号背景在静脉注射后 1 小时达到最大[20]。静脉法最大的优点是不需要对胆管进行置管。通过叠加模式的转换，使用近红外观察装置能够在术中简易地观察到伪像胆管和实际胆管走行的重叠图像。该方法的缺点就是，如果胆管周围荧光发光过强的情况下，胆管荧光辨认就变得非常困难。如果观察装置有荧光染色黑白对照模式，切换成黑白对照模式更容易辨认胆管的走行。

关于胆管内直接 ICG 给药的方法，其一是胆囊穿刺法，即术中胆囊穿刺后用生理盐水稀释 ICG 0.025mg 后注入。其二是胆管内注入法，即使用术前安置的胆管引流管，如经皮经肝胆管引流或内镜下鼻胆管引流，或术中切除胆囊后通过胆囊管断端插管后给药，药物浓度同样是生理盐水稀释 ICG 0.025mg（图 3，视频 3）。如果把胆管外引流管内的胆汁和稀释后的 ICG 进行混合后的混合液注入胆管内，我们用近红外观察装置观察到混合液注入后可以立竿见影且清晰地显示胆管的走行。胆囊内或胆管内给药法，由于只有胆管内有 ICG 荧光显影，因此该方法最大的优点即是胆管的荧光和周围组织对照起来非常明显。所以笔者认为该方法对于术前有胆管外引流的患者，是非常适合的造影方法。另一方面，除了术前有胆囊外引流置管的患者，在术中穿刺胆囊给药 ICG 的患者，必须留意小心胆汁流出污染腹腔的情况，在 ICG 注入后清晰辨别胆管走行后应当马上缝合穿刺口。

肝切除术中胆漏的检查方法：首先一时阻断胆总管，之后 2.5mg/ml 的 ICG 溶液配 10ml 注入胆管内，最后通过近红外观察装置观察肝脏创面的荧光点来进行确认[16]。荧光点处用纱布进行擦拭，纱布上荧光发光的液体进行确认，从而来判断有无胆漏。

表 1　术中胆道造影 ICG 的给药方式

	静脉法	胆囊穿刺法	胆管内注入法
ICG 用量	2.5mg	0.025mg	0.025mg
给药方式	静脉	胆囊穿刺	胆管注入（经皮经肝胆管引流 / 内镜下鼻胆管引流）
给药时间	术前 1 小时	术中	术中

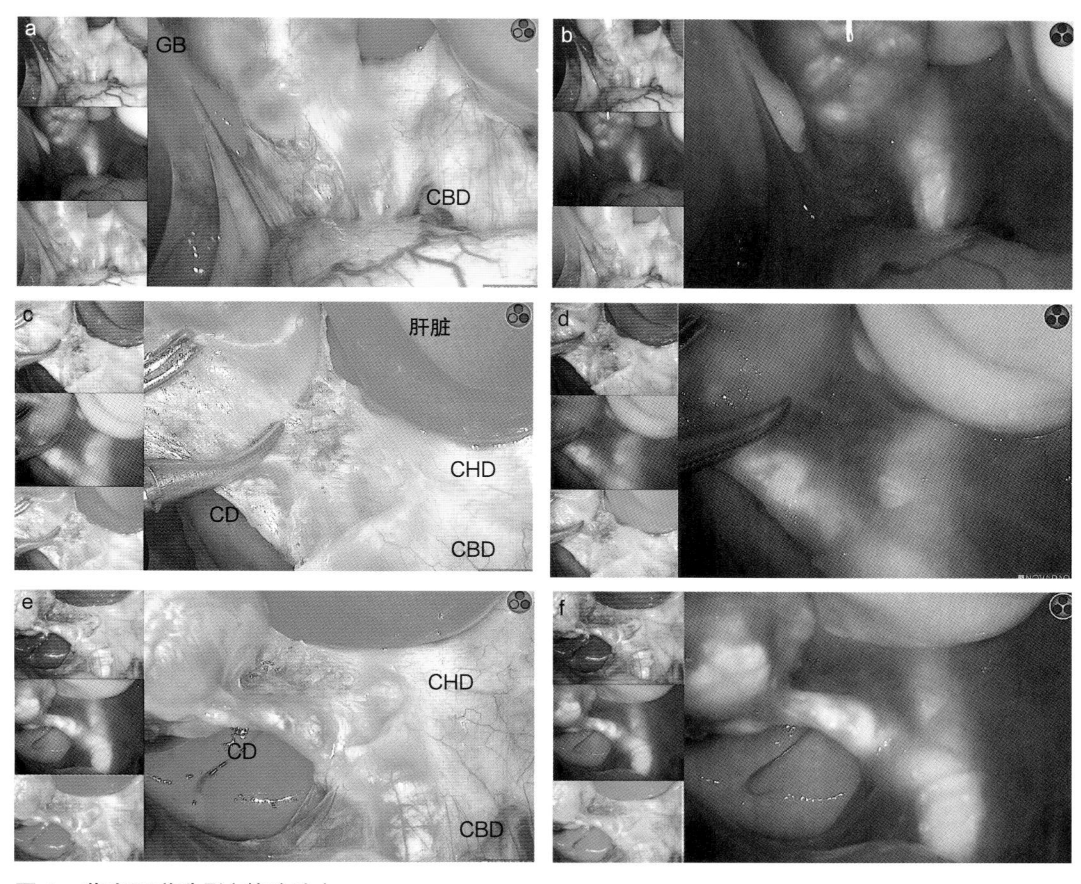

图1 **荧光胆道造影(静脉法)**

急性胆囊炎病例,无解剖学变异。ICG(2.5mg,1ml)麻醉诱导后给药。

腹腔镜系统:PINPOINT 系统。

a,b:ICG 荧光信号显示胆总管走行(a:覆盖模式;b:黑白模式)。

c,d:Calot 三角剥离解剖时,通过 ICG 荧光信号明确显影的胆囊管、胆总管和肝总管的走行(c:覆盖模式;d:黑白模式)。

e,f:在胆囊管、胆总管、肝总管荧光信号指示下,进行胆囊三角的解剖(e:覆盖模式;f:黑白模式)。

GB,胆囊;CBD,胆总管;CHD,肝总管;CD,胆囊管。

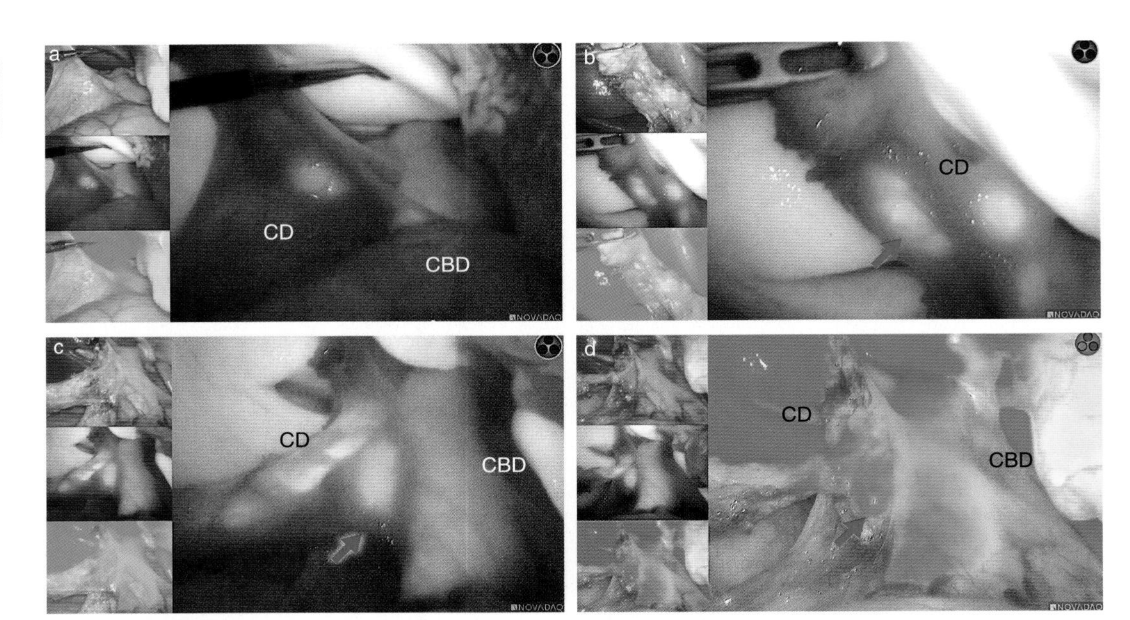

图2　荧光胆道造影(静脉法)
急性胆囊炎病例,胆囊管由胆管后后支独立发出。ICG(2.5mg,1ml)麻醉诱导后给药。
腹腔镜系统:PINPOINT 系统。
a:ICG 荧光信号显示胆总管走行(黑白模式)。
b:剥离操作后,观察到胆管后方独立分支(黑白模式)。
c,d:荧光信号显影清晰地观察到胆囊管由胆管后方独立分支发出(c:覆盖模式。d:黑白模式)。
CBD,胆总管,CD;胆囊管;红色箭头,胆管后独立分支。

表2　术中荧光胆道造影:ICG 静脉用量(静脉法)

	病例数	手术	荧光观察器	ICG 给药量
石沢,2008	10	胆囊切除术	PDE	2.5mg
青木,2010	14	腹腔镜胆囊切除术	Prototype	12.5mg
Spinoglio,2013	45	胆囊切除术(机器人)	da Vinci	2.5mg
Daskalaki,2014	184	胆囊切除术(机器人)	da Vinci	2.5mg
Larsen,2014	35	腹腔镜胆囊切除术	Olympus	0.05mg/kg
Boni,2015	52	腹腔镜胆囊切除术	KARL STORZ	0.04mg/kg
Osayi,2015	82	腹腔镜胆囊切除术	Stryker	2.5mg
van Dam,2015	30	腹腔镜胆囊切除术	Olympus	0.05mg/kg
Dip,2016	71	腹腔镜胆囊切除术	KARL STORZ	0.05mg/kg
Diana,2017	54	胆囊切除术(机器人)	Firefly	0.1~0.4mg/kg
Liu,2018	46	腹腔镜胆囊切除术	KARL STORZ	1.25mg
Dip,2019	321	腹腔镜胆囊切除术	KARL STORZ	0.05mg/kg

续表

术前给药时间	鉴别率 /%		
	胆囊管	胆总管	肝总管
术前 1 小时或开腹时	90		100
术前 30 分钟	71.4	71.4	
术前 30~40 分钟	97	97	97
术前 45 分钟	97.8	96.1	94
麻醉诱导后	100	100	100
术前 15 分钟	100	100	100
术前 1 小时	95.1	76.8	69.5
麻醉诱导后	96.7	86.7	未报道
术前 1 小时	100	87.3	70.4
术前 45~60 分钟	98.2	98.2	未报道
术中	84.7	78.2	73.9
术前 45 分钟	96.9	75.7	52.3

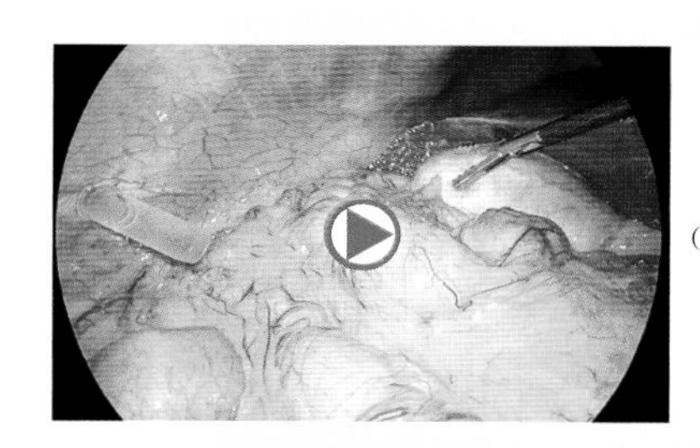

(视频时长01:04)

视频 1 ICG 荧光胆道造影:静脉法

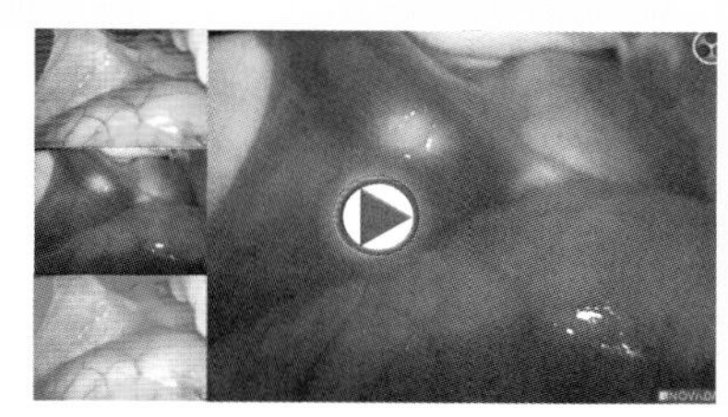

(视频时长01:17)

视频 2 ICG 荧光胆道造影:解剖学变异

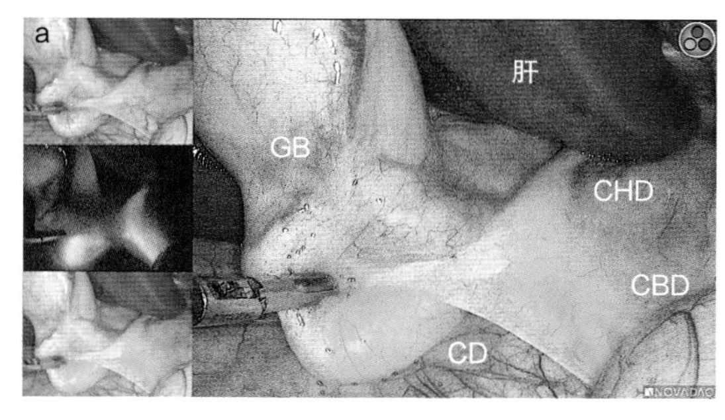

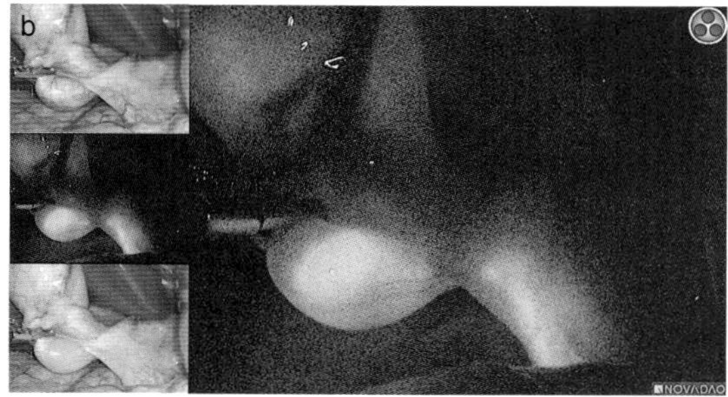

图 3 荧光胆道造影:经皮经肝胆管引流

急性胆囊炎病例,无解剖学变异。从胆管外引流管(内镜下鼻胆管引流)注入稀释后的 ICG(0.025mg,1ml)和胆汁的混合液。

腹腔镜系统:PINPOINT 系统。

a,b:ICG 荧光信号明确显影的胆囊管、胆总管和肝总管的走行(a:覆盖模式;b:黑白模式)。

GB,胆囊;CBD,胆总管;CHD,肝总管;CD,胆囊管。

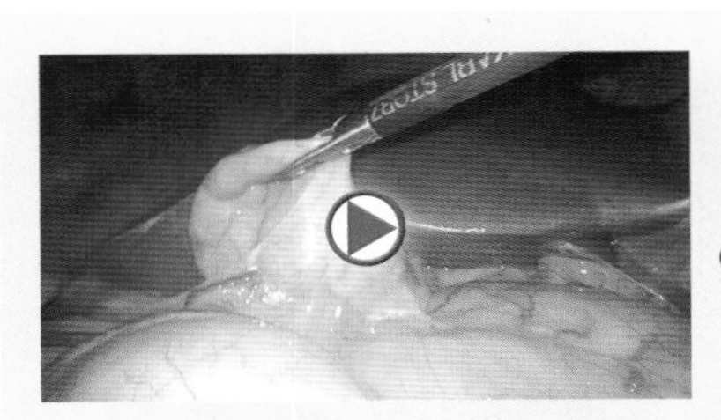

（视频时长00：38）

视频 3 ICG 荧光胆道造影：内镜下鼻胆管引流

要点

- 术中胆道造影 ICG 法的给药途径有静脉法、胆囊穿刺法和胆管内注入法。
- 大部分研究报道静脉法的用法为 2.5mg 术前 1 小时给药。
- 胆囊穿刺法为术中胆囊穿刺后胆囊内注入生理盐水稀释 ICG 0.025mg，胆管注入法为从胆管外引流管或术中胆囊管断端注入生理盐水稀释 ICG 0.025mg。
- ICG 胆道造影可以用于检查术中胆漏。

4. 荧光染色所期待的效果

使用 ICG 进行术中荧光胆道造影，可以在术中实时地观察到胆管走行和伪色重叠影像，有助于术中明确的判断胆管的走行。荧光胆道造影法能够在良性疾病腹腔镜胆囊切除术中广泛推广和应用，以此来减少该手术最为致命的并发症，即发生率 1% 的胆管损伤[21]。为了回避胆管损伤，虽然推荐选择性进行术中胆管造影，但是如前所述传统 X 线胆道造影需要花费大量的时间和人力，并且需要对胆管进行操作难免会发生医源性胆管损伤，因此该方法始终无法常规开展起来。相反，术中荧光造影染色通过静脉给药或胆管外引流管给药，就能在术中非常清晰的确认胆管的走行。所用装置在图像切换上也十分便捷，该方法相比传统 X 线法还能避免辐射，因此此法更佳。在腹腔镜胆囊切除术中，一般常规行安全性评估[Critical view of safety（CVS 技术）][22]，而对于术前或术中 ICG 荧光染色，非常简便就能确认到 Calot 三角部胆管走行，更为实用。且可以在切断胆囊管前，全程观察到整个胆管走行，可以多次确认，该方法期待能够大大减少胆囊切除术中胆管损伤的发生。

在肝脏切除术中，使用术中荧光造影可以辨认到肝内、肝外胆管和肝断面的小胆管[13, 14]，同时在肝切除和肝离断时、操作肝门时能够实时地观察到胆管的走行，可以使手术更为精致。此外，若存在结石或肿瘤导致的肝内胆管堵塞，检查肝储备功能的

ICG 会在肝内停滞。因此术中通过近红外探头可以观察到胆汁淤滞的肝脏表面范围(图 4)[23],由此可以判断疾病所致胆管闭塞所属的肝脏分段。此外,术中肝脏断面和胆管吻合部可以通过 ICG 荧光染色清晰地看到是否有胆漏,若有胆汁漏出,ICG 荧光会非常明显。期待该方法可以大大减少胆道相关并发症。

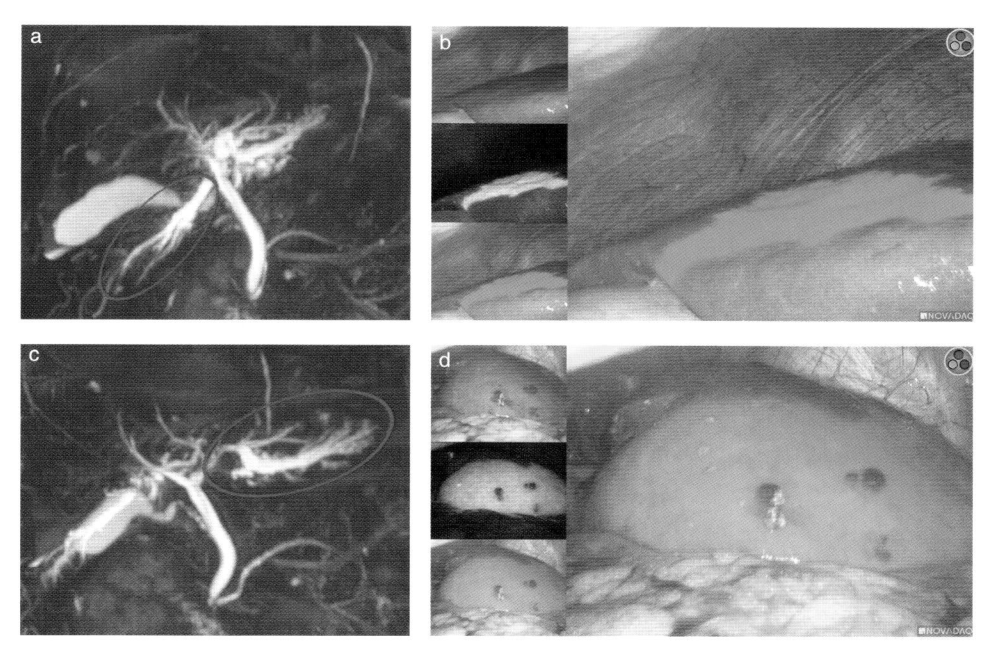

图 4 **肝内胆管癌伴随胆汁淤积**

肝内胆管癌病例,肝 S5 和 S3 两处病变。

a:MRCP 上确认了肝 S5 胆管的扩张。

b:手术中,在肝脏表面,通过 ICG 荧光显影位于肝 S5 范围内胆汁淤积。

c:MRCP 上确认了肝 S3 胆管的扩张。

d:手术中,在肝表面,通过 ICG 荧光显影位于肝 S3 范围内胆汁淤积。

5. 注意点和课题

(1)ICG 用药相关副作用

虽然 ICG 是副作用较少比较安全的药物,因为含碘,所以既往对碘剂过敏的患者不能实施 ICG 荧光染色。此外,一般情况较差的高龄患者、孕妇、哺乳妇、儿童等患者,给药须相当谨慎才行。

(2)近红外观察装置

现在,几乎所有的硬质镜厂商都在制造和贩卖近红外观察装置,搭配开腹手术所用的摄像装置也是各厂商在贩卖。各种机器之间,激发光和滤波器参数,荧光像显示方法都不一样，因此每个机器对于荧光信号的显示能力都有其特点，对于使用的机器必须要充分理解。此外，有报道称腹腔镜所用的近红外装置比开腹手术用的观察装置对荧光信号的处理能力较弱[24]。

（3）适应证外使用

ICG 作为检查药，适应证主要为肝功能检查、循环功能检查、血管 / 组织血流的评价或者是乳腺癌 / 恶性黑色素瘤搜索淋巴结使用。以上之外的都属于适应证外的使用，因此在进行 ICG 荧光染色胆道造影时，需要经过临床试验及药物审查会批准后，需向患者告知并取得同意。

（4）合适的 ICG 用药量和用药时机

ICG 浓度和荧光强度并不是一致的。ICG 本身既是荧光体也是光吸收体，当 ICG 浓度到达荧光强度的饱和度后，会出现进一步的增加浓度导致的荧光会被自身吸收导致荧光强度的减弱的现象[25]。因此适当的 ICG 给药量对于荧光胆道造影是十分重要的。

在使用静脉法时，目前最为常用的用量为 2.5mg，用药时间为术前 1 小时。但同时，该用法有报道称，肝脏和周围组织仍有很强的荧光残留，来自胆管的荧光信号辨认变得困难。为了使得胆管周围组织荧光亮度降低，获得对比十分鲜明的胆管走行成像，有报道建议观察前 3 小时给药[26,27]。另外，对于有胆道梗阻的胆管癌患者，若要进行术中胆道造影，一般多数患者会在术前几天静脉注射 ICG（0.5mg/kg），并在手术当天追加给予 ICG，这样术前几天的 ICG 已经排泄到胆汁中，用以观察到整个胆道。

（5）ICG 荧光和组织通透性

ICG 荧光的组织通透性最多为 10mm[10]，因此无法观测到肝实质和结缔组织深部的胆管。胆管表面有厚的脂肪组织覆盖或炎症较重致肝十二指肠韧带的腹膜增厚的情况下，存在无法辨认到胆管内荧光信号的情况，这时候为了确认胆管荧光走行，必须要剥离胆管周围的组织才行。另外由于胆管内胆汁荧光发光比较强烈，胆管内的小结石观察起来非常困难。荧光胆道造影并不是直接替换了传统 X 线胆管造影，根据病情需要有时候需要两者共用。将碘造影剂和微量 ICG 混合后，X 线胆管造影和荧光造影同时进行也是可能的[28]。

要点

- ICG 荧光胆道造影法对于既往有碘剂过敏患者原则上是禁忌证，对于高龄、孕妇、哺乳期妇女和儿童需要谨慎考虑。
- 由于 ICG 荧光胆道造影法使用 ICG 是适应证外使用，必须要取得伦理委员会的承认和患者的知情同意。
- ICG 荧光胆道造影法对于肝实质和结缔组织深部的胆管观察起来是困难的，同时胆管内微小结石也是难以观察到的，根据病情需要仍需考虑合并使用传统 X 线胆管造影。

6. 今后的展望

由于其比较简易的方法就能获得比较清晰的解剖情况，与传统的X线胆道造影相比，荧光胆道造影法更可能作为广泛普及使用的一种胆道显影方法。此外，基于基础实验，利用新的荧光物质开发出新一代的荧光染色[29-31]，能够比ICG更优地显示出深部胆管的荧光造影剂，其临床前景是可期的。此外，据报道已经有使用近红外光和可视光同时显示的镜头，从而实时观察并用颜色区分的胆管和血管[32]。若能进一步开发出能够同时且实时地显示不同解剖结构的显影技术，在更为详细的解剖显影指示下手术的安全性可以期待到达更高的层次。

参考文献

1) White TT, Hart MJ: Cholangiography and small duct injury. Am J Surg 1985; 149: 640-643.
2) Mullock BM, Shaw LJ, Fitzharris B, et al: Sources of proteins in human bile. Gut 1985; 26: 500-509.
3) Baker KJ: Binding of sulfobromophthalein (BSP) sodium and indocyanine green (ICG) by plasma alpha-1 lipoproteins. Proc Soc Exp Biol Med 1966; 122: 957-963.
4) Landsman ML, Kwant G, Mook GA, et al: Light-absorbing properties, stability, and spectral stabilization of indocyanine green. J Appl Physiol 1976; 40: 575-583.
5) Kubota K, Kita J, Shimoda M et al: Intraoperative assessment of reconstructed vessels in living-donor liver transplantation, using a novel fluorescence imaging technique. J Hepatobiliary Pancreat Surg 2006; 13：100-104.
6) Mitsuhashi N, Kimura F, Shimizu H, et al: Usefulness of intraoperative fluorescence imaging to evaluate local anatomy in hepatobiliary surgery. J Hepatobiliary Pancreat Surg 2008; 15: 508-514.
7) Ishizawa T, Bandai Y, Kokudo N: Fluorescent cholangiography using indocyanine green for laparo- scopic cholecystectomy: an initial experience. Arch Surg 2009; 144: 381-382.
8) 安田大輔，草野満夫，青木武士，ほか：Indocyanine green(ICG) 蛍光法による開腹および鏡視下術中胆道造影法の開発．昭和医会誌 2009；69：253-262.
9) Aoki T, Murakami M, Yasuda D et al: Intraoperative fluorescent imaging using indocyanine green for liver mapping and cholangiography. J Hepatobiliary Pancreat Sci 2010; 17: 590-594.
10) Ishizawa T, Bandai Y, Ijichi M et al: Fluorescent cholangiography illuminating the biliary tree during laparoscopic cholecystectomy. Br J Surg 2010; 97: 1369-1377.
11) Tagaya N, Shimoda M, Kato M, et al: Intraoperative exploration of biliary anatomy using fluorescence imaging of indocyanine green in experimental and clinical cholecystectomies. J Hepatobiliary Pancreat Sci 2010; 17: 595-600.
12) Dip F, LoMenzo E, Sarotto L et al: Randomized Trial of Near-infrared Incisionless Fluorescent Cholangiography. Ann Surg 2019; 270: 992-999.
13) Ishizawa T, Tamura S, Masuda K et al: Intraoperative fluorescent cholangiography using indocyanine green；a biliary road map for safe surgery. J Am Coll Surg 2009; 208: e1-e4.
14) Kawaguchi Y, Velayutham V, Fuks D et al: Usefulness of indocyanine green-fluorescence imaging for visualization of the bile duct during laparoscopic liver resection. J Am Coll Surg 2015; 221: e113-e117.

15) Tanaka M, Inoue Y, Mise Y, et al: Laparoscopic deroofing for polycystic liver disease using laparoscopic fusion indocyanine green fluorescence imaging. Surg Endosc 2016; 30: 2620-2623.
16) Kaibori M, Ishizaki M, Matsui K et al: Intraoperative indocyanine green fluorescent imaging for prevention of bile leakage after hepatic resection. Surgery 2011; 150: 91-98.
17) Mizuno S, Inoue H, Tanemura A et al: Biliary complications in 108 consecutive recipients with duct-to-duct biliary reconstruction in living-donor liver transplantation. Transplant Proc 2014; 46: 850-855.
18) Hong SK, Lee KW, Kim HS, et al: Optimal bile duct division using real-time indocyanine green near-infrared fluorescence cholangiography during laparoscopic donor hepatectomy. Liver Transpl 2017; 23: 847-852.
19) Cherrick GR, Stein SW, Leevy CM et al: Indocyanine green: observations on its physical properties, plasma decay, and hepatic extraction. J Clin Invest 1960; 39: 592-600.
20) Hutteman M, van der Vorst JR, Mieog JS et al: Near-infrared fluorescence imaging in patients undergoing pancreaticoduodenectomy. Eur Surg Res 2011; 47: 90-97.
21) Flum DR, Dellinger EP, Cheadle A et al: Intraoperative cholangiography and risk of common bile duct injury during cholecystectomy. JAMA 2003; 289: 1639-1644.
22) Strasberg SM, Hertl M, Soper NJ: An analysis of the problem of biliary injury during laparoscopic cholecystectomy. J Am Coll Surg 1995; 180: 101-125.
23) Harada N, Ishizawa T, Muraoka A, et al: Fluorescence navigation hepatectomy by visualization of localized cholestasis from bile duct tumor infiltration. J Am Coll Surg 2010; 210: e2-6.
24) Kono Y, Ishizawa T, Tani K et al: Techniques of Fluorescence Cholangiography During Laparoscopic Cholecystectomy for Better Delineation of the Bile Duct Anatomy. Medicine (Baltimore) 2015; 94: e1005.
25) Benson RC, Kues HA: Fluorescence properties of indocyanine green as related to angiography. Phys Med Biol 1978; 23: 159-163.
26) Zarrinpar A, Dutson EP, Mobley C, et al: Intraoperative laparoscopic near-infrared fluorescence cholangiography to facilitate anatomical identification ; when to give indocyanine green and how much. Surg Innov 2016; 23: 360-365.
27) Boogerd LSF, Handgraaf HJM, Huurman VAL et al: The best approach for laparoscopic fluorescence cholangiography ; overview of the literature and optimization of dose and dosing time. Surg Innov 2017; 24: 386-396.
28) Kawaguchi Y, Ishizawa T, Masuda K, et al: Hepatobiliary surgery guided by a novel fluorescent imaging technique for visualizing hepatic arteries, bile ducts, and liver cancers on color images. J Am Coll Surg 2011; 212: e33-39.
29) Figueiredo JL, Siegel C, Nahrendorf M, et al: Intraoperative near-infrared fluorescent cholangiog- raphy (NIRFC) in mouse models of bile duct injury. World J Surg 2010; 34: 336-343.
30) Tanaka E, Choi HS, Humblet V, et al: Real-time intraoperative assessment of the extrahepatic bile ducts in rats and pigs using invisible near-infrared fluorescent light. Surgery 2008; 144: 39-48.
31) van den Bos J, Al-Taher M, Hsien SG, et al: Near-infrared fluorescence laparoscopy of the cystic duct and cystic artery: first experience with two new preclinical dyes in a pig model. Surg Endosc 2017; 31: 4309-4314.
32) Ashitate Y, Stockdale A, Choi HS, et al: Real-time simultaneous near-infrared fluorescence imaging of bile duct and arterial anatomy. J Surg Res 2012; 176:7-13.

第2章　肝段成像

青木武士，村上雅彦，松田和广，古泉友丈

概要

- 采用ICG荧光法进行肝段染色，可在肝脏表面和肝脏断面上清晰地显示肝段边界，在术中可以实时三维识别肝段。
- ICG荧光识别肝段的方法包含正染法和负染法，它们均有助于肝段的精准切除。
- ICG荧光肝段染色法也可应用于腹腔镜手术，在术前模拟的基础上选择合适的染色方法非常重要。

引言

解剖性肝段或亚肝段切除被认为是针对肝恶性肿瘤的标准手术。为了安全且准确地进行解剖性肝切除，掌握肿瘤局部及其周围肝内血管的分布情况，在手术中准确地识别肝段是非常重要的。本文将概述使用ICG荧光的肝段识别法。

1. 既往肝段识别的方法和问题

解剖性肝切除术是基于由Couinaud[1]提出的门静脉系统解剖来进行的肝切除。确定肝段的方法分为两种，一种是将染色剂注入门静脉以确定染色区域，另一种是将目标肝段的Glisson鞘阻断以确定缺血区域。

1985年，Makuuchi等在肝切除手术中使用术中超声（intraoperative ultrasonography，IOUS），使得术者可以在术中实时了解肝脏的内部结构。另外，在术中超声引导下还可行门静脉穿刺并注入染色剂（如靛蓝胭脂红）以对门静脉各分支所支配的区域进行染色，并可根据肝脏表面的染色范围来准确地识别肝段[2]。此外，1991年Takayama等提出，对于由多支门静脉供血且难以对每个分支进行穿刺的病例，可以对相邻肝段的门静脉分支进行穿刺，据此他们报道了一种反染法（counter staining），它通过对切除肝段的相邻肝段染色来确定边界[3]。另外，1986年高崎健等报道了从肝门部向末梢解剖支配肿瘤区域的Glisson

鞘,并将其阻断从而显示缺血区域来进行肝切除的 Glisson 蒂横断式处理法[4]。

基于正确识别肝段所进行的解剖性肝切除术,对提高肝切除术的安全性和手术疗效有很大的帮助[3],例如能够减少出血量和预防胆汁漏等。但是,靛蓝胭脂红会在较短时间内从肝实质中消失,术中不能维持肝段的染色效果。同时,对于重度肝硬化和再次肝切除的病例,其肝脏表面的靛蓝胭脂红染色区域有时会变得模糊。而且,虽然在肝脏表面观察到的染色区域有助于肝切除线的划定,但是在肝脏离断面上很难将染色区域作为肝段边界。此外,Glisson 蒂横断式处理法在 S7、S8 等肝段的解剖性肝切除的 Glisson 鞘时需要较高的技术。

2. 荧光成像的历史

近年来,随着影像诊断技术和术前 3D 模拟成像技术的发展,术者能够全面掌握肝脏的局部解剖并制定最佳手术方案。然而,想要通过术前模拟来详细讨论和制定手术方案,就必须建立一种能够准确反映实际解剖结构的术中引导法。

ICG 具有在近红外光照射下发出约 830nm 荧光的特性。2008 年,我们报道了利用 ICG 的荧光特性,在 IOUS 引导下行门静脉穿刺,随后注入 ICG 并用红外荧光观察相机(PDE-Ⅱ)进行术中肝段识别的案例[5]。该方法既可以在术中实时清晰地观察肝段的边界,又能够在不减弱术中荧光信号的情况下持续进行识别。报道了用 ICG 荧光对目标肝段进行识别的方法后,2011 年 Uchiyama 等报道了在阻断支配目标肝段的门静脉血流后,经外周静脉注射 ICG,使目标肝段无 ICG 荧光显示的方法[6]。应用 ICG 荧光的肝段识别法,在肝脏表面和肝脏断面均能清晰地观察到肝段的边界,使得其作为精准解剖性肝切除术的术中引导法被广泛使用。

目前,专门用于腹腔镜手术的近红外光腹腔镜摄像机已经广泛上市销售,这也推进了腹腔镜肝切除术中 ICG 荧光法的应用。2012 年,Ishizawa 等报道了腹腔镜肝切除术中使用 ICG 荧光的肝段识别法[7]。与开腹手术一样,在腹腔镜下肝切除术中,使目标肝段成为 ICG 荧光发光区域的正染法(positive staining)和使其成为 ICG 荧光缺损区域的负染法(negative staining)均可以在手术中清晰地显示肝段。在腹腔镜肝切除术中,由于在 IOUS 引导下行目标门静脉穿刺的技术难度很高,因此负染法更为简便。但是,对于需行肝 S7、S8 等肝上区域的肝切除术的病例以及对于那些难以预先处理荷瘤 Glisson 鞘的病例,通过负染法进行肝段识别很困难,因此大家长期以来都在探索一种能够在腹腔镜手术中简便易行的正染法。为了达到这一目的,我们开展了有关课题研究并设计了一种术前操作正染法,该法是在麻醉诱导后、手术开始前行体外超声引导下的门静脉穿刺,随后注入 ICG 对肝段进行染色和识别,并在 2020 年报道了这种能够在腹腔镜手术中简便操作的肝段识别染色法[8]。

随着手术观察器械的开发和改进以及适应证的扩大,ICG 荧光肝段识别法有望作为一种有效的术中实时引导方法在精准肝切除术中发挥重要作用。下面,我们将概述 ICG 荧光染色的肝段识别法的实际使用情况。

3. 荧光成像的实际应用

(1)ICG 荧光区域染色法的术前模拟

为了实施解剖性肝切除术,在术前进行腹部超声、动态 CT 增强扫描、MRI-EOB 等各种影像学检查,可以明确肿瘤的位置、肿瘤与周围脉管的关系以及肿瘤有无侵犯到主要脉管结构。此外,通过将三期(动脉期、门静脉期、静脉期)的薄层 CT 图像数据转换成三维重建图像,在手术前可行更详细的肝切除模拟[9]。使用三维重建图像,可以确定支配肝脏肿瘤的 Glisson 鞘和荷瘤区域的主要门静脉分支,术前模拟注射 ICG 进行肝段染色和计算预计切除的肝脏体积(图 1)。为进行术中肝段染色,可在术前行体外超声检查识别拟穿刺或阻断的门静脉分支,若行超声引导下门静脉穿刺,超声检查还可以确定拟穿刺门静脉的直径和穿刺路径。

(2)ICG 荧光法在开腹肝切除术中的肝段识别

2008 年,我们报道了在开腹肝切除术中利用 ICG 荧光进行肝段识别的方法,目前包括以下两种方法。

一是在术中超声引导下穿刺目标门静脉,注入 ICG,将目标肝段染色为 ICG 荧光区域的方法。ICG 溶液最初使用的浓度是 5mg/ml,但注入高浓度的 ICG 后,通过体循环最终会使全肝发出荧光,使得荧光 / 非荧光肝区域的对比变得模糊。

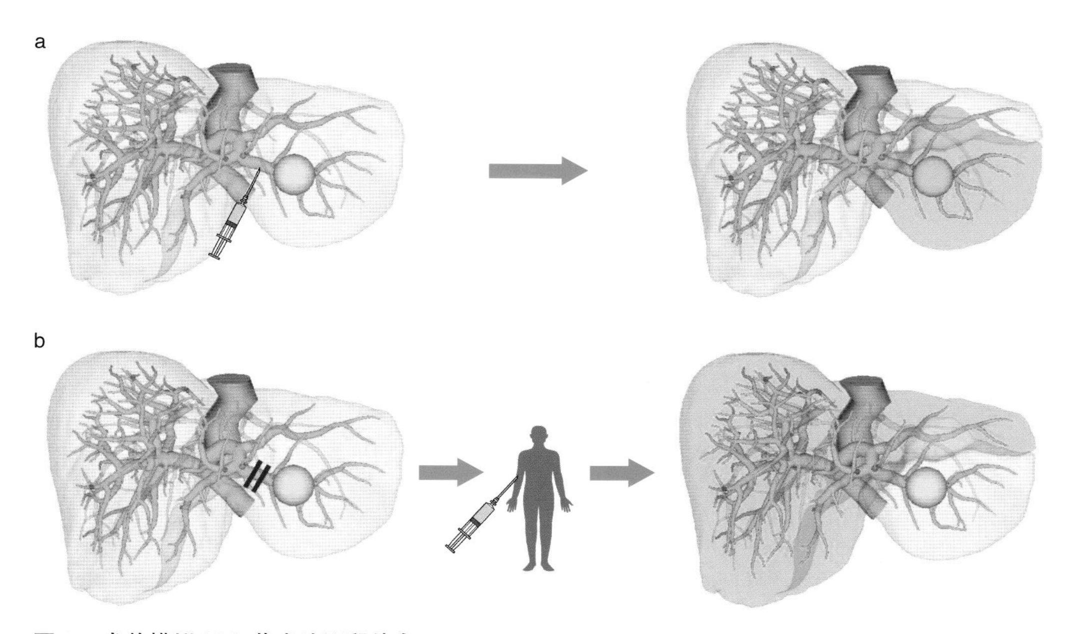

图 1 术前模拟 ICG 荧光法肝段染色

a:正染法。模拟穿刺荷瘤门静脉分支,注射 ICG 时显示的荧光区域。

b:负染法。模拟阻断荷瘤门静脉分支,外周静脉注射 ICG 时显示的 ICG 荧光缺失区域。

目前，已有很多报道，利用生理盐水将 1~2ml 的 ICG 溶液稀释至 0.025~0.25mg/ml 的浓度后给药（表 1）。给药时，重点是要缓慢注射 ICG，避免其回流到邻近的门静脉分支。若直接穿刺目标门静脉有困难，或目标肝段存在多条支配的门静脉，则穿刺支配邻近肝段的门静脉并注射 ICG，即通过反染法[3]染色相邻肝段以确定边界。另一种方法是阻断支配门静脉的血流后，外周静脉给予 1ml 浓度为 2.5mg/ml 的 ICG 溶液，将目标肝段确定为 ICG 荧光缺损区域（图 2）。这些方法均可以在解剖性肝切除术中清晰地显示肝段边界，从而在手术中实时进行解剖学上正确的区域识别。最初，为了观察 ICG 荧光区域，需要把手术室调暗，但现在随着观察设备的改进，通过切换红外观察装置的显示模式，可以将荧光图像重叠在手术野的图像上，这使得在实时观察叠加高分辨率彩色图像的同时进行肝切除术成为可能。

表 1　ICG 荧光的肝段识别法

报告者（年）	肝段染色法	手术方式	荧光观察设备	给药途径	ICG 剂量	肝血流阻断法	识别成功率 /%	参考文献
AOKI（2008）	正染法	开腹	PDE	荷瘤门静脉	5mg	Pringle 法	94.3	5
Uchiyama（2011）	负染法	开腹	PDE	外周静脉	0.5mg/kg BW	荷瘤门静脉	100	6
Ishizawa（2012）	正 / 负染法	腹腔镜	Olympus	荷瘤门静脉 / 外周静脉	0.025mg/ 2.5mg	肝动脉 / 荷瘤门静脉	100	7
Sakoda（2013）	正染法	腹腔镜	IRI	荷瘤门静脉	5mg	无	100	13
Inoue（2015）	正 / 负染法	开腹	HyperEye Medical System	荷瘤门静脉 / 外周静脉	2.5mg/ 2.5mg	肝动脉 / 荷瘤门静脉	95.8	14
Miyata（2015）	正染法	开腹	PDE-neo®	荷瘤门静脉	0.25mg	肝动脉	100	15
Mizuno（2017）	负染法	腹腔镜	SPY	外周静脉	未报告	荷瘤门静脉	100	16
Kobayashi（2017）	正 / 负染法	开腹	PDE	荷瘤门静脉 / 外周静脉	0.25mg/ 2.5mg	无 / 荷瘤门静脉	100	17
Terasawa（2018）	负染法	腹腔镜	SPY	外周静脉	1.25mg	荷瘤门静脉	100	18
Ueno（2018）	正染法	腹腔镜	SPY	Arterial branch	0.25mg	肝动脉栓塞（IVR）	100	19

续表

报告者（年）	肝段染色法	手术方式	荧光观察设备	给药途径	ICG剂量	肝血流阻断法	识别成功率/%	参考文献
Peyrat（2018）	负染法	开腹	FLUOBEAM®	外周静脉	0.625~1.25mg	荷瘤门静脉	80	20
Nishino（2018）	负染法	开腹	Medical Imaging Projection System	外周静脉	0.25mg	荷瘤门静脉	91.3	12
Aoki（2020）	术前正染法	腹腔镜	SPY	荷瘤门静脉	0.025mg	无	86	8

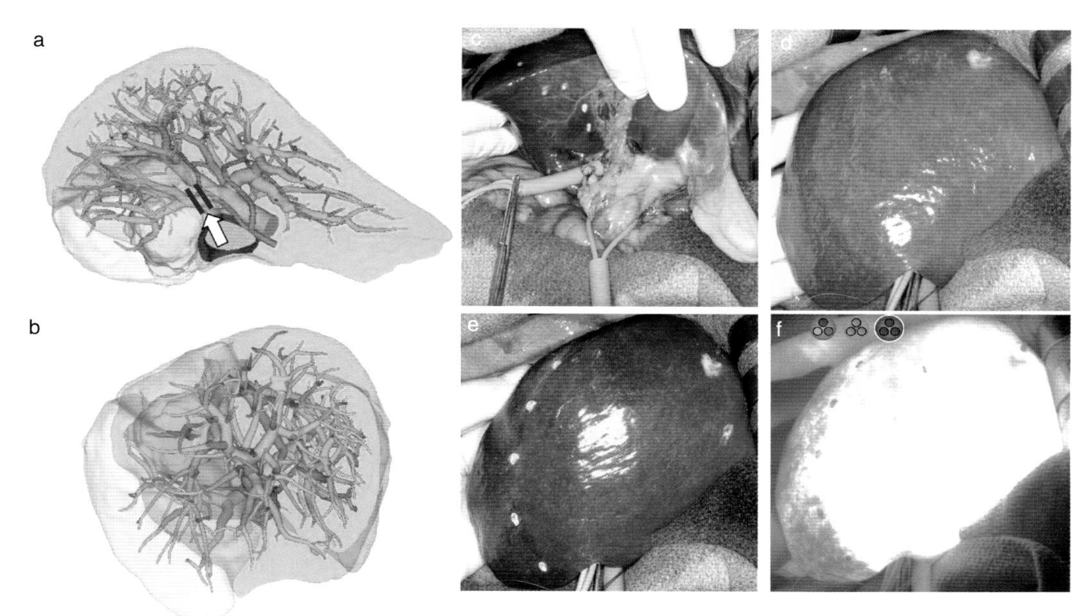

图2　ICG 荧光法在转移性肝癌（S7）的右后叶切除术中的应用
a：术前模拟识别荷瘤门静脉分支（门静脉右后支）的流域。
b：术前模拟预定的荧光 / 非荧光区域。
c：阻断门静脉右后支并静脉注射 1ml 浓度为 2.5mg/ml 的 ICG。
d：白光下观察肝脏表面。
e，f：ICG 荧光法观察到门静脉右后支流域为 ICG 荧光缺失区域。

（3）ICG 荧光法在腹腔镜下肝切除术中的肝段识别

2012 年，Ishizawa 等报道了腹腔镜肝切除术中的一种负染法[7]，该方法与开腹手术一样阻断支配的门静脉分支。同样，在阻断支配门静脉分支的血流后，经外周静脉注射 1ml 浓度为 2.5mg/ml 的 ICG 溶液。使用 ICG 荧光法的肝段识别法，不仅可以识别肝切除术中的肝脏表面的缺血线（demarcationline），也可以清晰地显示肝脏离断面上的 ICG 荧光区和非荧光区边界。近年,各公司都在市面上售卖具有近红外观察功能的硬镜,通过按照其重叠显示在术野中肝脏断面上的荧光区域边界进行肝切除,可以进行三维的、准确的解剖性肝切除术。

我们介绍了 1 例使用负染法进行腹腔镜肝切除术的病例。在腹腔镜 S6 段肝切除术中,术前模拟识别支配的门静脉分支(P6a+b),将其阻断后,静脉注射 1ml 浓度为 2.5mg/ml 的 ICG。当用近红外光腹腔镜摄像头观察肝脏表面时,P6a+b 支配区域清晰地显示为 ICG 荧光缺失区域,并且在肝脏离断面上清晰地观察到 ICG 荧光 / 非荧光区。在肝脏断面上 S6 段的其他门静脉支(P6c)则可以呈现为有 ICG 荧光的脉管,将其离断可以进行以 ICG 荧光区域为基准的解剖性肝切除(图 3)。

另外,2012 年 Ishikawa 等还报道了一种正染法[7]。该方法是在腹腔镜肝切除术中,在 IOUS 引导下直接穿刺目标门静脉并注入 ICG。在腹腔镜肝脏手术中,IOUS 引导下穿刺门静脉存在的问题是:①IOUS 引导的操作限制了肝内的观察范围;②对于 IOUS 下显示的门静脉分支,从体表上穿刺时,很难整合空间位置信息。

为了解决腹腔镜解剖性肝切除术中门静脉穿刺困难的问题,我们设计了一种“术前正染法”,即在麻醉诱导后、手术开始前,在体外超声引导下穿刺拟切除肝段的门静脉支并注射 ICG,从而对目标肝段进行染色。同时报道了除肝 S1 段以外的所有肝段均可清晰地观察到肝段边界[8]。该方法使用 18G PTC 针穿刺门静脉,与开腹手术一样,用生理盐水将 ICG 稀释成浓度为 0.025mg/ml,并注射 1~2ml ICG 溶液。为了不使 ICG 扩散到邻近的肝段,缓慢地注射 ICG 溶液对于正确描绘肝段是非常重要的。使用 ICG 染色的肝段,其染色范围不会向周围肝段扩散以及荧光强度不会减弱。

我们介绍了 1 例肝细胞癌(S2)应用术前正染法行腹腔镜下肝 S2 段切除术的病例。术前明确肝 S2 段门静脉支配支,模拟 ICG 从该部位注入后预想的染色区域。全身麻醉诱导后,在体外超声引导下采用 18G PTC 针穿刺肝 S2 段的门静脉支配支,给予 1ml 浓度为 0.025mg/ml 的 ICG 溶液。术中可见穿刺的门静脉所支配的肝段为 ICG 荧光区。此外,在肝脏离断面上可清晰地观察到 ICG 荧光 / 非荧光区域,因此以荧光区域为基准的解剖性肝切除术是可行的(图 4,视频 1)。

对于术前难以进行目标肝段门静脉穿刺的病例,可以与开腹手术一样,对相邻肝段的门静脉进行穿刺,通过对染法以明确肝段边界。

如前所述,在 IOUS 引导下对门静脉进行穿刺是一种对熟练度要求极高的技术。但是如果拟穿刺门静脉是术前体外超声下难以识别的三级门静脉分支或者末梢门静脉分支,或是门静脉有多个分支时,则仍需要在 IOUS 引导下穿刺。在这种情况下,为了准确穿刺目标门静脉,可使用带孔的腹腔镜下超声波探头(4-Way Laparoscopic 8666-RF.BK Medical)。具体如下,在 IOUS 引导下确定目标门静脉后,将体外用的穿刺针经探头孔,使其尖端到达目标门静脉。这种方法对于穿刺细小门静脉分支,特别是对肝 S7、S8 段的多支染色是有效的,但是穿刺起始点的体表穿刺点的确定,仍需要经验和技巧,因此这种穿刺仍然很困难(图 5)。

(4)ICG 荧光法在小范围肝切除术中的肝段识别

对于转移性肝癌和肝脏储备功能低下的肝硬化病例,有时须行肝段切除术(cone unit resection)[10]。即使在三级门静脉分支支配的小范围肝切除术中,仍可通过 ICG 荧光染色法识别其支配区域,从而使行无缺血区域的解剖性肝切除术成为可能。

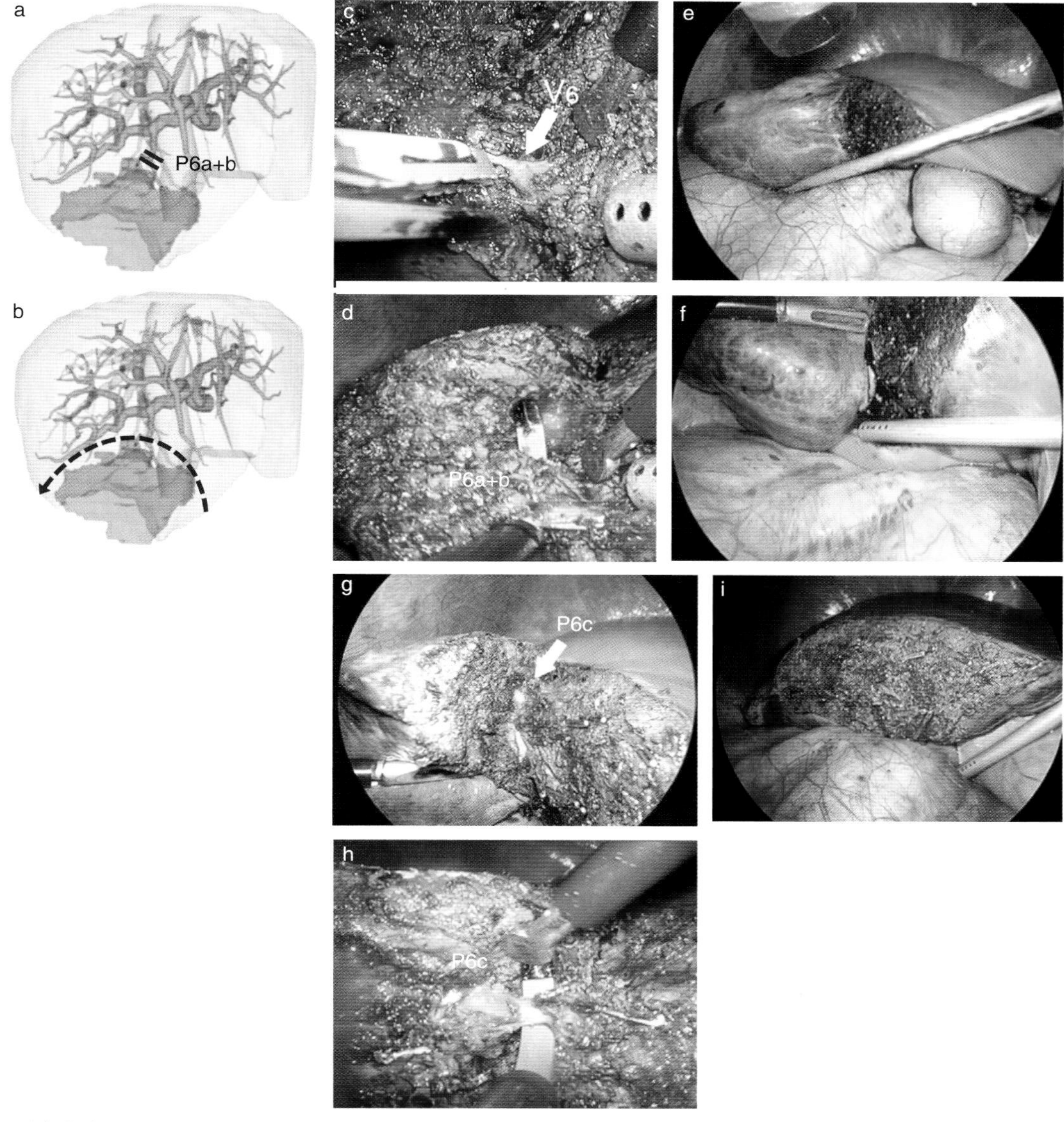

（青木武士，ほか：1）ICG 蛍光法を用いた腹腔鏡下肝亜区域切除術，特集 ICG 蛍光法を用いた肝胆道外科手術，Ⅱ. 各論，手術 2019;73: 1405-1415. より引用）

图 3 ICG 荧光法（负染法）引导的腹腔镜肝切除术

肝血管瘤（S6）行腹腔镜肝 S6 段切除术。

a：术前模拟明确荷瘤门静脉支（P6a+b）的流域。

b：术前模拟预定的肝切除线。

c：离断肝断面上显露的 V6。

d：确认荷瘤门静脉支（P6a+b），离断后静脉注射 1ml 浓度为 2.5mg/ml 的 ICG。

e，f：肝 S6 区域在肝表面和离断面上显示为非荧光区域。

g：门静脉 S6 分支（P6c）显示为 ICG 荧光的脉管。

h：离断 P6c。

i：肝 S6 段切除后的肝脏断面。

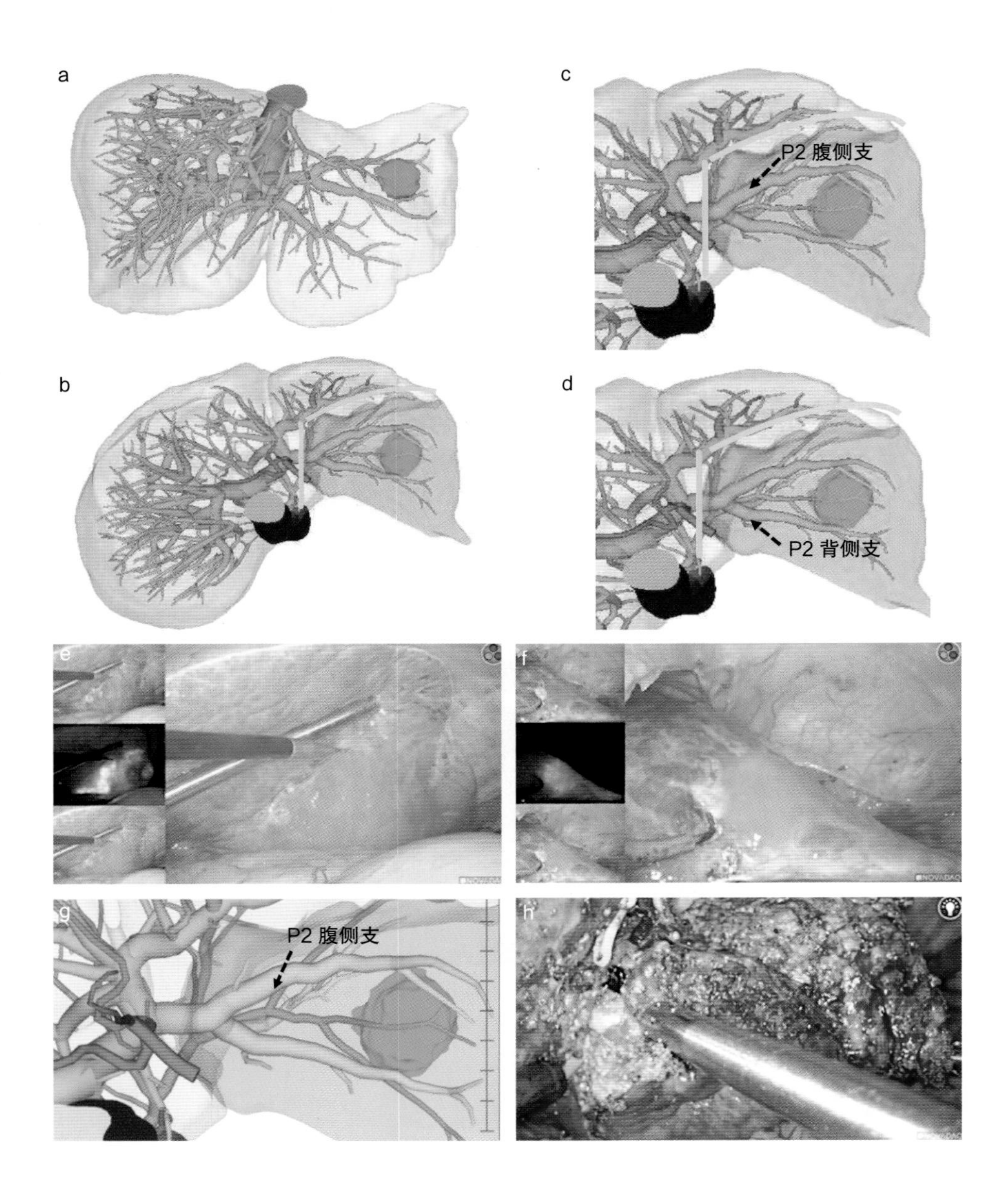
a
b
c
P2 腹侧支
d
P2 背侧支
e
f
g
P2 腹侧支
h

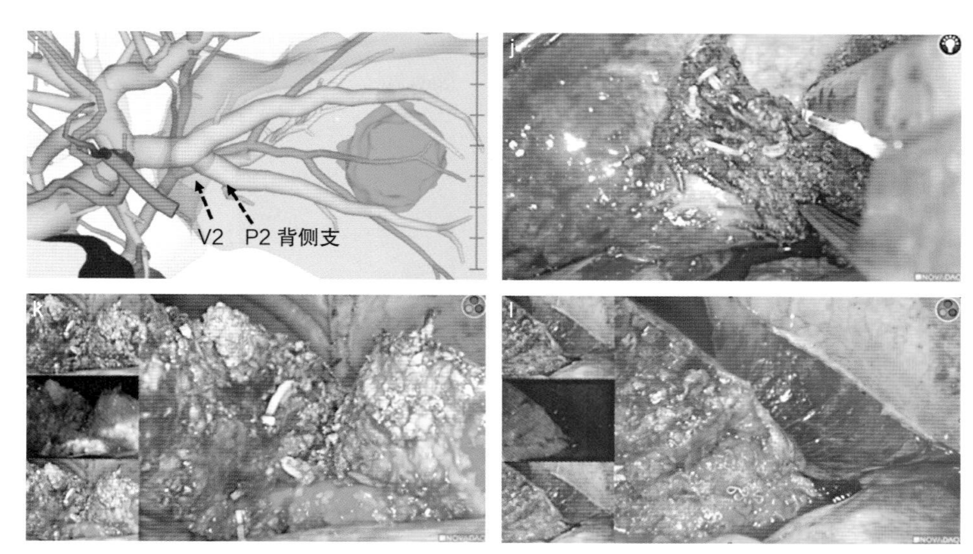

（青木武士，ほか：1）ICG 蛍光法を用いた腹腔鏡下肝亜区域切除術，特集 ICG 蛍光法を用いた肝胆道外科手術，Ⅱ. 各論，手術 2019；73:1405-1415.より引用）

图 4 ICG 荧光法（术前正染法）引导的腹腔镜肝切除术

肝细胞癌（S2）行腹腔镜肝 S2 切除术。

a：术前模拟明确肿瘤（S2）及荷瘤门静脉分支（P2）。

b：模拟荷瘤门静脉分支（P2）的 ICG 染色区域。

c：术前模拟识别 P2 腹侧支。

d：术前模拟识别 P2 背侧支。

e：向荷瘤门静脉支（P2）注入 1ml 浓度为 0.025mg/ml 的 ICG 溶液后，观察肝 S2 染色区域（背侧）。

f：肝 S2 染色区（腹侧）。

g：术前模拟识别 P2 腹侧支。

h：离断肝脏断面上的 P2 腹侧支。

i：术前模拟识别 P2 背侧支和 V2。

j：利用切割闭合器离断肝脏断面上的 P2 背侧支和 V2。

k：在肝脏断面上，观察到 ICG 荧光区域作为肝 S2 段的边界。

l：肝 S2 切除后的离断面。

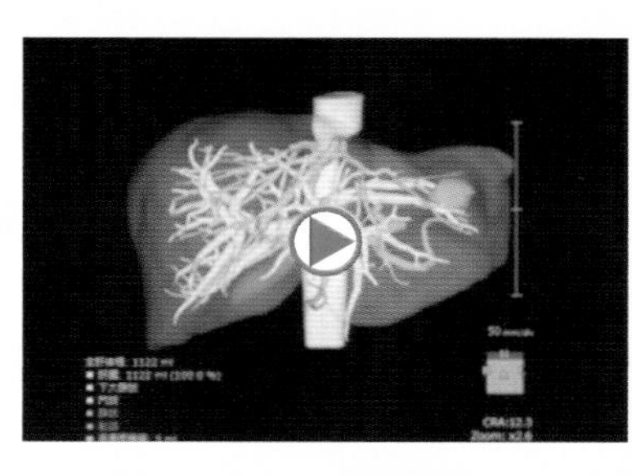

（视频时长02：13）

视频 1 ICG 荧光法引导的腹腔镜肝 S2 段切除术

a

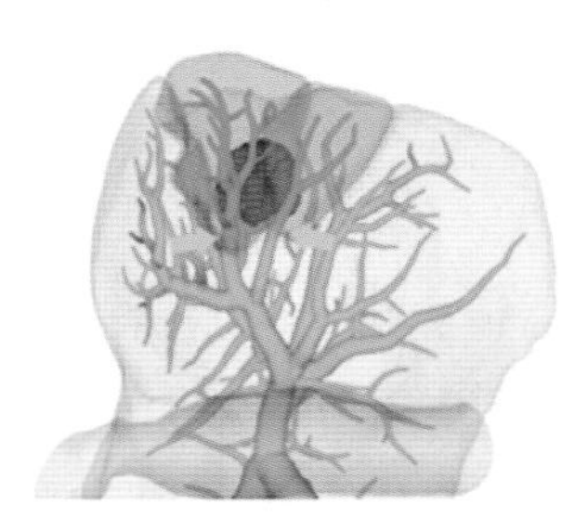

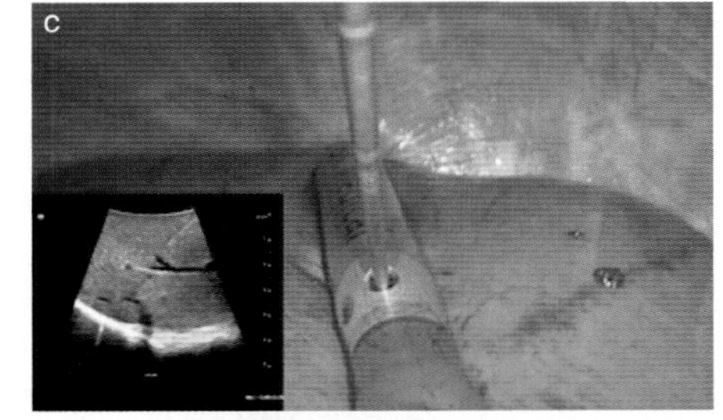

b

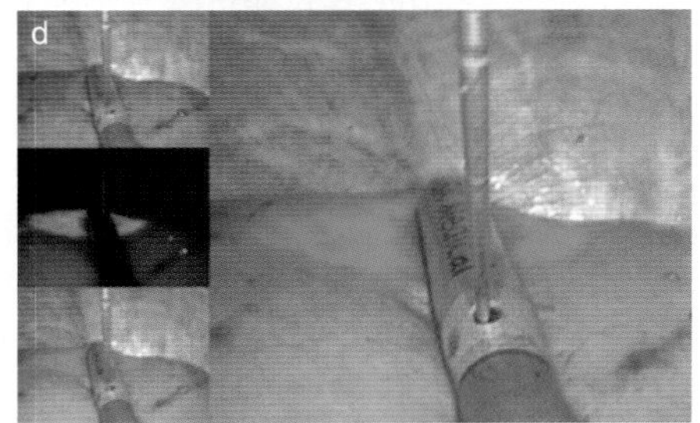

（青木武士，ほか：1）ICG 蛍光法を用いた腹腔鏡下肝亜区域切除術，特集 ICG 蛍光法を用いた肝胆道外科手術，Ⅱ．各論，手術 2019; 73: 1405-1415. より引用）

图 5　腹腔镜肝切除术中的荷瘤门静脉分支穿刺（术中正染法）

转移性肝癌（S7）行腹腔镜下肝 S7 段切除术。

a：术前模拟明确荷瘤门静脉分支。

b：术前模拟预定的肝切除线。

c：IOUS 下识别荷瘤门静脉分支，通过超声探头前端的孔使穿刺针尖到达荷瘤门静脉分支。

d：注入 1ml 浓度为 0.025mg/ml 的 ICG 溶液至荷瘤门静脉分支，观察肝 S7 段染色区域。

要点

- 正染法是在超声波引导下直接穿刺荷瘤门静脉分支，注入浓度为 0.025mg/ml 的 ICG 溶液，将 ICG 荧光区域确定为切除肝段。
- 为了避免邻近的肝段反流，在超声引导下缓慢地注入 ICG 溶液非常重要。
- 在腹腔镜手术中，术中超声引导下的穿刺难度较高，因此在手术前使用体外超声引导注入浓度为 0.025mg/ml 的 ICG 溶液的术前正染法是一种简便有效的染色方法。
- 对于存在多个荷瘤门静脉分支或直接穿刺困难的病例，可以通过对相邻肝段进行染色的对染法来确认肝段边界。
- 负染法是将荷瘤门静脉分支先行阻断后，静脉注射浓度为 2.5mg/ml 的 ICG 溶液，将 ICG 非荧光区域确定为切除肝段。
- 详细的术前模拟，依据病例的实际情况选择合适的染色方法是非常重要的。

4. 荧光成像的预期效果

基于IOUS的肝段识别法,现在也作为金标准而通用。然而,通过应用ICG荧光成像,可以更清晰地描绘肝段。特别是在腹腔镜手术中,由于视野的限制、触觉的缺失、IOUS的操作限制,使得通过IOUS获得解剖信息是困难的。而在这种情况下,为了准确地识别肝脏表面的边界以及把握肝脏离断面,ICG荧光法可认为是弥补腹腔镜手术缺点的有效方法。

研究报道,基于正确肝段识别的解剖性肝切除术有助于减少术后并发症的发生[3]。此外,针对肝细胞癌病例,研究发现依据荷瘤门静脉分支走向的解剖性肝切除术可以减少残留肝脏肿瘤复发,改善患者预后[11]。即使是转移性肝癌,也有必要依据肿瘤的大小和部位来明确拟切除的荷瘤Glisson鞘及其支配流域,从而进行精准的肝段切除。

通过使用ICG荧光法可以在更多的中心实现安全准确的解剖性肝切除,对肝癌治疗效果的改善值得期待。今后,仍需多中心大样本的临床试验验证。

5. 注意点和课题

ICG荧光法是一种比较简便的方法,但是在正染法中,对于具有多条支配门静脉和2mm以下的细小血管的情况进行穿刺是很困难的,因此有时不能准确地进行肝段染色。而在负染法中,预先处理支配门静脉是必要的,但是,必须进行仔细地解剖分离,避免脉管和胆管。另外,与短时间内染色区域即可消失的靛蓝胭脂红不同,ICG的荧光染色区域可以长时间维持,所以在染色区域错误的情况下很难修正。同时,为了在术中获得准确的荧光成像,术前进行充分的模拟,根据不同的病例,仔细规划合适的染色方法是非常重要的。

目前,各厂商都有可用于开腹手术和腹腔镜手术的、能够观察ICG荧光的近红外观察装置出售,但各机型之间在激光光源、滤波器设定、荧光像显示方法、荧光信号的描绘能力上存在差异[21]。另外,用于腹腔镜手术的近红外观察装置与用于开腹手术的相比,其荧光信号识别能力有降低的倾向[21]。所以使用时需要充分了解所使用的观察设备的特点。

ICG长期以来是用于肝功能评估、循环系统检查、血管和组织的血流评估以及乳腺癌和恶性黑色素瘤的前哨淋巴结识别的检验药物。虽然副作用很少,安全性也很高,但是因其含有碘,所以不可用于有碘过敏史的患者,即使用于肝脏染色的ICG是微量的,但也有可能会导致意想不到的并发症。

6. 展望

在肝段染色中,可以在肝脏表面和肝脏离断面均观察到ICG的荧光区域,并且ICG具有较长时间维持荧光信号的独特特性。今后,希望能充分利用这种荧光特性,建立术中实时引导系统。在开腹手术方面,开发了应用投影技术的Medical Imaging Projection System(MIPS),这一技术能将ICG荧光显像获得的图像信息实时投影到术野上,同时进行肝切除[12]。该技术还可实时跟踪手术过程中的脏器变形情况,使术者能够专注于术区而无须移动视线,有望作为术中实时引导技术而被广泛应用。在腹腔镜手术方面,通过具有近红外观察功能的硬镜,可在实际术野上叠加显示ICG荧光区域,但可进行近红外观察的软镜的开发和上市令人期待。另外,还有必要改良使正染法更容易的染色方法,促进以超声波机器为代表的专用于术中穿刺的手术器械的开发和改良,建立与开腹手术同样的染色技术。今后,积累ICG荧光技术在解剖性肝切除术中的有效性证据,有望促进ICG荧光引导手术的进一步发展,并扩大其手术适应证。

参考文献

1) Couinaud C : Les enveloppes vasculobiliaries du foie ou capsule de Glisson:leur interet dans la chirurgie vesicularie, les resections hepatiques et l'abord du bile du foie. Lyon Chir1954; 49: 589.
2) Makuuchi M, Hasegawa H, Yamazaki S: Ultrasonically guided subsebmentectomy. Surg Gynecol Obstet 1985 ; 161: 346-350.
3) Takayama T, Makuuchi M. Watanabe K, et al: A new method for mapping hepatic subsegment counterstaining identification technique. Surgery 1991; 109: 226-229.
4) 高崎健, 小林誠一郎, 田中精一, ほか:glisson 鞘処理による新しい系統的肝切除術. 手術 1986;40:7-14.
5) Aoki T, Yasuda D, Shimizu Y, et al: Image-guided liver mapping using fluorescence navigation system with indocyanine green for anatomical hepatic resection. World J Surg 2008; 32: 1763-1767.
6) Uchiyama K, Ueno M, Ozawa S, et al: Combined intraoperative use of contrast-enhanced ultrasonography imaging using a sonazoid and fluorescence navigation system with indocyanine green during anatomical hepatectomy. Langenbecks Arch Surg 2011; 396: 1101-1107.
7) Ishizawa T, Zuker NB, Kokudo N, et al: Positive and negative staining of hepatic segments by use of fluorescent imaging techniques during laparoscopic hepatectomy. Arch Surg 2012; 147: 393-394.
8) Aoki T, Koizumi T, Mansour DA, et al: Ultrasound-Guided Preoperative Positive Percutaneous Indocyanine Green Fluocrescence Staining for Laparoscopic Anatomical Liver Resection.J Am Coll Surg 2020; 230: e7-e12.
9) Aoki T, Murakami M, Koizumi T, et al: Three-Dimensional Virtual Endoscopy for Laparoscopic and Thoracoscopic Liver Resection. J Am Coll Surg 2015; 221: e21-26.
10) Takasaki K: Hepatic Cone Unit Resection (Anatomical Subsegmentectomy). Glissonean Pedicle Transection Method for Hepatic Resection: 93-143, 2007.
11) Hasegawa K, Kokudo N, Imamura H, et al: Prognostic impact of anatomic resection for hepatocellular carcinoma. Ann Surg 2005; 242: 252-259.

12) Nishino H, Hatano E, Seo S, et al: Real-time Navigation for Liver Surgery Using Projection Mapping With Indocyanine Green Fluorescence:Development of Novel Medical Imaging Projection System. Ann Surg 2018; 267: 1134-1140.
13) Sakoda M, Ueno S, Iino S, et al: Pure laparoscopic subsegmentectomy of the liver using a puncture method for the target portal branch under percutaneous ultrasound with artificial ascites. Surg Laparosc Endosc Percutan Tech 2013; 23: e45-48.
14) Inoue Y, Arita J, Sakamoto T, et al: Anatomical Liver Resections Guided by 3-Dimensional Parenchymal Staining Using Fusion Indocyanine Green Fluorescence Imaging. Ann Surg 2015; 262: 105-111.
15) Miyata A, Ishizawa T, Tani K, et al: Reappraisal of a Dye Staining Technique for Anatomic Hepatectomy by the Concomitant Use of Indocyanine Green Fluorescence Imaging. J Am Coll Surg 2015; 221: e27-36.
16) Mizuno T, Sheth R, Yamamoto M, et al: Laparoscopic Glissonean Pedicle Transection (Takasaki) for Negative Fluorescent Counterstaining of Segment 6. Ann Surg Oncol 2017; 24: 1046-1047.
17) Kobayashi Y, Kawaguchi Y, Kobayashi K, et al: Portal vein territory identification using indocyanine green fluorescence imaging: Technical details and short-term outcomes. J Surg Oncol 2017; 116: 921-931.
18) Terasawa M, Ishizawa T, Mise Y, et al: Applications of fusion-fluorescence imaging using indocyanine green in laparoscopic hepatectomy. Surg Endosc 2017; 31: 5111-5118.
19) Ueno M, Hayami S, Sonomura T, et al: Indocyanine green fluorescence imaging techniques and interventional radiology during laparoscopic anatomical liver resection (with video). Surg Endosc 2018; 32: 1051-1055.
20) Peyrat P, Blanc E, Guillermet S, et al: HEPATOFLUO: A prospective monocentric study assessing the benefits of indocyanine green (ICG) fluorescence for hepatic surgery. J Surg Oncol 2018 ; 117: 922-927.
21) Kono Y, Ishizawa T, Tani K et al : Techniques of Fluorescence Cholangiography During Laparoscopic Cholecystectomy for Better Delineation of the Bile Duct Anatomy. Medicine (Baltimore) 2015; 94: e1005.

第 3 章　肺段成像

关根康雄

概要

- 肺段成像包括静脉注射法和经支气管注入法。
- 静脉注射法非常简单，经支气管注入法用于可能进行非常复杂的肺段切除。
- 通过将两者结合，使在更准确的条件下开展最小限度的肺切除术成为可能性。

引言

近年来，随着影像诊断技术的发展，早期周围型小肺癌的发现显著增加。因此，对于开展的常规标准手术的肺叶切除术，认为越来越不适用于较小面积的肺切除（缩小手术）。与之相应，作为缩小手术的肺部切除病例却正在世界范围内增加。目前，通过日本国内多机构的联合研究，正对肺部切除术和进一步缩小的肺部分切除术的有效性进行探讨。肺是有 5 个肺叶的脏器，并进一步分为 19 个肺段和 42 个亚肺段。然而，用肉眼看不出肺段的边界。因此，在进行肺部切除时，往往不清楚边界在哪里。这就是使用 ICG 来识别肺部区域的原因。ICG 给药方式有两种，分别为静脉注射法（负染法）和经支气管注入法（正染法）。另一方面，经支气管注入法需要运用较先进的技术，但具有能够处理所有复杂肺段和亚肺段切除术的优势。本文对两者的特点进行概述，并介绍实际情况。

1. 迄今为止的方法和问题

肺部切除术虽自 20 世纪 30 年代开始实施，但主要用于治疗肺结核。然而，节段性切除在解剖学上很复杂，节段性切除是在 20 世纪 40 年代后期确立的。之后，开始对切除节段的肺血管和支气管进行处理，对肺进行分割切除变得普遍。其对象主要为转移性肺肿瘤或良性肿瘤、因心肺功能下降而判定肺叶切除困难的肺癌病例（消极性缩小手术）。然后，对周围型早期肺癌积极开展了缩小手术。

迄今为止的肺部切除线的识别方法被称为换气萎陷法，用人工呼吸器向肺送气后，切断应切除部分的支气管。然后,通过萎陷肺部,仅在切除区域内截留空气,从而确定边界。另外也有切断支气管后进行送气,切除处于萎陷的肺部的方法。这些方法的问题在于,在肺气肿等病例中,由于有肺泡破坏,区域间空气流通很容易,难以分辨切除和非切除区域之间的边界。此外,在胸腔镜手术过程中给肺部充气会妨碍视野,也会延长手术时间。

作为其他的段间识别法,是将喷射换气导管通过气管插管插入切除部分的支气管,并使之膨胀的方法[1]。这也伴随有向双腔管(double lumen tube)插入喷射换气导管,引导到段支气管这样的技术方面的困难。作为出现的解决这些问题的好方法,通过使用ICG和近红外相机的荧光成像来进行段间识别。

2. 荧光成像应用的历史

呼吸外科领域的荧光成像已开始用于识别大泡性肺气肿[2]、前哨淋巴结[3]、胸导管[4]等。由于肺气肿时肺的血管结构被破坏,通过静脉注射ICG,应用于血流不足部分看不到荧光的现象。遗憾的是,现阶段尚未确定其有效性。

然而,对这一想法进行了应用开发,即通过静脉注射ICG来识别肺部切除术的边界线的方法。由于肺动脉和支气管在外围并行,因此利用肺动脉的血流控制来识别肺部。肺动脉处理后进行ICG静脉注射,由于对血流缺损部分进行识别,所以称为静脉注射法[5,6]。这种方法非常简单,由于在短时间内清楚地显示出边界,所以在世界范围内普及。

另一方面,肺段结构基于支气管的范围命名,这意味着支气管分支与肺段重合。对此进行应用的方法是经支气管ICG注入法。为此通过支气管注入ICG,使ICG扩散到应切除的肺部,故称为经支气管注入法[7,8]。这种方法需要准确地注入支气管,需要支气管的解剖学知识和熟练的支气管镜操作技术。但是,不仅是对肺段,对亚肺段和亚亚肺段域所谓的非常细小的范围都需要具有准确显示的能力。

3. 成像应用

(1)静脉注射法(视频1)

ICG是一种安全的静脉注射药物,对其他器官也可以通过静脉注射来进行荧光成像。肺段切除的程序与常规方法相同。首先确定切除区域,并完成处理控制该区域的肺动脉。然后,一次性静脉注射5~10ml的ICG。ICG在10秒内扩散到全身,ICG并不仅仅到达处理过的肺动脉区域。因此,在ICG的荧光和非荧光区域形成对比,从而可以识别边界(图1)。在边界处可使用电刀等划出边界线。由于ICG很快发生扩散,可确认边界线的时间约为1~2分钟。在此期间,需要画一条线。但是,由于为静脉注射法,所以可反

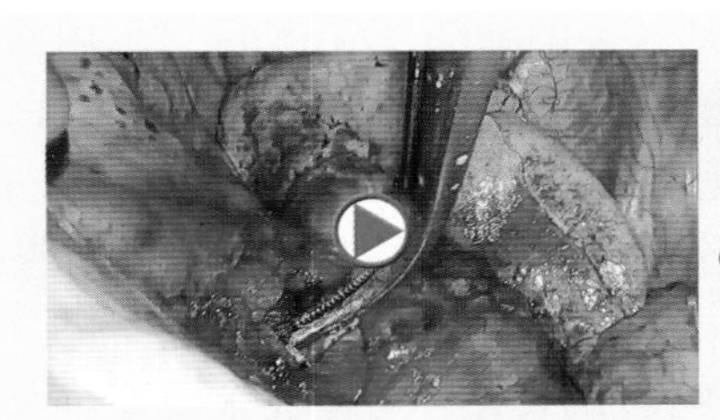

（视频时长01：52）

视频1　胸腔镜下右S9+10肺段切除术，静脉注射法（仓敷中央医院由奥村典仁先生提供）

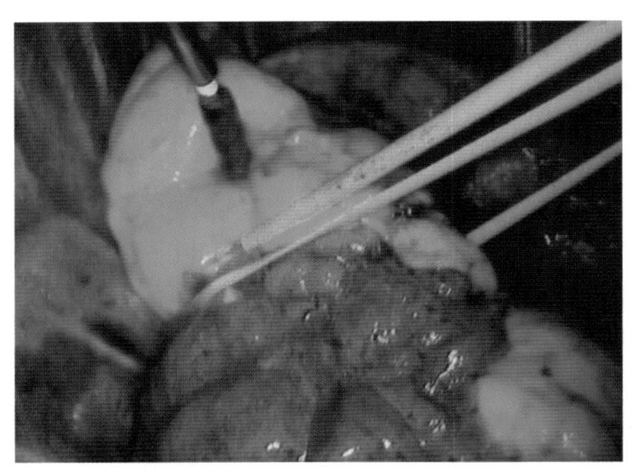
（倉敷中央病院 奥村典仁先生よりご提供）

图1　通过ICG静脉注射法显示右S9+S10（无染色领域）

复进行。一旦画好线后，再次静脉注射ICG，可确认该线绘制得是否正确。沿划线插入吻合器，通过对肺进行分割，可准确完成肺段切除。不能说关于通过静脉注射法绘制的线与真正的段间线相符的验证十分充分，但作为感觉认为总体上是准确的[6]。

（2）经支气管注入法（视频2和视频3）

在进行经支气管注入法时，应该在哪个范围的支气管里注入ICG要在术前进行模拟。通过图像分析软件synapse 3D VINCENT，只需指定支气管，就可以明确其范围，进而测定从肿瘤到切离面的最短距离（图2）。利用这个方法，可以确定最适合的肺段切除范围。在这种情况下，不仅对单纯的肺段，也可针对亚肺段或亚亚肺段等细小范围的分部。虽然到足够的切除边缘为止的距离为2cm或更大，但肿瘤直径为2cm或更小的情况下，则被认为是肿瘤直径或更大[9]。确定了切除范围后，用虚拟支气管镜确认应该注入ICG的支气管（图3）。

在手术室中将ICG原液10ml+自体血20ml+生理盐水70ml混合制成100ml 10倍稀释液。进行全身麻醉后，用单腔管（single lumen tube）或喉罩（Laryngeal mask）进行人工呼吸管理，在仰卧位插入细径支气管镜（外径5mm）。在应该注入ICG的肺段或亚肺段支气管中插入带有支气管镜用球囊的导管，在其入口部使球囊膨胀，封闭入口部（图4）。

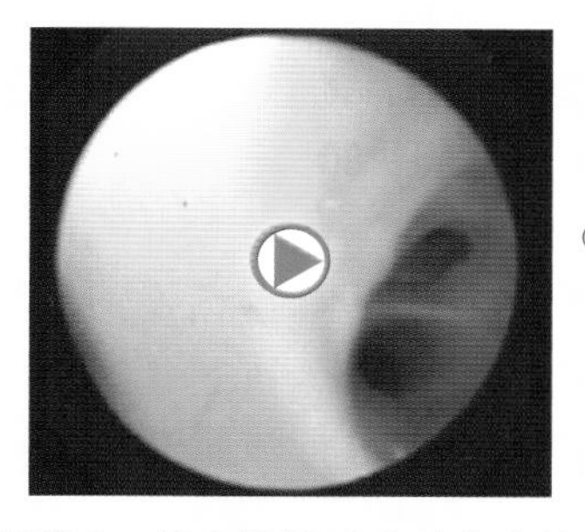

（视频时长00：34）

视频 2 经支气管 ICG 注入方法

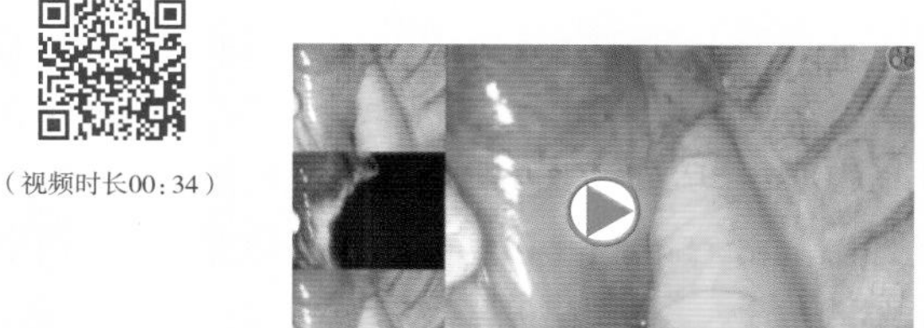

（视频时长01：14）

视频 3 胸腔镜下右 S10 b+c 肺段切除术，经支气管注入法

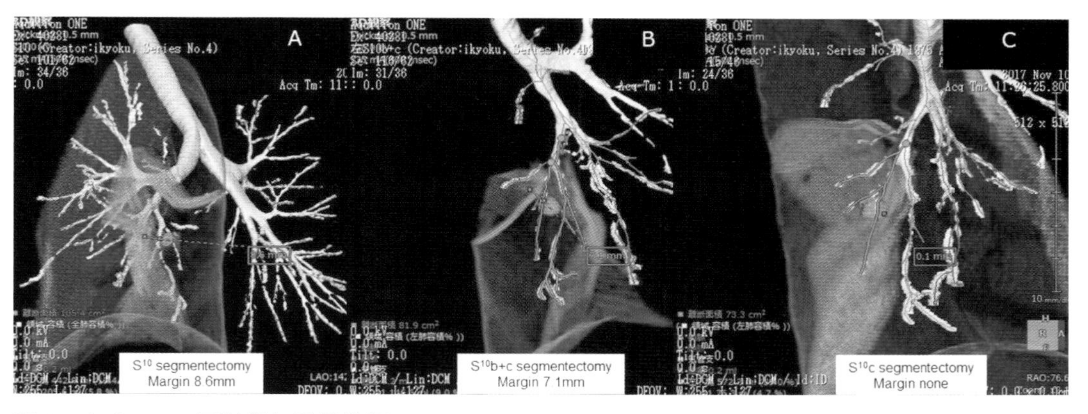

图 2 右 S10b+c 亚肺段切除的选择

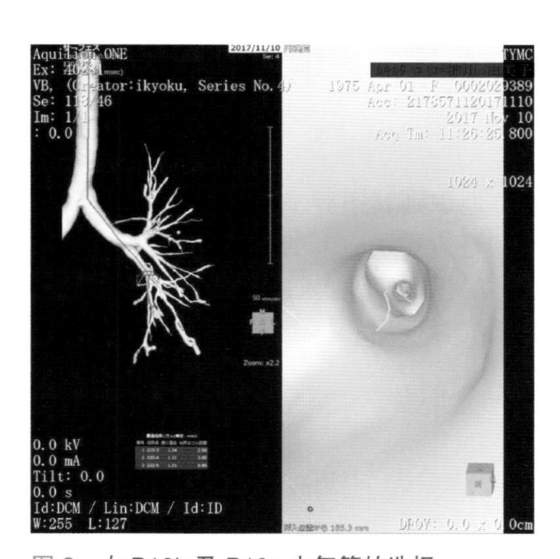

图 3 右 B10b 及 B10c 支气管的选择

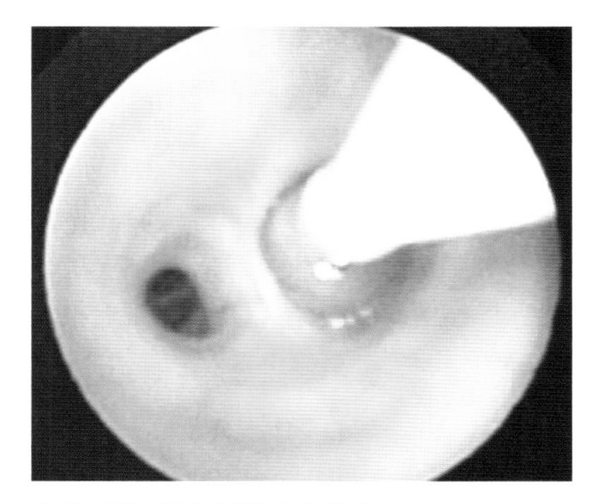

图 4 通过经支气管 ICG 注入

使支气管镜用球囊膨胀来闭塞支气管。

然后一次性注入 10 倍稀释的 ICG。之后，用 50ml 注射器共注入 400ml 空气。这是为了保持注入亚肺段的正压，通过空气将 ICG 扩散到末梢。使球囊萎陷后，反复进行此操作，向必要的支气管全部注入 ICG。需要 5~10 分钟左右结束。其后，用 $20cmH_2O$ 的压力保持 20 秒的阳压状态，使 ICG 扩散到更后面的末梢。

更换双腔管（double lumen tube）后，进行体位变换，开始手术。手术开始后马上就可对 ICG 的荧光进行确认。但是，ICG 要充分扩散还需要 15~30 分钟左右。在一定程度上边界线明确的地方，使用电刀划出边界线（图 5）。手术操作虽然要进行肺血管、支气管的处理，但是因为从手术开始的时候明确了分界线，因此可以面向相应范围的血管毫不犹豫地进行处理，手术过程中也可以对肺进行分离。故认为这是一种大大改变以往手术操作的新方法。另外，对肺切除后的残留肺进行确认时，如果 ICG 几乎消失的话，可了解到进行了不留痕迹的切除（图 6）。但是，如果手术时间变长的话，ICG 会慢慢扩散，其边界会变得模糊。因此，在手术的初期阶段划定边界线是非常重要的。有趣的是，相比最初自己想象的切除范围，体会到 ICG 显示的实际切除范围会意外地变大。S6 向下延伸很远，左侧 S3 扩展到舌段方面是常见的现象。

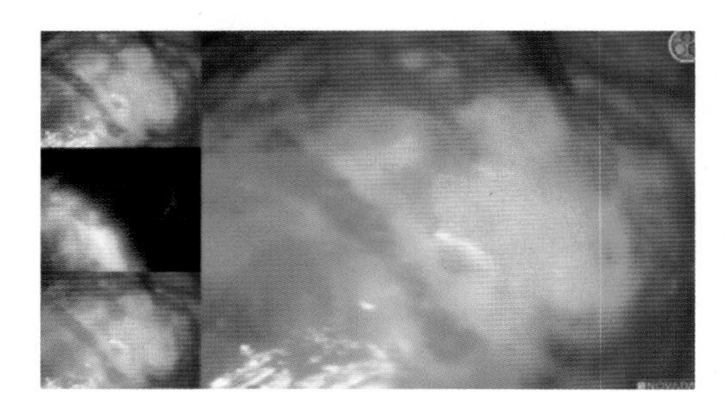

图 5　向右 S10b+c 注入了 ICG 的荧光图片

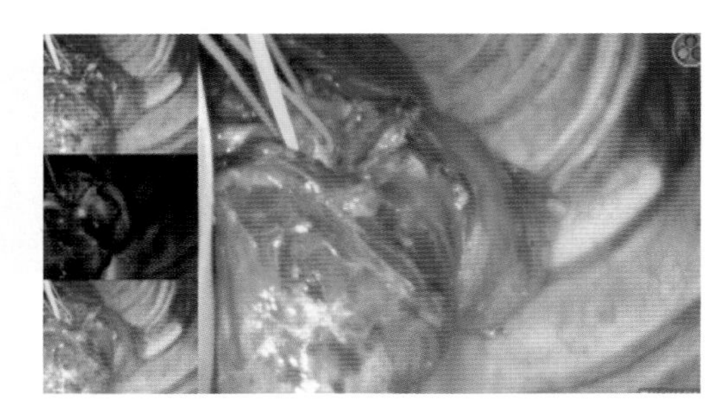

图 6　右 s10b+c 亚肺段切除后的残存肺

ICG 的荧光几乎消失。

（3）静脉注射法与经支气管注入法的优缺点

将两者的特点总结到了表 1 中。静脉注射法的优点在于它的简便性。通过在肺动脉处理结束的时候把 ICG 进行静脉注射，可以简单地识别其边界。由于还可反复进行，所以即使不能一次性画线，也可以重新开始。问题是边界线清晰的时间很短，ICG 会立即扩散到全身，所以对于切除段的肺，血液也会从支气管动脉流入，并逐渐染色。另外，肺气肿和肺纤维化等慢性呼吸系统疾病，对于炭末沉着很强的病例、粘连高度的病例有边界变得模糊的倾向，所以也有不适合的病例。

表 1　ICG 静脉注射法与经支气管注入法的比较

	静脉注射法	经支气管法
手法的难易	◎	△
清晰度	◎	◎ ~ ○
手法的稳定性	◎	◎ ~ △
低侵袭性	◎	○

续表

	静脉注射法	经支气管法
应处理血管、支气管的识别	○	◎
ICG 的均一性	◎	◎ ~ △
持续时间	△	◎
手术时间	◎	○
ICG 反复注入	◎	×
对应复杂肺段	○ ~ △	◎
COPD/IP/reop/adhesion	△	◎
成本	○	△
适用保险	○	×
与 VINCENT 的亲和力	○	◎
不进行肺门处理的超深度肺部分切除	×	◎

◎非常适合； ○适合； △有点困难； × 不适合

另一方面，经支气管注入法可以选择相当细小的肺段、亚肺段、亚亚肺段，可以对应相当复杂段的切除。因此，与 VINCENT 的亲和力非常高，可以模拟的画面中实现任何肺切除。另外，如果是细小的血管或支气管的话，是否要进行切除，发现会在手术中犹豫不决。此种情况下，由于已经知道切除范围，如果有进入其范围内的血管，可以毫不犹豫地进行处理。而且对肺气肿或肺纤维化、炭末沉着病例、粘连病例也能清楚地确认边界线。这是因为与静脉注射法相比，经支气管注入法考虑到局部的 ICG 浓度较高。由于支气管注入法有技术方面的难度，要成为稳定的手术操作，需要经验。另外，ICG 的扩散要变得均一，需要 30 分钟左右的时间，相反如果进行 3 个小时以上的手术的话，因 ICG 完全扩散，边界线就会变得模糊，故此在手术初期所画的线成为依据。

要点

- 静脉注射法的优点：简便性、清晰性。
- 静脉注射法的缺点：较短的造影时间，不适合肺气肿、肺纤维化、粘连病例，很难进行精细复杂肺段的切除。
- 经支气管注入法的优点：可以在亚肺段、亚亚肺段水平进行筛选，与 VINCENT 具有较高的亲和力，有长时间的造影效果，在手术开始时可以对切除范围进行识别。
- 经支气管注入法的缺点：手法的难度很高，ICG 逐渐扩散，边界变得模糊，无法重新进行。

4. 荧光成像的预期效果

所使用的 ICG 荧光成像与常规方法相比，可以清楚地显现肺段的切割线。对切割线不再犹豫，缩短手术时间。另外，还认为可减少术后并发症。

经支气管注入法的应用范围非常广泛。不仅可进行肺段切除，还可以应用于肺部分切除。对于肺部分切除术，使用 VINCENT 划定具有确保切除边缘的边界，向该小区域注入 ICG（图 7）。然后，结合边界进行深切。与一般的肿瘤标记（point marking）不同，区域标记（area marking）可以指定切除范围（视频 4）。肿瘤标记仅显示其定位，而肿瘤深度却不能得知。另外，不存在可确保切断边缘的手术操作方法。但是通过进行区域标记，可进行深切。由于肺具有树状结构，在肿瘤位置处于稍深的情况下，需要在相当广泛的范围内进行切除，以确保边缘。经支气管注入法可对其范围进行限定。

另外，灵活运用正标记（negative marking）和负标记（positive marking）的优点，存在可以同时使用两者的所谓的双标记（double marking）的方法。在肺段的广泛范围内采取静脉注射法，并且为了确保切断边缘，在邻接亚肺段（亚亚肺段）进行经支气管注入法。这样可以确保充分的边缘和最小限度的肺切除（图 8、图 9 及视频 5）。

更进一步，通过靛蓝胭脂红的经支气管注入，对肿瘤的局部进行显示，开发出采用 ICG 的双染法（double staining）的方法［称为三染法（triple staining）］。首先，进行基于靛蓝胭脂红的肺部分切除，并开展病理组织诊断。并且在判定为癌症的情况下，作为开展的积极性缩小手术，进行必要的最小限度的肺段切除（图 10，图 11）。考虑这样的应用是经支气管注入所独有的。

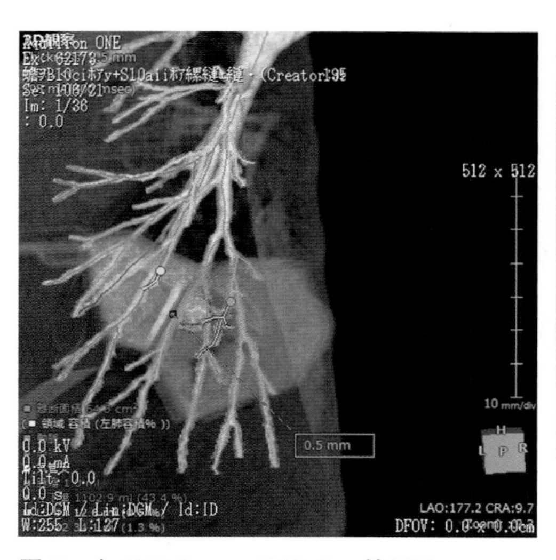

图 7　左 S10ci αyx+S10aiiα 的显示

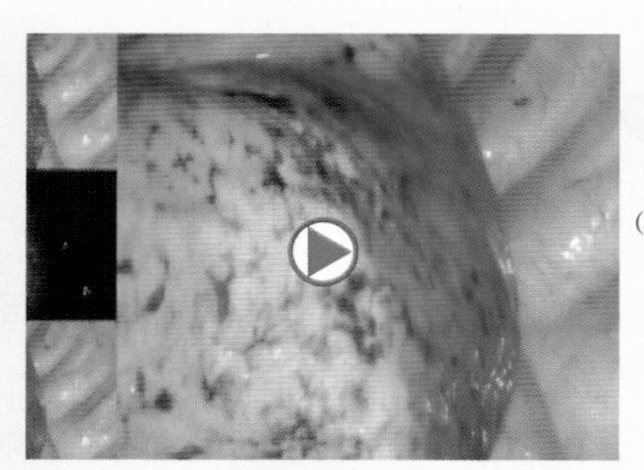

（视频时长04:07）

视频 4　胸腔镜下左 S10ci αyx+S10aiiα 肺楔形切除术，正染法

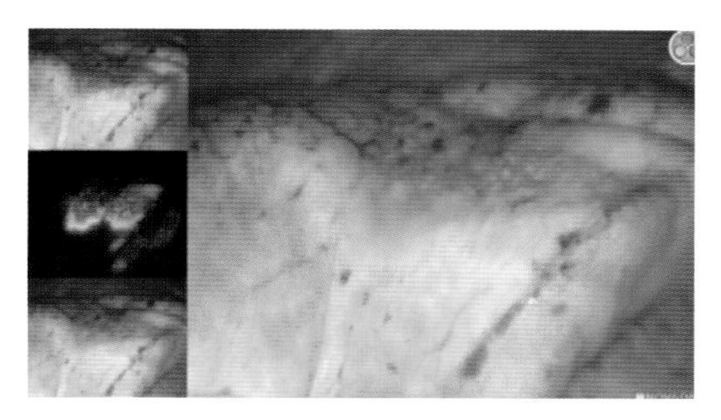

图 8 左 S(1+2)+S3+S4ai 肺段切除术中的 S4ai 正染法

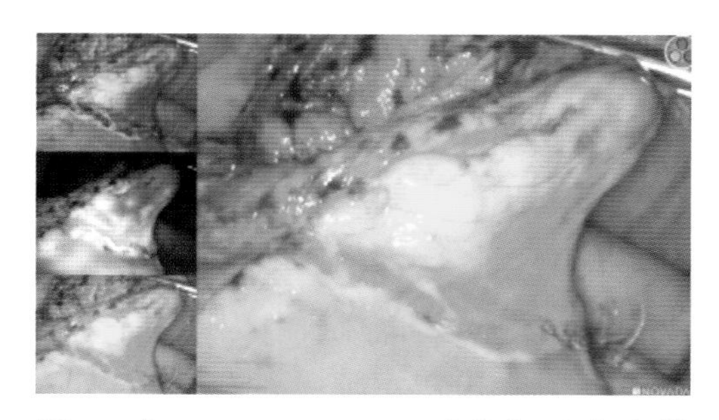

图 9 左 S(1+2)+S3+S4ai 肺段切除术中的 S4ai 正染法和 S(1+2)+S3 负染法

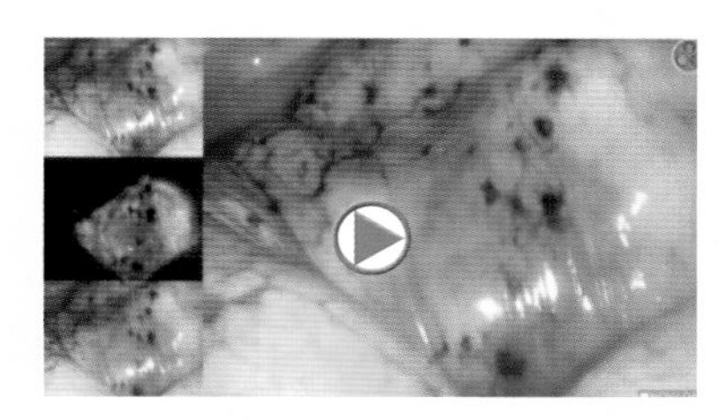

（视频时长01：48）

视频 5 胸腔镜下左 S(1+2)+S3+S4ai 肺段切除术，双染法

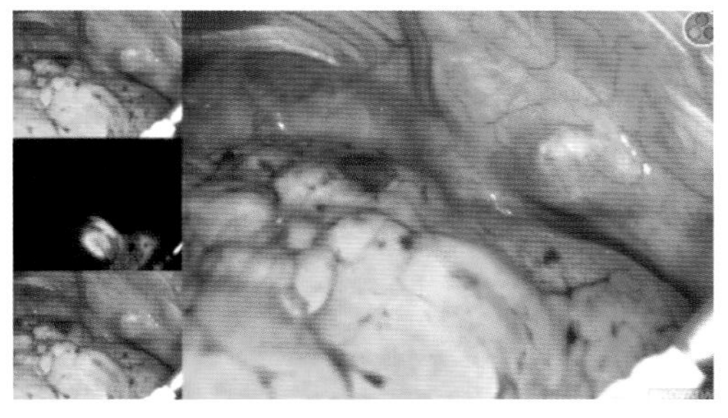

图 10 右 S1+S3bii β 肺段切除术中向 B1bii β 注射靛蓝胭脂红与向 S3bii β 的正染法

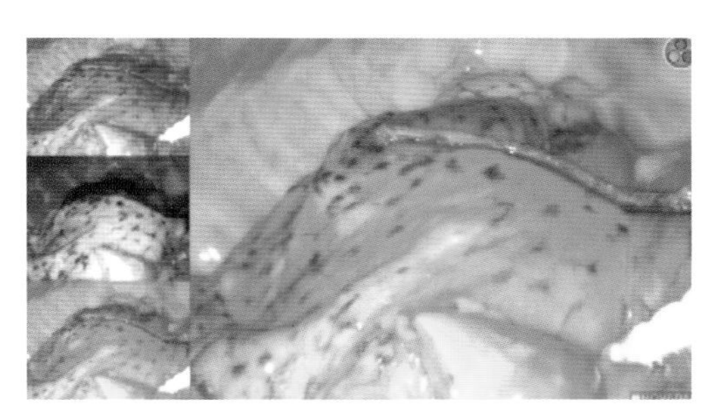

图 11 右 S1+S3bii β 肺段切除术中向 S3bii β 的正染法与向 S1 的负染法

要点

- 对静脉注射法和经支气管支注入法的各自优点进行灵活运用，通过相互结合可实现精准的解剖学段的切除。

5. 注意事项和问题

静脉注射法非常简便，因此注入时没有特别注意事项。存在的问题是要在短时间内划定边界线，并决定肺切割的方法。如果边界线不清楚，就会对切割产生犹豫，需要同时使用充气萎陷法。

经支气管注入法中最应该注意的事项是，对要注入ICG的支气管应尽量不要出现差错。万一出现注入错误，重新进行也于事无补，导致对错误的范围进行切除。因此，与靛蓝胭脂红一起使用是很重要的事情。如果有CT或支气管镜引导检查，就可进行肿瘤的定位确认，可无差错地进行注入。

6. 未来展望

未来，对利用ICG荧光引导的肿瘤自体的标记有所期待[10]。如果此方法被确定，那么就可对肿瘤的定位及有无淋巴结转移、淋巴路径进行识别，期望更加缩小的肺切除可以取得进一步的发展。

参考文献

1）Okada M, Mimura T, Ikegaki J, et al: A novel video-assisted anatomic segmentectomy technique: Selective segmental inflation via bronchofiberoptic jet followed by cautery cutting. J Thoraci Cardiovascul Surg 2007; 133: 753-758.
2）Gotoh M, Yamamoto Y, Igai H, et al: Clinical application of infrared thoracoscopy to detect bullous or emphysematous lesions of the lung. J Thorac Cardiovasc Surg 2007; 134, 1498-1501.
3）Yamashita S, Tokuishi K, Anami K, et al: Video-assisted thoracoscopic indocyanine green fluorescence imaging system shows sentinel lymph nodes in non-small-cell lung cancer. J Thorac Cardiovasc Surg 2011; 141: 141-144.
4）Ashitate Y, Tanaka E, Stockdale A, et al: Near-infrared fluorescence imaging of thoracic duct anatomy and function in open surgery and video-assisted thoracic surgery. J Thorac Cardiovasc Surg 2011; 142: 31-8.e1-2.
5）Misaki N, Chang SS, Gotoh M, et al: A novel method for determining adjacent lung segments with infrared thoracoscopy. J Thorac Cardiovasc Surg 2009; 138: 613-618.
6）Sun Y, Zhang Q, Wang Z, et al: Is the near-infrared fluorescence imaging with intravenous indocyanine green method for identifying the intersegmental plane concordant with the modified inflation-deflation method in lung segmentectomy? Thorac Cancer 2019; 10: 2013-2021.
7）Sekine Y, Ko E, Oishi H, et al: A simple and effective technique for identification of intersegmental planes by infrared thoracoscopy after transbronchial injection of indocyanine green. J Thorac Cardiovasc Surg 2012; 143: 1330-1335.
8）Sekine Y, Itoh T, Toyoda T, et al: Precise Anatomical Sublobar Resection Using a

3D Medical Image Analyzer and Fluorescence-Guided Surgery With Transbronchial Instillation of Indocyanine Green. Semin Thorac Cardiovasc Surg 2019; 31: 595-602.
9) Cao C, Chandrakumar D, Gupta S, et al: Could less be more?-A systematic review and meta-analysis of sublobar resections versus lobectomy for non-small cell lung cancer according to patient selection. Lung Cancer 2015; 89: 121-132.
10) Predina JD, Newton AD, Xia L, et al: An open label trial of folate receptor-targeted intraoperative molecular imaging to localize pulmonary squamous cell carcinomas. Oncotarget 2018; 9: 13517-13529.

第 4 章　输尿管成像

西馆敏彦，竹政伊知朗，冲田宪司，奥谷浩一

概要

- 亚甲蓝等荧光试剂的输尿管确认法的开发及使用经过。
- 在输尿管中插入发光性导管，手术中进行可视化技术，设想了首次实施本法的读者，对具体的方法和注意点进行解说。

引言

近年来，利用光感受物质和重光物质的光力学技术识别癌细胞血管和淋巴结，术中引导技术取得了非常好的进展。本文介绍了给予荧光成像的尿管确认法，并概述了腹部手术的现状及前景。

1. 迄今为止的方法和问题点

腹部手术输尿管损伤的发生率为 0.007%~1.8%[1]，根据手术区域的不同，输尿管损伤的比例依次为妇科手术 50%，泌尿科手术 30%，结肠手术 5%~15%，多数是术后才发现的[2,3]。

如果术中怀疑有输尿管损伤，可以静脉注射靛蓝胭脂红或亚甲蓝，通过检查输尿管外是否有色素渗出的方法进行检测。但如果是因为输尿管结扎等导致的完全阻塞，则存在检测不出的问题。

对在由克罗恩病和憩室炎引起的重度炎症后形成的溃疡性脓肿或肿瘤广泛浸润的患者进行骨盆内手术或病情复发再次手术的时候，输尿管损伤的概率将有所增高，因此对输尿管的走向确认尤为重要。特别是进行腹腔镜手术的时候，输尿管的确认是非常有必要的。然而，由于必须要在膀胱镜下留置导尿管，输尿管导管置入术后并发症主要是血尿（98.4%）、尿频 / 无尿（0.5%~6.1%）和输尿管穿孔（1.1%）等，还有增加了费用以及手术时间（除了麻醉诱导和准备的时间外，插入输尿管导管的手术时间约 10~25 分钟）。因此，需要一种微创的低成本的可行性高的输尿管损伤的检测方法。

2. 荧光成像的现状

普通的单J导管肉眼很难识别，由于腹腔镜手术相对于开放手术来说没有触觉，因此，需要开发一种腹腔手术中可以进行可视化确认输尿管的方法。因此开发了以吲哚菁绿（ICG）、亚甲蓝（MB）和ZW801等荧光成像系统（表1）。

关于ICG的报道，方法是留置输尿管支架后逆行性注入ICG进行可视性操作，这只是为了安全性测试做了的少数病例。

关于亚甲蓝，是在开腹手术和腹腔镜手术时，从静脉注射亚甲蓝（0.25~1.0mg/kg），进行了安全性和使用量参考值方面的报道（表1）。结果提示：静脉注入后最多2个小时都可能检测到，但根据患者的体质不同结果差异很大，可视化率从20%到100%，没有发现与MB相关的有害现象和尿路感染。

ZW801是分子量943Da的两性离子，有研究报告提示，给28人静脉注射后，10分钟以内进行输尿管造影没有发现有害物质残留的问题[10]。

表1 输尿管可视化使用的荧光色素检查

	染料	Ex/nm	Em/nm	实际清除	外展系数/（$M^{-1}cm^{-1}$）	量子产率/%
目前可用的染料	ICG	807	822	–	121 000	9.3
	MB	670	690	+	71 200	3.8
实验染料	CW800-CA	786	800	+	237 000	14.2
	CW800-BK	774	790	未报告	未报告	未报告
	ZW800-1	772	788	++	249 000	15.1
	cRGD-ZW800-1	未报告	未报告	++	未报告	未报告
	Fluorescein	494	512	+	92 300	95.0
	Liposomal ICG	未报告	未报告	+	未报告	未报告
	Genhance 750	750	775	未报告	240 000	未报告
	UL-766	766	789	++	229 000	9.5
	UreterGlow	800	830	+	未报告	未报告

（Slooter MD, et al: Tech Coloproctol 2019; 23: 305-313.）

3. 光影像的实际情况

现在，红外发光系统（infrared illumination system，IRIS）［如荧光输尿管导管（near infrared ray catheter，NIRC）］已经开始应用于临床。IRIS 是指在下腹部或骨盆手术时，通过向插入输尿管一次性的纤维导管，利用外源性光源装置生成的红外线照射后，在输尿管外表面看到红光来甄别输尿管。NIRC 是由一种荧光材料制成的导管，它可以被与 ICG 相似的激发波长或者荧光激发波长进行激发发光，然后通过配备的红外线摄像机等各种医疗器械实现输尿管的可视化。上述这些导管的使用是为了内镜外科手术的时候能够明确输尿管等解剖学结构。另外，如果使用普通的光源的话，其具有热度过高造成输尿管损伤的风险，而使用红外线，就可以避免这个缺点的同时，通过透光来识别输尿管。

NIRC 留置方法为，首先通过膀胱镜确认输尿管口，然后插入导丝，再插入外鞘。然后撤除膀胱镜，通过外鞘插入光纤，实现手术中的可视化。光纤从其尖端开始往后有 20cm 都可以发光，因此在手术中可以根据目标位置进行调整（图 1 和图 2）。

在进行机器人辅助的腹腔镜手术时，留置 NIRC 后的图像（图 3：使用 IRIS 发现 80mm 的巨大肿块，怀疑是癌浸润后腹膜）。

a

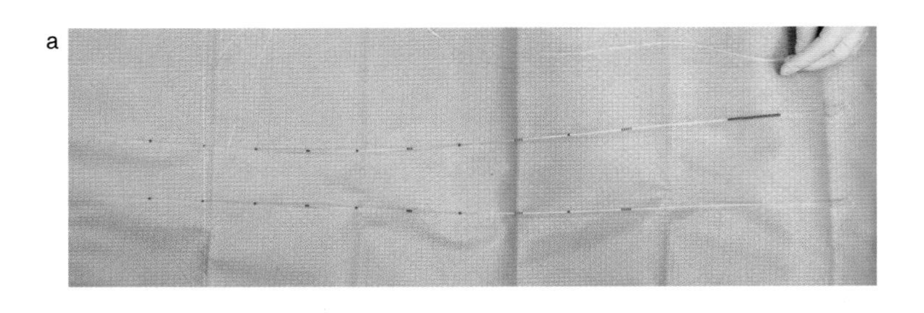

b

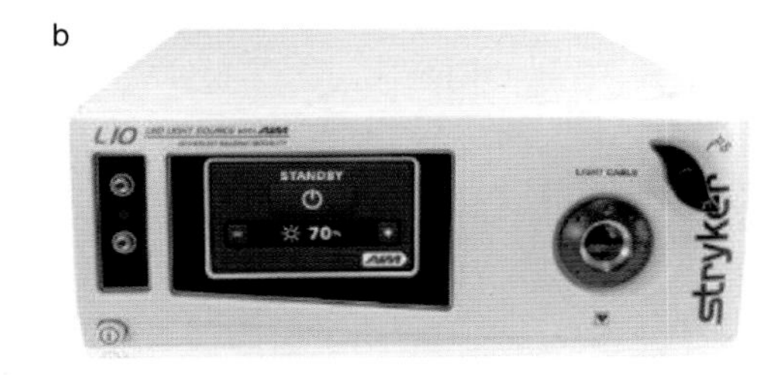

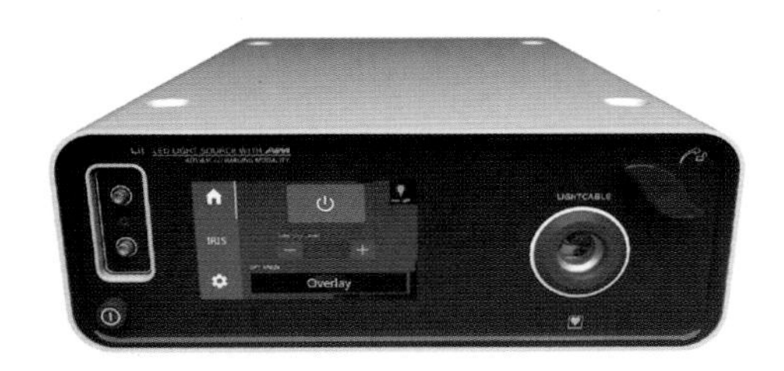

图 1　IRIS U-kit®
a：外鞘，发光性光纤。
b：输尿管照明系统（Stryker）。

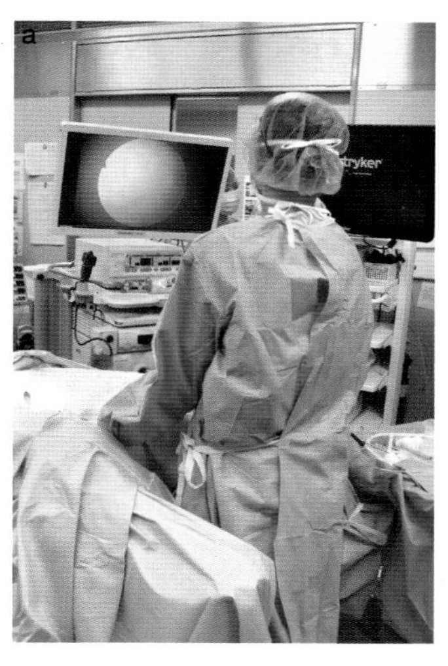

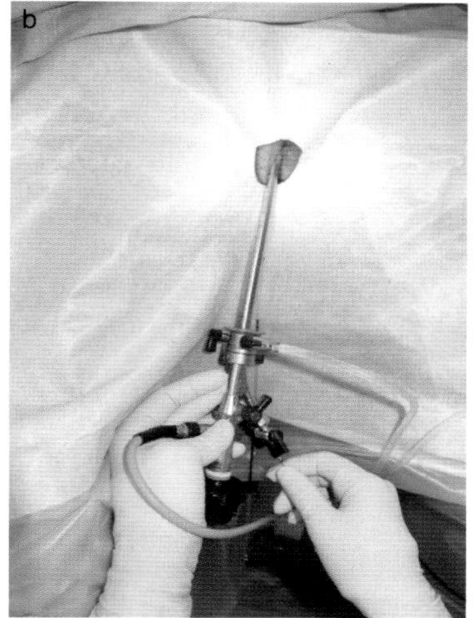

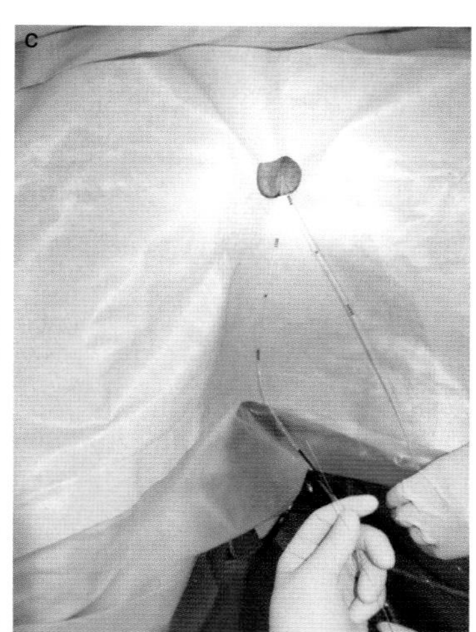

图2 **发光光纤插入的方法**

a：膀胱镜确定输尿管口。

b：插入导丝。

c：留置外鞘及发光性支架。

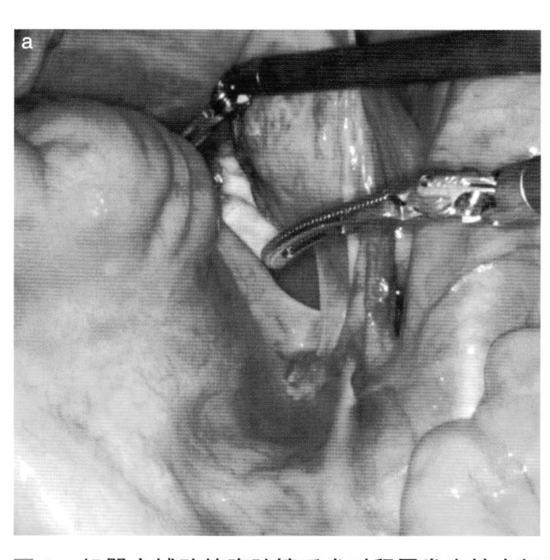

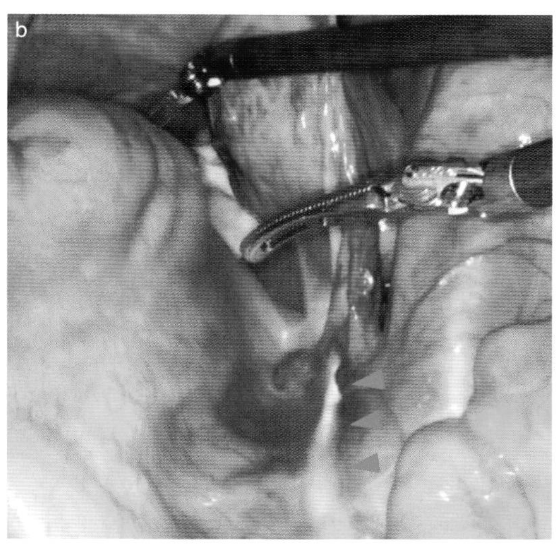

图3 **机器人辅助的腹腔镜手术时留置发光性支架病例**

a：发光前。

b：发光时。

憩室炎引起的后膜脓肿,切除结肠后进行回肠造瘘,NIRC 留置后在进行输尿管剥离时,体现 IRIS 有用性的病例(图 4~ 图 6)。

在直肠癌术后侧腹膜淋巴结复发病例中,留置了 NIRC 支架,进行清扫侧腹膜淋巴结(图 7)。在一个二次的手术病例中,通过留置荧光输尿管支架来判定输尿管。

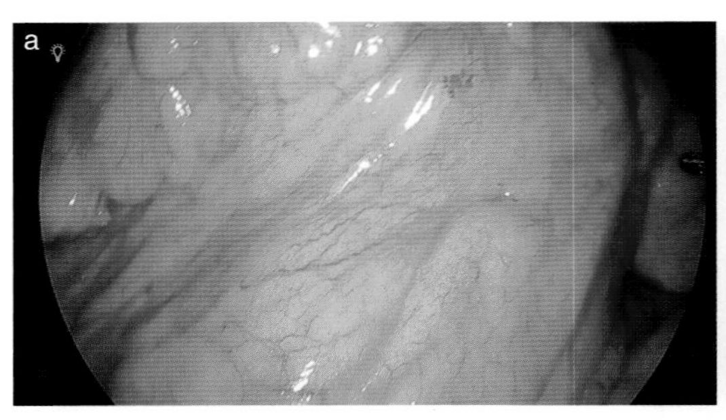

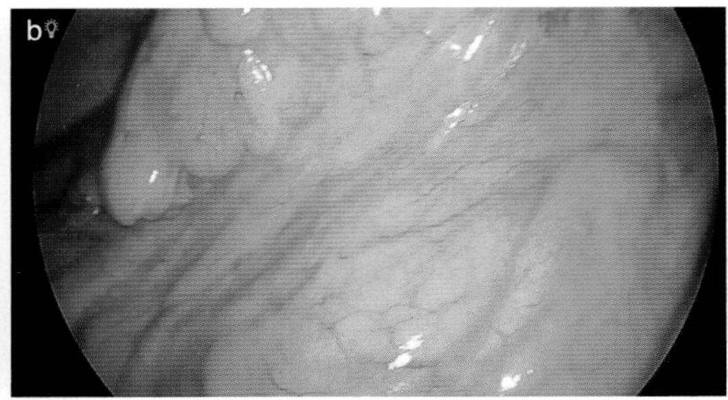

图 4 **使用 Stryker 1588 发光性支架的案例(右侧输尿管)/ 憩室炎病例**

a:发光前。

b:发光时(判定行走在结肠系膜间的输尿管)。

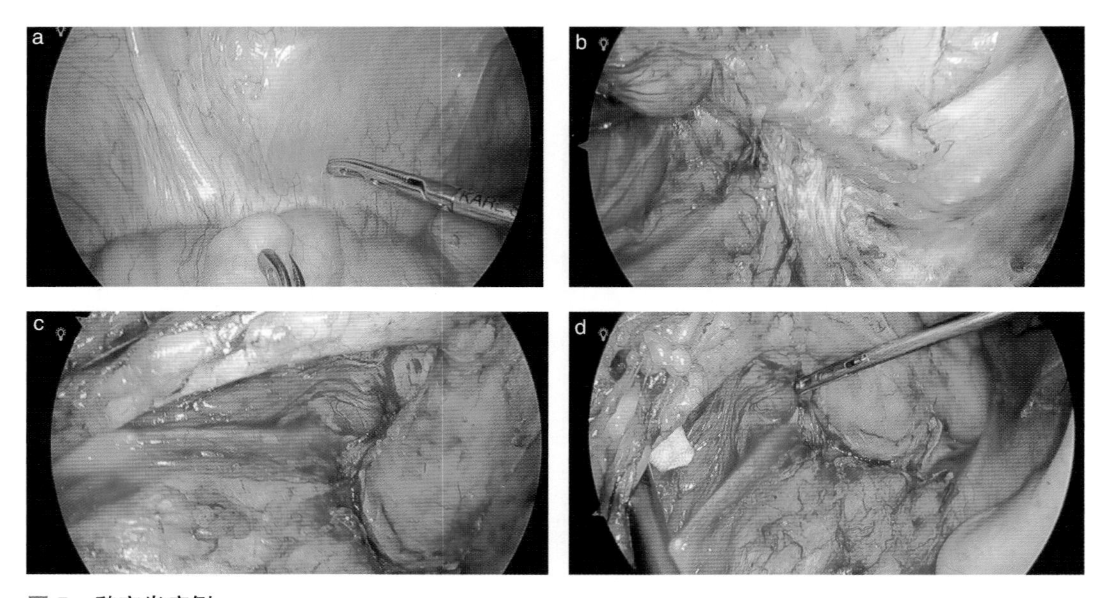

图 5 **憩室炎病例**

a:判断乙状结肠憩室炎后侧腹膜与后腹膜粘连处。

b:输尿管和脓肿的分界处。

c:分离输尿管后(头端)。

d:分离输尿管后(尾端)。

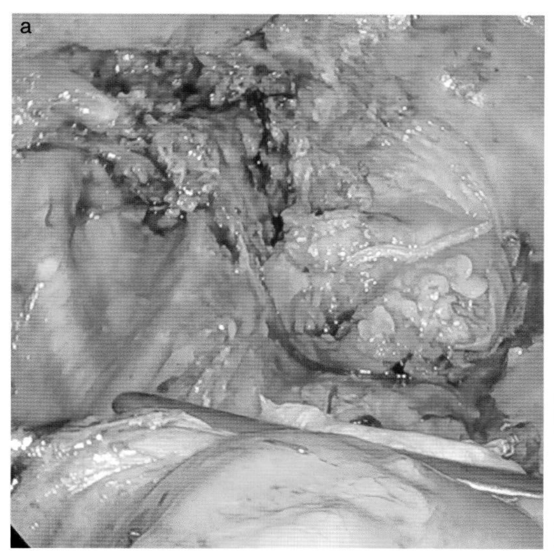

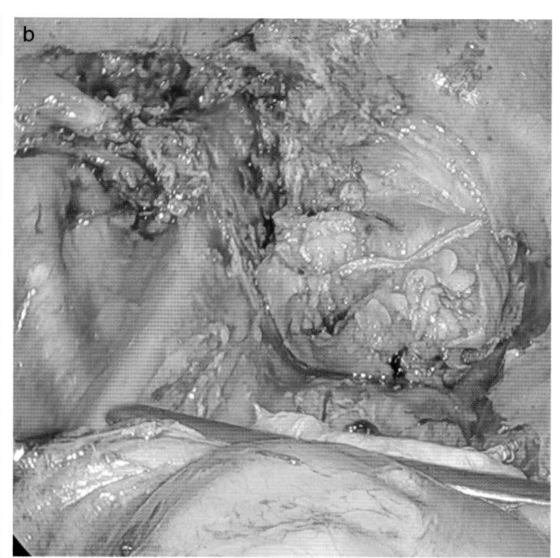

图6 **乙状结肠切除后的不规则部分**
a：发光前。
b：发光时。

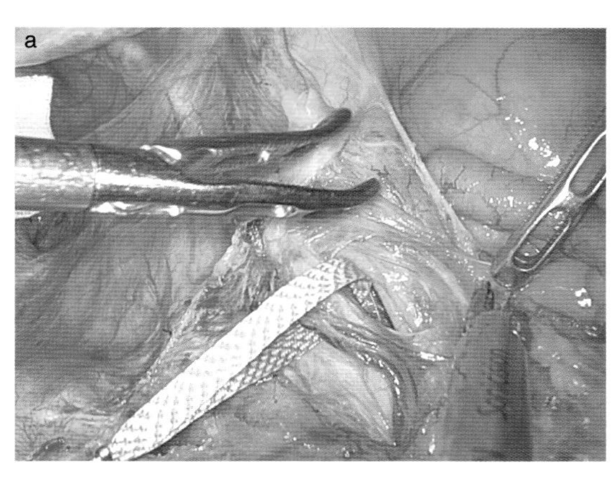

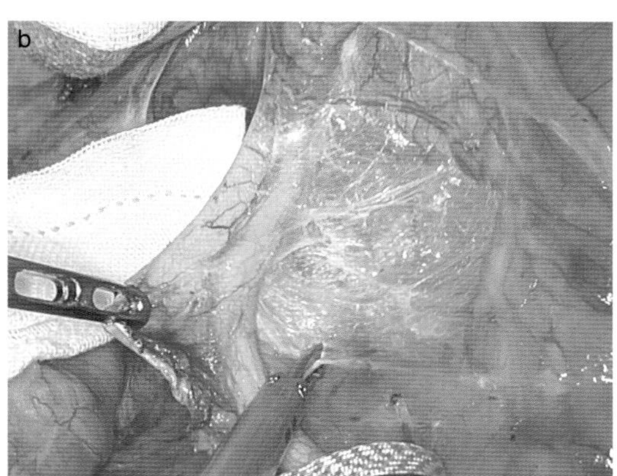

图7 **侧腹膜淋巴结复发病例中清扫淋巴结**
（使用Stryker 1688发光性光纤的病例）
a：输尿管的录像。
b：输尿管下腹部神经和筋膜的剥离、分开。

要点

- 因为发光性支架可以被看见，在没法有触觉的内镜手术时，发光性支架是很有效的工具。
- 必须确定发光性支架的位置和发光部位及距离。

4. 注意点

如果需要使用膀胱镜最好有泌尿专科医生帮助。在留置困难的病例，特别需要注意手术中深部再次插入困难，或内鞘不能进入，过度操作引起的输尿管损伤等问题。

5. 展望

现在，为了能够进行输尿管的可视化，一些机构研究了各种具有不同性质的近红外区域发光的药物，统计在下述表 2 中。

表 2　吲哚菁绿（ICG）、亚甲蓝（MB）、ZW800-1 使用报告表

	文献	外科专业	腹腔镜 / 开放式	患者例数	给药方式	剂量	输尿管鉴定	并发症	参考文献
ICG	Siddighi et al.（2014）	妇科	腹腔镜	>10	输尿管导管	25mg in 10mL/ureter	All	无	4
	Lee et al.（2015）	泌尿外科	腹腔镜	25	输尿管导管和 / 或 PNT	25mg in 10mL/ureter	All	有 1 例	5
MB	Verbeek et al.（2013）	腹部外科	开放式	12	静脉注射	0.25~1mg/kg	24/24	无	6
	Yeung et al.（2016）	结直肠外科	均有	8	静脉注射	0.25~1mg/kg	10/11	无	7
	Al-Taher et al.（2016）	结直肠外科	腹腔镜	9	静脉注射	0.125~1.0mg/kg	6/9	无	8
	Barnes et al.（2018）	结直肠外科	均有	40	静脉注射	0.25~1mg/kg	63/69	无	9
ZW800-1	Kim S et al.（2019）	腹部外科	腹腔镜	44	静脉注射	3.9mg/kg		无	10

Slooter MD，et al：Tech Coloproctol 2019；23：305-313.

Tanaka 等[21]报告了使用自主研制的红外线观察系统，在猪模型上实时观察静脉注射 CW800-CA 发光剂后的过程，他们发现该发光剂可以通过肾脏排泄并且高浓度地蓄积在输尿管内，从而便于观察和测量输尿管。

有些正在开发中的药剂，如 CW800-BK、(cRGD-)ZW800-1、Fluorescein、Liposomal ICG、Genhance、UreterGlow 相关的使用信息列在下述表格中（表 3）。

表 3　输尿管鉴定法的研究

	文章	动物数量	可视化持续时间	剂量（静脉注射）/（mg/kg）	大鼠毒性 /（mg/kg）	正在进行的临床试验	参考
CW800-CA	Tanaka et al.（2007）	12 只大鼠，6 头猪	120 分钟	0.001 5~0.015	>20	NCT03387410 NCT03106038	11
	Schols et al.（2014）	2 头猪		0.007~0.086			12
	Korb et al.（2015）	6 头猪		0.030~0.12			13
CW800-BK	Al-Taher et al.（2018）	3 头猪		0.08~0.3			14
(cRGD-)ZW800-1	Verbeek et al.（2014）	3 只大鼠	<7.5 小时	0.25~30nmol	>24.5	2017-001954-32	15
Fluorescein	Dip et al.（2014）	9 只大鼠	<12 小时	7	LD_{50}=600	未知	16
	Meershoek et al.（2018）	3 头猪		5mL，100mg/mL SC/IM			17
Liposomal ICG	Partnoy et al.（2015）	25 只小鼠	>90 分钟	8	脂质体：10	未知	18
	Friedman-Levi et al.（2018）	>12 只小鼠，2 只猪		4.0~16.0	ICG：LD_{50}=87		19
Genhance 750	Rowe et al.（2012）	10 头猪	>20 分钟	0.5	未报告	未知	20
UL-766	Cha et al.（2018）	8 只大鼠	>60 分钟	0.09	未报告	未知	21
UreterGlow	Mahalingam et al.（2018）	5 头猪	<6 小时	0.1	未报告	未知	22

Slooter MD，et al：Tech Coloproctol 2019；23：305-313.

综上所述

今后，可以考虑利用这些近红外系统，开发出具有实时引导的分辨输尿管的方法，从而获得更高精度的诊断和治疗。

参考文献

1) Matsui A, Tanaka E, Choi HS, et al: Real-time, Near-Infrared, Fluorescence-Guided Identification of the Ureters Using Methylene Blue. Surgery 2010; 148: 78-86.
2) Selzman AA, Spirnak JP: Iatrogenic Ureteral Injuries: A 20-year Experience in Treating 165 Injuries. J Urol 1996; 155: 878-881.
3) Burks FN, Santucci RA: Management of iatrogenic ureteral injury. Ther Adv Urol 2014; 6: 115-124.
4) Siddighi S, Yune JJ, Hardesty J: Indocyanine green for intraoperative localization of ureter. Am J Obstet Gynecol 2014; 211: 436.e1-436.e2.
5) Lee Z, Moore B, Giusto L, et al: Use of Indocyanine Green During Robot-Assisted Ureteral Reconstructions. Eur Urol 2015; 67: 291-298.
6) Verbeek FP, Vorst JR, Schaafsma BE, et al: Intraoperative Near Infrared Fluorescence Guided Identification of the Ureters Using Low Dose Methylene Blue: A First in Human Experience. J Urol 2013; 190: 574-579.
7) Yeung TM, Volpi D, Tullis ID, et al: Identifying ureters in situ under fluorescence during laparoscopic and open colorectal surgery. Ann Surg 2016; 263: e1-2.
8) Al-Taher M, van den Bos J, Schols RM: Fluorescence ureteral visualization in human laparoscopic colorectal surgery using methylene blue. J Laparoendosc Adv Surg Tech A 2016; 26: 870-875.
9) Barnes TG, Hompes R, Birks J, et al: Methylene blue fluorescence of the ureter during colorectal surgery. Surg Endosc 2018; 32: 4036-4043.
10) de Valk KS, Handgraaf HJ, Deken MM, et al: A zwitterionic near-infrared fluorophore for real-time ureter identification during laparoscopic abdominopelvic surgery. Nat Commun 2019; 10: 3118.
11) Tanaka E, Ohnishi S, Laurence RG, et al: Real-time intraoperative ureteral guidance using invisible near-infrared fluorescence. J Urol 2007; 178: 2197-2202.
12) Schols RM, Lodewick TM, Bouvy ND, et al: Application of a new dye for near-infrared fluorescence laparoscopy of the ureters: demonstration in a pig model. Dis Colon Rectum 2014; 57: 407-411.
13) Korb ML, Huh WK, Boone JD, et al: Laparoscopic Fluorescent Visualization of the Ureter With Intravenous IRDye800CW. J Minim Invasive Gynecol 2015; 22: 799-806.
14) Al-Taher M, van den Bos J, Schols RM, et al: Evaluation of a novel dye for near-infrared fluorescence delineation of the ureters during laparoscopy. BJS Open 2018; 2: 254-261.
15) Verbeek FP, van der Vorst JR, Tummers QR, et al: Near-infrared fluorescence imaging of both colorectal cancer and ureters using a low-dose integrin targeted probe. Ann Surg Oncol 2014; 21: S528-537.
16) Dip FD, Nahmod M, Anzorena FS, et al: Novel technique for identification of ureters using sodium fluorescein. Surg Endosc 2014; 28: 2730-2733.
17) Meershoek P, KleinJan GH, van Oosterom MN, et al: Multispectral fluorescence imaging as a tool to separate healthy and disease related lymphatic anatomies during robot-assisted laparoscopic procedures. J Nucl Med 2018; 59: 1757-1760.
18) Portnoy E, Nizri E, Golenser J, et al: Imaging the urinary pathways in mice by liposomal indocyanine green. Nanomedicine 2015; 11: 1057-1064.
19) Friedman-Levi Y, Larush L, Diana M, et al: Optimization of liposomal indocyanine green for imaging of the urinary pathways and a proof of concept in a pig model. Surg Endosc 2018; 32: 963-970.

20) Rowe CK, Franco FB, Barbosa JA, et al: A novel method of evaluating ureteropelvic junction obstruction: dynamic near infrared fluorescence imaging compared to standard modalities to assess urinary obstruction in a swine model. J Urol 2012; 188: 1978-1985.
21) Cha J, Nani RR, Luciano MP, et al: A chemically stable fluorescent marker of the ureter. Bioorg Med Chem Lett 2018; 28: 2741-2745.
22) Mahalingam SM, Dip F, Castillo M, et al: Intraoperative ureter visualization using a novel near-infrared fluorescent dye. Mol Pharm 2018; 15: 3442-3447.

第 5 章　甲状旁腺成像

中条哲浩，新田吉阳

概要

- 甲状旁腺体积小，使用 ICG 等荧光示踪剂进行荧光成像是可行的，但非特异性荧光引起的干扰是一个难题。
- 自 2008 年发现甲状旁腺具有自发荧光以来，不使用特定荧光示踪剂的自发荧光成像的应用已有较多报道。
- 甲状旁腺自发荧光成像技术是一种高度敏感的方法，可以使用现有的红外观察照相系统轻松完成，预计在未来会得到广泛应用。

引言

甲状旁腺是环绕甲状腺的内分泌器官，在甲状腺的左上、左下、右上、右下共有 4 个腺体。一个甲状旁腺腺体相当于一粒米大小，可以产生和分泌甲状旁腺激素。甲状旁腺激素除了将储存在骨骼中的钙转移到血液中的作用外，还通过间接增加消化道和肾脏对钙的吸收来提高血液中的钙浓度。

钙代谢对人体非常重要，甲状旁腺功能异常时会出现各种症状。例如，甲状旁腺功能亢进与高钙血症引起的口干、不适和恶心等症状，以及尿石症有关。另一方面，如果通过甲状腺手术切除了所有的甲状旁腺，或因血流减少而致其功能失调，则会发生甲状旁腺功能减退症。甲状旁腺功能减退症会因低钙血症导致指尖和嘴唇麻木、四肢抽搐，称为手足抽搐，还可导致抑郁症状和心律失常。然而，甲状旁腺功能可通过甲状旁腺自体移植到肌肉中来恢复，在甲状腺癌甲状腺全切联合颈部淋巴结清扫，可对正常的甲状旁腺进行自体移植。因此，在甲状腺和甲状旁腺手术术中准确识别甲状旁腺组织极为重要。例如，良性甲状腺疾病手术必须保留正常的甲状旁腺，而恶性甲状腺疾病则尽可能将淋巴结清扫术中切除的甲状旁腺自体移植到肌肉中，避免造成术后永久性甲状旁腺功能减退症。此外，甲状旁腺功能亢进患者的手术中也可能难以识别相对较小的甲状旁腺病变，因此准确识别甲状旁腺的病变至关重要。

传统上，甲状旁腺的识别依赖于外科医生的眼睛。经验丰富的内分泌外科医生可大致识别出正常的甲状旁腺，并进行保护或自体移植。由于经验不足，甚至是熟练的外科医生有时也无法识别出包埋在脂肪组织中的甲状旁腺。

近年来，使用荧光示踪剂准确识别甲状旁腺的荧光成像技术已应用于临床，但存在较小的正常甲状旁腺与周围组织难以获得足够对比度等难题。然而，自 2008 年发现甲状旁腺具有自体荧光后，无需荧光示踪剂即可轻松检测自体荧光而识别甲状旁腺的自体荧光成像技术引起了人们的关注。

1. 以往方法和问题

为了在手术过程中识别甲状旁腺，已有报道使用荧光示踪剂（如亚甲蓝、5-ALA 和 ICG）的荧光成像技术[1-4]。其中，亚甲蓝在增生和腺瘤中蓄积，但在正常甲状旁腺中不易蓄积，由于毒性问题，其使用受限。使用 5-ALA 和 ICG 的荧光成像被报道是有效的，但由于甲状旁腺体积非常小，也容易在甲状腺等周围组织中发生非特异性积累和光漂白[6,7]。因此，又开发了一种不依赖荧光染料来捕获和识别甲状旁腺组织特征的方法，例如光学相干断层扫描、共聚焦反射显微镜和拉曼光谱，但是在某种程度上，由于操作的复杂性，这些方法并没有被广泛使用[8-10]。

2. 自发荧光成像技术的应用历史

2008 年左右，美国范德比尔特大学的研究人员发现甲状旁腺在近红外区具有内源性自发荧光[11]。自发荧光是指当线粒体和溶酶体等生物结构吸收光时发生的自发发射光。

甲状旁腺自发荧光不同于来自人工添加的荧光染料（荧光团）产生的光。他们发现受到激发的甲状旁腺自发荧光达到峰值的波长在 822nm 附近的红外区域（图 1，左上图），他们使用了自制的专用激发装置和红外检查相机，在术中成功识别出甲状旁腺[12-14]。这是一个划时代意义的方法，它是安全的，因为它不需要特定的荧光染料或造影剂，并且不容易受到荧光染料的非特异性积累问题的影响。此外，由于甲状旁腺的峰值波长与 ICG 的荧光波长（约 810~830nm）相似。有报道称，目前市场上已经上市的用于 ICG 的近红外相机系统，对于甲状旁腺的自发荧光也是高度敏感的，很容易被检测到[15-17]。因此，甲状旁腺自发荧光成像技术得到了广泛的关注及临床应用。

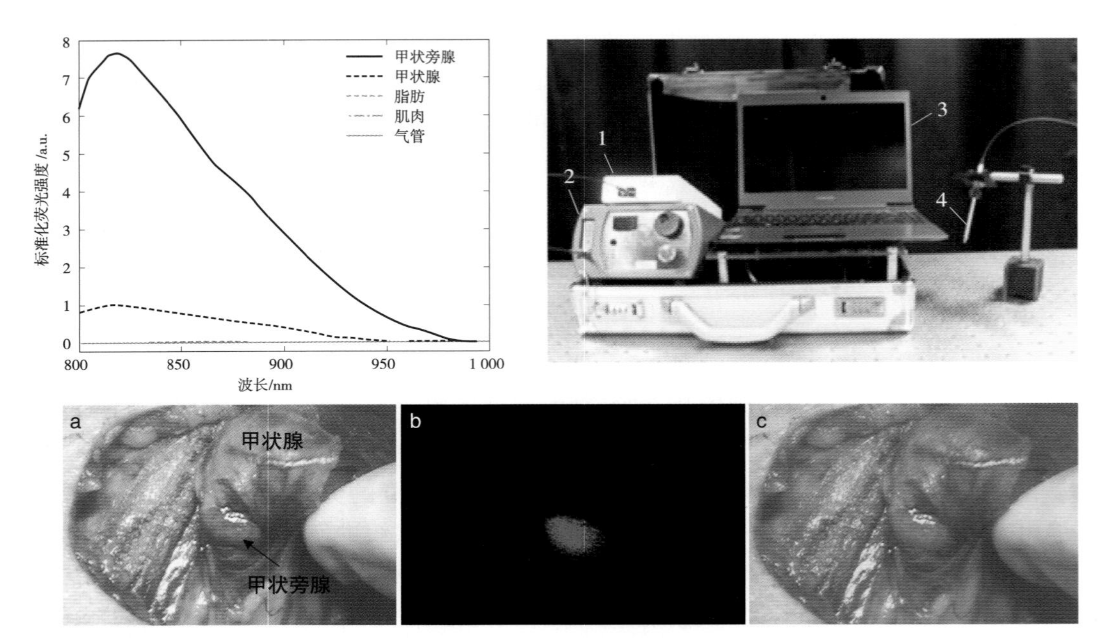

（McWade MA，et al：J Clin Ecdocrinol Metab 2014；99：4574-4580.McWade MA，et al：Surgery 2013；154：1371-1377）

图 1　甲状旁腺自发荧光的发现

3. 自发荧光成像技术的实践

由于甲状旁腺的自发荧光和 ICG 的荧光光谱相似，因此可以在自发荧光成像技术中使用可检测 ICG 荧光的市售的红外成像系统，而无须使用专用的成像系统。PDE-neo® 已广泛应用于乳腺癌前哨淋巴结引导手术，目前在日本可用于甲状腺和甲状旁腺的开放手术。

FLUOBEAM®（Fluoptics）手术实时荧光成像系统（见第一篇第 2 章）是标准的成像系统，但本文着重介绍使用 PDE-neo® 红外观测相机成像系统。首先将 PDE-neo® 的各项参数设置为：亮度，最小值；对比度，最大值；激发光，最大值；然后选择荧光映射模式。

术中实时识别甲状旁腺（活体成像）时，将装有专用消毒盖的摄像头固定在距观察位置 5~30cm 处，聚焦，打开所有手术室的灯。关闭所有手术室的灯并观察显示器上的自发荧光。通过多次打开和关闭所有手术室的灯来确定发出荧光的甲状旁腺的位置（图 2）。

在识别脂肪组织中的甲状旁腺时，包括切除的甲状腺和周围淋巴结（离体成像），使用术野外桌子上的屏蔽盒进行观察。在甲状腺癌手术中若使用甲状旁腺进行自体移植时，需观察确认切除的组织是清洁状态。

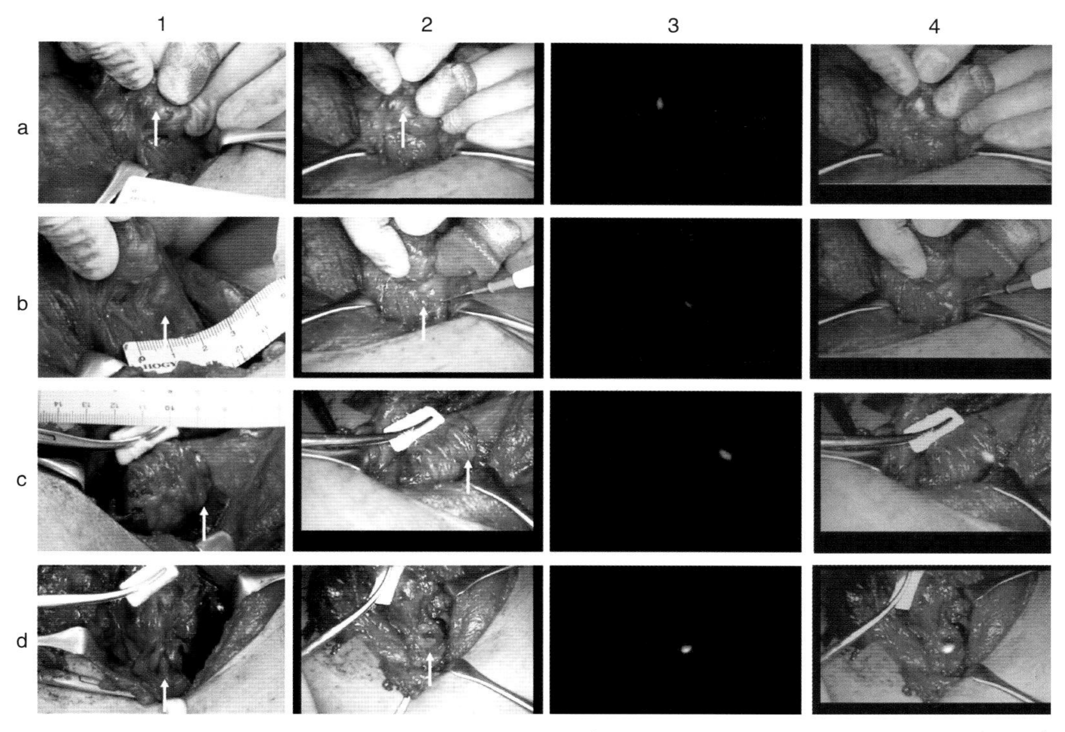

（Shinden Y, et al: World J Surg 2017；41: 1506-1512）

图2 **体内成像（PDE-neo®）**

同一患者4个正常甲状旁腺的成像。a行是右上甲状旁腺，b行是右下甲状旁腺，c行是左上甲状旁腺，d行是左下甲状旁腺。另外，第1列是宏观图像，第2列是PDE-neo®的白光图像，第3列是PDE-neo®的荧光映射图像，第4列是第2列白光图像和第3列荧光图像的结合。在第2列的白光图像中很难区分一个较小的正常甲状旁腺，但在第3列的荧光图像中可以识别所有正常甲状旁腺，包括b行这个非常小的甲状旁腺。由于甲状旁腺的自发荧光较弱，因此，尽可能在黑暗的条件下观察。

要点

- **使用PDE-neo® 实际测量甲状旁腺自发荧光**

（1）手术中实时识别甲状旁腺（活体成像）

1）选择荧光映射模式。

2）设置PDE-neo® 的各种参数（亮度——最小值，对比度——最大值，激发光——最大值）。

3）将消毒盖安装到相机上，并固定在距术野观察位置约5cm处进行对焦。

4）关掉手术室的所有灯，观察显示器上的自发荧光。通过多次打开和关闭手术室的所有灯来定位发出荧光的甲状旁腺。

5）取出确定的甲状旁腺，关灯，最后观察自发荧光。

（2）在识别切除组织中存在的甲状旁腺时（体外成像），使用术野外的桌子上的屏蔽盒进行观察。

在甲状腺癌手术中甲状旁腺自体移植期间保持切除的组织清洁。

我们科使用 PDE-neo® 检测手术切除的甲状旁腺（n=34）、甲状腺（n=11）、淋巴结（n=198）和脂肪组织（n=17）的自体荧光强度。我们发现可以通过将截断值设置为可以检测到所有切除的甲状旁腺组织的荧光强度而区分开大多数淋巴结和脂肪组织（图 3，表 1）。我们还发现大约 30% 的甲状腺也显示出自发荧光，但在体内成像中，甲状旁腺和甲状腺的自发荧光可充分区分开。这证明使用 PDE-neo® 进行自体荧光成像具有临床适用性，是一种简单并且极有效的术中识别甲状旁腺的手段（视频 1）。

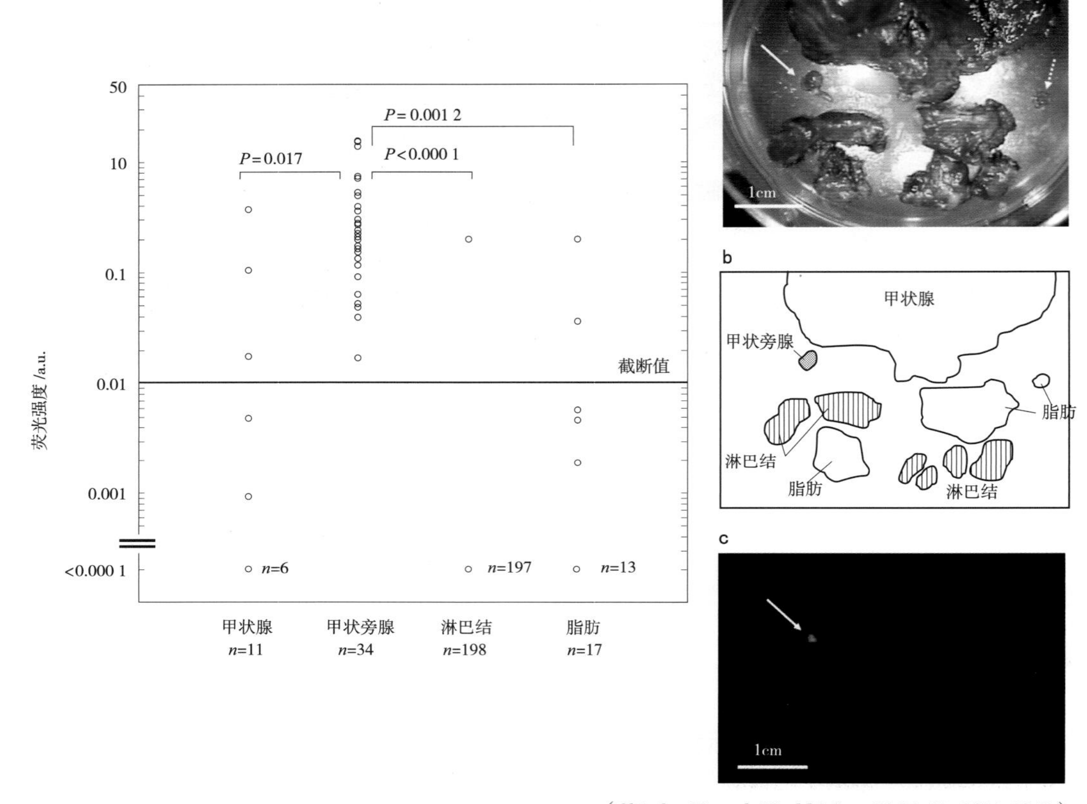

（Shinden Y, et al: World J Surg 2017; 41: 1506-1512）

图 3 甲状旁腺及其附近组织的自体荧光强度（PDE-neo® 离体成像）

表 1 各组织自发荧光强度及检出率

	荧光强度平均值	检出率
甲状旁腺	3.53（0.17~15.3）	100%（34/34）
淋巴结	0.01（0~2.0）	0.50%（1/198）
脂肪	0.15（0~2.1）	12%（2/17）
甲状腺	0.45（0~3.71）	27%（3/11）

（Shinden Y, et al: World J Surg 2017; 41: 1506-1512）

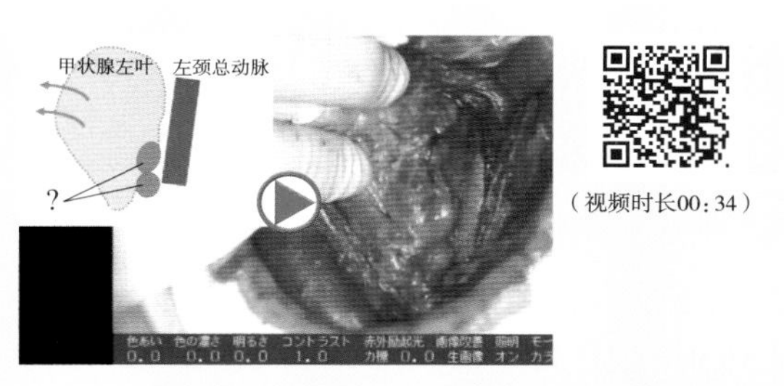

视频1 PDE-neo® 的荧光映射功能检测正常甲状旁腺

4. 自发荧光成像的预期效果

甲状旁腺的自发荧光成像技术在识别小而难发现的甲状旁腺时最有用。具体来说，在寻找原发性甲状旁腺功能亢进的微小病灶，寻找异位甲状旁腺病灶，或在甲状腺癌手术（自体甲状旁腺移植）中识别和保存正常甲状旁腺是有效的。提高不易检出的正常小甲状旁腺的检出率，尤其是在甲状腺癌手术中，可显著降低术后永久性甲状旁腺功能减退症的发生率。自发荧光成像不需要特定的荧光示踪剂或造影剂，因此无毒性并且容易开展。据报道[18]，在比较ICG荧光成像和自发荧光成像的研究中，自发荧光成像技术的检出率更高。

5. 注意事项和问题

这种方法的特点是非特异性背景荧光少，可以得到与甲状腺等周围组织的对比，但也有一些注意事项。当甲状腺自发荧光强的情况下可能难以区分甲状腺与甲状旁腺，存在将某些脂肪中的荧光误认的可能，如果甲状旁腺深埋在较厚的脂肪组织中，有必要打开脂肪被膜进行内部检查。此外，请注意吸收线Vicryl® 也显示出强烈的荧光。

将来的另一个问题是它在甲状腺和甲状旁腺内镜手术中的应用。据报道[19]，使用KARL STORZ的内镜手术系统可以实现自发荧光成像，但据我们经验，目前可用于红外荧光成像的手术内镜系统没有像PDE-neo® 和FLUOBEAM® 那样高的检测率。未来需要对激发光的类型和强度、相机灵敏度等进行调整，需开发可应用于甲状旁腺自体荧光成像的手术内镜系统。

目前尚不明确甲状旁腺中什么成分导致其自发荧光。钙感应受体被列为自发荧光起源的候选者，但具体的起源尚不清楚。目前我们可以确定的是，继发性甲状旁腺功能亢进伴肾功能衰竭的甲状旁腺（增生）常有微弱的自发荧光，而氧细胞多的甲状旁腺自发荧光很强[7]。未来，通过阐明自发荧光的机制，预计将会开发出更灵敏的成像系统。

6. 未来展望

甲状旁腺自体荧光成像是一种高灵敏度的甲状旁腺检测方法,可与现有的红外观察仪器如PDE-neo® 和FLUOBEAM® 配合使用。在不使用ICG示踪剂等荧光染料的情况下,可以轻松地实时识别甲状旁腺,这是临床实践中非常有用的方法。今后,通过阐明自发荧光的机制,设备的发展将不断进步,联合更好的程序,有可能将其应用于甲状旁腺内镜手术中。如果这种方法在以后普及,不仅可以缩短甲状旁腺检测所需的手术时间,还可以减少甲状旁腺手术术后永久性甲状旁腺功能减退的发生概率,非常值得期待。

参考文献

1) 井上明子, 井之口昭:メチレンブルーを用いた副甲状腺腺腫摘出術. 耳鼻咽喉科臨床 2008;101:652-653.
2) Majithia A, Stearns MP: Methylene blue toxicity following infusion to localize parathyroid adenoma. J Laryngol Otol 2006; 120: 138-140.
3) Takeuchi S, Shimizu K, Shimizu K Jr, et al: Identification of pathological and normal parathyroid tissue by fluorescent labeling with 5-aminolevulinic acid during endocrine neck surgery. J Nippon Med Sch 2014; 81: 84-93.
4) Zaidi N, Bucak E, Yazici P, et al: The feasibility of indocyanine green fluorescence imaging for identifying and assessing the perfusion of parathyroid glands during total thyroidectomy. J Surg Oncol 2016; 113: 775-778.
5) Sound S, Okoh A, Yigitbas H, et al: Utility of Indocyanine Green Fluorescence Imaging for Intraoperative Localization in Reoperative Parathyroid Surgery. Surg Innov 2019; 26: 774-779.
6) Rudin AV, Berber E: Impact of fluorescence and autofluorescence on surgical strategy in benign and malignant neck endocrine diseases. Best Pract Res Clin Endocrinol Metab 2019; 33: 101311.
7) Solórzano CC, Thomas G, Baregamian N, et al: Detecting the Near Infrared Autofluorescence of the Human Parathyroid: Hype or Opportunity?: Ann Surg Dec 2019 [ahead of print].
8) Ladurner R, Hallfeldt KK, Al Arabi N, et al: Optical coherence tomography as a method to identify parathyroid glands. Lasers Surg Med 2013; 45: 654-659.
9) White WM, Tearney GJ, Pilch BZ, et al: A novel, noninvasive imaging technique for intraoperative assessment of parathyroid glands: confocal reflectance microscopy. Surgery 2000; 128: 1088-1101.
10) Das K, Stone N, Kendall C, et al: Raman spectroscopy of parathyroid tissue pathology. Lasers Med Sci 2006; 21: 192-197.
11) Paras C, Keller M, White L, et al: Near-infrared autofluorescence for the detection of parathyroid glands. Biomed Opt 2011; 16: 067012.
12) McWade MA, Paras C, White LM, et al: A novel optical approach to intraoperative detection of parathyroid glands. Surgery 2013; 154: 1371-1377.
13) McWade MA, Paras C, White LM, et al: Label-free intraoperative parathyroid localization with near-infrared autofluorescence imaging. J Clin Endocrinol Metab 2014; 99: 4574-4580.
14) McWade MA, Sanders ME, Broome JT, et al: Establishing the clinical utility of autofluorescence spectroscopy for parathyroid detection. Surgery 2016; 159: 193-203.

15) De Leeuw F, Breuskin I, Abbaci M, et al: Intraoperative near-infrared imaging for parathyroid gland identification by auto-fluorescence: a feasibility study. World J Surg 2016; 40: 2131-2138.
16) Shinden Y, Nakajo A, Arima H, et al: Intraoperative identification of the parathyroid gland with a fluorescence detection system. World J Surg 2017; 41: 1506-1512.
17) R Ladurner, N Al Arabi, U Guendogar, et al: Near-infrared autofluorescence imaging to detect parathyroid glands in thyroid surgery. Ann R Coll Surg Engl 2018; 100: 33-36.
18) B Kahramangil, E Berber: Comparison of indocyanine green fluorescence and parathyroid autofluorescence imaging in the identification of parathyroid glands during thyroidectomy. Gland Surg 2017; 6: 644-648.
19) Ladurner R, Sommerey S, Al Arabi N, et al: Intraoperative near-infrared autofluorescence imaging of parathyroid glands. Surg Endosc 2017; 31: 3140-3145.

国际荧光引导手术学会的成立和活动

石沢武彰

2010 年 4 月，笔者在布宜诺斯艾利斯举行的国际肝胆胰学会（IHPBA）上展示了“腹腔镜胆囊切除术中应用静脉注射 ICG 荧光素行胆管造影”的视频。结束了快要患褥疮的旅程，过了 1 年，我收到了一封来自阿根廷 Fernando Dip 博士的电子邮件。当我持怀疑态度打开邮件时，邮件内容包括：日本人报道了 1992 年 IHPBA 宣布的胆道造影方法，并自我介绍说“我们在国内进行了第一例腹腔镜胆囊切除术”。我被问道为什么它即使是这样也没有被传播等疑问。Dip 博士指出，荒木等[1]的报告是一种利用静脉注射大量 ICG（50mg）后观察到的胆管“着色”而不是荧光的技术，他声称他想在阿根廷做荧光胆管造影。因此，我给他发了技术上的建议。

2013 年，我突然又收到了 Dip 博士的邮件。他随后搬到了美国佛罗里达州的克利夫兰诊所，并希望组建一个国际团队，将荧光成像扩展到其他领域，这是一个雄心勃勃的内容（资料 1）。

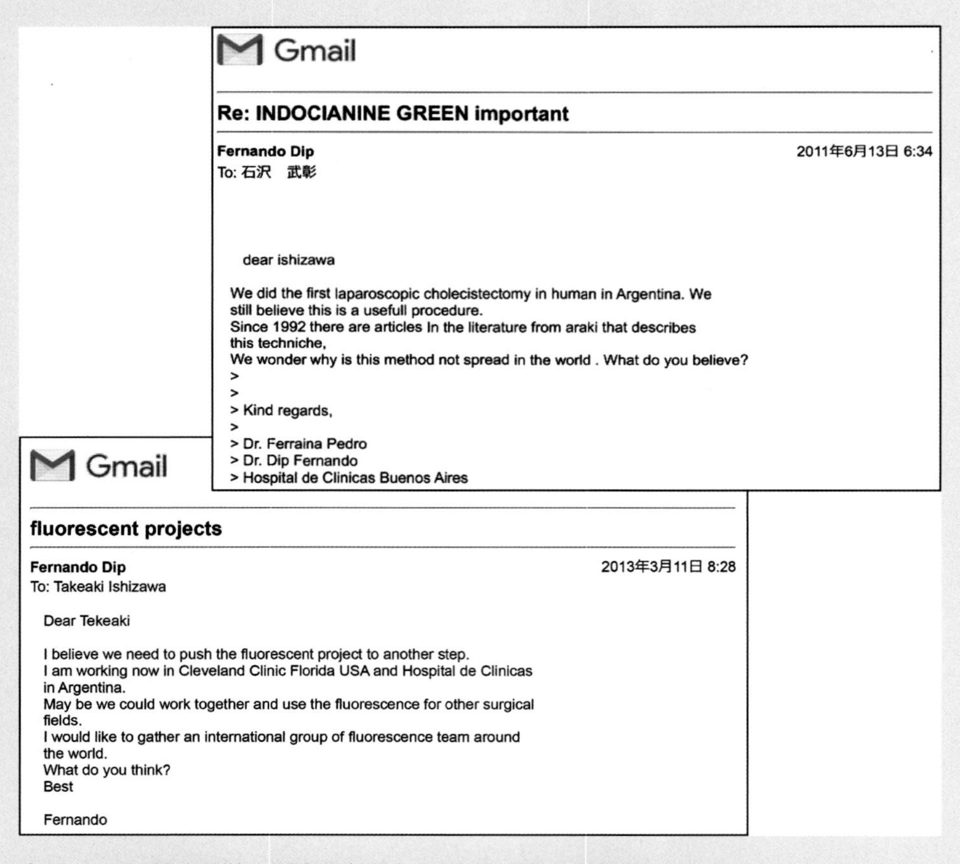

Gmail

Re: INDOCIANINE GREEN important

Fernando Dip 2011年6月13日 6:34
To: 石沢　武彰

dear ishizawa

We did the first laparoscopic cholecistectomy in human in Argentina. We
still believe this is a usefull procedure.
Since 1992 there are articles In the literature from araki that describes
this techniche,
We wonder why is this method not spread in the world . What do you believe?
>
>
> Kind regards,
>
> Dr. Ferraina Pedro
> Dr. Dip Fernando
> Hospital de Clinicas Buenos Aires

Gmail

fluorescent projects

Fernando Dip 2013年3月11日 8:28
To: Takeaki Ishizawa

Dear Tekeaki

I believe we need to push the fluorescent project to another step.
I am working now in Cleveland Clinic Florida USA and Hospital de Clinicas
in Argentina.
May be we could work together and use the fluorescence for other surgical
fields.
I would like to gather an international group of fluorescence team around
the world.
What do you think?
Best

Fernando

资料 1　Dip 博士的第一封电子邮件（上）和随后另一封邮件（下）

没有野心的笔者被下面的故事弄糊涂了，无论如何，我们想见一面。同年笔者在巴尔的摩参加美国内镜外科学会，我们保证会见面。当天芝加哥机场狂风暴雨，几乎所有的航班都延误或取消，留在没有暖气的机场，笔者的心都要碎了，但当 Dip 博士设法到达会议厅时，我们打了招呼后 Dip 博士便立即开始谈论他的愿景。最终确定了研究小组的目的和活动方针是：①创建主页；②列出核心成员；③编辑专著；④召开学术会议（资料 2）。我决定带回来请各位老师（Raul Rosenthal 及国土典宏教授）指导。

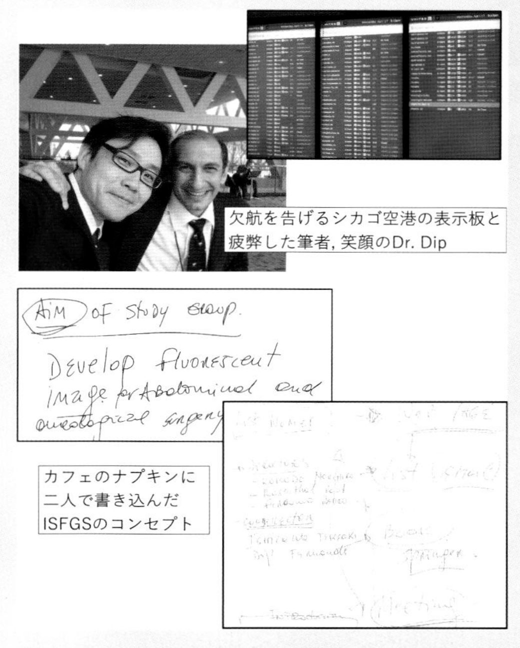

资料 2　Dip 博士和在巴尔的摩举办的启动会议

我的任务是选择参会者并制定会议内容。由于我与除了肝胆胰外科之外的专家几乎没有什么联系，因此我借助“PubMed”搜索一些重要论文的核心作者，然后发送电子邮件。我可以想象的出，对他们而言，从不知名的日本人那里收到邀请，就好比在堆积如山的邮件垃圾箱中的以“问候”开头的电子邮件一样可疑。然而，可能是因为很多荧光成像的研究人员觉得确实需要这样一个研究机构，反响竟然远超预期。于 2014 年 2 月举行的第一次会议，竟然收到大约 40 篇各个领域很有价值的报告。此后，包括担任主席期间（2018—2019 年），我一共策划并举办了 7 次年会。我们想借此机会感谢来自日本和海外的众多教授的参与，虽然他们收到的只是我们准备的简单的盒饭。特别是我们意识到，如果没有一些日本外科医生和研究人员的参与，即使是第一次研讨会，可能也无法顺利举办（资料 3），在这里真的非常感谢你们。

目前，国际荧光引导外科学会（ISFGS）在制药和医疗器械商的支持下，运营基础得到了加强，并且学术活动正稳步扩大。Dip 博士的另一项任务，关于外科荧光成像的专著已于 2015 年正式出版[2]。使用 Delphi 方法的荧光成像共识以及使用 IDEAL 框架[3]开发阶段的评估也在各个领域进行中，并将逐步公布结果。并且我们也会举行各种网络研

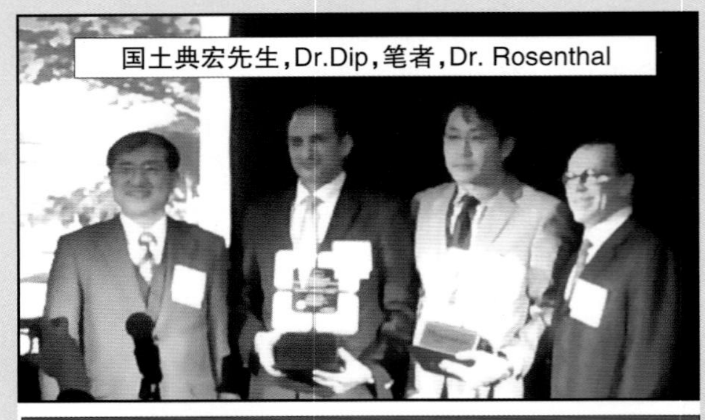

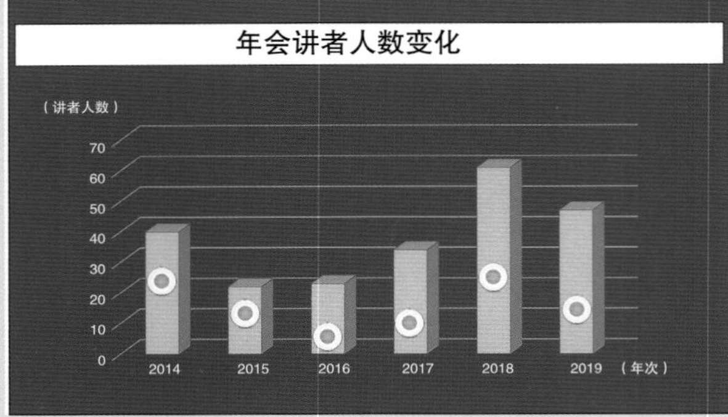

资料 3　**第一届 ISFGS 年会（上）及讲者人数的变化（下）**

讨会，详情请参考 ISFGS 学会网站。最后，遗憾的是，日本仍处于西医世界的“远东”。我认为，术中荧光成像等新技术的开创性研究应该不分地域被公正的评价，但技术在西欧越普及，越是忽视了日本早期开创性的成果，这是一个可悲的困境。我们真心希望读者老师们继续在学术会议和论文中发表成果的同时，也能继续在 ISFGS 的活动中展示其存在感。

参考文献

1) Araki K, Namikawa K, Mizutani J, et al: Indocyanine green staining for visualization of the biliary system during laparoscopic cholecystectomy. Endoscopy 1992; 24: 803.
2) Dip FD, Ishizawa T, Kokudo N, Rosenthal R (Eds.): Fluorescence imaging for surgeons. Springer International Publishing Switzerland, 2015.
3) McCulloch P, Altman DG, Campbell WB, et al: No surgical innovation without evaluation: the IDEAL recommendations. Lancet 2009; 374: 1105-1112.

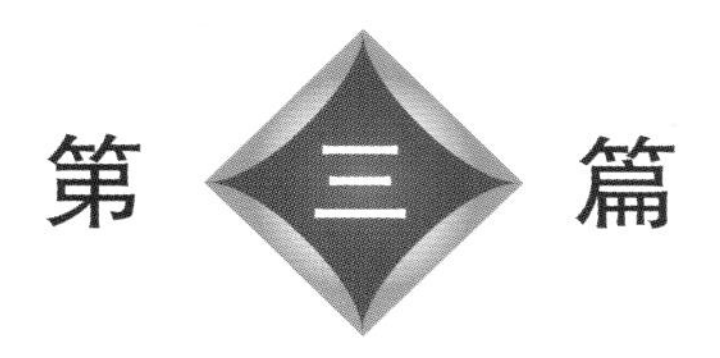

术中荧光成像的现状（开发篇）

石沢武彰

引言

ICG 是一种优秀的荧光试剂，可用于许多领域，但它最初并不是为术中荧光成像而开发的，因此我们正期待一种新的荧光探针，能够“将癌症等特异性目标高精度地标记出来”。尽管成像设备在过去 20 年里有了显著的发展，但仍有进一步改进的余地，不仅是在灵敏度和分辨率等指标参数方面，还包括在手术室应用的图像“显示技术”方面，以更好地探究“超越肉眼”的手术方法。

在癌症治疗方面，荧光成像的最终目标应该是将多种探针技术不仅仅用于诊断，也用于治疗。事实上，我们已经对使用荧光探针的光动力学疗法在动物临床中的应用感到惊喜，该应用显示出了明显的肿瘤缩小效果。我们希望这项技术在不久的将来能对癌症患者的治疗作出贡献。

第1章　新型荧光探针的开发

——通过化学荧光探针的局部聚集实现术中微小癌灶的快速可视化

浦野泰照

概要

- 可激活荧光探针（发荧光型探针）是一种分子探针，当它们与目标分子结合并发生反应时会发出荧光。
- 近年来，我们开发了一些检测外源性蛋白酶活性的荧光探针，并通过在新鲜组织临床标本上使用这些探针，成功地实现了对微小癌灶的快速检测。
- 检测氨基肽酶成分 GGT 和 DPP4 活性的荧光探针，能够在应用探针后几分钟内快速检测乳腺癌和食管癌。
- PSMA 是羧基肽酶成分的荧光探针，能够快速检测前列腺癌。
- 对于一些探针，临床性能测试和首次人体试验已经开始，预计将在不久的将来得到应用。

引言

荧光探针是一种能与目标分子发生特异性反应或结合，并大大改变其荧光特性的分子探针；近年来，荧光探针已被广泛用于实时观察"活体生物样本"中各种生物活性物质的动态变化过程。荧光探针大致可分为基于荧光蛋白（如绿色荧光蛋白）的探针和基于合成的有机小分子的探针，我们一直在大力研发基于后者的探针，并实现了全新的癌症成像。这篇文章将对我们到目前为止所做的研究做介绍。

1. 可激活荧光探针进行癌症成像的优点

有机小分子荧光探针本身不发出荧光，与目标分子反应或结合后可发出强荧光。在本文中，我们称这种荧光探针为可激活的荧光探针。其特点是可以实时观察目标分子而不需要去除未反应的探针。图1对两种探针做了对比，一种是常开型探针，这种探针一开始便可以发出荧光，为进行癌变部位成像必须先将未反应的探针洗净；另一种可激活型探针相比而言优势明显。而且，这种探针仅需放置在癌变部位环境中即可迅速到达所有细胞，并能控制浓度，具有可实现对观测对象分子有选择且高敏感度成像的巨大优势。截至目前，我们已率先确立了数种有机小分子可激活荧光探针的设计方法，并针对多种观测对象分子成功开发出了荧光探针。下面我们将重点围绕实现特异结合癌细胞的生物标志物的可视化，详细介绍我们已经成功开发的探针及其在癌症术中快速成像中的应用。

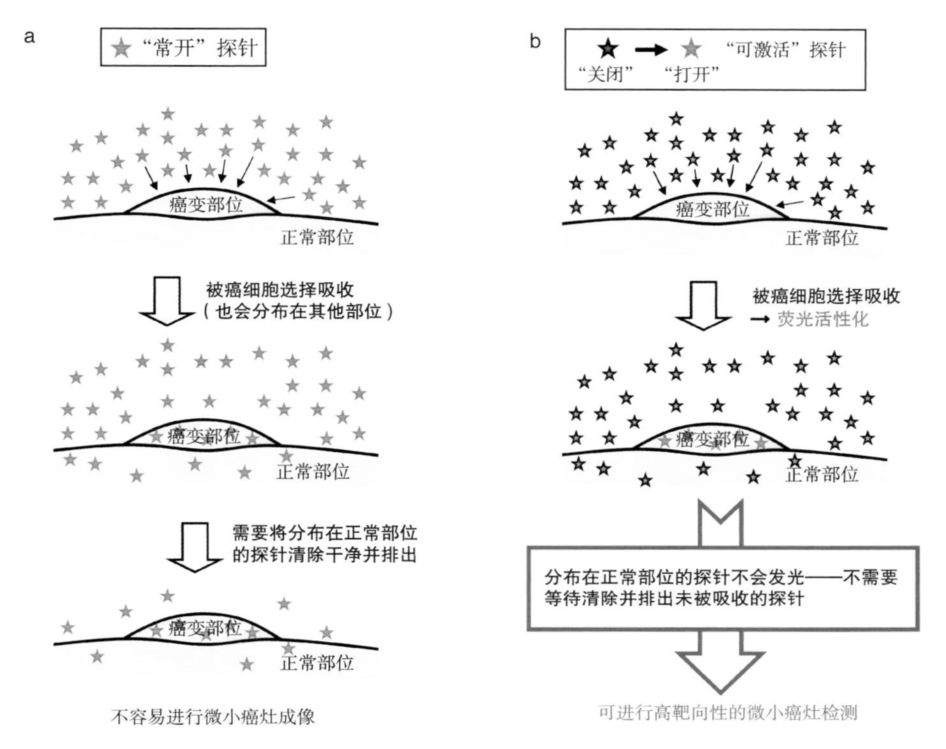

图1 **传统的癌症诊断技术和我们新开发的荧光高靶向性癌症成像技术**
a：使用“常开”探针的癌症成像方法，如PET和MRI。
b：本研究中建立的使用精确设计的“可激活”荧光探针的微小癌变成像方法。

2. 用于癌症快速可视化的氨基肽酶荧光探针的开发

我们使用生物标志物和癌细胞特异结合，将癌症成像作为一种实用手术支持技术来考虑时，一种方法就是术前注射探针，一定时间后在癌灶发光状态下进行外科或内镜手术。这种方法的实例中唯一被用于临床的方法是使用5-氨基乙酰丙酸（5-ALA）的脑肿瘤成像。5-ALA本身是我们体内原来就存在的氨基酸，是不含有任何芳香环的氨基酸，当然既无色也不会发出荧光。在体内，5-ALA通过一个多步骤的生物化学反应转化为原卟啉Ⅸ，也就是血红蛋白的前体。在一些癌细胞中，5-ALA有积聚的现象，因此可实现癌灶部位的可视化。虽然5-ALA是可激活的荧光探针的一个例子，但它只适用于很少的癌症类型，而且给药后需要几个小时才能发光，且必须全身给药，所需剂量相对较大（约

1g），还存在光敏性等副作用。此外，原卟啉的产生量随着手术时间的延长而减少，由于容易褪色，很多情况下不能观察到荧光，而且在追加给药后也不会立即发光。

因此，我们开始开发一种全新的癌灶成像技术，这种技术不需要全身给药，只需局部注射几分钟后，就可以使癌细胞开始发光。具体而言，我们开发了蛋白质分解酶（肽酶）的荧光探针，这种酶在癌细胞中可显示代谢上调，以实现对反应速度非常快的酶进行成像。我们在研究初始阶段，已开发了几种可激活的荧光探针来检测内切型肽酶的活性，该酶能识别长肽链的中间部分并将其水解。然而，由于内切型肽酶的活性一般不是很高，因此在用作荧光探针后，癌灶部位的荧光增强率很慢，目前还没有通过局部投药成功实现癌灶成像的例子。因此我们开始研发速度更快的可检测外源性肽酶活性的荧光探针。外源型肽酶包括氨基肽酶和羧基肽酶，前者识别并水解氨基末端的氨基酸（图 2a），后者识别并水解羧基末端的氨基酸（图 2b）。但两者都没有一个在可见光可发挥作用的高灵敏度荧光探针制备方法。下面，我们简要介绍一下我们的分子设计方法之一，即基于分子内螺环化的氨基肽酶荧光探针设计方法。常用的荧光色素罗丹明绿是一种不依存 pH，可以一直发出强荧光的分子（图 3 上段），其中羧基已被羟甲基取代后的羟甲基罗丹明绿（HMRG），由于分子内螺环化，在强度高于 pH 9 的碱性环境中会变成无色无荧光的状态（图 3 中段）。

此外，AcHMRG，其中 HMRG 的一个氨基被乙酸酰胺化，即使在酸性环境中也会优先发生螺旋化，只在 pH 6 以下的酸性环境中有颜色和发出荧光。在 pH 7.4 的中性环境中就会变得无色无荧光（图 3 下段）。如果这种无色无荧光的 AcHMRG 的酰胺基被一种水解酶裂解，在中性 pH 条件下会发生图中橙色框所示的变化，产生具有强荧光的 HMRG。因此，通过用各种氨基酸替换 AcHMRG 的乙酰基，就有可能设计和开发出一种检测各种氨基肽酶活性的综合荧光探针（图 3 最下段）[1,2]。

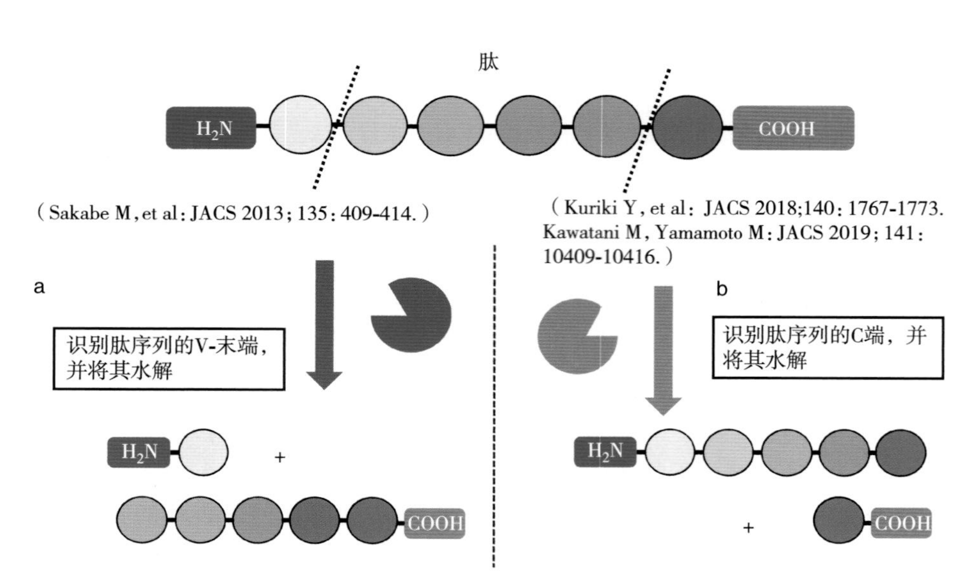

图 2　外源型肽酶作为快速荧光可视化的目标
（a）氨基肽酶和（b）羧基肽酶都存在。

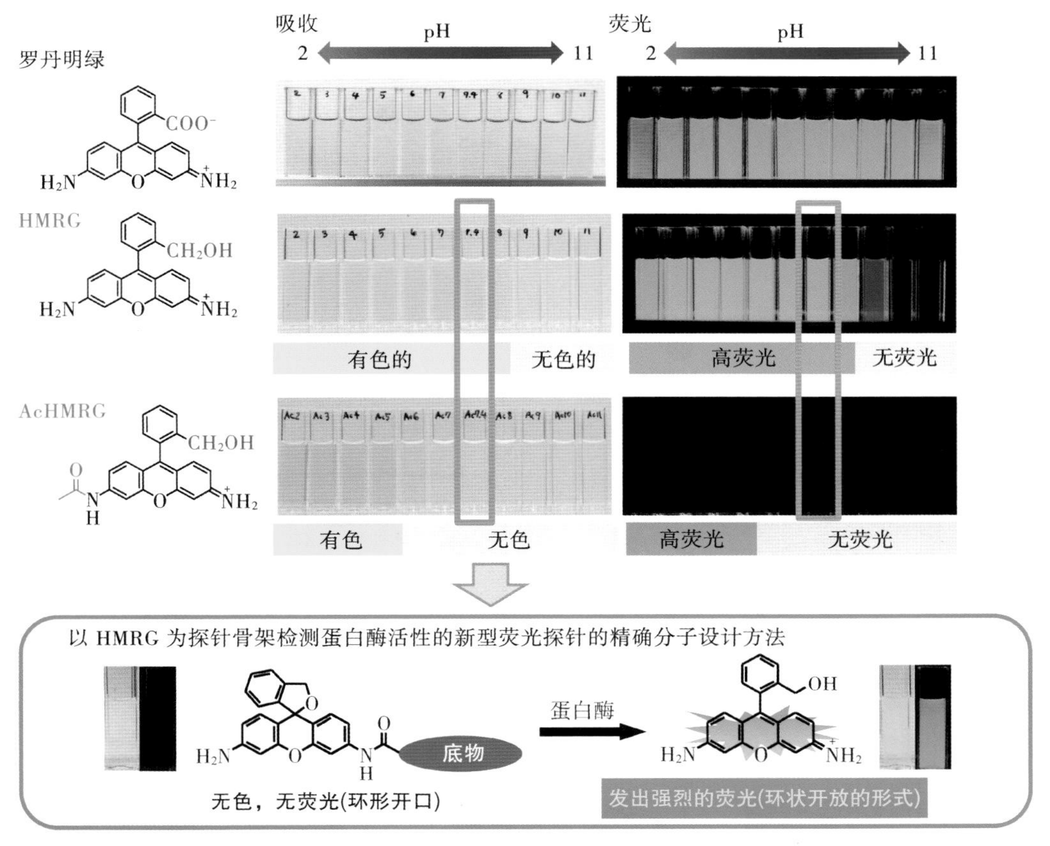

图 3　以 HMRG 为探针骨架的新型荧光探针的精确分子设计，用于检测蛋白酶活性设立

因此首先，我们设计并开发了一种荧光探针——gGlu-HMRG，用于检测 r- 谷氨酰转肽酶（GGT）的活性，该酶可以识别并水解氨基末端的谷氨酰基团（图 4a）[1,2]，该基团可以作为多种癌细胞内代谢上调的指征。图 4b 显示了 gGlu-HMRG 对癌细胞的成像机制。gGlu-HMRG 在中性 pH 环境中几乎没有荧光，由于其 GGT 活性低，在正常细胞环境中仍然几乎没有荧光，因此背景荧光极低。然而，在有癌细胞的情况下，gGlu-HMRG 被 GGT 高效水解，而 GGT 在癌细胞表面高度表达，导致 HMRG 高度荧光。然而，在癌细胞存在的情况下，HMRG 被癌细胞表面高度表达的 GGT 有效地水解，并转化为高荧光性的 HMRG。生成的 HMRG 由于其高疏水性而立即被吸收到癌细胞中，因此癌细胞部位会发出强烈的荧光。

我们将开发的 gGlu-HMRG 应用于各种类型的培养癌细胞和正常细胞（人脐静脉内皮细胞），并比较它们的酶活性。我们发现，GGT 活性在卵巢癌、肺癌、肝癌和胆管癌细胞中较高，在人脐静脉内皮细胞中较低（图 4c）。另一方面，有一些癌细胞的 GGT 活性并不高，所有癌细胞中只有约 60% 的 GGT 活性明显增加。因此，尽管 gGlu-HMRG 无法检测到所有的癌细胞，但如果以往手术中无法检测到小的癌细胞可以被明确检出，对于辅助癌症外科手术技术来说具有重要的意义。接下来，我们对作为癌症模型的小鼠进行了体内荧光成像。

我们准备了一个癌症模型小鼠，在其中腹腔内植入各种卵巢癌细胞，并在腹腔内给小鼠注射了 gGlu-HMRG 的 PBS 溶液，5 分钟后开腹进行荧光成像。结果即使仅在探针

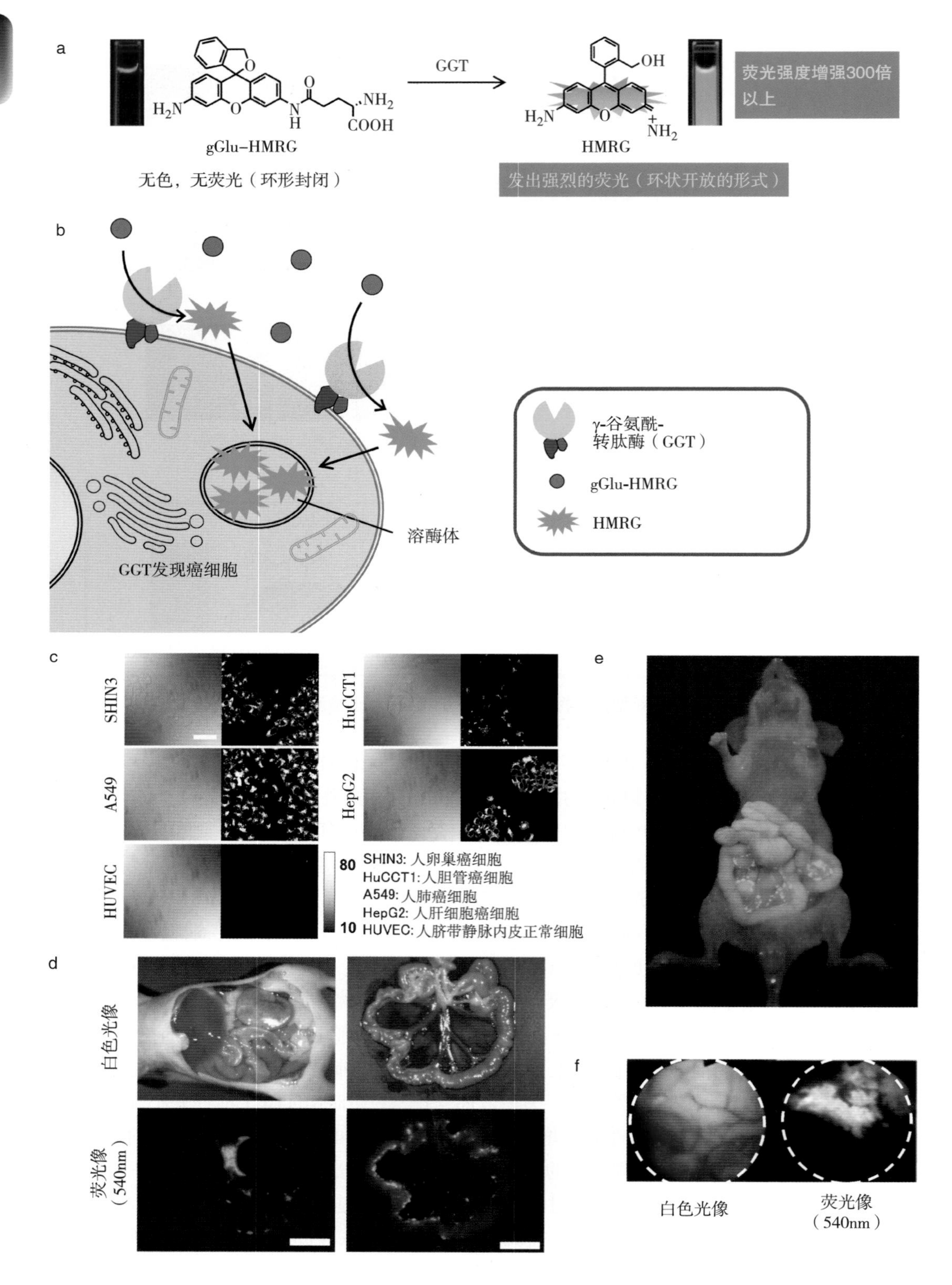
a
GGT
gGlu–HMRG
HMRG
荧光强度增强300倍以上
无色，无荧光（环形封闭）
发出强烈的荧光（环状开放的形式）
b
溶酶体
GGT发现癌细胞
γ-谷氨酰-转肽酶（GGT）
gGlu-HMRG
HMRG
c
SHIN3
HuCCT1
A549
HepG2
HUVEC
80
10
SHIN3: 人卵巢癌细胞
HuCCT1: 人胆管癌细胞
A549: 人肺癌细胞
HepG2: 人肝细胞癌细胞
HUVEC: 人脐带静脉内皮正常细胞
d
白色光像
荧光像（540nm）
e
f
白色光像
荧光像（540nm）

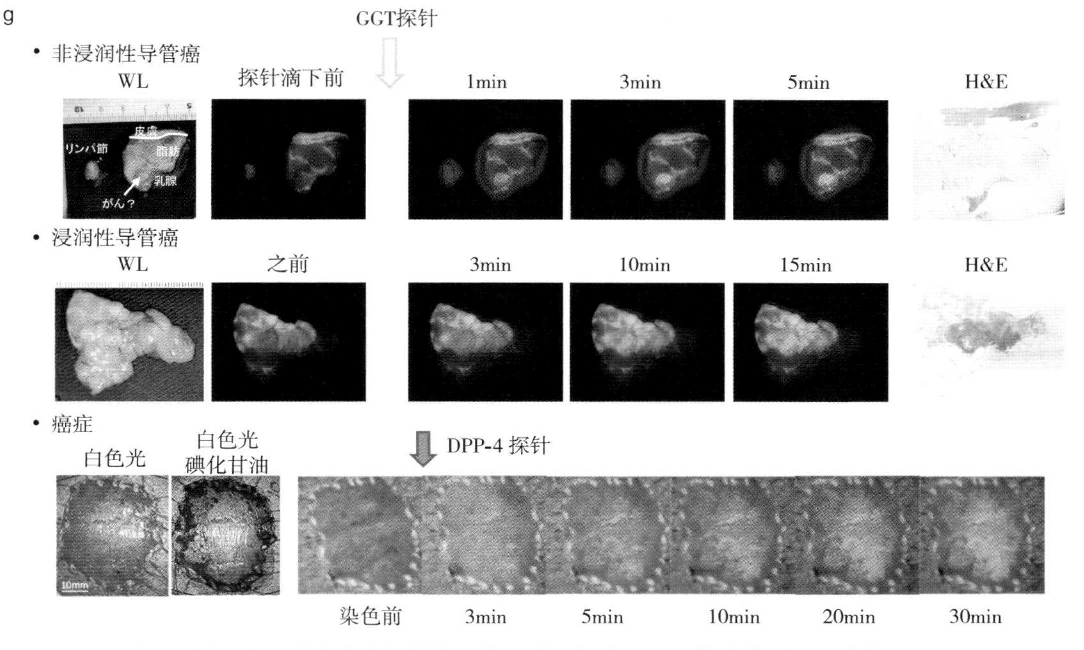

图 4　**用于检测氨基肽酶活性的荧光探针的开发及其局部喷洒用于快速检测微小癌灶**

a：开发了一种新型的检测 GGT 活性的荧光探针——gGlu-HMRG。

b：使用检测 GGT 活性的荧光探针，gGlu-HMRG 对癌细胞的成像机制。

c：通过 gGlu-HMRG 比较各种癌细胞和正常细胞的 GGT 活性。

d：通过腹腔内使用 gGlu-HMRG 对肠系膜上的微小癌灶进行成像（探针施用后 10 分钟）。

e：通过 gGlu-HMRG 对腹腔内的微小癌灶进行成像（通过商用数码相机成像）。

f：在荧光内镜下通过局部使用 gGlu-HMRG 检测微小癌灶［左侧左图：正常白光图像，右图：荧光图像（探头应用 5 分钟后）］。

g：通过 gGlu-HMRG 应用于人类乳腺癌部分切除样本和 EP-HMRG 应用于人类食管癌样本，快速可视化微小癌灶。在使用探针后的 1~3 分钟内就能看到微小癌灶部位，而荧光在几分钟内就强到可以被外科医生的眼睛看到。荧光区域和术后组织病理学染色图像（H &E 染色）有很好的一致性。上，非浸润性乳腺导管癌；中，浸润性乳腺导管癌；下，食管癌。

注射 5 分钟后，癌症部位也会发出极强的荧光，即使是 <1mm 的微小癌灶也能清楚地检测出来（图 4d，e）[1]。图 4e 所示的照片不是由任何特殊设备拍摄的，而是由我自己的普通数码相机通过一个 515nm 的长通滤光片拍摄的。也就是说，通过该探针的分布，肉眼即可清晰发现的荧光会从癌变部位发出。该方法通过酶代谢将分子探针转化为高荧光性产物，这是任何其他可视化技术都无法实现的。

接下来，在内镜下对癌灶部位检测和治疗的模型实验中，我们使用了麻醉的癌症模型小鼠。

我们在小鼠的腹膜上开了一个小孔，将荧光内镜从孔中插入，并通过镊子孔用喷雾器在局部喷洒探针，研究是否有可能检测到微小癌灶部位。结果，在喷洒探针后，癌灶部位逐渐开始发光，很明显，即使是用普通白光内镜无法识别的微小癌灶部位，在喷洒探针后的几十秒到几分钟内，也能用荧光清晰地看到（图 4f）[1]。

3. 利用 GGT 活性检测荧光探针实现对人体临床新鲜组织标本的癌症部位快速可视化

上述在短时间内实现癌灶部位可视化的技术是一种高度实用的技术，它可以满足癌症手术和内镜切除的时间需求，具有很高的实际临床实践应用潜力。另一方面，癌症是一种高度异质性的疾病，在没有验证 gGlu-HMRG 是否能检测到实际患者的癌症之前，仍不能断言它是一种有效的创新癌症医疗技术。

如前文所述，传统的癌症诊断剂的效果需要通过注射进入患者体内来验证，而这很难实现。而 gGlu-HMRG 快速癌症成像方法可以在 1 分钟 ~ 数十分钟之内实现，因此是首个可能使用人类临床标本进行体外验证的方法。因此，这项技术引起了许多临床外科医生的兴趣，目前在日本和海外正在使用新鲜切除的人类临床癌症标本来验证探针的功能。以下是乳腺癌方面的一个实例。

我们与九州大学别府医院的 Koji Mimori 教授和九州大学医院乳腺外科的 Hiroaki Ageo 博士合作，对从患者身上切除的临床乳腺癌标本进行了荧光成像。约占所有乳腺癌手术半数的部分乳房切除术中，需要检测术中诊断切除标本的边缘是否含有癌细胞，以确认癌细胞是否已被清除，这一步是非常重要的。但因为不可能对整个切除面进行病理检查，只能对标本中具有代表性的部分进行检查，因此该检查环节很有可能遗漏癌灶，而且实际上许多患者都会遇到癌症的局部复发。有鉴于此，我们将 gGlu-HMRG 应用于乳腺癌手术中取出的实际新鲜临床标本，并验证它的作用。结果发现，gGlu-HMRG 可以在几分钟内检测出各种类型的乳腺肿瘤，如非浸润性导管癌（图 4g 上）和浸润性导管癌（图 4g 中）。通过使用 100 多个临床标本进行验证，发现即使是 1mm 或更小的癌灶也能在使用探针后的 5 分钟内被高灵敏度地检测出，而且对于癌症这种高度异质性的疾病，也能以异常高的灵敏度和特异性（>90%）进行检测[3]。这种方法能够对整个切除边缘进行成像，而且即使是肉眼很难分辨的，残留在断面的微小癌灶也可以清晰地被检测出，因而具有极大的潜力大幅降低局部复发的频率。不仅如此，此方法对淋巴结转移检测也有效，因而可以通过对乳腺外科手术中取出的淋巴结进行快速荧光成像来判断是否出现淋巴结转移[4]。

4. 通过建立荧光探针库并应用于临床标本，开发食管癌的快速成像探针

如前所述，癌症的异质性普遍很高。实际 gGlu-HMRG 并不是和所有种类的癌症都能发生反应，通过进一步的研究发现，一些癌症组织与 gGlu-HMRG 没有反应，这取决于

组织类型和器官。食管癌就是这样一个例子,很难通过 gGlu-HMRG 的局部分布来迅速观察到高灵敏度和高特异性的荧光。为了使食管癌可视化,有必要找到一种对食管癌有选择性的新型生物标记酶。因此,我们通过在 HMRG 中引入一个或两个氨基酸作为荧光探针基质,创建了一个约 40 种的探针库,以检测氨基肽酶和二肽基肽酶的活性。接下来,我们与东京大学医院胃食管外科的 Yasuyuki Seto 教授及其同事合作,将该库应用于食管癌新鲜组织临床标本,并开始寻找对食管癌具有高特异性的荧光探针。结果,我们发现几种类型的 HMRG 探针的荧光强度在肿瘤区比非肿瘤区要高,在这些探针中,GP-HMRG 的荧光强度差异最大。根据氨基酸序列预测,二肽基肽酶 -4(DPP-4)是负责水解探针的酶,联合使用 DPP-4 抑制剂可以抑制荧光的增加,对新鲜组织临床标本进行免疫染色,发现食管管腔表面的癌细胞中有强烈的 DPP-4 表达。此外,新鲜组织临床标本的免疫染色显示,在食管管腔表面的癌细胞中有强烈的 DPP-4 表达。此外,已知 DPP-4 能识别其氨基末端第二个残基中的氨基酸为 Pro 和 Ala 的底物,因此我们将含有这一系列的各种候选 HMRG 探针应用于新鲜组织临床标本,寻找在癌灶部位显示最大荧光增强而在正常部位抑制荧光的探针。我们发现 EP-HMRG 给出了最好的结果。我们将 EP-HMRG 应用于一个内镜下切除的食管癌新鲜组织标本,如图 4g 下所示,在应用探针后的几分钟内,肿瘤和非肿瘤区域的边界被清晰地显示出来。我们将该方法应用于 70 份以上的新鲜临床标本,并分析了肿瘤和非肿瘤区域之间的荧光成像情况,其敏感性、特异性和阳性检出率分别为 96.9%、85.7% 和 90.5%,表明该方法作为术中快速成像方法具有足够的性能[5]。目前,我们正在用同样的方法开发用于各种类型癌症的新型荧光探针,并与许多外科医生进行合作。

要点

- 我们截至目前已经开发了大约 400 种用于检测氨基肽酶活性的荧光探针。
- GGT 检测荧光探针能够在术中进行切断面检查,并可清楚地将即使 <1mm 的乳腺癌灶部位显示出来。
- 我们发现 DPP4 的活性在食管癌中大大增强,并通过局部探针的散布实现了快速的癌症成像。

5. 用于检测前列腺癌成像的羧基肽酶活性的荧光探针的开发

外源型肽酶中,除了前文中介绍的氨基肽酶之外,均含有 C 末端氨基酸加水分解产生的羧基肽酶(CP),有研究发现它们的活性在某些癌症中会得到增强。然而目前还没有实用的可激活的荧光探针来检测 CP 活性。

在这种情况下,我们最近找到了几种 CP 活性检测的荧光探针的合成方法[6,7]。下面我们介绍 PSMA(前列腺特异性膜抗原,具有识别和水解羧基末端谷氨酸的 CP 活性)探针的发展,这些探针作为前列腺癌的生物标志物正在引起人们的关注。首先,我们合成了多种候选底物,以确定 PSMA 识别和水解的谷氨酸的底物结构,发现底物的氨基酸分子为苯基偶氮甲酰胺(AF)衍生物,该衍生物已被报道为羧肽酶 A 和羧肽酶 B 的底物,当底物氨基酸被水解时,AF 基团会通过自发的脱羧和脱硝来降解,因此在与酶反应前后会诱发电子密度的巨大变化(图 5a)[7]。因此,有可能在与酶反应前后诱发电子密度的巨大变化。为了使这种变化可视化,我们采用了一个使用光诱导电子转移(PeT)的分子设计方法(图 5b)。虽然细节超出了本文的范围,但我们合成了一种荧光素衍生物,其中谷氨酸通过 AF 基团从荧光素衍生物的苯环分子中引入,发现荧光被 PeT 从氧杂环分子淬灭到苯环分子,但与 PSMA 反应后产生了具有强烈荧光的染料,并观察到荧光的大量增加(图 6a)。此外,我们通过将荧光素分子转换为 TokyoGreen 骨架,开发了一种膜渗透性探针(图 6b),并将其应用于表达 PSMA 的癌症细胞。

最后,我们将该方法应用于前列腺癌患者的切除标本,发现它甚至可以检测到直径为几毫米的微小癌灶组织。从而实现了世界上首个以 PSMA 的羧肽酶活性为靶向的对微小前列腺癌部位进行的快速荧光可视化。

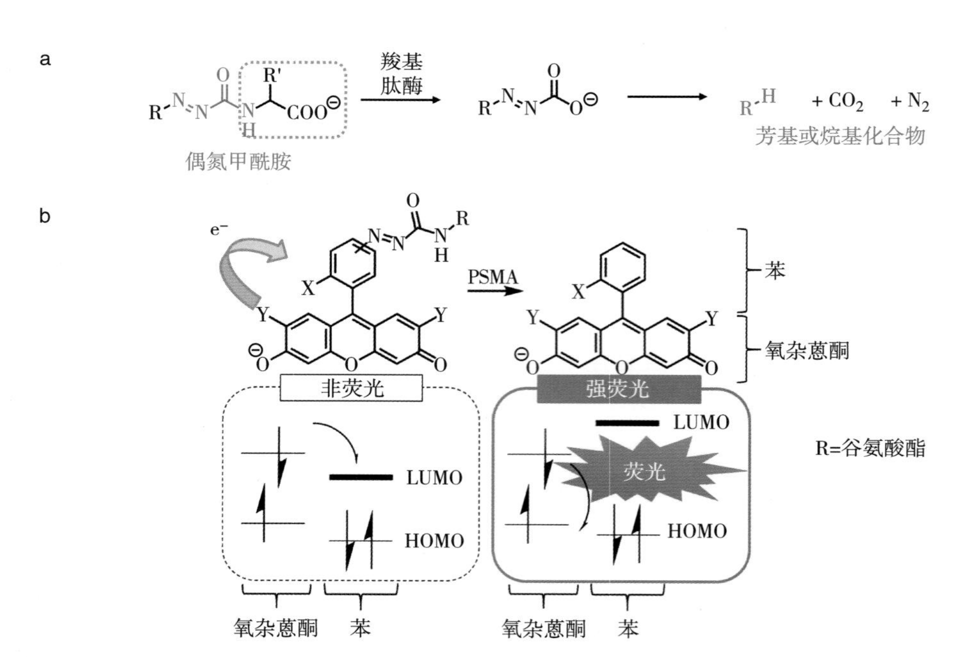

图 5 基于光诱导电子转移的可激活的 PSMA 活性检测荧光探针的开发

a:通过 PSMA 水解偶氮甲酰衍生物,随后进行脱羧和脱硝反应,形成烯丙基和烷基化合物。

b:基于光诱导电子转移的可激活的 PSMA 活性检测荧光探针的工作原理。

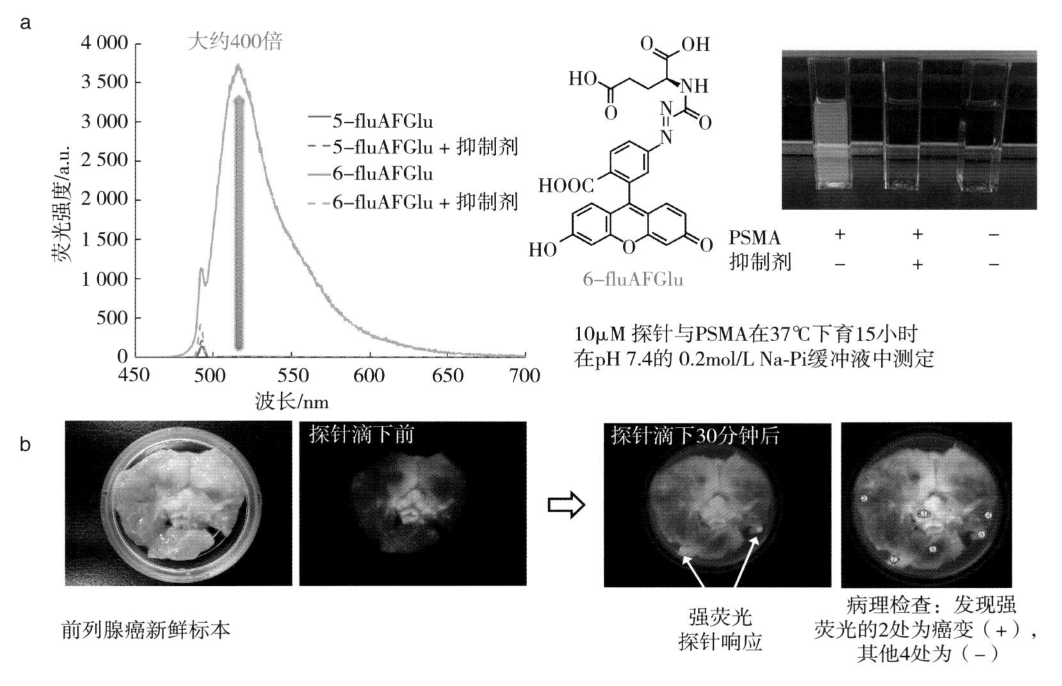

图 6　**通过局部喷洒开发的 PSMA 探针对新鲜人体标本中的前列腺癌部位进行荧光检测**

a：成功开发的用于检测 PSMA 活性的荧光探针与 PSMA 的反应性。

b：通过投放跨膜 PSMA 活性检测荧光斑点对新鲜标本进行微小前列腺癌成像。

要点

- 我们成功地开发了世界上第一个用于检测 PSMA 活性的荧光探针。
- 使用这种探针有望实现术中检测难以发现的前列腺癌。

6. 总结和未来的前景

在本文中，我们介绍了一些开发可激活型快速荧光探针的例子，这些探针可以区分癌灶部位，并利用我们专有的荧光探针精确设计方法使其荧光特性发生明显变化。这些探针技术已被证明对实际患者的自然发病的癌症有足够的效果，超出了动物实验的水平，并有足够的实用性，可用于实际临床实践。事实上，许多外科医生和内镜医生都表达了对这一产品推出的期望，我们已经与国内的化学品供应商、体外荧光成像仪和内镜制造商合作，并在供应商资本的投资下开始了一些探针的临床前试验。我们与一家国内化学品供应商、一家体外荧光成像仪和一家内镜制造商合作，开始进行临床前研究。对于乳腺癌体外切片和食管癌内镜成像的荧光探针，经与 PMDA 面对面咨询，毒性研究等非临床研究已基本完成，经医院伦理委员会审查，第一个人体内研究即将开始。我们非常期待有一天外科医生能够清楚地确定要治疗的癌灶部位，并进行准确的荧光内镜手术或开放手术。

参考文献

1) Urano Y, Sakabe M, Kosaka N, et al: Rapid cancer detection by topically spraying a γ-glutamyltranspeptidase-activated fluorescent probe. Sci Transl Med 2011; 3: 110ra119.
2) Sakabe M, Asanuma D, Kamiya M, et al: Rational design of highly sensitive fluorescence probes for protease and glycosidase based on precisely controlled spirocyclization. J Am Chem Soc 2013; 135: 409-414.
3) Ueo H, Shinden Y, Tobo T, et al: Rapid intraoperative visualization of breast lesions with γ-glutamyl hydroxymethyl rhodamine green. Sci Rep 2015; 5: 12080.
4) Shinden Y, Ueo H, Tobo T, et al: Rapid diagnosis of lymph node metastasis in breast cancer using a new fluorescent method with γ-glutamyl hydroxymethyl rhodamine green. Sci Rep 2016; 6: 27525.
5) Onoyama H, Kamiya M, Kuriki Y, et al: Rapid and sensitive detection of early esophageal squamous cell carcinoma with fluorescence probe targeting dipeptidylpeptidase IV. Sci Rep 2016; 6: 26399.
6) Kuriki Y, Kamiya M, Kubo H, et al: Establishment of molecular design strategy to obtain activatable fluorescent probes for carboxypeptidases. J Am Chem Soc 2018; 140: 1767-1773.
7) Kawatani M, Yamamoto K, Yamada D, et al: Fluorescence detection of prostate cancer by an activatable fluorescence probe for PSMA carboxypeptidase activity. J Am Chem Soc 2019; 141: 10409-10416.

第 2 章　新型荧光成像的开发

濑尾 智，波多野悦朗

概要

- 术前的模拟手术在肝切除术时是必要的，但现有模拟技术不能随着术中肝脏的活动和变形而改变。因此有必要开发术中引导技术。
- ICG 荧光成像对肝区的可视化和肝脏肿瘤的识别很有帮助，并且可以提供实时信息。但在术中持续使用传统的手持镜方法并不现实。
- 我们利用在娱乐行业中被广泛使用的投影映射技术，将 ICG 荧光成像直接投射到患者器官上。作为产学合作项目，共同开发了 Medical Imaging Projection System（MIPS）。经过反复改良后取得了日本的第 2 级药物批准。
- 本章对 MIPS 项目在开发中的难点和相应的克服措施进行详细的介绍。

引言

近年，在术中引导利用荧光色素的开发有所进展，特别是 ICG 与近红外摄像系统的 ICG 荧光法受到广泛关注。该技术是将激发光照射到与血浆蛋白结合的 ICG 上，引起长波长的光发射。利用该波长均在血红蛋白和水的吸收波长范围内的机制来实现[1]。目前在肝脏外科领域，该技术已应用于肝段可视化[2]、肝肿瘤识别[3]、胆管显示等方面[4]。

自从出现开腹手术的荧光成像设备后，在腹腔镜和机器人辅助手术中使用的目镜也开始配备 ICG 荧光成像功能。腹腔镜手术是看着显示器进行手术，因此通过叠加全彩图像，就能实时根据 ICG 荧光成像进行手术。

虽然可以满足实时引导下的手术，但在开腹手术中使用的手持镜还是存在一些问题。例如，为了看显示器上的荧光图像，需要在术野和显示器之间频繁移动视线；需要有人握持镜子，并持镜者的手抖会产生画面的晃动；为了消除手术灯所含的白光干扰，观察过程中需要关闭手术灯等问题（图 1）。由于以上问题，在开腹手术中只能间歇性引导，无法使用 ICG 荧光成像进行实时引导手术。

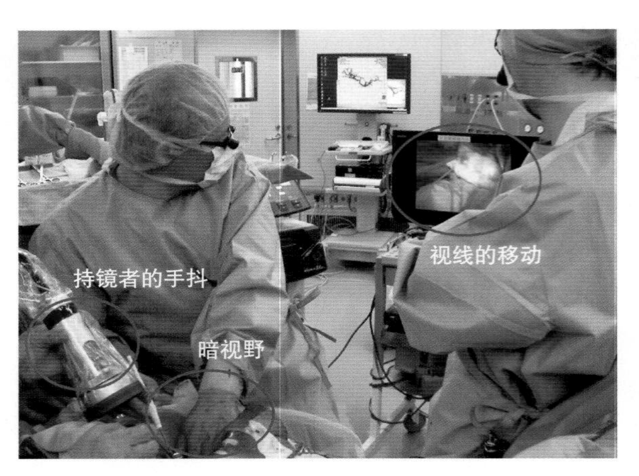

图 1　传统法的问题点

1. 开腹手术下使用新型 ICG 荧光成像系统的开发

术前模拟是利用 Synapse Vincent 等软件，根据术前 CT 图像对肝脏、脉管、肿瘤的位置进行三维重建，考虑根治性和安全性之间的平衡，同时决定肝脏切断线。然而，模拟图像不能应对术中的位置移动和脏器变形，所以不能反映实时信息。创新性的术前模拟图像可设计详细的外科手术方案。但为了按照术前模拟的方案来进行手术，必须要有能够随着术中的位置移动和变形的实时引导。也就是说，需要开发一个基于实时信息变化并能持续进行手术引导的系统。

我们关注的技术是至今为止在娱乐行业中广泛使用的投影映射技术。应用该技术开发能将 ICG 荧光成像直接投射到患者器官上的系统。

2. MIPS 项目的启动

我们与松下株式会社一同开发了这个产学合作项目。首先制作了原理原型机（图 2）。在使用该原型机的实验中，证实了注射到猪肝的 ICG 投影映射没有错位。接下来开始制作用于临床上的原型机（图 3）。我们将该原型机命名为 Medical Imaging Projection System（MIPS），项目名称为 MIPS 项目。使用原型机进行动物实验中，我们确认了该系统可以随着体内移动而不会发生位置偏移。但是我们发现了一个问题，即激发光照明太接近于手术区域而干扰了手术操作。根据上述情况，从第一号机（图 4a）开始改良了设计，将投影器和激发光照明纳入设备头部。之后，我们将其用在乳腺癌和肝癌手术的临床试验中，并实现了缩短位置偏差2mm以下、投影时间差0.2秒以下。此外，通过使用一种运算法将荧光区转换为特定颜色，非荧光区转换为白光。就此，即使熄灭手术灯，也可以确保明亮的术野。通过这些改良，我们克服了上述所有的问题（图5）。

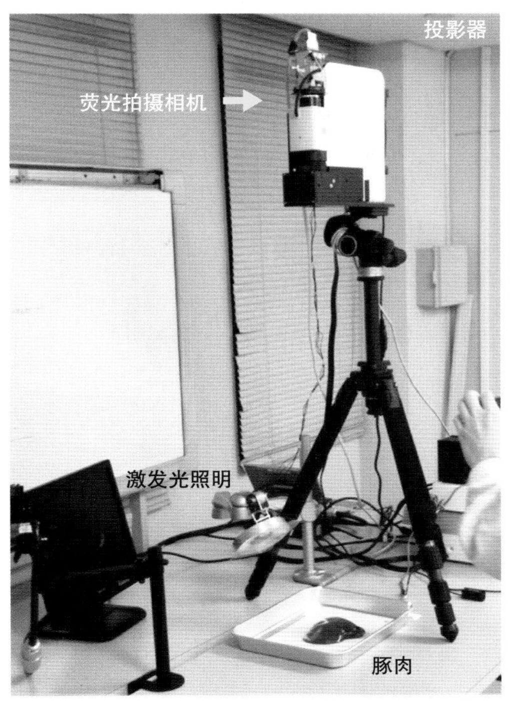

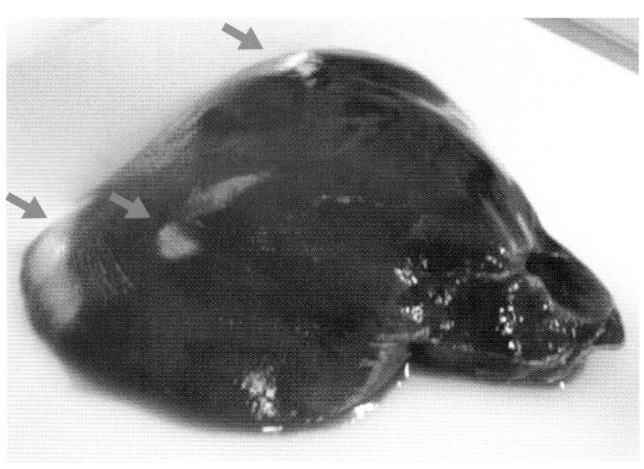

图2 原理原型机

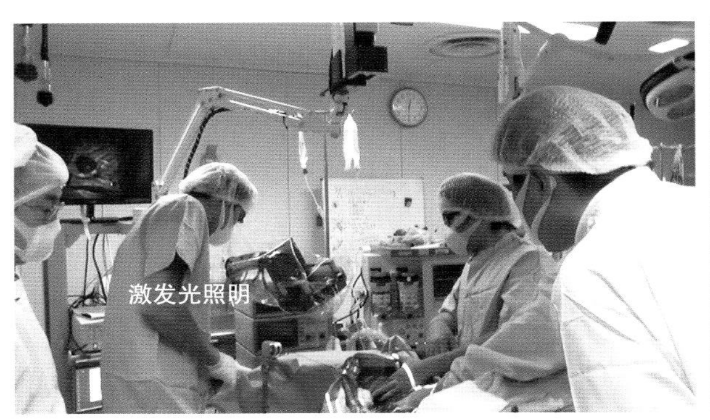

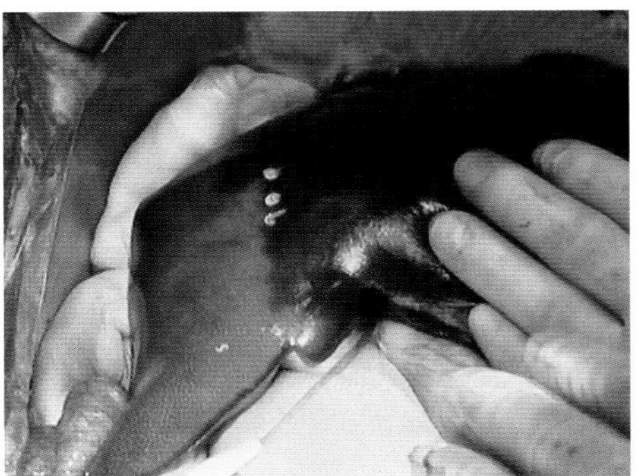

图3 使用原型机进行动物实验

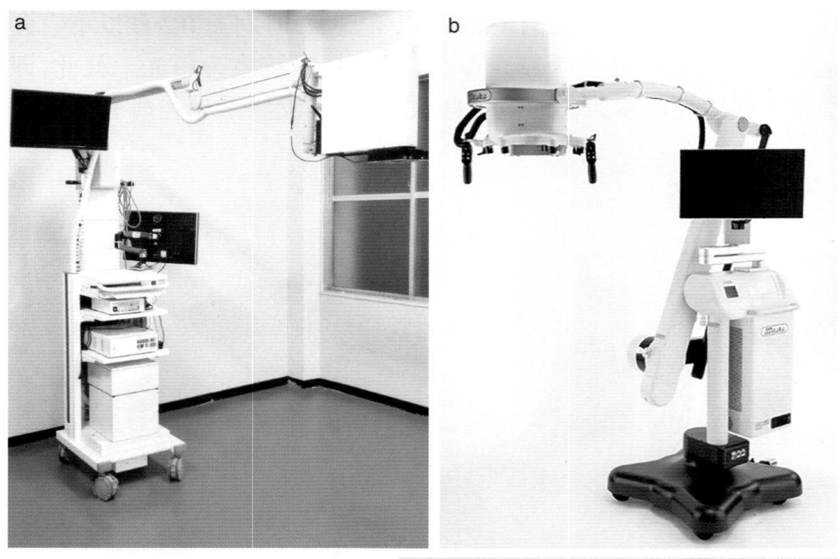

图 4 **试验机和定型机**

a: 试验机。

b: 定型机。

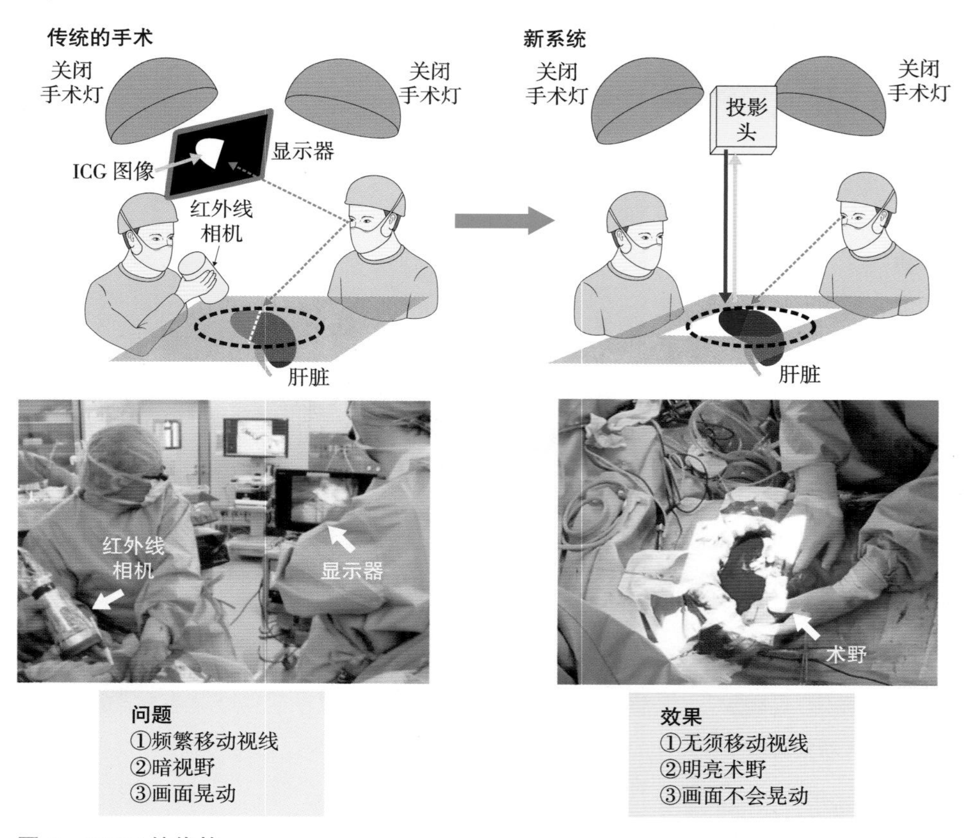

图 5 **MIPS 的优势**

3. MIPS开发中遇到的问题及其克服措施

项目启动时面临的问题之一是术中使用ICG不在适应证范围内。当时只有肝功能检查（血浆清除率、血流阻力及肝血流量的测定）、心功能检查（心输出量、平均循环时间或异常血流量的测定）、前哨淋巴结的识别（乳腺癌、恶性黑色素瘤）在适应证范围内，而评估器官血流量不在适应证范围内。但是在临床人员的强烈要求下和外科协会的推动下，在2017年12月“评估血管及组织的血流量”被判定为公认的检查，并在2018年7月被日本药物机构批准了。企业方提出担忧，如果MIPS的引导错误引起并发症，责任该由何方承担。其实该担忧也是ICG荧光成像本身的一个局限性问题。在内部讨论后我们统一观点，在之后的学术会议或宣传活动中都强调MIPS是为了专家用来更精确地完成手术的医疗设备。为了在手术中准确进行ICG荧光成像，需要根据每位患者的情况来调整ICG剂量和荧光强度。因此，我们进行改良，在显示器上添加图像重叠功能，以便用户可以随时确认设定。

另外，研发资金也是一个问题。我们向日本医疗研究开发机构（Japan Agency for Medical Research and Development，AMED）的“产学合作医疗创新项目”，以“通过投影映射技术实现近红外线图像的可视化和实时引导的手术系统的开发”为名申请了课题，并成功通过，在2015年10月到2018年3月31日得到了资助。这给予我们各种各样的帮助。学院方能够承担使用未批准的医疗器械进行临床试验所需的昂贵医疗费，并能让我们在国内外的学术会议上积极发表所获得的数据。初期的临床试验结果还在*Annals of Surgery*杂志上刊登，这让MIPS的认知度大大提高[5]。企业方不仅能够承担开发、制作昂贵的原型机费用，而且该项目的通过可获得公司内部的开发资金，使得该项目能够从研究部门转移到业务部门。这就意味着该项目不会以研究告终，而是会以面向产业化来进行共同开发。我们为了AMED现场考核和年度报告，每2个月进行一次进展汇报会。学院方和企业方的密切合作，加上明确的目标和路线图也是成功完成该项目的主要原因之一。

4. 医学与工程合作的成功关键

医工合作的成功关键是供应和需求的匹配。在我们的项目中有2次成功匹配的例子。第一次是松下株式会社所拥有的光学技术和图像处理技术的供应，与我们试图像腹腔镜手术一样能使用ICG荧光成像进行开腹手术的需求相匹配。这次匹配诞生了投影映射技术用于医疗的想法。第二次是医生想自由移动MIPS的投影头的需求，与三鹰光器株式会社已产品化的手臂控制技术的供应相匹配（图4b，视频1）。这次匹配使MIPS成为了一个能方便地进行连续性染色手术的医疗器械（视频2）。

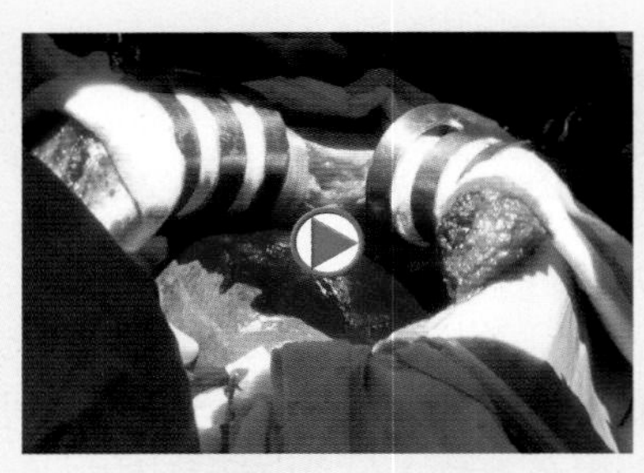

(视频时长01:01)

视频 1　使用 MIPS 进行的肝切除术

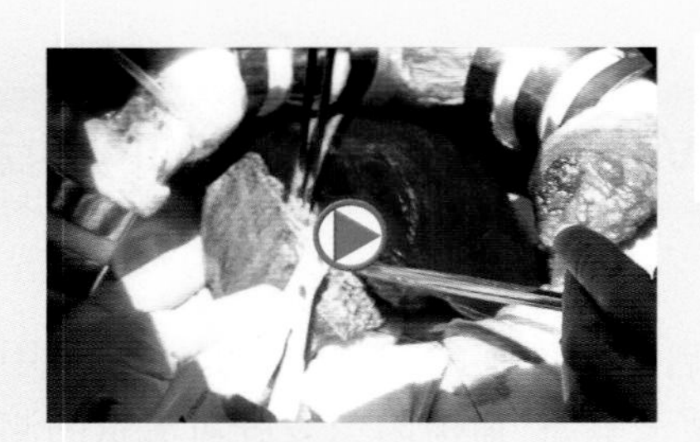

(视频时长01:20)

视频 2　使用 MIPS 进行的肝后叶切除术

5. 意料之外的困难及其克服

产学合作是指产业界和学术界在研发新技术或创造新事业方面的合作。然而会发现，即使有同样的目的，由于立场和文化的不同，经常会遇到沟通不顺利的情况。在京都大学，我们利用临床研究综合中心（iACT）作为双方的桥梁，让他们去准备交流工具（网络会议、电话会议、建立共享服务器等）和每 2 个月一次在京都大学举行进展会议，就此克服沟通不顺利的问题。再加上在保密协议书、共同研究合同支持、筹备日本的药物批准等方面也给出了建议，使我们在每个步骤上都能够快速处理事件。

当初我们的计划是在 2019 年 3 月获得日本的第 2 级药物批准，但是由于一些原因，日程被大幅推迟。其中一个原因是 2018 年 4 月 1 日开始生效的临床研究法的影响。我们的情况是，在认定临床研究筛选委员会的审查上花费了 8 个月的时间。在此期间我们无法使用实际器械进行临床试验，因此日程也就被大幅推迟。即使有这些意想不到的困难，后来我们也通过共享信息和研讨解决方案，成功获得了日本的第 2 级药物批准。

6. 今后的展望

在推进 MIPS 项目中有时会听到这样的意见："现在开发一个用于开腹手术的医疗器械有意义吗？"但是，例如再次肝切除或巨大肿瘤等还是有许多病例需要通过开腹手术来进行治疗。另外，ICG 荧光法存在给药途径和药物剂量的问题。因此，目前我们认为，当务之急应是收集腹腔镜手术和开腹手术的资料，克服 ICG 荧光法的问题。在未来，期待 MIPS 的实时引导可以在肝切除以外的领域也能被利用到。而且对 ICG 荧光法应用广泛的乳腺手术识别前哨淋巴结和肝母细胞瘤的肺转移巢识别的有效性[6,7]，在京都大学已有报告指出。

要点

- 将投影映射技术应用在 ICG 荧光成像后实现了实时引导。
- 开发资金的获得和临床试验的成果报告能加速新型医疗器械的开发。
- 医工合作的成功秘诀是供应和需求的匹配。

结语

在过去的几年里，利用 ICG 荧光法使体内成像的手术支持已经取得了很大的进步。虽然这次我们开发的 MIPS 实现了持续的实时引导。但是我们还希望今后能在更多的机构被使用，并积累 MIPS 的使用经验。实现安全精细的肝切除的同时，迎接 ICG 荧光法新时代的到来。

致谢

本研究是由日本医疗研究开发机构（AMED）的“产学合作医疗创新项目（ACT-M）”资助。

参考文献

1) Landsman ML, Kwant G, Mook GA, et al: Light-absorbing properties, stability, and spectral stabilization of indocyanine green. J Appl Physiol 1976; 40: 575-583.
2) Aoki T, Yasuda D, Shimizu Y, et al: Image-guided liver mapping using fluorescence navigation system with indocyanine green for anatomical hepatic resection. World J Surg 2008; 32: 1763-1767.
3) Ishizawa T, Fukushima N, Shibahara J, et al: Real-time identification of liver cancers by using indocyanine green fluorescent imaging. Cancer 2009; 115: 2491-2504.
4) Ishizawa T, Bandai Y, Ijichi M, et al: Fluorescent cholangiography illuminating the biliary tree during laparoscopic cholecystectomy. Br J Surg 2010; 97: 1369-1377.
5) Nishino H, Hatano E, Seo S, et al: Real-time navigation for liver surgery using projection mapping with indocyanine green fluorescence: development of the novel Medical Imaging Projection System. Ann Surg 2018; 267: 1134-1140.
6) Takada M, Takeuchi M, Suzuki E, et al: Real-time navigation system for sentinel lymph node biopsy in breast cancer patients using projection mapping with indocyanine green fluorescence. Breast Cancer 2018; 25: 650-655.
7) Chen-Yoshikawa TF, Hatano E, Yoshizawa A, et al: Clinical application of projection mapping technology for surgical resection of lung metastasis. Interact Cardiovasc Thorac Surg 2017; 25: 1010-1011.

第 3 章 影像资料一体化的新手术室的开发

都筑俊介，冈本 淳，田村 学，正宗 贤，村垣善浩

概要

- 手术室混杂各种新旧医疗器械，存在发生事故和意外的潜在风险。
- 为了安全可靠的手术策略，术前模拟至关重要。有医院尝试通过增强现实（augmented reality，AR）的图像处理技术与新的医疗技术相结合，用于手术规划和策略。
- 为了提高肿瘤的切除率和降低手术并发症，我们正在开发可以实现术前模拟和新一代图像处理技术获取的影像资料一体化的新手术室。

引言

手术室是为了提供无菌操作空间的场所，除了基本的手术器械以外，还需要根据科室及患者的情况，搬入不同的器械进行手术。另外，即使功能一样的器械，有时会因术者的选择而使用不同的机种。因此，手术室会储备并使用各种各样的手术器械。此外，不断引进新的术中诊断和治疗设备，导致新旧器械混杂，这面临着医疗事故和意外发生的潜在风险。

我们认为新旧器械的混杂——这一潜在因素是医疗差错的主要原因。为了减少此因素的影响，提高手术技术的治疗效果，我们在日本医疗研究开发机构（Japan Agency for Medical Research and Development，AMED）的支持下开发了智能治疗室（smart cyber operating theater，SCOT）并引进到临床诊疗中。建设此治疗室的目的不仅是可独立同时使用各种器械，还可以通过融合多种术前影像及 AR 等影像处理技术，形成新的医疗方案，从而将手术的安全性和肿瘤切除率提升到较高水准。

恶性脑肿瘤的切除手术目标是提高生存率和预防手术并发症，根据多种医疗器械测量的信息资料，决定手术切除范围。具体来说，有术中 MRI、手术引导系统、神经监测装置、术中病理诊断装置（术中流式细胞仪）等。前述术中使用的器械及系统以往都是单独运行，没有信息的一体化，主刀医师不能一次性获取这些信息。为了解决此问题，2014 年启动了“SCOT 计划”，开发了链接医疗器械的 OPeLiNK® 系统。2019 年 2 月在东京女子医科大学设置了高性能版 SCOT®，这是协调了机器人手术台和人工智能（artificial intelligence，AI）的世界最先进治疗室。本文对提高手术安全性的

模拟技术、最新医疗技术的融合进行讲解，对此手术室的开发、经历和概要进行详细介绍。

1. 基于术前影像的模拟技术

我们的专业是恶性神经胶质瘤，这是脑细胞肿瘤化形成，肿瘤增殖同时浸润周围脑实质。所以，术前需要把握肿瘤的大小、浸润范围、与脑的表面及深部血管（动脉、静脉）的位置关系。重点是需要想象以哪个“脑沟”为标志，进入哪一条“脑回”，保留哪一支血管。还有，由于脑肿瘤引起脑回的肿胀、压迫周围脑回等问题，在只有头部MRI及CT的情况下，脑肿瘤实际位置与术前预测位置不符合的问题。为了提高切除率、降低并发症发生率，通过三维重建把握并模拟肿瘤和脑回、脑沟、血管的位置很有用处。

我们在术前根据头部MRI的信息，制作三维的脑模型，在其脑沟及肿瘤进行着色，应用于术前模拟（图1）。通过BrainVISA分析软件，中央沟的预测位置显示为红色，可以用来探讨保留运动神经纤维的手术切除方法（图2）。

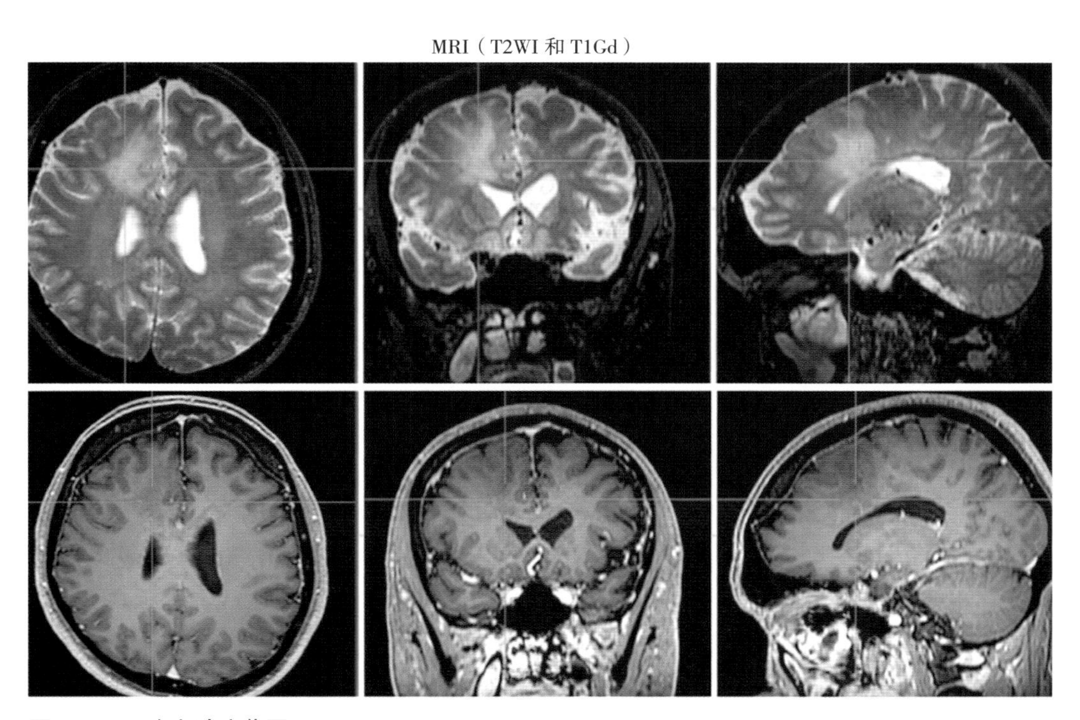

图1 MRI确定肿瘤范围

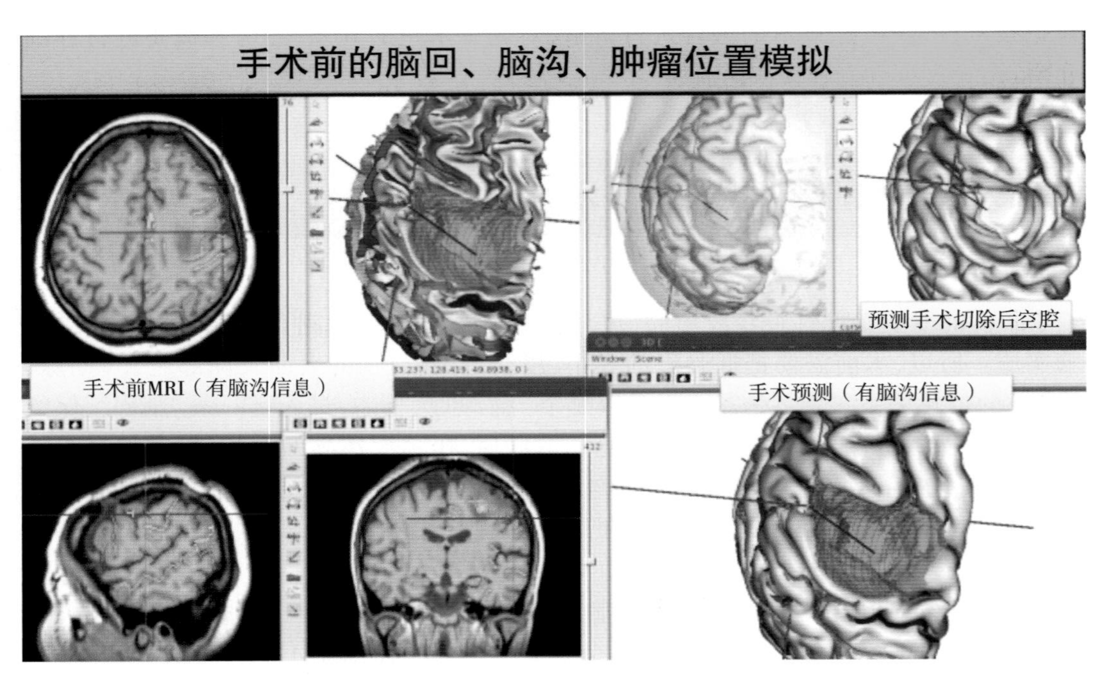

图 2 **肿瘤和脑回、脑沟的 3D 显示图，用于术前模拟**

- 预测的脑沟显示在术前 MRI 和三维脑模型。
- 肿瘤表面显示为橙色，或者非显示下进行预测。

2. 如何融合 AR 等图像处理技术和荧光成像

近年来，新开发的多种图像显示技术开始用于手术的辅助支持系统。应用于神经纤维影像化的光学相干断层扫描（optical coherence tomography，OCT）[1]及消化外科术中肠管血流灌注的定量评价的激光散斑对比成像（LASER speckle contrast imaging，LSCI）[2]都有报告。在神经外科手术中，术前使用氨基乙酰丙酸（5-ALA），术中通过荧光的光线力学的评估，鉴别肿瘤和周围脑组织的技术已经开始应用于临床（图 3）。

近几年，AR 也应用于手术辅助支持系统。治疗性 AR 的关键步骤和手术引导基本相同，由 3 个阶段构成：①术前、术中、术后的信息资料的获取分割（segmentation）；②位置校准（registration）；③给予术者可视化提示（visualization）。现在研究此治疗性 AR 如何应用于术中辅助支持系统，如直接与 CT 及开放 MRI 等影像诊断装置进行链接，以及三维显像及 AR- 台式电脑的开发等（图 4）。

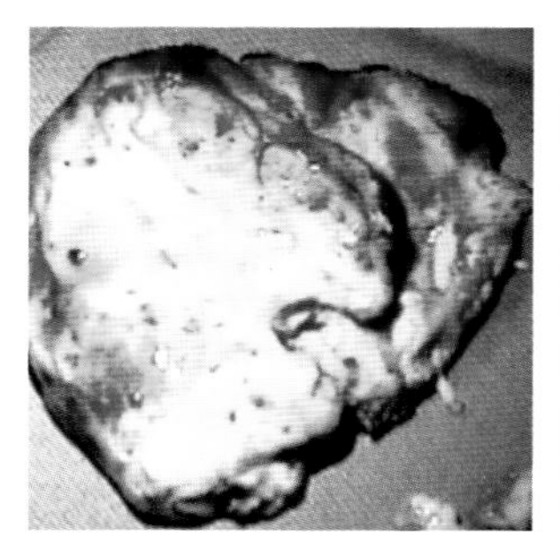
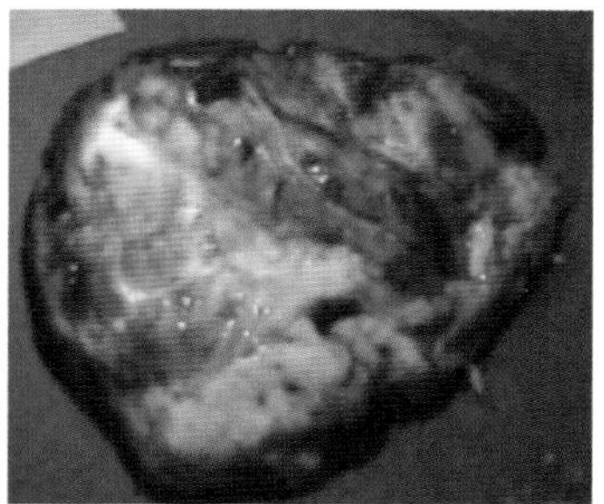
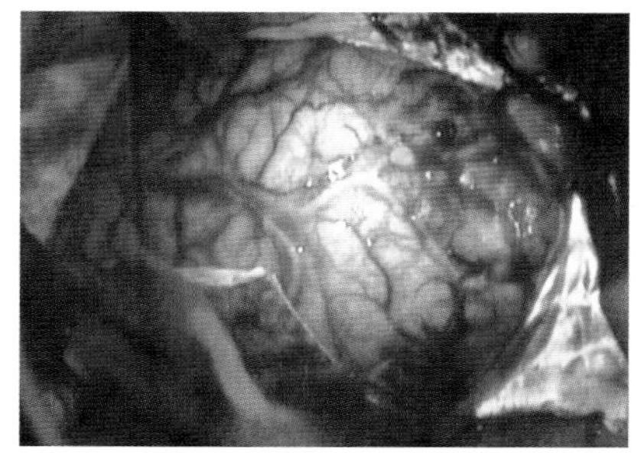

图3 使用5-ALA进行术中荧光诊断

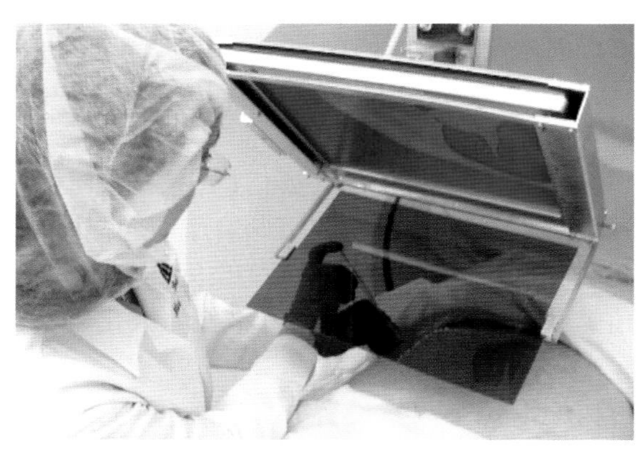
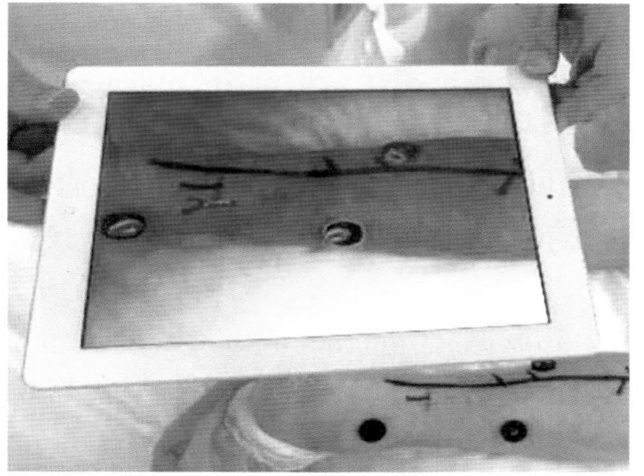

图4 使用AR-CT的脊椎神经根阻断及使用AR-台式电脑确定下肢静脉瘤位置

应用前述的AR技术，认为可以从体表进行术前观察、决定皮肤切口位置、确认再次手术的位置、皮肤可视化肿瘤和肿瘤重要结构器官等。术中荧光成像是利用肿瘤和周围组织的荧光强度进行辨别的技术，在此基础上联合AR等影像处理技术，我们认为可以更精准地确定肿瘤的位置。还可以利用肿瘤切除后空腔使用光力学治疗的术前模拟，这种手术支持可以进一步提高安全性和治疗效果。

3. 可以进行综合影像处理和提醒的未来手术室的建议

手术室被各个诊疗科室、各位主刀医师的手术器械和新的术中诊断及治疗装置所填满。东京女子医科大学医院在2014年调查时，手术室存在747种医疗器械。2013年，Weerakkody等进行了对手术室的安全性相关的定量评价论文的综述分析，报告指出一例手术技术中平均存在15.5次的“失误”[3]。其中，由于设备及技术的缺陷、漏洞引起的失误占23.5%。其中的原因是必要的器械没有准备好占37.3%，组合错误及设置错误占43.4%，设备的故障占33.5%。我们认为新旧设备混杂的潜在风险是失误的主要原因，为了减少这种风险并提高手术及技术的效果,我们在 AMED 的支持下开发了 SCOT®,并应用于临床。

4. SCOT 和 AI

(1) SCOT

1) 概要和开发条件

SCOT 和以往提供无菌空间的手术室不同,手术室整体会成为一个单独的“医疗器械”进行治疗[4,5]。具体来说,术中影像诊断装置为核心,选择必要的基本器械(套餐化),作为手术室内一部分的各种医疗器械通过商用中介软件(操作系统和应用之间的软件)的开放资源接口的网络(resource interface for the Network,ORiN)在互联网中链接(网络化)。

可视化的信息通过互联网整合显示后,提供决定术中决策的必要信息(信息化)。目标是在将来开发的手术机器人中实现超低侵袭性、高重现度的精密引导治疗(机械化)。

也就是以套餐化来减少上述的手术室的失误和风险,通过衔接现实空间和数码空间的“物联网”(internet of things,IoT),整合信息使其信息化。还有将器械机器人化后,一体化诊断至治疗的流程,以便提升治疗效果。

2014 年起进行了 5 年的 SCOT 开发项目,根据每个因素设置并验证不同的 SCOT。2016 年套餐化基础器械的基础版设置在广岛大学(神经外科栗栖薰、齐藤太一等),2018 年将全部器械网络化的标准化 SCOT 设置在信州大学(神经外科本乡一博、后藤哲哉等)。另外,机器人化的高性能版 SCOT 的原型在 2016 年设置在东京女子医科大学,临床研究版完成于 2019 年。

2) 作为前身的智能手术室和套餐化的基础版 SCOT

SCOT 的第一步是器械的套餐化。我们试验过以术中 MRI 为核心的“智能手术室”。SCOT 为了提高恶性肿瘤切除率,在术中通过 MRI 判断有无残留的肿瘤。实际手术中,我们有必要准备适合 MRI 的手术台、麻醉器械、显微镜以及监视装置等(套餐化)。

2000 年后,我们实施了以神经胶质瘤为主的超过 2 000 例的神经外科手术。在这个 SCOT 中,不通过既往的经验和直觉进行判断,而是可以通过客观的、可视的信息,判断能否进行手术(信息引导手术)[6,7]。具体是术中 MRI(AIRIS-Ⅱ,0.3 特斯拉)及通过术中影像升级的引导装置为核心的解剖学信息,清醒开颅手术的制图及运动诱发电位(motor evoked potential,MEP)的监测等。为了确认保护的脑功能状况,通过术中病理诊断及术中流式细胞诊断等获得组织学信息来判断肿瘤还是周围组织。结果我们的原发神经胶质瘤的平均切除率为 89%,WHO 等级 2、3、4 级的 5 年生存率分别是 89%、74%、18%。

SCOT 是单独生产的手术室,套餐化术中 MRI 和 MRI 应对器械,并开发了将上述系统套餐化的基础版 SCOT,在 2016 年设置在广岛大学(图 5)。不仅是脑肿瘤,癫痫的手术及骨外科的骨肿瘤手术中也在使用,开始了横向的应用。还有,导入研究项目的医院包括数家民营的医院在内。

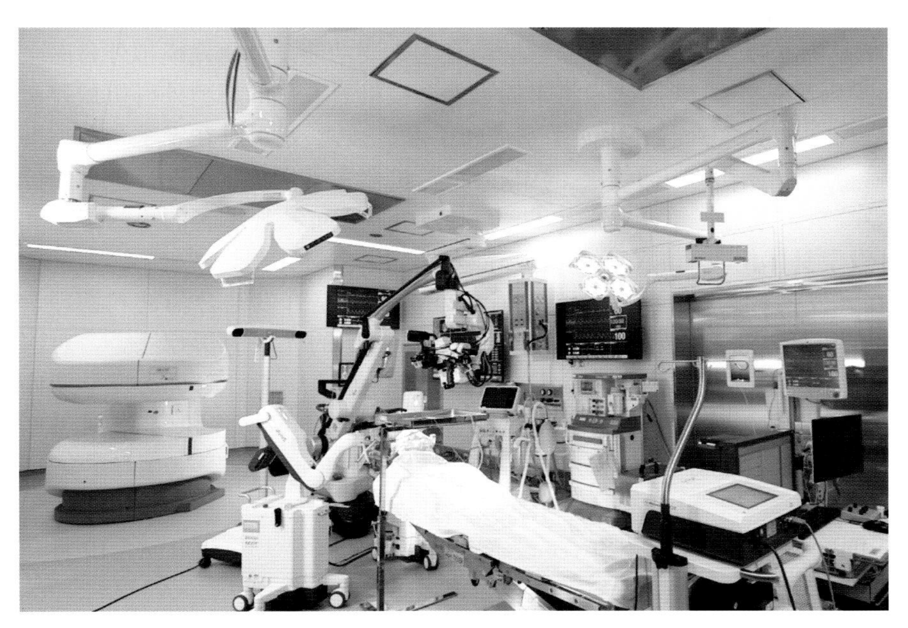

图5 设置在广岛大学的基础版 SCOT

3）网络化的标准版 SCOT

以往的手术室中器械相互独立,没有互联网的链接。信息数据保留在各个器械内,各个器械的内部时间不同,统一信息化非常困难。

毕竟从多家企业引进多种医疗器械的环境中不可能做到网络化。再说,基础版 SCOT 中选择了对应的器械,可以获取信息,但是没有做到网络化。于是我们选择了在工厂对多个机器人通过网络连接后进行有效的控制的 ORiN。我们认为,电脑周边器械中的器械运行系统（网络提供商）可在不更改器械内部的前提下连接网络,控制输出和输入的信号,从而可以控制机器人。

于是我们在项目中开发了中间软件 OPeLiNK®（DENSO）,已经连接了 30 种以上的器械。OPeLiNK® 的目标是世界水准,将来不仅是在手术室,也可扩展范围至 ICU 及病房[8]。

各器械在网络化后,可以将独立的信息同步并进行整合,结合引导的位置信息,能够附加上空间信息资料。开发能够显示各个独立信息和整合情报的战略性平台系统后,制作了恶性脑肿瘤切除术用的应用软件。在操作引导的部位上附加了功能性信息的 MEP 值和组织学信息的术中流式细胞学检查数值。统一了设备之间的时间和相应的信息数据,可以在引导系统上记录术后麻痹高风险的 MEP 值下降的手术部位,以及在流式细胞学检查中增殖期细胞占比高的部位,也就是高恶性度的部位将显示在引导中。可以说前者是功能性信息和解剖学信息的整合,后者是组织学信息和解剖学信息的整合。

2018 年,将几乎所有器械通过 OPeLiNK® 网络化的标准版 SCOT 设置在信州大学。目前处于探讨今后临床研究有效性的阶段。

4)机器人化的高性能版 SCOT

基础版 SCOT 及标准版 SCOT 以整合获取的信息为主要功能。在研发模拟外科医生眼和脑的新型器械和系统当中,我们认为将来的手术会被机器人化的新型外科机械臂所替代。高性能版 SCOT 中导入机器人化的手术台和手术显微镜,还引进在手术台上辅助术者的机器人等。为了让术野处于手术室的中心位置,机器人手术台自动选择患者的位置,移动器械的尖端至手术显微镜视野的中央,手术台机器人可减轻术者的手的颤动和疲劳。2016 年开发了具体化的手术室原型,在新闻及期刊上有过介绍。

另外,我们在开发国产的机器人化新型治疗方法。具体是开发结合药剂和物理学的低侵袭性的癌症治疗方法,对表层的癌行激光和光敏物质的光线力学疗法[9]。对深处的癌症使用聚焦超声和声敏物质的声学疗法[10]。光线力学疗法可用于治疗早期癌症、恶性脑肿瘤、局部残留复发食管癌。声学疗法可用于治疗不可切除胰腺癌,对患癌犬的研究实验后,2017 年进行了首次的人类临床试验,正在准备进行医生主导的治疗研究。

现在在临床可以使用的高性能版 SCOT 设置在东京女子医科大学,2019 年 10 月开始了运行(图 6,图 7)。

(2)SCOT 中的 IOT 和 AI 的应用

在标准版 SCOT 中,各种设备(这里是指医疗器械)通过物联网(internet of things, IOT)相互交换信息并互相控制。由于这种系统在引导地图上能够显示拥堵路段信息和停车场的空位信息,这些信息会同期显示在地图(位置信息)上,由此可以帮助操作者的

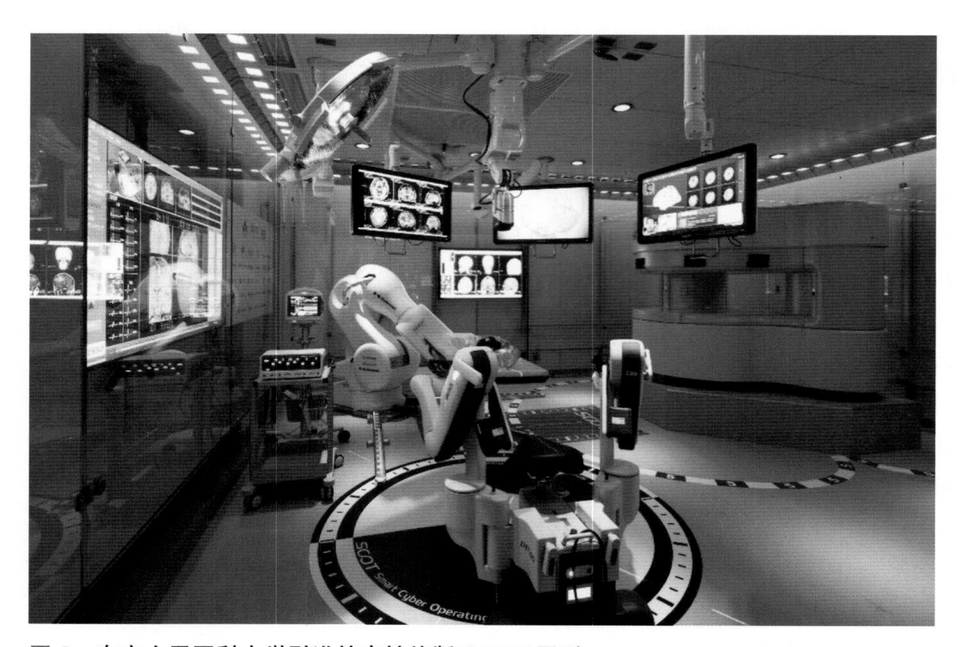

图 6 东京女子医科大学引进的高性能版 SCOT 原型

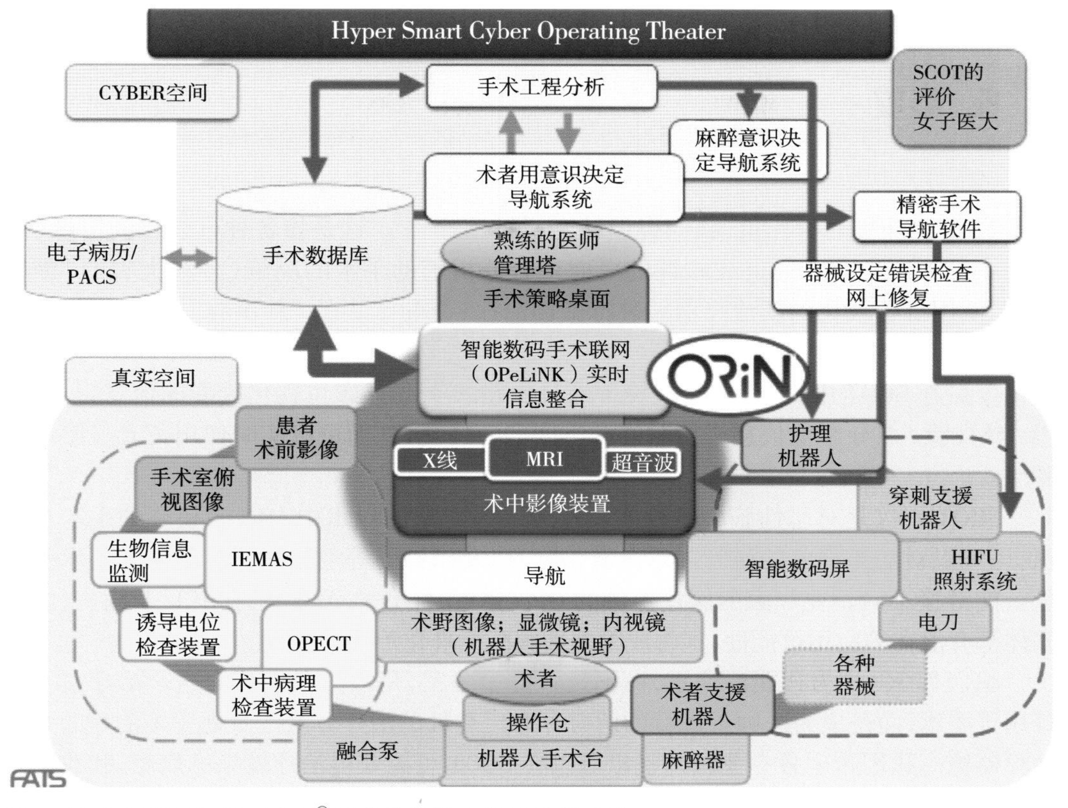

图7 引进ORiN及OPeLiNK® 的高性能版SCOT的模式图

决策。但是，在要求更高的手术决策当中，我们认为不仅需要术中信息，还需要预后相关的信息。例如切除手术的最终计划中，在决定切除肿瘤后能否改善生存率的判断时，我们就有必要获取过去的信息，用来预测在提高切除率后能否延长生存期等。

现在正在构建“更容易”分析的电子病历信息的数据库（数据仓库）。

为了预测需要避免的并发症，可以考虑使用风险图。积累MEP降低的情况下脑内操作相关部位的记录，从而显示有统计学意义的MEP降低病例中多见的手术部位。

预测预后及风险图分析的进展、积累更多结构化的信息资料后，将来可能会应用机器学习及深度学习的AI进行判断的支持。我们也开始了有关AI的研究，成功预测了使用抗癌药期间的白细胞最低时期。还在研发极大可能引起脑高级功能障碍部位的风险图。

另外，如同通过智能手机从远处操控家用电器一样，高性能版SCOT利用IOT，将通过网络控制整体医疗器械作为目标。起初是无影灯的开/关及手术台的移动，将来可以发展到操作机器人化的治疗器械。

如同链接多种多样感应网络的现实空间和高度计算能力的数码空间，改善现实空间的运行的Industry 4.0（第4次产业革命）的产业变革一样，在手术室也发生了变革。我们认为SCOT会引起Medicine 4.0（第4次医疗革命）的医疗领域变革。

5. 展望

21世纪外科的目标里,我们提倡精密引导治疗[11]。这是将各种可视化的信息(外科大夫的“新眼睛”)通过战略性的桌面整合分析辅助手术的决策(外科大夫的“新头脑”),使用机器人化的新治疗器械进行微创治疗(外科大夫的“新手臂”),SCOT是进行上述精密引导治疗的场所。

今后在SCOT中,导入在外视镜下通过5-ALA荧光显影可视化肿瘤的信息,与显微镜/外视镜/引导影像信息进行时间和空间的一体化,从而可以实时使用荧光显影切除肿瘤。

SCOT不仅是对恶性脑肿瘤样实质性脏器为对象的以术中MRI为核心的手术及治疗,还可以对血管病变的血管内手术及治疗,以及以胃肠等空腔脏器为对象的手术及治疗。能链接不同企业厂家的医疗器械的OPeLiNK®,不仅在手术室,在ICU及病房、医院整体都有潜在的应用可能性,这将成为未来国际标准化治疗的关键。

我们称SCOT为智能治疗室,而不是智能手术室,是因为我们认为这个治疗室不仅是用于手术,而是成为医师想进行的所有存在侵袭性的治疗方法法及处置等治疗的单一治疗器械。我们希望各专业医师找出可以在SCOT可能获得治疗效果的病患,和我们探讨将信息如何合理化的横向领域的应用。

要点

- 我们专业领域的恶性脑肿瘤手术中,为了提高肿瘤切除率、降低并发症发生率,引进了各种技术。
- 术前模拟很重要,使用三维脑模型开发了模拟肿瘤和脑回/脑沟的关系以及利用扩增现实技术的术前/术中影像诊断方法。
- 为了减少术中的器械故障和风险,同步及一体化各种信息资料,并应用于手术决策的“场所”——我们开发了智能治疗室。
- 今后在恶性脑肿瘤领域中,应用荧光成像下外视镜及显微镜图像下描绘出肿瘤,作为手术辅助系统,期待成为有效的医疗设备。

参考文献

1) Nakaji H, Kouyama N, Muragaki Y, et al: Localization of Nerve Fiber Bundles by Polarization-Sensitive Optical Coherence Tomography. J Neurosci Methods 2008; 174: 82-90.

2) Kojima S, Sakamoto T, Nagai Y, et al: Laser Speckle Contrast Imaging for Intraoperative Quantitative Assessment of Intestinal Blood Perfusion During

Colorectal Surgery: A Prospective Pilot Study. Surgical Innovation 2019; 26: 293-301.
3) Weerakkody RA, Cheshire NJ, Riga C, et al: Surgical Technology and Operating-Room Safety Failures: A Systematic Review of Quantitative Studies. BMJ Qual Saf 2013; 22: 710-718.
4) 村垣善浩，吉光喜太郎：総特集 手術室が新しくなければいけない理由. 最新鋭のスマート治療室が提供する安心治療と高精度意思決定. 新医療 2017; 44: 32-35.
5) 岡本 淳，正宗 賢，伊関 洋，ほか：次世代手術室 SCOT（Smart Cyber Operating Theater）の開発. MEDIX 2017; 66: 4-8.
6) Muragaki Y, Iseki H, Maruyama T, et al: Information-guided Surgical Management of Gliomas Using Low-Field-Strength Intraoperative MRI. Acta Neurochir Suppl 2011; 109: 67-72.
7) Muragaki Y, Iseki H, Maruyama T, et al: Usefulness of Intraoperative Magnetic Resonance Imaging for Glioma Surgery. Acta Neurochir Suppl 2006; 98: 67-75.
8) Okamoto J, Masamune K, Iseki H, et al: Development Concepts of a Smart Cyber Operating Theater (SCOT) Using ORiN Technology. Biomed Tech (Berl) 2018; 63: 31-37.
9) Muragaki Y, Akimoto J, Maruyama T, et al: Phase II Clinical Study on Intraoperative Photodynamic Therapy With Talaporfin Sodium and Semiconductor Laser in Patients With Malignant Brain Tumors. J Neurosurg 2013; 119: 845-852.
10) Maeda M, Muragaki Y, Okamoto J, et al: Sonodynamic Therapy Based on Combined Use of Low Dose Administration of Epirubicin-Incorporating Drug Delivery System and Focused Ultrasound. Ultrasound Med Biol 2017; 43: 2295-2301.
11) 田村 学，生田聡子，岡本 淳，ほか：(TWIns プロジェクト紹介 <特集 III>) プロジェクトの活動推進状況先端工学外科（FATS）の最新プロジェクト. 未来医学 2017; 30: 84-98.

第 4 章　治疗应用(1):使用卟啉化合物的光动力学疗法

滨田刚臣,七岛笃志

概要

- 光动力学疗法是一种使用肿瘤亲和性光敏剂和低发射激光治疗的局部癌症疗法。
- 与高输出激光的“烧灼”或“热凝固”不同,它可以安全、容易地进行治疗。
- 副作用为光线过敏症,但随着第二代光敏物质的引入,改善了光线过敏的出现。
- 今后,这种方法可以成为许多领域的癌症的治疗方法之一。

引言

医学与工程的合作越来越活跃,随着内镜的发展和光纤的开发,光学工程在医学中的应用也有极大的促进。光动力学疗法(PDT)是光敏剂和特定波长的激光只照射药剂浓度高的肿瘤细胞的低侵袭性治疗方法。光动力学疗法已经在呼吸科、消化科、神经外科、眼科、皮肤科、泌尿科等领域得到临床应用。在其他章节所述,光动力学诊断(PDD)目前也在积极研究和临床应用,这是一种通过在组织上照射光并检测集中在肿瘤中的光敏物质产生的荧光来诊断肿瘤定位的方法。在日本,正在使用第一代卟啉钠(Photofylin® Note, Wyeth)和第二代他拉泊芬钠(Rezafylin 161Note, Meiji Seika Pharma)作为光敏物质的 PDT。与第一代卟啉钠相比,第二代他拉泊芬钠具有缩短光屏蔽时间和程度的优点,今后很可能在临床实践中被广泛使用。在本文中,我们将重点讨论使用第二代光敏物质的 PDT,包括其未来的前景。

1. 光动力学疗法(PDT)是什么?

PDT 是将具有肿瘤亲和性的光敏剂注入体内,用特定波长的激光照射病变部位,诱发光反应,杀死癌细胞的方法(图 1)。

目前在日本,卟啉钠 PDT 用于治疗早期肺癌、浅表性食管癌、浅表性早期胃癌、早期宫颈癌和非典型增生、老年性黄斑变性和恶性脑瘤,而他拉泊芬钠 PDT 用于治疗早期肺癌、食管癌化疗复发和原发性恶性脑瘤。

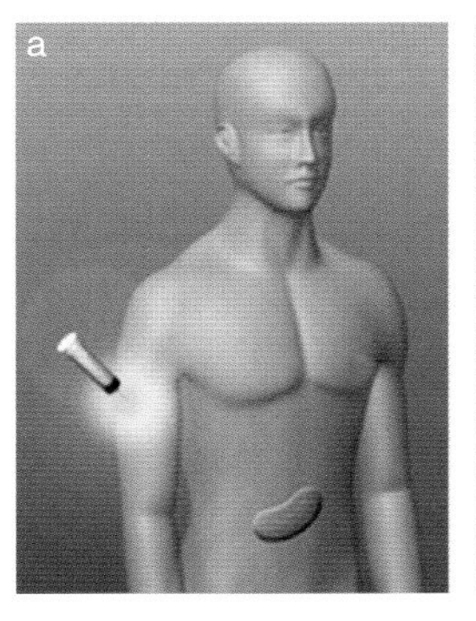

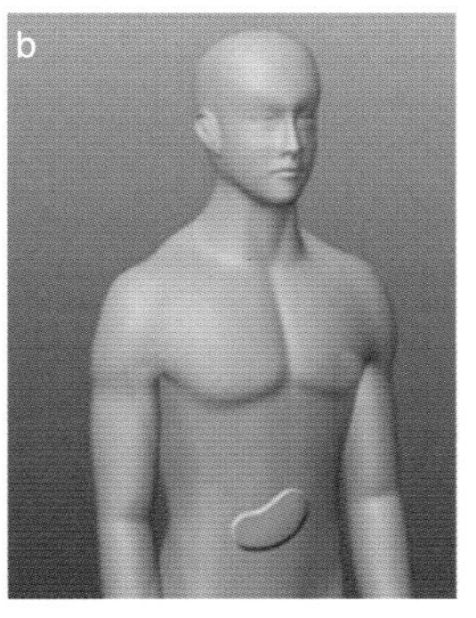

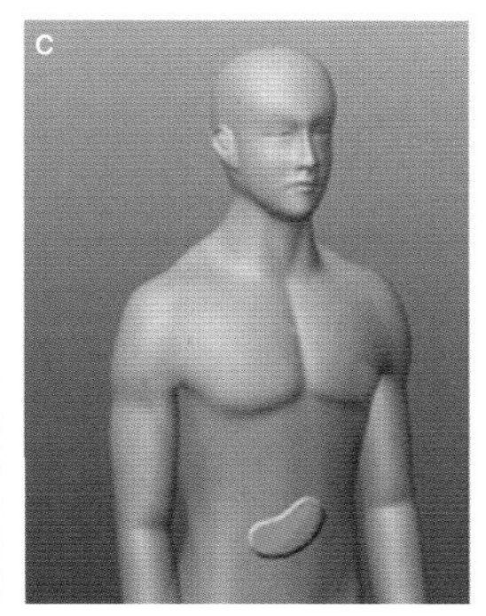

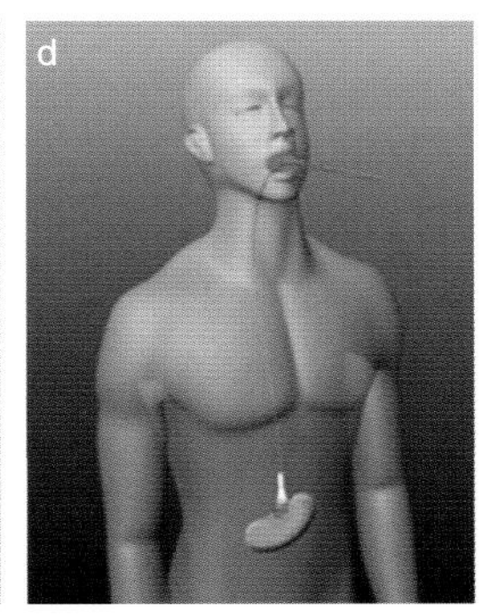

图 1　**PDT 的原理**
a：注入光敏剂。
b：光敏剂浸透人体。
c：光敏剂经过长时间后产生浓度差。
d：用特定波长的激光照射病变部位。

2. PDT 的作用机制

目前 PDT 的细胞杀伤机制并不完全清楚，但物理化学研究解释为 PDT 是具有卟啉骨架的光敏物质的分子吸收光的能量并在有氧的情况下将这种能量转移到其他分子上发生的光化学反应[1]。

当感光材料被光激发时，会诱发两个反应：自由基反应和单线态氧反应。自由基反应中产生的自由基与氧气反应，形成自由基。在单线态氧反应中（图 2），光敏物质接受激光光能后进入激发的单线态，为肿瘤组织中的氧提供能量，所提供的氧成为单线态氧。这种单线态氧被认为能诱导肿瘤细胞坏死和凋亡[2]。

近期研究证明，肿瘤血管也是 PDT 损伤的一个部位，引起出血、缺氧和肿瘤坏死[3-5]。除了上述活性氧诱导细胞凋亡和血管损伤的直接细胞杀伤机制外，也有研究指出 PDT 后的氧化应激、炎症变化诱导各种细胞因子和激活特异性肿瘤免疫的间接治疗机制（图 3）[6-8]。尽管激光波长取决于光敏物质的类型，但卟啉钠的最佳吸收波长范围是 630nm，他拉泊芬钠的吸收波长是 664nm（图 4）。

投药后，光敏物质被肿瘤和正常组织吸收，药物浓度增加，但经过一段时间后，正常组织中的光敏物质迅速消失，当药物留在肿瘤中时，而肿瘤已经缓慢排出，药物浓度差达到最大。

卟啉钠的最佳激光照射时间是玻璃体内给药后 48~72 小时，他拉泊芬钠的最佳照射时间是 4~6 小时。药物在体内保留的时间分别为 4~6 周和 2 周，其中他拉泊芬钠的时间较短。在这段时间内，有必要进行光屏蔽，并且使用他拉泊芬钠时，光屏蔽水平从低于 300lux 改变到低于 500lux。

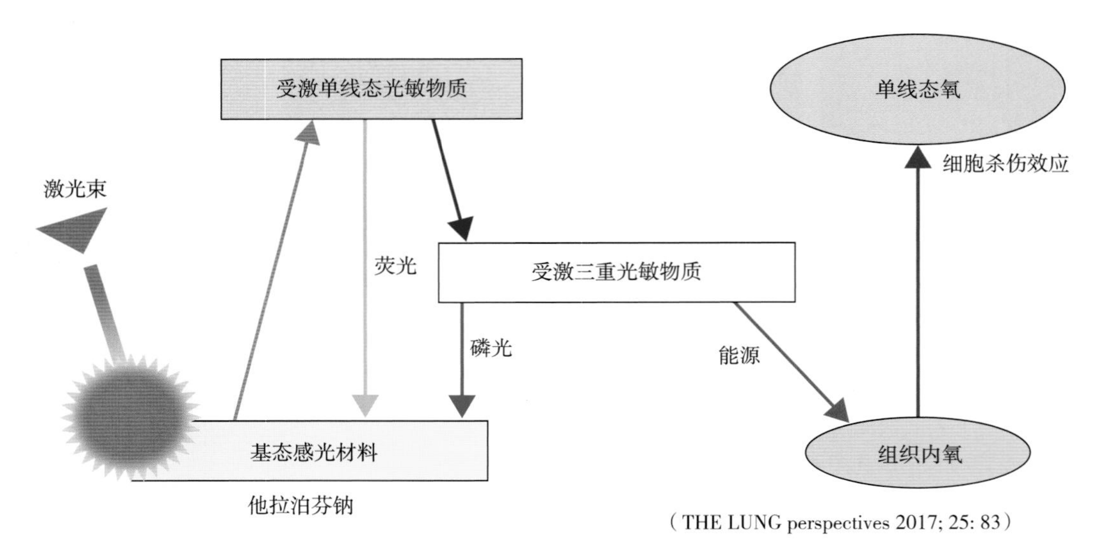

图 2　PDT 中的光化学反应（单色氧反应）

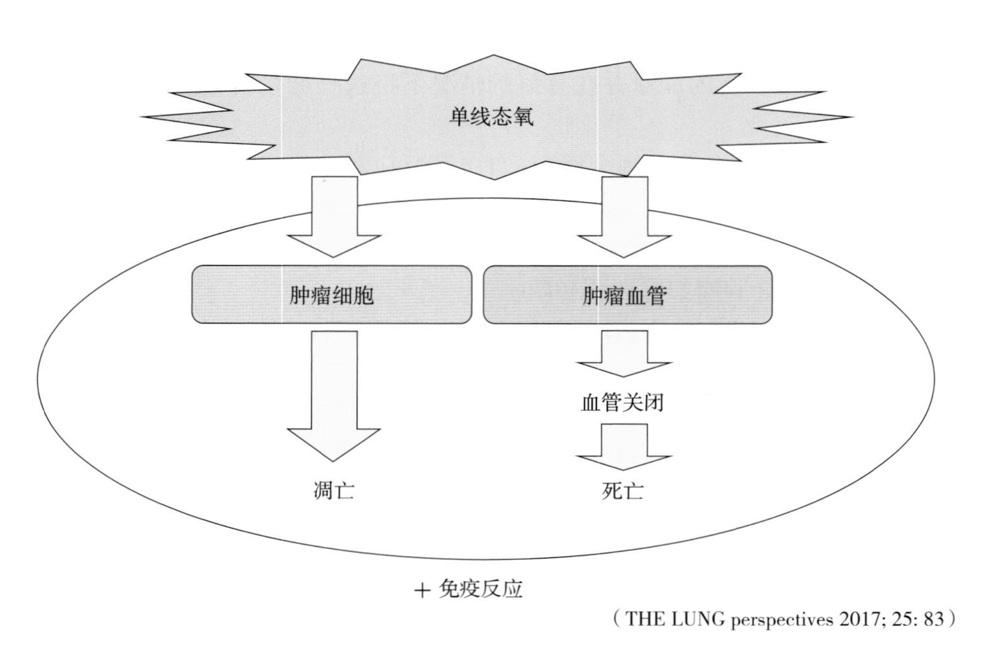

图 3　PDT 的抗肿瘤作用机制

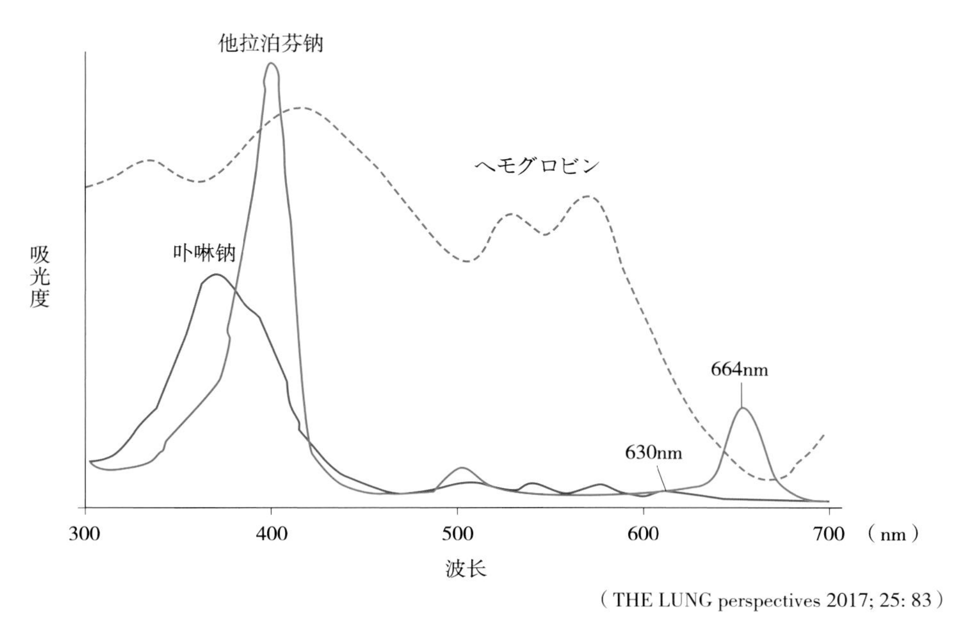

图4 卟啉钠和他拉泊芬钠的吸收曲线

3. 实践中的 PDT

本文将介绍我院目前正在进行的使用 laserphyrin 治疗复发性食管癌化疗的实际情况。

Laserphyrin 40mg/m^2 静脉注射后 4~6 小时进行 PDT。在激光激发方面,使用 ZH-L5011HJP:Panasonic healthcare 的半导体激光(波长:664 ± 2nm),照射率密度为 150W/cm^2,照射能量密度 100J/cm^2,每次照射 11 分钟 7 秒。根据病变情况,可将照射分为 1~3 个疗程。根据病变情况,使用的 PDT 激光光纤是侧向全周照射型或前向照射型(图 5)。

静脉注射 laserphyrin 后患者应在 500lux 下用遮光窗帘遮挡 14 天。嘱咐患者出院后 2 周内不要让阳光直接照射,白天外出时尽量避免皮肤暴露(图 6)。

4. 第一代卟啉钠 PDT

第一代卟啉钠 PDT 可用于治疗早期肺癌、浅表性食管癌、浅表性早期胃癌、早期宫颈癌或异性增生、恶性脑瘤等,但如上所述,需要 4~6 周左右的遮光期,因光敏性导致皮肤中毒的发生为 20%~40%。然而,Eximer dye 激光器是一种非常昂贵的大型激

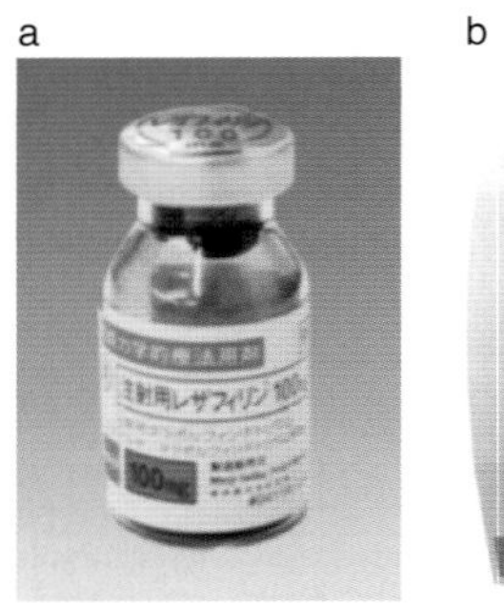

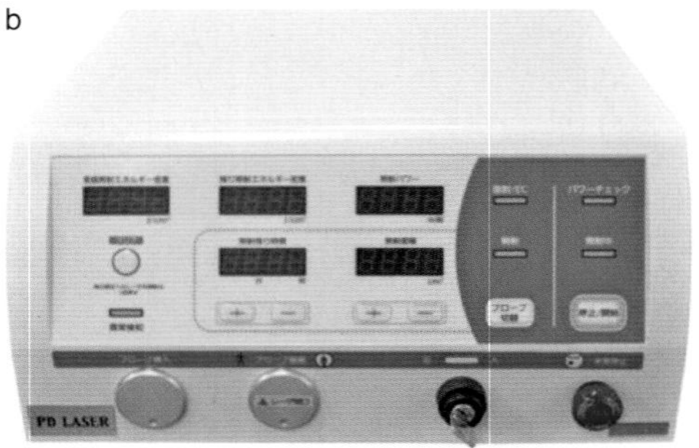

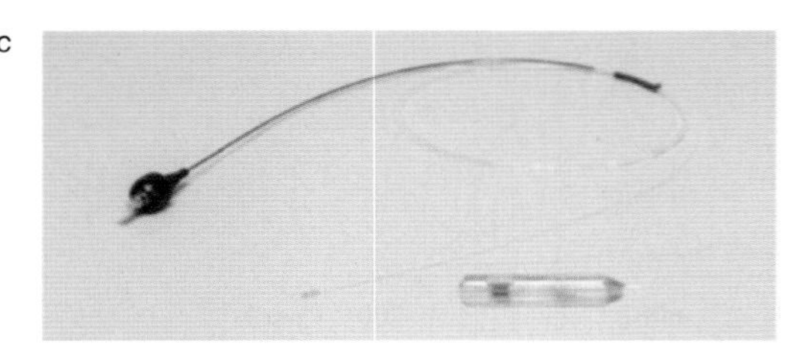

图 5 实践中的 PDT
a:感光材料。
b:半导体激光设备。
c:激光纤维。

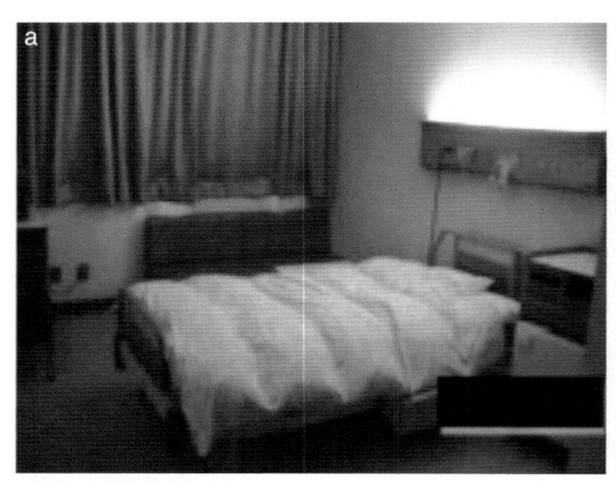

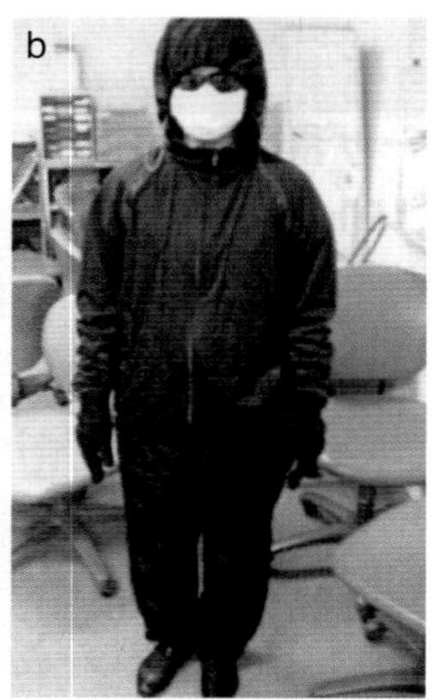

图 6 PDT 进行中(患者)
a:遮光到 500lux 以下。
b:外出时的遮光。

光装置,由于经济效益和治疗的便捷性问题,该装置没有得到广泛的应用。此外,近年来,公司宣布将停止维护 Eximer dye 激光器,因此目前即使在日本,能够进行卟啉钠 TOT 的设施数量也很有限。在妇科领域,早期宫颈癌或异性增生一直是 PDT 治疗的对象。Sakamoto 等研究比较了 PDT 与锥形切除术(一种早期宫颈癌或异性增生的保宫治疗方法),并报告说 PDT 对宫颈病变的治愈率相似,但可能会有更高的保留生育功能[9]。在早期胃癌领域,PDT 可以用于治疗浅表性早期胃癌,虽然有一些有关病例[10]，但随着内镜黏膜切除术和内镜黏膜下剥离术的发展和广泛使用，PDT 至今仍不被普及。

5. 第二代他拉泊芬钠 PDT

第二代他拉泊芬钠 PDT 可用于治疗早期肺癌、食管癌化疗复发和原发性恶性脑瘤。各自的适应证见表 1。

表 1　第二代他拉泊芬钠 PDT 的适应证

适应证	食管癌化放疗的复发	中心型肺癌早期	恶性脑瘤
选择标准	CRT 或 RT 后的局部残余 - 复发的食管癌	0 期或 1 期肺癌早期	原发性恶性脑瘤
适应证	无法进行手术切除或内镜治疗等根治性手术 肿瘤壁的深度不超过固有肌层 直径小于 3cm，并且周长为 1/2 圈以下 未侵袭到颈部食管。无远处转移或淋巴转移	位于中央支气管 在支气管黏膜内镜检查中可以看到整个病变 肿瘤的直径小于 10mm 无淋巴结或远处转移	在手术时，预计将对肿瘤体进行次全切除以上的手术 肿瘤细胞浸润的部位可以在手术显微镜下看到，预计可以用激光照射的区域 激光照射部位没有脑循环关系密切的血管
禁忌	CRT 或 RT 前的肿瘤为 aortaT4 对 laserphyrin 有过敏症 卟啉病发病中	对 laserphyrin 有过敏症 卟啉病发病中	对 laserphyrin 有过敏症 卟啉病发病中

6. PDT 治疗中心型早期肺癌

在一项Ⅱ期研究中，使用第一代卟啉钠和第二代他拉泊芬钠的 PDT 可用于治疗中心型早期肺癌，结果为 CR 率为 84.3% 和 84.6%[11，12]。完全有效率分别为 94.9% 和 94.9%。尤其是当病变直径在 10mm 或以下时，报告的 CR 超过 90%，但对于病变在 10~20mm 的患者，CR 下降到 50%~80%。然而，近期研究表明长径为 10~20mm 的内镜分类的平坦状，早期息肉状、结节状都有统一的疗效，比 90.4% 的 CR 和原来的报告还要有良好的治疗成绩[13]。这可能是由于中央早期肺癌病灶的定位诊断得到改善，使激光照射的区域得到准确诊断。

7. PDT 治疗食管癌放化疗后复发

PDT 治疗未突破黏膜下层的复发性食管癌的结果显示，在一项使用第一代卟啉钠的Ⅱ期研究中，原发肿瘤的 CR 率为 76%，3 年生存率为 38%[14]。使用第二代他拉泊芬钠的Ⅱ期研究中，CR 率为 88.5%，局部无进展生存期为 428 天，并且没有严重的不良事件。结果表明，PDT 在治疗复发性食管癌方面是安全和有效的，PDT 治疗食管癌复发的化疗放疗使用沙利班磷酸盐。

Amanuma 等报告说，局部完全有效率为 53.6%，PDT 前深度为 T1b 的病例为 60%，而 T2 病例为 37.5%[16]。在临床实践中，它被认为是一种有效的抢救性治疗。然而，有两例发生了 3 级以上的并发症，有一例发生了 5 级食管支气管瘘，需要认真注意。

8. PDT 治疗恶性脑瘤

恶性脑瘤，尤其是胶质母细胞瘤，很少有远处转移，局部治疗对改善预后很重要。界限不明确，并且有浸润性的特质，在过去，手术治疗和预后没有关系。然而，近年来，有许多报告指出，积极的切除与更好的预后有关，在胶质母细胞瘤中，在 MRI 图像上切除 98% 以上的对比区可以改善预后。对于恶性脑瘤的共识是以最大限度的切除为目标，将神经系统并发症降到最低。PDD 是一种对边界不清的肿瘤进行可视化的方法，而 PDT 是一种选择性地破坏无法手术处理的侵入性肿瘤细胞的方法。

2009 年开始的研究者发起的他拉泊芬钠 PDT 临床试验结果显示，12 个月的总生存率为 95.5%，6 个月无进展复发率为 90.9%[17]。在极少累积生存期超过 2 年的前瞻性临床试验中，中位总生存期位 24.8 个月，基于这一结果，预计他拉泊芬钠 PDT 作为标准疗法的附加疗法是有效的，并在 2013 年被监管部门批准。目前，上市后监测和临床研究正在进行中。

9. 使用 5-ALA 的 PDT

在恶性脑瘤领域，5-ALA 作为 PDD 的光敏物质，在细胞内摄取后被代谢为荧光物质——原卟啉Ⅸ，从而标记细胞，并在肿瘤细胞中积累较多，从而对肿瘤进行荧光标记。在日本，针对 5-ALA 的 PDT 还没有被批准。然而，许多关于使用 5-ALA 的 PDT 治疗脑瘤包括胶质母细胞瘤的基础实验已经被报道。此外，已经进行了几项临床试验期待未来的发展[18,19]。

10. PDT 治疗其他癌症（尤其是胆管癌）

来源于胆管上皮细胞的胆管癌是一种预后不良的癌症，5 年生存率约为 10%。胆管癌的根治性切除手术预后最好，但一半以上的胆管癌患者在发现时已无法手术，是否有局部控制，包括胆管狭窄，对患者的预后有很大影响。近年来，PDT 用于胆管癌姑息治疗的报道越来越多[20,21]。

Ortner 等研究在一项多中心随机试验中，卟啉酮 PDT 加支架治疗不可切除的胆管癌，与单用支架相比，明显地延长了生存期[22]。在一项Ⅱ期研究中，Berr 等研究 PDT 对 23 名不可切除胆管癌患者有效，肿瘤缩小 29%~74%，PDT 后 6 个月生存率为 74%，中位生存期为 11 个月，并且见到了胆汁淤积的消失，生存质量得到改善[23]。在一项细胞水平的研究中，Nonaka 等研究吉西他滨、奥沙利铂和他拉泊芬钠 PDT 的组合在胆管癌细胞中诱发了最强的坏死和凋亡[24]。PDT 作为局部治疗胆管癌的有效性已基本得到确认。通过大规模的临床试验，PDT 将在临床上得到广泛使用。在我院的伦理委员会的批准下，从 2017 年开始进行 PDT 作为不可切除胆管癌的局部辅助治疗的安全性临床试验，目前正在积累病例，预计将在泌尿科和头颈科进行临床应用[25,26]。

11. 展望与未来

PDT 是一种考虑到功能保护且低侵袭性的癌症治疗方法，它是对老年患者最有希望的治疗方法之一。为了在未来将 PDT 发展为治疗各种类型癌症的更可行的选择，需要第三代光敏物质，具有更高的治疗效果，更短的光屏蔽期，更少的副作用，目前在研发中[27,28]。近期，东北大学工程系的 Matsumoto 等开发的卟啉络合物衍生化方法合成的水溶性卟啉化合物，在基础研究中证明水溶性卟啉化合物比 laserphyrin 更高的水溶性、更高的生物相容性、更高的细胞毒性单线态氧生成量子率和更高的抗肿瘤效果[29]。在我院中，我们也在基础研究中使用这种新的光敏剂确认 PDT 的功效。

要点

- 光动力学疗法是一种利用肿瘤亲和性光敏物质和低发射激光治疗的局部癌症疗法，已在临床上应用于食管癌化疗后的复发、中央型早期肺癌和恶性脑瘤。
- 包括不可切除胆管癌，这种疗法有望在各个领域得到临床应用。

结语

在今后，由于工程设备的发展，基于光动力学诊断和治疗技术有望在各个领域得到应用。除了手术、放疗和化疗之外，光动力学疗法有望应用于各个领域。预计光动力学疗法将作为手术、放疗和化疗之外的新的癌症治疗方法之一，并将使各种类型癌症的治疗效果得到改善。

参考文献

1) Hilf R, Warne NW, Smail DB, et al: Photodynamic inactivation of selected intracellular enzymes by hematoporphyrin derivative and their relationship to tumor cell viability in vitro. Cancer Lett 1984; 24: 165-172.
2) Weishaupt KR, Gomer CJ, Dougherty TJ. Identification of singlet oxygen as the cytotoxic agent in photoinactivation of a murine tumor. Cancer Res 1976; 36: 2326-2329.
3) Fingar VH, Siegel KA, Wieman TJ, et al: The effects of thromboxane inhibitors on the microvascular and tumor response to photodynamic therapy. Photochem Photobiol 1993; 58: 393-399.
4) McMahon KS, Wieman TJ, Moore PH, et al: Effects of photodynamic therapy using mono-L-aspartyl chlorin e6 on vessel constriction, vessel leakage, and tumor response. Cancer Res 1994; 54: 5374-5379.
5) Gilissen MJ, van de Merbel-de Wit LE, Star WM, et al: Effect of photodynamic therapy on the endothelium-dependent relaxation of isolated rat aortas. Cancer Res 1993; 53: 2548-2552.
6) de Vree WJ, Essers MC, Koster JF, et al: Role of interleukin 1 and granulocyte colony-stimulating factor in photofrin-based photodynamic therapy of rat rhabdomyosarcoma tumors. Cancer Res 1997; 57: 2555-2558.
7) Evans S, Matthews W, Perry R, et al: Effect of photodynamic therapy on tumor necrosis factor production by murine macrophages. J Natl Cancer Inst 1990; 82: 34-39.
8) Korbelik M: Induction of tumor immunity by photodynamic therapy. J Clin Laser Med Surg 1996; 14: 329-334.
9) 坂本 優, 嘉屋隆介, 三宅清彦, ほか：子宮頸部諸祈願並びに異形成に対する光線力学療法の現状と展望. 日レ医誌 2012; 33: 117-121.
10) 下山康之, 栗林志行, 保坂浩子, ほか：胃癌 PDT の適応と適応拡大の可能性. 日レ医誌 2015; 36: 133-137.
11) Furuse K, Fukuoka M, Kato H, et al: A prospective phase II study on photodynamic therapy with photofrin II for centrally located early-stage lung cancer. The Japan Lung Cancer Photodynamic Therapy Study Group. J Clin Oncol 1993; 11: 1852-1857.
12) Kato H, Furukawa K, Sato M, et al: Phase II clinical study of photodynamic therapy using mono-L-aspartyl chlorin e6 and diode laser for early superficial squamous cell carcinoma of the lung. Lung Cancer 2003; 42: 103-111.
13) Usuda J, Ichinose S, Ishizumi T, et al: Outcome of photodynamic therapy using NPe6 for bronchogenic carcinomas in central airways >1.0 cm in diameter. Clin Cancer Res 2010; 16: 2198-2204.
14) Yano T, Muto M, Minashi K, et al: Photodynamic therapy as salvage treatment for local failure after chemoradiotherapy in patients with esophageal squamous cell carcinoma: a phase II study. Int J Cancer 2012; 131: 1228-1234.
15) Yano T, Kasai H, Horimatsu T, et al: A multicenter phase II study of salvage photodynamic therapy using talaporfin sodium (ME2906) and a diode laser (PNL6405EPG) for local failure after chemoradiotherapy or radiotherapy for esophageal cancer. Oncotarget 2017; 8: 22135-22144.

16) 天沼祐介，堀松高博，大橋真也，ほか：薬事承認後の食道癌に対するレザフィリン PDT の臨床成績．日レ医誌 2019; 40: 57-61.
17) Muragaki Y, Akimoto J, Maruyama T, et al: Phase II clinical study on intraoperative photodynamic therapy with talaporfin sodium and semiconductor laser in patients with malignant brain tumors. J Neurosurg 2013; 119: 845-852.
18) Stepp H, Beck T, Pongratz T, et al: ALA and malignant glioma: fluorescence-guided resection and photodynamic treatment. J Environ Pathol Toxicol Oncol 2007 ;26: 157-164.
19) Tetard MC, Vermandel M, Mordon S, et al: Experimental use of photodynamic therapy in high grade gliomas: a review focused on 5-aminolevulinic acid. Photodiagnosis Photodyn Ther 2014; 11: 319-330.
20) Nanashima A, Abo T, Nonaka T, et al: Photodynamic therapy using talaporfin sodium (Leserphyrin®) for bile ductcarcinoma: a preliminary clinical trial. Anticancer Res 2012; 32: 4931-4938.
21) Suzuki S, Inaba K, Yokoi Y, et al: Photodynamic therapy for malignant biliary obstruction: a case series. Endoscopy 2004; 36: 83-87.
22) Ortner ME, Caca K, Berr F, et al: Successful photodynamic therapy for nonresectable cholangiocarcinoma: a randomized prospective study. Gastroenterology 2003; 125: 1355-1363.
23) Berr F, Wiedmann M, Tannapfel A, et al: Photodynamic therapy for advanced bile duct cancer: evidence for improved palliation and extended survival. Hepatology 2000; 31: 291-298.
24) Nonaka Y, Nanashima A, Nonaka T, et al: Synergic effect of photodynamic therapy using talaporfin sodium with conventional anticancer chemotherapy for the treatment of bile duct carcinoma. J Surg Res 2013; 181: 234-241.
25) 峯田周幸：頭頚部癌治療に対する光線力学的治療．MB ENT 2014; 174 : 57-64.
26) 松山豪泰：光力学的診断・治療の泌尿器科癌への応用．Drug Delivery System 2014; 29: 315-321.
27) Vrouenraets MB, Visser GW, Loup C, et al: Targeting of a hydrophilic photosensitizer by use of internalizing monoclonal antibodies: A new possibility for use in photodynamic therapy. Int J Cancer 2000; 88: 108-114.
28) Tanaka M, Kataoka H, Yano S, et al: Antitumor effects in gastrointestinal stromal tumors using photodynamic therapy with a novel glucose-conjugated chlorin. Mol Cancer Ther 2014; 13: 767-775.
29) Matsumoto J, Suzuki K, Yasuda M, et al: Photodynamic therapy of human biliary cancer cell line using combination of phosphorus porphyrins and light emitting diode. Med Chem 2017; 25: 6536-6541.

第5章　治疗应用(2):使用近红外荧光探针的光免疫疗法

田村　裕，菅波晃子，冈本芳晴

概要

- 针对迄今为止可见光区域(400~650nm)光动力学治疗的关键问题，概述近红外光区域(650~900nm)的光免疫疗法的优势。
- 利用结合近红外荧光染料 IR-700 的抗体偶联药物(IR-700 偶联抗体)，进行抗原 - 抗体反应的光免疫疗法，目前已进入国际 3 期试验。
- 将 ICG 修饰体嵌入到膜表面上形成吲哚菁绿衍生物修饰脂质体(ICG-Lipo)，利用其产生的 EPR 效果进行光免疫疗法，以动物为研究对象进行临床试验，向人类医疗转化医学方向迈进。
- 利用称为“第Ⅱ和Ⅲ生物体光学谱窗口”的 1 000nm 以上近红外光谱(OTN-NIR：900~2 500nm)，开发新的成像系统。

引言

所谓光免疫疗法，是利用兼具肿瘤聚集性和滞留性的光敏物质，在近红外线(650~900nm)的激光进行照射时，通过发热和产生单线态氧使组织释放的新抗原作为抗原，通过细胞毒性 T 淋巴细胞(CTL)激活抗肿瘤免疫反应的治疗方法。

关于近红外荧光探针，目前市面上可购买的荧光探针(photofrin、laserphyrin 等)克服了肿瘤选择性差和光过敏的副作用等问题，组织穿透能力强，适合治疗。

目前，结合近红外荧光染料 IR-700 的抗体偶联药物(IR-700 偶联抗体：ASP-1929)，应用于头颈部肿瘤已进行到 3 期临床试验，期待为癌症治疗开辟新篇章。

本文中，研究主要由小林久隆(美国国家癌症研究所)进行。介绍了目前乐天医疗正在开发 IR-700 偶联抗体相关的光免疫疗法，以期获得监管批准。与此同时，由冈本芳晴(鸟取大学兽医学系)发起的产学合作联盟(鸟取大学、千叶大学、民间动物医院、飞鸟医疗、东京医研、立山机械)，正在兽医领域进行临床研究，将 ICG 修饰体组装至膜表面，形成吲哚菁绿衍生物修饰脂质体(ICG-Lipo)，再利用其进行光免疫疗法。

最后，介绍应用 1 000nm 以上的近红外光谱(OTN-NIR：900~2 500nm)来观察机体深部组织，这被称为“第Ⅱ和Ⅲ生物体光学谱窗口”。

1. 常规光动力学疗法及其问题

根据日本光动力学会，光动力学疗法（PDT）是一种微创治疗方法，与以前激光的热凝固和蒸腾的物理破坏作用不同，它是应用能示踪肿瘤的光敏物质，利用经激光照射产生的光化学反应进行局部治疗，以低能量选择性治疗癌症病变，对正常组织的损伤非常小。

而且，关于光动力学在癌症治疗中的现状，第一代 photofrin PDT，应用于早期肺癌、早期食管癌、胃癌、早期宫颈癌；第二代 laserphyrin PDT，应用于早期肺癌、原发性脑肿瘤、放化疗后局部残留复发的食管癌，安全性高，效果良好。在人口结构加速老龄化的今天，PDT 是一种针对老年人的备受期待的癌症治疗方法。第二代 laserphyrin PDT 显著降低第一代 photofrin PDT 因光敏剂引起的光敏反应，另外第一代 photofrin PDT 存在激光装置体积大且价格昂贵的问题，第二代改善为袖珍型且价格低廉的二极管激光器。预计以后将进一步扩大适应证范围，这将成为癌症治疗策略的新支柱。

此外，2017 年 8 月 15 日，日本经济产业省公布了"发行关于先进医疗设备（光动力学治疗设备）安全性的国际标准，实行日本发布的国际标准，进一步扩大治疗设备出口"为题的以下内容。

此次发布的国际标准（IEC 60602-2-75）的要点如下：

- 为确保光动力学治疗设备的安全性，规定了最低要求的技术规范，以减少电气、机械危险、过度辐射和温度等其他危险。
- 阐明与光动力治疗设备的性能和安全性相关的光学特性，明确与药品、设备（光源及导光路径）特点的相关性。

本标准是由 IEC（国际电气标准会议）TC62/SC62D（医用电子设备）于 2015 年 1 月在日本提出，与德国、荷兰、美国等专家讨论了标准化制定问题，来自日本东京女子医科大学高级生物医学科学研究所的成员持续参与讨论，与各国进行了两年半的商讨调整，最终投票结果以赞成国家 20 票，反对国家 0 票，标准草案获得通过，国际标准正式发布。

就这样，光动力学疗法利用光敏物质的光吸收特性（吸收特定波长的光，产生单线态氧），通过激光等照射，对正常组织无明显损伤，以低能量特异性杀死肿瘤细胞，是一种理想的治疗方法。

然而，目前临床上使用的光敏剂（photofrin、laserphyrin 等），多数存在对肿瘤选择性差、光过敏副作用等问题，这是由于可见光区域（400~650nm）的光散射所引起，在观察机体深部和治疗时明显。

另外，波长在 650nm 以上被称为"生物体光学谱窗口"的近红外荧光区（650~900nm），在水和体内物质（红细胞等）的吸收和散射相对较小，组织穿透性强，因此有利于机体内部观察。

实际上，ICG 于 1957 年获美国 FDA 批准，并在临床应用（主要用于观察）到以下方面：

- 肝功能检查（血浆清除率、血浆排泄率以及肝血流量测定）：诊断肝脏疾病，判断治疗

预后

- 循环功能检查（心排量、平均循环时间以及异常血流量的测定）：诊断心血管疾病，评估血管及组织的血流
- 前哨淋巴结识别：乳腺癌、黑色素瘤

据报道，除了荧光染料之外，还可以使用量子点等长波长激发的荧光探针，比可视光更好观察机体内部[1]。

此外，应用结合了近红外荧光染料的 IR-700 的抗体偶联药物（IR 偶联抗体）的光免疫疗法已出现，克服了传统的光敏剂（photofrin、laserphyrin 等）“肿瘤选择性差”“光过敏副作用”“因可视光区域（400~650nm）的光散射，无法充分达到机体深部”等问题，作为一种划时代的治疗方法，正在备受瞩目[2]。

本文中，我们详细介绍了使用近红外荧光染料的 IR-700 偶联抗体和吲哚菁绿衍生物修饰脂质体（ICG-Lipo）进行光免疫疗法的现状。

2. 利用近红外荧光探针（ICG、IR-700、IR800dye 等）光免疫诱导治疗

（1）关于利用 IR 偶联抗体的光免疫疗法

小林久隆（美国国家癌症研究所）作为中心正在使用 IR 偶联抗体进行光免疫疗法，因在美国总统奥巴马 2012 年开学演讲中被提及，进而出名。

从那时起，乐天医疗持续研发以期获监管部门的批准，并于 2019 年 4 月被厚生劳动省指定为“开创性审查指定制度项目”。

IR-700 偶联抗体：ASP-1929（头颈部肿瘤）：3 期

IR-700［通过激光装置照射红外线（700nm）激活，物理性破坏细胞膜］与抗 EGFR 抗体（西妥昔单抗）结合，形成抗体偶联药物。在国外临床试验中，发现有复发性头颈部鳞状上皮癌的完全缓解病例，期待其有效性。

1）使用 IR-700 偶联抗体的光免疫疗法：基础

使用 IR-700 偶联抗体的光免疫疗法，是酞菁衍生物 IR-700 与抗体结合，形成 IR-700 偶联抗体作为药物进行应用。

IR-700 偶联抗体给药后，首先特异性识别并结合癌细胞的膜抗原，然后通过近红外光的照射，使 IR-700 的化学结构发生变化，由膜抗原 · IR-700 偶联抗体复合物的变性和凝集，引起癌细胞膜结构和功能障碍。

之后，癌细胞破裂凋亡所释放的癌细胞特异性抗原由树突状细胞摄取递呈，可诱导细胞毒性 T 细胞（cytotoxis T lymphocyte；CTL）发挥作用。

作为迄今为止与 IR-700 偶联的靶点，已开发出 EGFR（肺癌、胰腺癌、结直肠癌中过度表达）、HER2（乳腺癌中过度表达）、PSMA（前列腺癌中过度表达），同时进行验证试验（图 1）[2]。

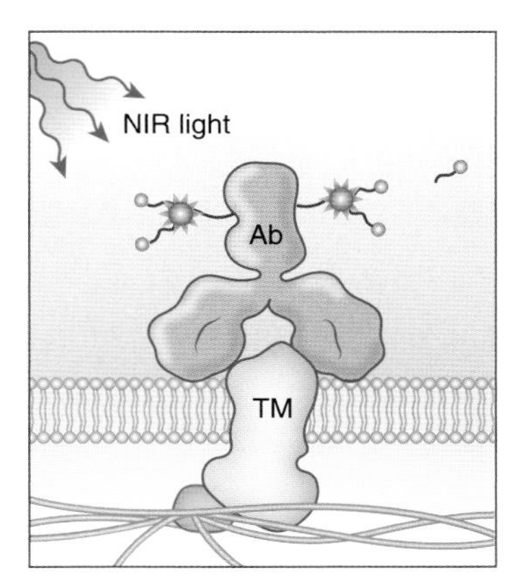

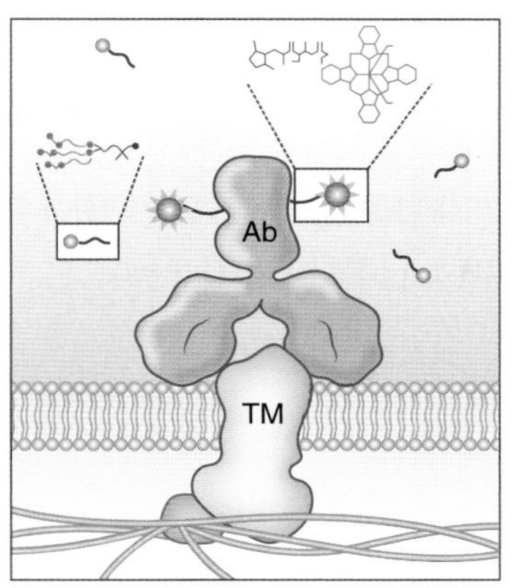

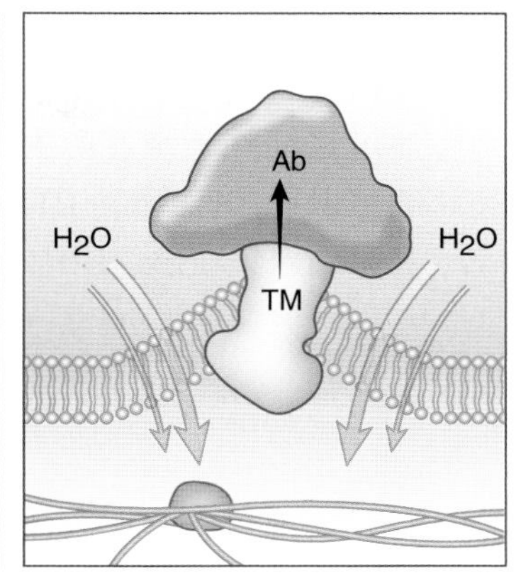

（*ACS Cent Sci* 2018；4：1559-1569）

图 1 使用 IR-700 偶联抗体的癌细胞破裂、凋亡机制

2）使用 IR-700 偶联抗体的光免疫疗法：临床应用

使用 IR-700 偶联抗体的光免疫疗法，是一种可特异性识别并结合癌细胞的膜抗原，形成抗体偶联药物的 IR-700 偶联抗体，经近红外线（700nm）照射后，可杀灭癌细胞的方法。

2019 年 3 月在国立癌症中心东病院，开始了光免疫疗法治疗头颈部肿瘤的临床试验，应用 IR-700 与西妥昔单抗（特异性识别结合 EGFR 的单抗药物）相结合的"IR-700 偶联抗体：ASP-1929"。

使用"IR-700 偶联抗体：ASP-1929"光免疫治疗头颈部肿瘤，是在局部麻醉或者全身麻醉后，光纤扎进病灶，近红外线照射约 5 分钟。

据乐天医疗报道，在第 54 届美国癌症治疗协会上，针对 30 例接受过数次治疗的复发性头颈部肿瘤患者，采用"IR-700 偶联抗体：ASP-1929"的 2a 期临床试验中，总缓解率 43%（完全缓解 13%，部分缓解 30%），中位无进展生存期 5.2 个月，总体中位生存期 9.3 个月，严重不良事件 43.3%（其中 10% 与 ASP-1929 光免疫疗法相关）。

3）使用 IR-700 偶联抗体的光动力学疗法：其他

使用 IR-700 偶联抗体进行光免疫疗法的临床试验，目前处于国际 3 期临床试验阶段（LUZERA-301）。

把"给予了 2 种以上含铂的标准全身化疗，治疗无反应或局部复发性头颈部鳞癌"的患者（18 岁以上）作为研究对象，实施随机对照试验（光免疫疗法组 183 人，标准抗肿瘤药组 92 人），研究其无进展生存期和总体生存期。

（2）关于使用吲哚菁绿衍生物修饰脂质体光免疫疗法

吲哚菁绿衍生物修饰脂质体（ICG-Lipo）的光免疫疗法，是由冈本芳晴（鸟取大学兽医学系）牵头，产学合作联盟（鸟取大学、千叶大学、民间动物医院、飞鸟医疗、东京医研、立山机械）共同在兽医领域进行临床研究。

1）使用 ICG-Lipo 光免疫疗法：基础

使用 ICG-Lipo 的光免疫疗法，是在 ICG 基本骨架上修饰了烷基链和磷脂形成 ICG 诱导体，再嵌入脂质双层膜组成脂质体制剂，即为 ICG-Lipo，作为药物进行使用（图 2）[3,4]。

在生物体中应用 ICG-Lipo，首先需具有很强的通透性和滞留效应（EPR 效应），特异性聚集在肿瘤组织（图 3）[5,6]。

通过近红外光照射产生了热量和单线态氧，癌组织中释放出新抗原作为抗原，被树突状细胞识别，进而诱导 CTL 产生抗肿瘤免疫反应（图 4）[7]。

观察到聚集在癌组织的 ICG-Lipo 可停留约 3 周。

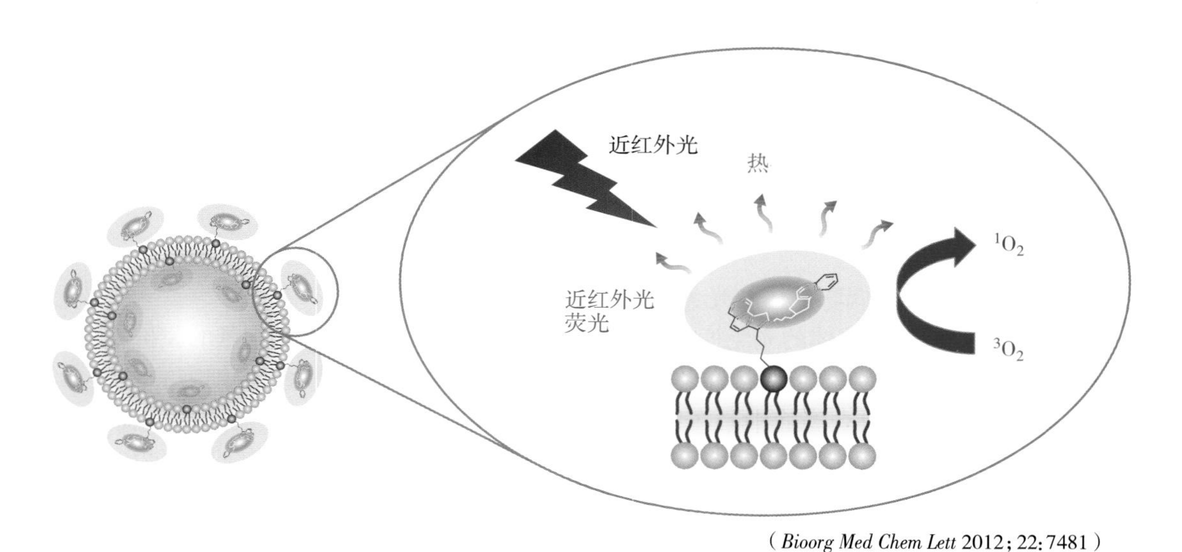

（*Bioorg Med Chem Lett* 2012；22：7481）

图 2　ICG-Lipo 的结构及经近红外线照射后发光、产热和单线态氧产生的机制

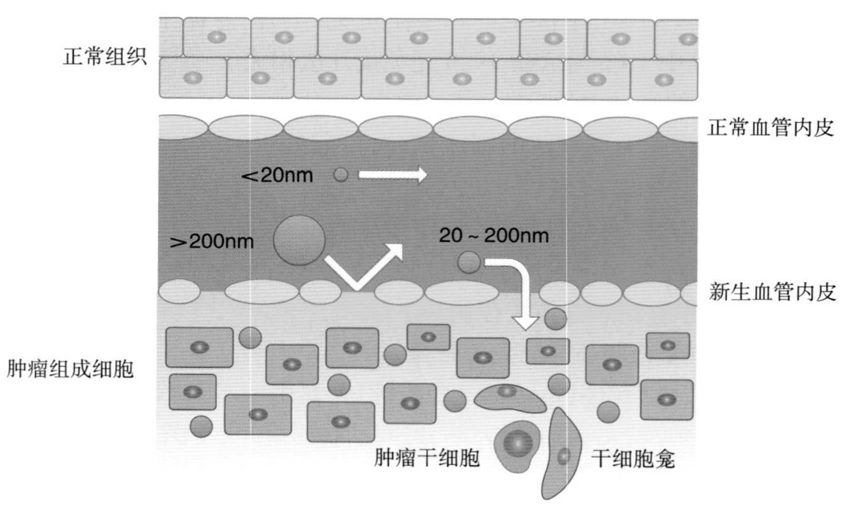

（*Cancer Res* 1986；46：6387）

图 3　EPR 效应在肿瘤组织中的特异性聚集

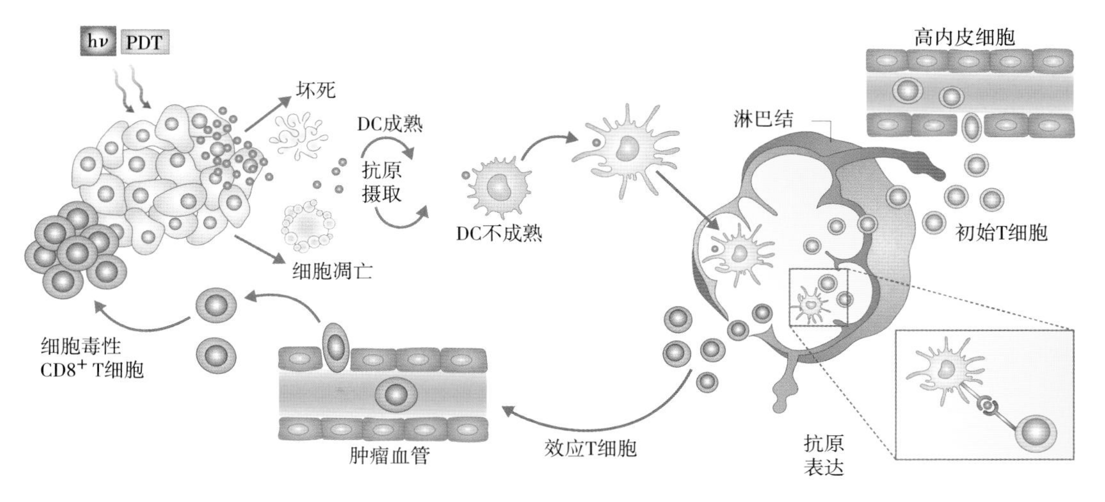

（*Nat Rev Cancer* 2006；6：535）

图 4　光免疫疗法的作用机制

2）使用 ICG-Lipo 光免疫疗法：应用

使用 ICG-Lipo 的光免疫疗法，是通过 EPR 效应，使 ICG-Lipo 特异性聚集在癌细胞并长时间停留，利用近红外线（810nm），杀灭癌细胞的治疗办法。

在临床研究中，治疗需要的 1 个疗程为 3 周（图 5）。

具体而言，ICG-Lipo 于第 1 天静脉给药，近红外光（弱光：表面 2.5W）照射 20 分钟。

	1 个疗程																				
	1	2	3	4	5	6	7	8	9	10	11	12	13	14	15	16	17	18	19	20	21
	周一	周二	周三	周四	周五	周六	周日	周一	周二	周三	周四	周五	周六	周日	周一	周二	周三	周四	周五	周六	周日
ICG-Lipo	○																				
Answer 20 A			○					○				○					○				
Answer 20 B					○					○					○				○		
院内 2.5W	○				○					○					○				○		
院内 5.0W			○					○				○					○				
居家 超激光・迷你	○	○	○	○	○	○	○	○	○	○	○	○	○	○	○	○	○	○	○	○	○

图 5　ICG-Lipo 光免疫疗法的日程表

医院接种结核杆菌提取物（Answer 20）（A 液：1/10 浓度，B 液：1/100 浓度）、市售的近红外线照射治疗仪（飞鸟医疗制造、半导体激光：DVL-15，东京医研制、超激光：Hyper 5000）照射（强光：表面 5w，弱光：表面 2.5 交替进行），居家使用的近红外线照射仪（东京医研制：超激光・迷你）照射（关于此，兽医将根据症状做出适宜判断）。

临床研究中使用的 ICG-Lipo 中，包含了 Answer 20（B 液）、抗癌药（卡铂、博来霉素、长春新碱、阿霉素：分别是常规剂量的 1/10）。

因此,ICG-Lipo 具备了以下 4 个功能:

(1)ICG 部位:通过光动力热疗激发获得性免疫。

(2)Lipo 部分:在肿瘤组织中的特异性聚集和滞留。

(3)Answer 20:诱导被肿瘤抑制的自然免疫。

(4)抗癌药:抑制癌细胞增殖。

2013 年 9 月以来,由冈本芳晴(鸟取大学兽医学系)牵头的产学合作联盟(鸟取大学、千叶大学、民间动物医院、飞鸟医疗、东京医研、立山机械),将宠物作为研究对象,由兽医主导的临床研究,进行了诊断性和治疗性研究(图 6)。

2014 年 10 月至 2018 年 7 月,354 例猫狗的抗癌药改为 4 种,观察其治疗结果,显著有效及有效病例 37%,无效病例 22%。

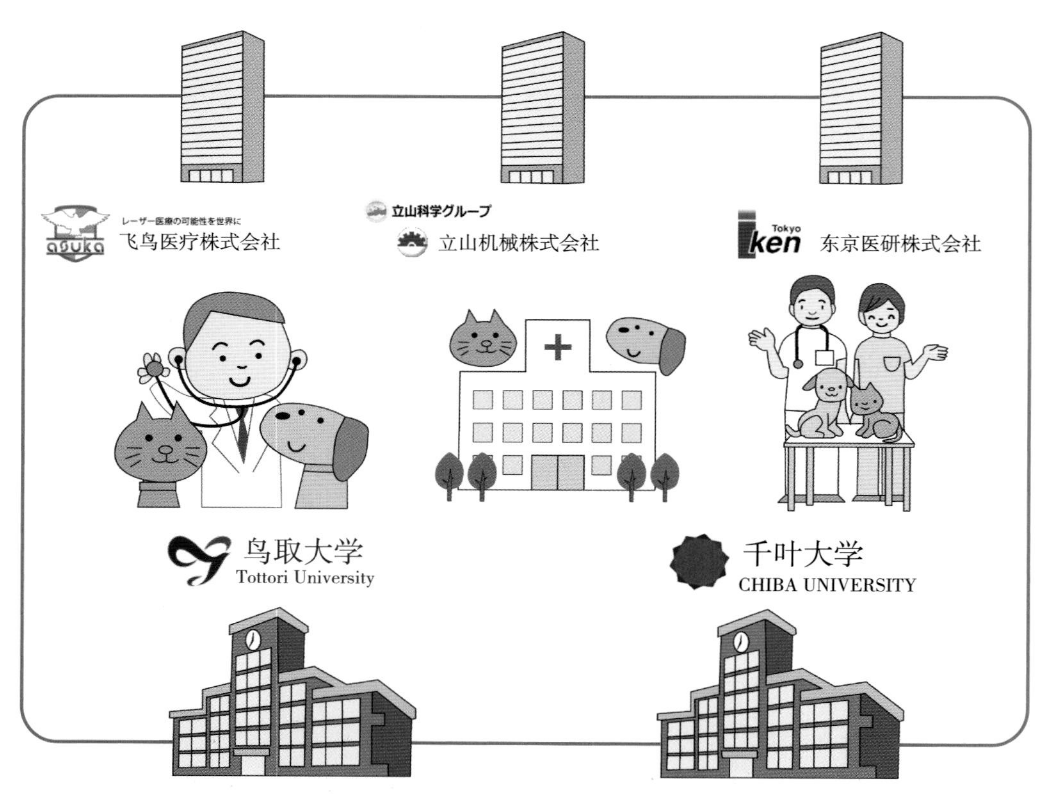

图 6 ICG-Lipo 光免疫疗法相关的产学合作联盟

(3)使用 ICG-Lipo 光免疫疗法:动物临床病例(Answer 20 与抗癌药联用)

病例 1:猫,雌性,10 岁,4.1kg

鼻腔内淋巴瘤(上颌骨浸润)

<背景>

主诉“打喷嚏和右眼眼屎”,就诊于附近一家动物医院。初诊时,因没发现明显的病灶,予抗生素治疗后,症状改善。然而 2 个月后,再发打喷嚏,伴轻度的鼻出血、脸颊与右侧鼻翼间轻度肿胀。再次给予抗生素治疗,右颊部的肿胀逐渐增大,右侧眼球突出和鼻出血明显（图 7）。

头部 X 线提示，上颌骨的骨溶解（图 8）。根据细胞学结果，疑似上皮来源的肿瘤（最终诊断为淋巴瘤）。

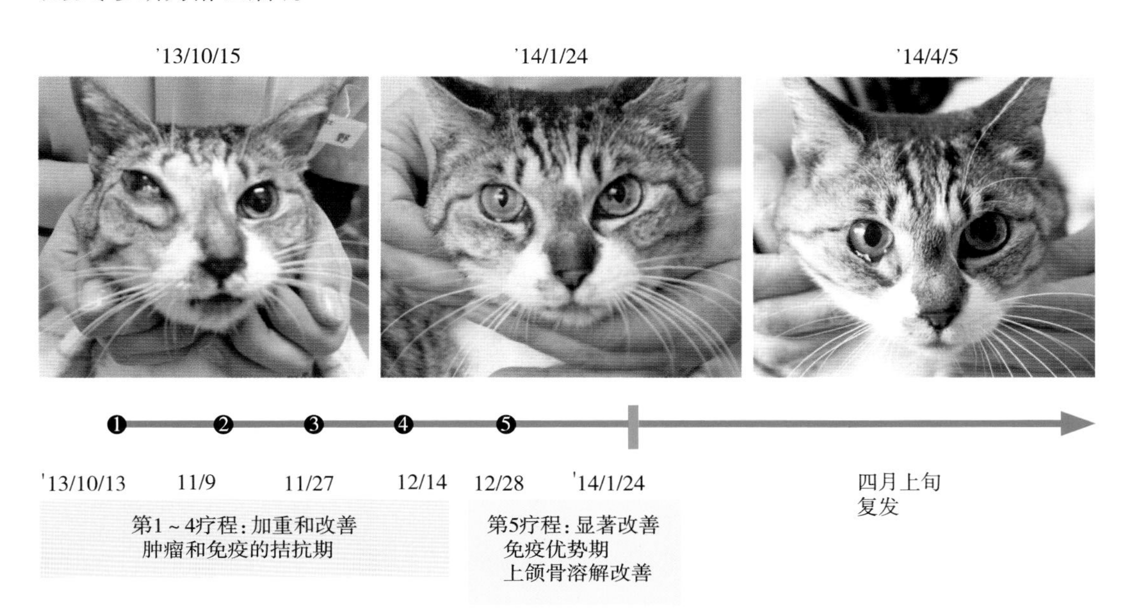

图 7　病例 1：右眼球突出伴轻度鼻出血

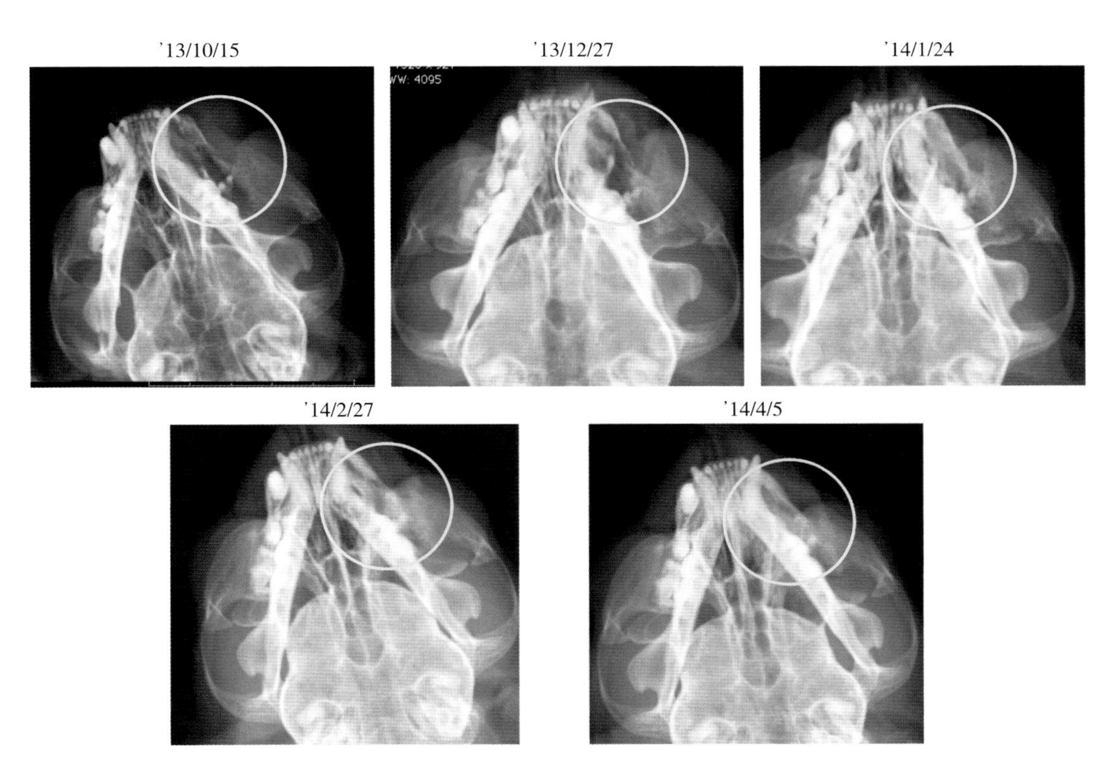

图 8　病例 1：上颌骨溶解已改善

寻求主人的知情同意时，不希望进行放射治疗等积极的治疗，决定进行 ICG-Lipo 治疗。

<治疗>

血管内给予 ICG-Lipo（第 0 天）后，进行门诊治疗（每周 5 次照射）。

治疗方法，是应用近红外光源装置（半导体激光：DVL-15），照射病灶 20 分钟。

食欲减退时予以补液，作为辅助治疗。

<结果>

治疗开始后，颜面部的肿胀逐渐减轻，经过 1 周后再次出现肿胀。

此后，症状的改善和加重反复出现（第 1-4 疗程）（图 7）。

但从第 5 个疗程开始，颜面部肿胀快速减轻，鼻塞也基本改善（发病第 98 天）（图 7）。另外，根据 X 线检查结果，上颌骨的骨吸收也得到改善（图 8）。

然而，在终止 ICG-Lipo 治疗约 3 个月（发病第 168 天）后，肿瘤增殖复发，在发病第 173 天再次开始 ICG-Lipo 治疗，由于肾功能衰竭进而全身情况恶化，在发病第 359 天进行安乐死。

病例 2：狗（小型腊肠犬），雄性，9 岁，5.6kg

心脏压塞及脾血管肉瘤心脏转移

<背景>

因 5 天前晕倒 1 次就诊于附近的动物医院，就诊当天也出现晕倒。就诊时的状态：黏膜苍白，Ht：23%，心音不清。

因此，它被转诊至鸟取大学农学部附属动物医学中心进一步检查。血液检查显示重度贫血和肝酶升高。同时，超声发现心房内肿块、心包积液、血样腹水、腹壁肿块、脾大。此外，胸部 X 线诊断心脏压塞引起心脏增大，脾脏来源的血管肉瘤破裂并心脏转移（图 9）。

在征求主人知情同意时，向其说明了脾脏来源的血管肉瘤转移到心脏的预后非常差，而且目前并没有有效的治疗方法，决定使用 ICG-Lipo 治疗，同时停止内科药物治疗等辅助疗法。

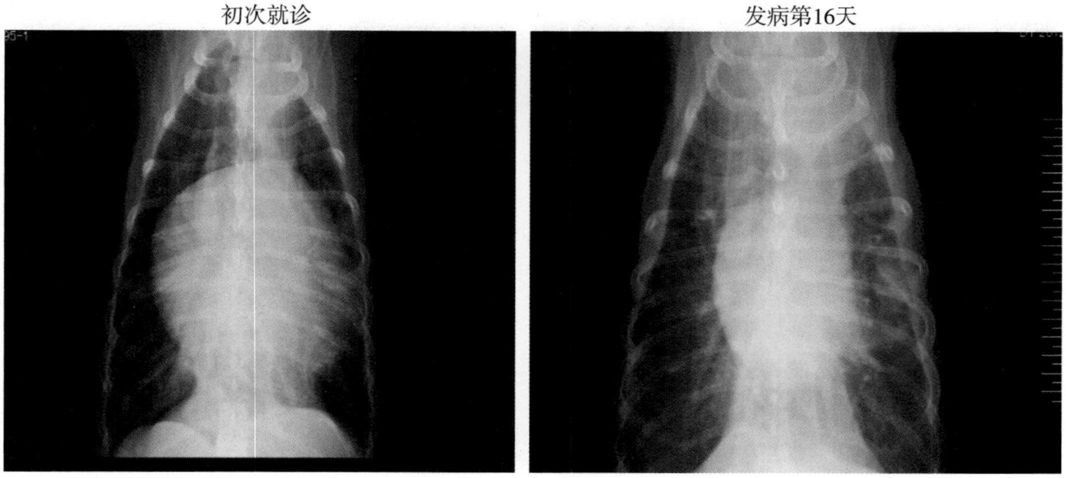

初次就诊　　　　发病第16天

图 9　病例 2：心脏压塞及血管肉瘤心脏转移

< 治疗 >

考虑到远距离就诊，在院内静脉给予 ICG-Lipo 后，居家（每日照射）治疗。

治疗方法是使用近红外线光源装置（超激光：Hyper5000），自左右侧胸壁向心脏各照射 20 分钟，照射上腹部 20 分钟，按要求总计照射 60 分钟（输出 5W）。

< 结果 >

治疗开始 1 周，食欲恢复，精神状态改善。

治疗 3 周时，一般情况改善良好，验血结果提示贫血改善，肝酶降为正常。另外，超声显示腹水消失、腹部肿块消失、心脏压塞消失。此外，右心房内肿块，大小没有显著变化，但可观察到无回声区域，提示肿瘤内部的变性和坏死（图 9）。

病例 3：狗（小型腊肠犬），雄性，13 岁，8.2kg

肾上腺髓质肿瘤伴血管内浸润

< 背景 >

就诊时（发病第 0 天）情况为：体温 37℃，呕吐，呼吸急促，张口呼吸，结膜苍白，虚脱，侧卧位，休克状态。

进行血液化验、测血压、X 线检查、超声、非麻醉 CT 后，怀疑肾上腺髓质肿瘤（图 10）。

经过主人的知情同意后，发病第 18 天开始，使用 ICG-Lipo 开始治疗。

< 治疗 >

ICG-Lipo 光免疫疗法，应用近红外线光源设备（东京医研制・超激光：Hyper5000），每周照射 3 次，皮下注射 Answer 20（A 液和 B 液交替）。

定期进行 CT 检查，共 4 个疗程。

< 结果 >

治疗前肿瘤大小，位于血管外 20mm × 40mm，下腔静脉内有血栓癌栓，伴肝静脉血流减少。

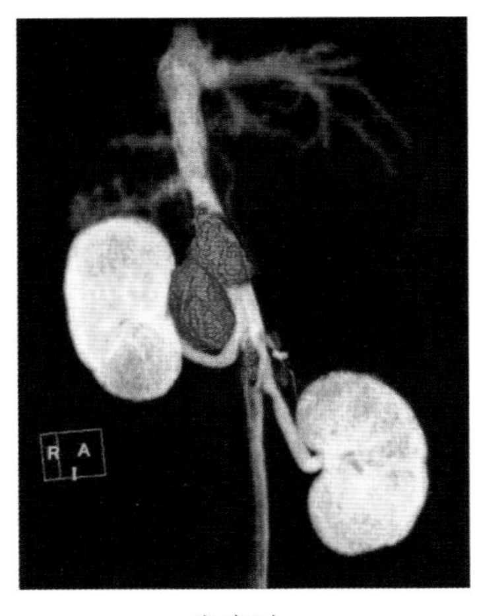

发病时

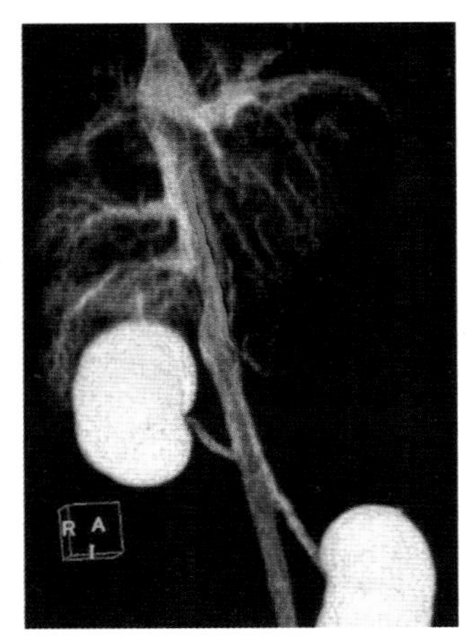

治疗：发病第69天

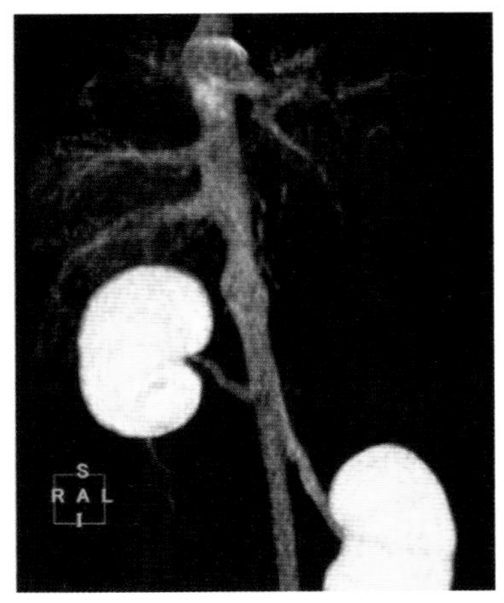

治疗：发病第121天

图 10　病例 3：肾上腺髓质肿瘤伴血管内浸润

发病第69天,血管外肿瘤消失,下腔静脉内血栓癌栓缩小为2.5mm×57mm。另外,肿瘤缩小后伴随着肝静脉血流增加(图10)。

(4)使用ICG-Lipo光免疫疗法:应用于患者的可能性

综上所述,冈本芳晴(鸟取大学兽医学系)牵头的产学合作联盟(鸟取大学、千叶大学、民间动物医院、飞鸟医疗、东京医研、立山机械),给宠物患者提供安全、放心的医疗技术,采用纳米技术的高性能药品ICG-Lipo和光学技术的医疗器械——近红外线照射装置,在创建和提供无创医疗系统的同时,为确立人类医疗转化医学的基础,正在进行着研究开发。

将来,ICG-Lipo引起的药物释放和近红外线诊断治疗装置并轨,给早期发现乳腺癌患者进行"无创定位",给无法外科手术病例进行"无创治疗",期待创造进一步对癌症晚期患者"高质量缓和医疗"。

要点

- **近红外荧光探针,利用生物光学窗进行光免疫诱导治疗,使无创医疗成为可能。**
- **酞菁衍生物IR-700与抗体偶联,形成IR-700偶联抗体(ASP-1929:抗EGFR抗体),针对头颈部鳞癌患者,正在进行国际3期临床试验,将抗EGFR抗体变换成抗HER2抗体或者抗PSMA抗体,以适用于乳腺癌、前列腺癌。**
- **在膜表面嵌入ICG修饰体,形成吲哚菁绿衍生物修饰脂质体(ICG-Lipo),以不同癌种的动物作为研究对象进行的临床试验,均表现出有效性。**

3. 未来展望

本文介绍了使用IR-700结合抗体的光免疫诱导治疗,利用在波长区域(650~900nm)的"生物体光学谱窗口"的皮下透光率(10~20mm)进行的治疗方法。

近年来,据报道,1 000nm以上的近红外光谱(OTN-NIR:900~2 500nm)中,被称为第Ⅱ生物体光学谱窗口(OTN-NIR-Ⅱ:1 100~1 350nm)、第Ⅲ生物体光学谱窗口(OTN-NIR-Ⅲ:1 550~1 800nm)的波长领域,随着自发荧光和组织吸收、散射减少,皮下透过率可达到20~30nm[8,9]。

另外,在荧光成像领域,正在推进OTN荧光探针及荧光成像系统的开发[10]。

因此,在不久的将来,将实现使用OTN-NIR-Ⅱ和OTN-NIR-Ⅲ的新型荧光探针进行光免疫诱导治疗。

参考文献

1) Chinnathambi S, Shirahata N: Recent advances on fluorescent biomarkers of near-infrared quantum dots for in vitro and in vivoimaging. Sci Technol Adv Mater 2019; 20: 337-355.
2) Sato K, Ando K, Okuyama S, et al: Photoinduced Ligand Release from a Silicon Phthalocyanine Dye Conjugated with Monoclonal Antibodies: A Mechanism of Cancer Cell Cytotoxicity after Near-Infrared Photoimmunotherapy. ACS Çent Sci 2018; 4: 1559-1569.
3) Suganami A, Toyota T, Okazaki S, et al: Preparation and characterization of phospholipid-conjugated indocyanine green as a near-infrared probe. Bioorg Med Chem Lett 2012; 22: 7481-7485.
4) Toyota T, Fujito H, Suganami A, et al: Near-infrared-fluorescence imaging of lymph nodes by using liposomally formulated indocyanine green derivatives. Bioorg Med Chem 2014; 22: 721-727.
5) Matsumura Y, Maeda H: A new concept for macromolecular therapeutics in cancer chemotherapy: mechanism of tumoritropic accumulation of proteins and the antitumor agent smancs. Cancer Res 1986; 46: 6387-6392.
6) Suganami A, Iwadate Y, Shibata S, et al: Liposomally formulated phospholipid-conjugated indocyanine green for intra-operative brain tumor detection and resection. Int J Pharm 2015; 496: 401-406.
7) Castano AP, Mroz P, Hamblin MR: Photodynamic therapy and anti-tumour immunity. Nat Rev Cancer 2006; 6: 535-545.
8) Starosolski Z, Bhavane R, Ghaghada KB, et al: Indocyanine green fluorescence in second near-infrared (NIR-II) window. PLoS One 2017; 12: e0187563.
9) Ding F, Zhan Y, Lu X, et al: Recent advances in near-infrared II fluorophores for multifunctional biomedical imaging. Chem Sci 2018; 9: 4370-4380.
10) 上村真生, 曽我公平:近赤外蛍光プローブによる生体内イメージング法の開発. ぶんせき 2019; 3: 114-117.

卷尾语

本书介绍了利用荧光成像技术在外科领域进行引导手术的方式方法、实践及未来前景，重点介绍了许多临床实例。本书对于已在其外科领域引入该技术的医生以及即将引入该技术的医生而言，都将是一本通俗易懂的指导用书。

该技术自2000年左右开始用于眼科和乳腺癌的前哨淋巴结鉴定，在此期间也已经应用于心血管外科、神经外科及消化系统，如肝脏、胆囊、胃和结肠。众所周知，在不到20年的时间里，荧光成像技术迅速发展。

在此期间，各种荧光材料已被用于荧光成像，其中ICG因其安全性和低成本而成为最受欢迎的材料之一。由于荧光成像的临床应用在过去的20年中得到了广泛的应用，这本书的出版是非常及时的，它对每个外科领域进行了全面的概述。

在过去的几年间，该技术已经应用于几乎所有的器官，包括肺部、妇科、泌尿科和其他新领域，以及机器人辅助手术和使用光动力的最新治疗方法。对PubMed的搜索显示，近年来该主题的英文论文发表数量的趋势有望超过每年350篇。

包括主编石沢武彰医生在内的所有编者都活跃在日本及国外的临床一线，是该技术的实践者，本书涵盖了该技术的实用知识，是一本由“知”到“行”的实践汇编。阅读本书的读者应该很清楚，通过荧光成像的共同方法，不同的专业领域都有很多东西可以学习。此外，本书包含了许多可以应用于各个领域的精华，我们鼓励读者通读所有领域的相关内容。

虽然从今年开始，识别前哨淋巴结和肿瘤部位的血流评估的动态评估方法已经被纳入了适应证范围，但目前仍然有限，有必要进一步推动其实践和发展，并反馈到临床实践中。另一方面，也有望同步推进荧光力学方法，该方法解释了每个器官和肿瘤为什么会发出荧光。

我们希望这本书能够成为术中荧光成像领域进一步发展的铺路石，并希望更多的患者能从该技术的传播中受益。

值得被记住的是，这一技术的发展得益于那些致力于荧光成像医学应用的医生和参与荧光内镜等成像设备开发的专业人员的贡献。同时，借此机会对Medical View为出版本书所做的努力致以衷心的感谢。

北海道社会事业协会　余市医院　统筹临床部长
钏路劳灾医院　名誉院长
日本荧光引导手术研究会　名誉会员
草野满夫
2020年9月